静脉血栓栓塞症
诊断与治疗

The Venous Thromboembolism（VTE）
Diagnosis and Treatment

主　编　张福先　王深明

副主编　金　辉　郭曙光

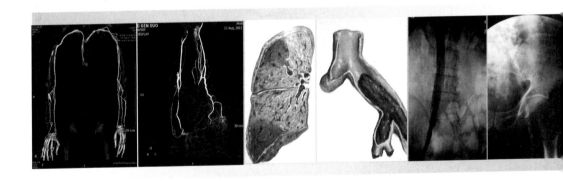

人民卫生出版社

图书在版编目（CIP）数据

静脉血栓栓塞症诊断与治疗 / 张福先等主编 . —北京：人民卫生出版社，2013

ISBN 978-7-117-18062-7

Ⅰ. ①静⋯　Ⅱ. ①张⋯　Ⅲ. ①静脉疾病－血栓栓塞－诊疗　Ⅳ.①R543.6

中国版本图书馆 CIP 数据核字（2013）第 227644 号

| 人卫社官网 | www.pmph.com | 出版物查询，在线购书 |
| 人卫医学网 | www.ipmph.com | 医学考试辅导，医学数据库服务，医学教育资源，大众健康资讯 |

静脉血栓栓塞症诊断与治疗

主　　编：张福先　　王深明
出版发行：人民卫生出版社（中继线 010-59780011）
地　　址：北京市朝阳区潘家园南里 19 号
邮　　编：100021
E - mail：pmph @ pmph.com
购书热线：010-59787592　　010-59787584　　010-65264830
印　　刷：北京盛通印刷股份有限公司
经　　销：新华书店
开　　本：787×1092　　1/16　　印张：21
字　　数：524 千字
版　　次：2013 年 11 月第 1 版　　2018 年 1 月第 1 版第 2 次印刷
标准书号：ISBN 978-7-117-18062-7/R · 18063
定　　价：138.00 元

打击盗版举报电话：010-59787491　　E-mail：WQ @ pmph.com
（凡属印装质量问题请与本社市场营销中心联系退换）

参编人员（按姓氏拼音排序）

蔡红波（昆明医科大学第一附属医院血管外科）

陈　浩（海南省人民医院血管外科）

陈　晶（中南大学湘雅附属海口医院）

陈　仲（云南省第二人民医院创伤中心）

成　龙（北京世纪坛医院血管外科）

党永康（内蒙古赤峰市医院血管外科）

丁锦辉（新疆克拉玛依市中心医院普外科）

董国祥（北京大学医学部附属三院 介入-血管外科）

段鹏飞（苏州大学附属第二医院血管外科）

冯亚平（北京世纪坛医院血管外科）

冯曜宇（昆明医科大学第一附属医院血管外科）

高　峰（中南大学湘雅附属海口医院）

顾建平（南京市第一医院介入科）

郭曙光（成都军区昆明总医院血管外科）

郭修海（昆明医科大学第一附属医院血管外科）

郭媛媛（昆明医科大学第一附属医院血管外科）

韩胜斌（昆明医科大学第一附属医院血管外科）

胡　路（北京世纪坛医院血管外科）

黄晓钟（上海交通大学医学院附属仁济医院血管外科）

贾奇柯（昆明医科大学第一附属医院血管外科）

金　辉（昆明医科大学第一附属医院血管外科）

金　星（山东省立医院血管外科）

孔瑞泽（昆明医科大学第一附属医院血管外科）

李大林（青岛市市立医院血管外科）

李海磊（北京世纪坛医院血管外科血管外科）

李　黎（昆明医科大学第一附属医院血管外科）

李　敏（昆明医科大学第一附属医院血管外科）

李　默（大连医科大学附属二院胸外科）

李晓强（苏州大学附属第二医院血管外科）

梁刚柱（北京世纪坛医院血管外科）

刘建龙（北京积水潭医院血管外科）

刘军乐（新疆克拉玛依市中心医院普外科）

龙燕妤（北京世纪坛医院血管外科）

罗小云（北京世纪坛医院血管外科）

马兵兵（江苏省无锡市人民医院外科）

马天翔（北京世纪坛医院血管外科）

牛鹿原（北京世纪坛医院血管外科）

齐浩山（青岛市市立医院血管外科）

邱　天（成都军区昆明总医院血管外科）

施娅雪（上海交通大学医学院附属仁济医院）

苏宏斌（成都军区昆明总医院血管外科）

陶　琳（昆明医科大学第一附属医院血管外科）

王　苊（昆明医科大学第一附属医院血管外科）

王茂华（山东省立医院血管外科）

王深明（中山大学附属第一医院血管外科）

王斯文（中山大学附属第一医院血管外科）

吴旻恺（北京世纪坛医院血管外科）

肖占祥（海南省人民医院血管外科）

杨　斌（昆明医科大学第一附属医院血管外科）

姚　陈（中山大学附属第一医院血管外科）

叶　猛（上海交通大学医学院附属仁济医院血管外科）

尹存平（成都军区昆明总医院血管外科）

尹　芳（昆明医科大学第一附属医院血管外科）

张昌明（北京世纪坛医院血管外科）

张承磊（昆明医科大学第一附属医院血管外科）

张福先（北京世纪坛医院血管外科）

张　欢（北京世纪坛医院血管外科）

张纪蔚（上海交通大学医学院附属仁济医院）

张明逸（北京世纪坛医院血管外科）

张小明（北京大学人民医院血管外科）

张　雪（北京世纪坛医院血管外科）

张　岩（北京世纪坛医院血管外科）

赵　珺（上海交通大学附属第六人民医院血管外科）

赵　航（云南省第二人民医院创伤中心）

赵　辉（北京世纪坛医院血管外科）

赵凌峰（昆明医科大学第一附属医院血管外科）

周江蛟（中南大学湘雅二医院肝胆外科）

周兴立（成都军区昆明总医院血管外科）

周兆熊（上海交通大学医学院附属仁济医院血管外科）

编 写 秘 书

刘　伟（北京世纪坛医院血管外科）

郭梅梅（北京世纪坛医院血管外科）

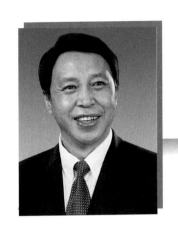

　　张福先　主任医师,医学博士,北京大学医学部教授,首都医科大学医学部教授,北京大学医学部博士研究生导师,首都医科大学医学部博士研究生导师。现任北京世纪坛医院外科主任、血管淋巴外科中心主任。兼任中华医学会血管外科学组委员、中华医学会全国医疗技术事故鉴定专家、北京市医疗高级职称晋升评审专家、北京市医疗技术事故鉴定专家、北京市血管外科学会常委及秘书、北京中西医周围血管外科学会副主任委员、北京胸心血管外科学会委员,《中华普通外科杂志》通信编委,《中华生物工程杂志》、《血管外科杂志》、《中国实用血管外科杂志》编委。2004 年获北京市总工会授予的"技术创新标兵"称号,2008 年获北京市卫生界"十百千"评选中的十层次人才。2010 年被评为北京世纪坛医院领军人才。1996 年留学回国至今,共在国内、外专业杂志上发表论文 60 余篇,SCI 收录十余篇,获省部级科研成果奖 2 项、局级科研成果奖 5 项、新技术奖 6 项,主编专业著作《血管外科手术并发症的预防与处理》,主译专业著作《最新血管外科手术学》,参编专业著作和研究生教材 6 部。已指导北京大学医学部和首都医科大学硕士研究生 15 人,博士研究生 8 人。主持国家自然基金课题一项,省部级课题 5 项,获国家专利 2 项。

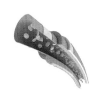

主编简介

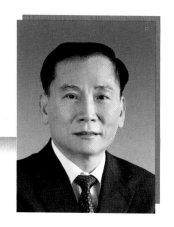

　　王深明　教授、主任医师、博士生导师,享受国务院政府特殊津贴。现任中山大学附属第一医院院长、血管甲状腺乳腺外科学科带头人和首席专家、广东省血管外科疾病研究中心主任、中山大学血管外科研究中心主任。兼任中华医学会外科学会血管外科学组副组长、广东省医学会副会长、广东省医学会血管外科学分会主任委员、广东省医师协会外科分会主任委员、广东省抗癌协会乳腺癌专业委员会主任委员、广东省保健管理学会会长,《中华普通外科文献》(电子版)和《中国血管外科杂志》(电子版)主编,《中华医学杂志》、《中华实验外科杂志》、《中国实用外科杂志》、《中华普通外科杂志》及《中国医院院长》副总编辑、《中华外科杂志》等多个核心期刊的常务编委,美国外科医师学院委员及多个国际学术组织委员。国家自然科学基金评审专家、国家科技成果奖评审专家、全国高等院校博士学科点专业科研基金评审委员、中央保健局会诊专家、广东省、广州市保健办会诊专家、中国医院协会医院医疗保险专业委员会副主任委员、广东省医院协会医院医疗保险管理专业委员会主任委员、广州市人民政府第二届决策咨询专家。

　　近年来,在国内外核心期刊上发表论文200多篇,SCI收录45篇(第一作者或通讯作者30篇),主持国家863重大项目2项,国家自然科学基金项目8项,省部级科研项目18项,其中重大、重点项目3项,参编专著30部,参编或主编2007年全国统编本科教材和研究生教材。获省、部级以上科技成果奖6项和发明专利6项。2007年获广东省第九届丁颖科技奖。主编《血管外科学》、《甲状腺外科学》、《普通外科疾病临床诊断与治疗方案》、《外科大查房——病例选案》、《汉英医学词典》、《汉德医学词典》、《汉日医学词典》、《血管淋巴管外科学》、《微创血管外科学》共九部专著,主译《周围血管外科学》和《血管外科手术图谱》。指导并培养硕士生31人,博士生26人,指导博士后3名。

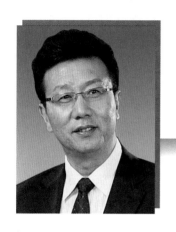

副主编简介

金辉 教授、博士研究生导师。 现任昆明医科大学第一附属医院血管外科主任,云南省心脑血管疾病诊疗技术创新团队专家组成员,第 15 届、16 届血管外科全国委员。全国血管外科学术专家库成员之一。

兼任云南省医师协会血管外科医师分会主任委员、云南省医学会血管专业委员会副主任委员、中华医学会血管外科专业组全国委员、中国医师协会云南省外科分会常委、《中国血管外科杂志》、《血管外科杂志》编委。

发表文章 3~5 篇 / 年,其中核心期刊 2~3 篇 / 年。作为课题负责人承担国家自然科学基金项目一项、厅级资助项目 2 项、自选课题多项。《中国血管外科杂志》编委,培养在职研究生 2 人 / 年,国家统招研究生 3 人 / 年。

副 主 编 简 介

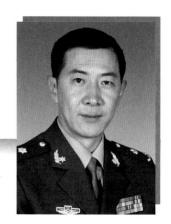

郭曙光　主任医师、硕士研究生导师。现任成都军区昆明总医院血管外科、成都军区血管外科中心主任。

兼任全军血管外科学组副组长、中华医学会血管外科与组织工程学专业委员会委员、云南省医学会外科分会常务委员兼血管外科学组组长、云南省医学会血管外科专业委员会副主任委员、云南省医师协会血管外科专业委员会副主任委员、云南省医院协会血管医学管理委员会副主任委员、成都军区心胸血管外科专业委员会副主任委员、云南省医疗事故、昆明市医疗事故、成都军区医疗事故鉴定委员会专家库成员。

发表论文60余篇,获得国家科技进步奖、军队科技进步奖和云南省科技进步奖共计6项。《介入放射学杂志》、《中国血管外科杂志》、《血管外科杂志》、《中国普外基础及临床杂志》、《西南军医杂志》等杂志编委。

序 一

近年来,血管外科在我国取得了突飞猛进的发展,许多血管疾病的诊治已达到或接近世界先进水平,已把血管外科专业的发展推向新的高度,非昔日可比,特别是血管腔内技术的发展极大地丰富和改变了传统血管外科的格局和方法。在动脉疾病诊疗方面尤为突出。但是,我们应当看到,在血管外科学科中,动脉疾病的诊疗只是包括了一个方面,另一个方面是静脉疾病。静脉疾病在我国的发病率颇高。静脉系统疾病,如上腔静脉压迫综合征、肺动脉栓塞、门静脉高压、门静脉血栓、肾静脉压迫、盆腔静脉瘀滞、下肢静脉血栓、下肢静脉曲张、静脉畸形、巴德-吉(基)亚利综合征等都是常见病,对患者造成的危害和生活质量的下降不亚于动脉疾病。近年来,我国血管外科学者出现了偏动脉、轻静脉的现象,实不可取。目前,多数静脉疾病或介入治疗或外科套用的是诊疗动脉疾病的技术,显然不合理。动脉与静脉管壁结构、管腔形态、血流动力学、血液成分和血液中氧含量明显不同,都有必要积极地去研究和开发治疗静脉疾病的新技术、新方法。因此,我呼吁大家高度重视静脉疾病的诊疗研究。

张福先、郭曙光、金辉曾都是我的学生,现均已成为国内血管外科著名教授,深知我国血管外科开创性成果达到国际领先的是来自静脉系统疾病的研究,如巴德-吉(基)亚利综合征的诊治、人工血管生物化的研究。如今,他们在王深明院长的带领下,集体撰写了关于静脉血栓栓塞症的专著,这也是国内针对静脉常见病的第一部专著,是一本值得一读的好书,涉及内容丰富,浅显易懂,针对性强,具有很强的实用性和科学性,我真诚地向大家推荐此书。也希望读者和作者共同努力,携手发展我国的静脉外科诊疗工作。

中国科学院院士
中华医学会外科学分会血管外科学组终生名誉组长

汪忠镐

序 二

　　静脉血栓栓塞症的概念（venous thromboembolism，VTE）是在近代被明确建立的，它将过去两个相对独立的疾病——肺动脉栓塞（pulmonary embolism，PE）和肢体深静脉血栓形成（deep vein thrombosis，DVT）统为一体，认为是同种疾病在不同阶段的表现。这无疑是多年来临床经验的积累和科学研究的智慧结晶。VTE 是血管外科最常见的疾病，也是其他专业临床常见的并发症之一。随着诊断技术的发展和对疾病认识的提高，临床报道其发病率逐年升高。因为静脉血栓栓塞症具有潜在威胁生命的危险，各专业越来越重视该疾病的预防和治疗。近年来，关于静脉血栓栓塞症的一些观念和认识均有较大的发展和突破，静脉血栓栓塞症的规范化治疗和预防显得日益重要。在我国，随着对静脉血栓栓塞症的研究的进一步深入和诊疗技术的发展，静脉血栓栓塞症的治疗有较大的改善。中华医学会外科学分会血管外科学组制定了静脉血栓栓塞症的诊治共识，并根据国内外最新进展和循证学依据进行更新，为临床的诊治提供参考。即便如此，静脉血栓栓塞症除了常规的抗凝治疗外，溶栓、腔内治疗等有争议的问题依然不少。

　　张福先教授等主编的《静脉血栓栓塞症诊断与治疗》是目前国内第一部关于静脉血栓栓塞症的专业著作。该书对静脉血栓栓塞症的病因、流行病学、发病机制、诊断、治疗、预防进行了全面系统和深入的阐述。该书涵盖的内容不仅有血栓形成机制与静脉血栓栓塞症关系的基础理论，也有关于静脉血栓栓塞症诊断和治疗的临床实践总结，而且该书突出的一个特点是不单纯从血管外科角度对静脉血栓进行阐述，还横向对临床其他专业如骨科、肿瘤、儿科、妇产科中涉及的静脉血栓栓塞症的治疗和预防专门进行了详尽的介绍，也反映出静脉血栓栓塞症的诊治已成为临床各专业关注的一个疾病。因此，该书内容不仅对血管外科医师，而且对其他科临床医师具有较高的参考价值。既有静脉血栓栓塞症的基本知识，又有临床研究的最新进展。我希望读者通过此书能提高对静脉血栓栓塞症的认识。

亚洲血管外科学会理事

中华医学会外科学分会血管外科学组原组长

复旦大学附属上海中山医院院长

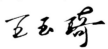

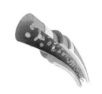

序　三

　　静脉疾病是血管外科疾病的重要组成部分,其在人群中的总体发病率和疾病复杂程度都要超过动脉疾病。静脉血栓栓塞症(venous thromboembolism,VTE)在发展中国家每年大约有 3 千万～6 千万人患病。在美国,VTE 每年总发生例数大于 200 万,美国因深静脉血栓引起肺栓塞而死亡的人数每年约 20 万。住院患者中的肺栓塞发生率比一般人群高 10 倍。在欧洲,症状性 VTE 发生人数每年大于 150 万,与 VTE 相关死亡人数每年超过 54 万。VTE 的治疗非常重要,超过 50% 的 VTE 患者需要住院治疗,大约 24% 的患者要进行手术治疗。由于不重视对 VTE 的预防,会导致医源性 VTE 的发生。据报道,在药物治疗或一般手术人群中,VTE 的发生率在 10%~40%,而在骨科手术患者中 VTE 的发生率高达 40%~60%。因此,进行骨科大手术的患者由于 VTE 导致的死亡率会高达 5%。这些数字说明深静脉血栓形成和肺栓塞被公认为是现代医学中最难治疗而又可能威胁生命的一种常见血管疾病。积极诊治 VTE 是血管外科医生迫切需要关注的重要课题。

　　由于 VTE 的发病早期病情隐匿,病程发展缓慢,不易早期明确诊断。一旦出现症状再来就诊,往往已错过了最佳治疗时期。由于这种疾病的特殊性使治疗带来一定的难度。晚期的 VTE 常常使患者丧失劳动和活动能力。众多的静脉疾病患者对公共医疗资源的耗费程度甚至超过了动脉疾病。因此,对静脉疾病的基础和临床研究应该受到我们的进一步关注和重视。

　　随着医学科学的发展,现代影像技术的各种新的方法的问世,使静脉疾病的研究更加深入,更新了静脉病的发病机制,各种新的治疗器械的发明推动了静脉疾病的诊治水平。近年来,我国的血管外科学者在 VTE 等静脉疾病方面做了很多的基础和临床的研究,单中心的治疗经验的论著时有发表,但是缺乏深入系统的理论的总结和研究。

　　由张福先等教授主编的《静脉血栓栓塞症诊断与治疗》一书,从人体静脉与肺动脉的解剖与生理功能、VTE 形成的机制、VTE 的流行病学和病因学以及急性 DVT 和 PE 的临床表现、诊断和治疗等方面进行全面深入的阐述。详细地介绍了国内外的新理论、新进展、新技术、新方法。作者们结合自己的丰富的临床经验,图文并茂地写作,使全书体现了较高创新性和实用性。本书对重视静脉疾病的医疗工作者有很好的参考价值,也能进一步推动我国血管外科学者对静脉疾病的基础和临床的研究。

　　血管疾病种类繁多,每个学者在毕生的临床实践中时间精力有限。希望有更多的血管外科学者能关注和深入研究静脉疾病的一个方面。能像本书的作者们那样,集中精力深入研究一个病种,在一个方面有所突破,有所创新,不断总结,写出更多的各种疾病研究进展的高质量的书籍,推动我国静脉疾病工作的高水平发展。

北京医学会血管外科学会主任委员
首都医科大学附属安贞医院血管外科原主任

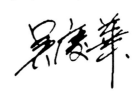

序 四

过去几十年来,血管外科取得了巨大的发展,我们的临床实践模式已经从单纯依靠开放手术的时代演变为手术和腔内介入联合的新时期。大量著作和杂志也将其主题转变为涵盖开放手术及腔内血管手术两个方面。同样,循证医学也已经替代了经验主导的临床实践。然而,同以上动脉疾病诊治的巨大进步相比,静脉疾病诊断和治疗上的进展就显得极为缓慢了,这种情况不光是在中国,在世界上其他国家也是如此。尽管静脉疾病能够明显影响患者的生活质量,甚至可以致残以至致死,但是因为业内兴趣的缺乏以及支持资金的匮乏,导致医生及研究人员较少地去关注它。不可否认,我们已经看到了一些振奋人心的进展,包括静脉疾病诊断由单纯的体格检查发展为各种无创检查方法,深静脉血栓的治疗由单纯抗凝发展为导管溶栓,大隐静脉曲张的治疗由创伤极大的静脉剥脱发展为微创的激光或射频消融治疗。但事实上是,很多静脉疾病的基础研究、先进的诊断措施、前沿的手术及腔内静脉治疗方法,目前都还是只停留在研究阶段或临床试验阶段,此时,迫切需要及时总结来自中国以及全世界的最新的知识,并且通过有效的方法尽快传递给广大血管外科医务人员。

由国内著名的血管外科专家张福先教授及众多专家学者编著的《静脉血栓栓塞症诊断与治疗》,涵盖了该疾病的流行病学、病因学、病理生理学、诊断及治疗学等各个方面,您将获益匪浅,并且您的患者也会从作者们精湛的知识和丰富的经验中获得巨大的益处。

Wayne W. Zhang, MD, FACS, FICS Chief, Vascular and
Endovascular Surgery Director, Non-invasive Vascular Lab Director,
Vascular Research Lab Louisiana State University Health Sciences
Center Shreveport, Louisiana USA

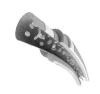

序　三

　　静脉疾病是血管外科疾病的重要组成部分,其在人群中的总体发病率和疾病复杂程度都要超过动脉疾病。静脉血栓栓塞症(venous thromboembolism,VTE)在发展中国家每年大约有 3 千万 ~ 6 千万人患病。在美国,VTE 每年总发生例数大于 200 万,美国因深静脉血栓引起肺栓塞而死亡的人数每年约 20 万。住院患者中的肺栓塞发生率比一般人群高 10 倍。在欧洲,症状性 VTE 发生人数每年大于 150 万,与 VTE 相关死亡人数每年超过 54 万。VTE 的治疗非常重要,超过 50% 的 VTE 患者需要住院治疗,大约 24% 的患者要进行手术治疗。由于不重视对 VTE 的预防,会导致医源性 VTE 的发生。据报道,在药物治疗或一般手术人群中,VTE 的发生率在 10%~40%,而在骨科手术患者中 VTE 的发生率高达 40%~60%。因此,进行骨科大手术的患者由于 VTE 导致的死亡率会高达 5%。这些数字说明深静脉血栓形成和肺栓塞被公认为是现代医学中最难治疗而又可能威胁生命的一种常见血管疾病。积极诊治 VTE 是血管外科医生迫切需要关注的重要课题。

　　由于 VTE 的发病早期病情隐匿,病程发展缓慢,不易早期明确诊断。一旦出现症状再来就诊,往往已错过了最佳治疗时期。由于这种疾病的特殊性使治疗带来一定的难度。晚期的 VTE 常常使患者丧失劳动和活动能力。众多的静脉疾病患者对公共医疗资源的耗费程度甚至超过了动脉疾病。因此,对静脉疾病的基础和临床研究应该受到我们的进一步关注和重视。

　　随着医学科学的发展,现代影像技术的各种新的方法的问世,使静脉疾病的研究更加深入,更新了静脉病的发病机制,各种新的治疗器械的发明推动了静脉疾病的诊治水平。近年来,我国的血管外科学者在 VTE 等静脉疾病方面做了很多的基础和临床的研究,单中心的治疗经验的论著时有发表,但是缺乏深入系统的理论的总结和研究。

　　由张福先等教授主编的《静脉血栓栓塞症诊断与治疗》一书,从人体静脉与肺动脉的解剖与生理功能、VTE 形成的机制、VTE 的流行病学和病因学以及急性 DVT 和 PE 的临床表现、诊断和治疗等方面进行全面深入的阐述。详细地介绍了国内外的新理论、新进展、新技术、新方法。作者们结合自己的丰富的临床经验,图文并茂地写作,使全书体现了较高创新性和实用性。本书对重视静脉疾病的医疗工作者有很好的参考价值,也能进一步推动我国血管外科学者对静脉疾病的基础和临床的研究。

　　血管疾病种类繁多,每个学者在毕生的临床实践中时间精力有限。希望有更多的血管外科学者能关注和深入研究静脉疾病的一个方面。能像本书的作者们那样,集中精力深入研究一个病种,在一个方面有所突破,有所创新,不断总结,写出更多的各种疾病研究进展的高质量的书籍,推动我国静脉疾病工作的高水平发展。

北京医学会血管外科学会主任委员
首都医科大学附属安贞医院血管外科原主任

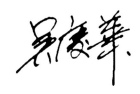

序　四

过去几十年来,血管外科取得了巨大的发展,我们的临床实践模式已经从单纯依靠开放手术的时代演变为手术和腔内介入联合的新时期。大量著作和杂志也将其主题转变为涵盖开放手术及腔内血管手术两个方面。同样,循证医学也已经替代了经验主导的临床实践。然而,同以上动脉疾病诊治的巨大进步相比,静脉疾病诊断和治疗上的进展就显得极为缓慢了,这种情况不光是在中国,在世界上其他国家也是如此。尽管静脉疾病能够明显影响患者的生活质量,甚至可以致残以至致死,但是因为业内兴趣的缺乏以及支持资金的匮乏,导致医生及研究人员较少地去关注它。不可否认,我们已经看到了一些振奋人心的进展,包括静脉疾病诊断由单纯的体格检查发展为各种无创检查方法,深静脉血栓的治疗由单纯抗凝发展为导管溶栓,大隐静脉曲张的治疗由创伤极大的静脉剥脱发展为微创的激光或射频消融治疗。但事实上是,很多静脉疾病的基础研究、先进的诊断措施、前沿的手术及腔内静脉治疗方法,目前都还是只停留在研究阶段或临床试验阶段,此时,迫切需要及时总结来自中国以及全世界的最新的知识,并且通过有效的方法尽快传递给广大血管外科医务人员。

由国内著名的血管外科专家张福先教授及众多专家学者编著的《静脉血栓栓塞症诊断与治疗》,涵盖了该疾病的流行病学、病因学、病理生理学、诊断及治疗学等各个方面,您将获益匪浅,并且您的患者也会从作者们精湛的知识和丰富的经验中获得巨大的益处。

Wayne W. Zhang, MD, FACS, FICS Chief, Vascular and
Endovascular Surgery Director, Non-invasive Vascular Lab Director,
Vascular Research Lab Louisiana State University Health Sciences
Center Shreveport, Louisiana USA

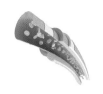

前　言

　　静脉血栓栓塞症(VTE)是临床上常见疾病,危及内科、外科、妇产科、儿科,并在创伤外科、肿瘤科、脑系科等多个学科中有较高的发病率和死亡率。在美国,VTE 被认为是继上呼吸道感染后,第二个造成损失社会劳动日最多的疾病。中国拥有世界上最多的人口,从 VTE 发生的频度和广度来看,显然我国同样也拥有世界上最多的 VTE 患者。因此,积极诊治 VTE 和预防它的发生是非常重要的。但由于 VTE 在临床上涉及多个学科,既往一些临床医生所掌握的 VTE 诊治与预防知识多为零散的,缺乏系统性和完整性。为此我们组织了多位我国在 VTE 诊治和预防中经验丰富的著名血管外科专家与他们的团队,共同完成了这本著作的撰写。本书分为总论篇13章和各论篇27章,共40章,50余万字。它从基础理论、解剖学、病理生理学、流行病学以及临床诊治学等多个角度,系统、完整地描述了 VTE,诠释了国际上关于 VTE 诊治的最新观点以及我国学者的临床经验。特别针对 VTE 发生在各个学科的特点进行了详细论述。

　　作为从事多年临床工作的血管外科医生,能为所热爱的医疗事业做些有益处的工作,感到非常高兴和激动。但在科学领域中,任何事情都是在不断变化的,普遍性孕育着特殊性,特殊性滋生于普遍性。为了进一步提高本书的质量,以供再版时修改,因而诚恳地希望各位读者、专家提出宝贵意见。

张柏生　　王深明

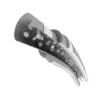

目　录

上篇　总　论

第一章　静脉血栓栓塞症诊治的历史回顾、现代策略与未来展望 …………………… 3

第二章　下肢、盆腔的静脉及下腔静脉循环和肺动脉循环应用解剖与生理 ………… 11

第三章　静脉血栓栓塞症形成的机制和现代观以及自然转归 ……………………… 19

第四章　静脉血栓栓塞症的流行病学 ……………………………………………… 25

第五章　静脉血栓栓塞症的发病机制与危险因素 ………………………………… 31

第六章　先天性和获得性易栓症（高凝综合征） …………………………………… 37

第七章　抗凝药物发展的历史及最新进展 ………………………………………… 46

第八章　静脉血栓栓塞性疾病的规范性药物治疗 ………………………………… 54

第九章　肝素诱导性血小板减少症 ………………………………………………… 62

第十章　肢体深静脉血栓形成与肺动脉栓塞发生 ………………………………… 69

第十一章　髂静脉压迫综合征与下肢静脉回流障碍 ……………………………… 74

第十二章　经济舱综合征 …………………………………………………………… 82

第十三章　静脉血栓栓塞症诊治过程中的困惑、思考与解读 ……………………… 85

下篇　各　论

第一章　静脉血栓栓塞症 …………………………………………………………… 95

第二章　下肢深静脉血栓形成的诊断 ……………………………………………… 99

第三章　彩色多普勒技术在静脉血栓栓塞症诊治中的应用 ……………………… 104

第四章　深静脉血栓和肺动脉栓塞的 CT 表现与临床意义 ……………………… 112

第五章　静脉血栓栓塞症的保守治疗 ……………………………………………… 120

第六章　下肢深静脉血栓形成的手术治疗……………………………………………… 133

第七章　下肢深静脉血栓形成的溶栓治疗……………………………………………… 138

第八章　急性下肢深静脉血栓形成的导管接触性溶栓治疗…………………………… 150

第九章　急性下肢深静脉血栓形成的腔内机械性消栓………………………………… 158

第十章　下肢深静脉血栓的护理………………………………………………………… 165

第十一章　急性肺栓塞的临床表现与诊断……………………………………………… 168

第十二章　肺栓塞的治疗………………………………………………………………… 180

第十三章　肺栓塞的手术治疗…………………………………………………………… 185

第十四章　非永久性(临时性)腔静脉滤器的临床应用 ……………………………… 188

第十五章　非永久性腔静脉滤器取出的时机选择、技巧及并发症的预防与处理 …… 197

第十六章　永久性腔静脉滤器的临床应用……………………………………………… 205

第十七章　腔静脉滤器的发展历史与置入并发症的防治策略………………………… 214

第十八章　创伤手术与静脉血栓栓塞症………………………………………………… 239

第十九章　静脉血栓栓塞症与儿童……………………………………………………… 245

第二十章　静脉血栓栓塞症与妊娠……………………………………………………… 255

第二十一章　静脉血栓栓塞症与肿瘤…………………………………………………… 260

第二十二章　静脉血栓栓塞症与年轻人………………………………………………… 265

第二十三章　下肢肌间静脉血栓的诊治………………………………………………… 269

第二十四章　髂静脉受压综合征的介入治疗…………………………………………… 275

第二十五章　深静脉血栓形成后综合征的诊断和治疗………………………………… 289

第二十六章　上肢深静脉血栓的诊断与治疗…………………………………………… 302

第二十七章　上腔静脉综合征的血管腔内治疗………………………………………… 309

上 篇

总 论

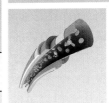

第一章

静脉血栓栓塞症诊治的历史回顾、
现代策略与未来展望

　　静脉血栓栓塞症（venous thromboembolism，VTE）是近代建立的概念，它包括肺动脉栓塞（pulmonary embolism，PE）和肢体深静脉血栓形成（deep vein thrombosis，DVT），PE 和 DVT 被认为是同种疾病在不同阶段的表现。甚至有学者将深静脉血栓形成后综合征（post-thrombotic syndrome，PTS）也划入 VTE 范畴内。VTE 是常见疾病，在美国发病率高于心肌梗死和卒中，死亡率高于乳腺癌和艾滋病，并被认为是继上呼吸道感染后第二个丢失工作日最多的疾病，给社会带来了巨大的财力与精力损失。在人口总数 5900 余万的英国，每年 DVT 发生率为 59 000 人，而由 VTE 导致死亡人数已多于肿瘤、艾滋病、交通事故的死亡人数。在香港和新加坡，住院患者中 VTE 的发生率为 15.8/10 000 和 17.1/10 000。因此，VTE 的诊治是临床医生必须关注的课题。

一、历史发展回顾

　　1544 年，西班牙解剖学家 Ludovicus Vassaeus 首先发现了静脉内血栓，当时的描述为"没有液体的血液，称之为血管干燥症（vascular dessication）"。1793 年，John Hunter 首先使用了术语"静脉血栓（phlebothrombosis）"。1846 年，史上最伟大的病理学家之一，来自德国的 Rudolf Virchow 提出了著名的静脉血栓形成的"三联"理论：血流淤滞、高凝状态、血管内皮损伤。1819 年，美国波士顿外科医生 Laennec 首先报告了一种突然导致患者死亡的肺部疾病，当时被称之为肺卒中（pulmonary apoplexy）。1829 年，Cruveilhier 报告该种疾病是由于肺动脉内存在凝固的血块所致，称之为肺血栓症（pulmonary thrombosis）。1858 年，Virchow 仔细研究了肺动脉血栓栓塞的形成机制，他发现肺动脉中的凝血块是来自肢体静脉的血栓，并描述道："软化的血栓末端脱落成大小不一的小碎片，被血流带至远端的血管，引起了常见的病理过程，他把这一过程命名为栓塞"。通过进一步的实验研究证明该种疾病是由于肺动脉内栓子阻塞所致，由此提出肺动脉栓塞的概念（pulmonary embolism）。Homans 于 1954 年首次提出长时间的飞行旅行与深静脉血栓形成之间存在联系。1977 年，Symington 等在文献中首次使用"经济舱综合征（economy class syndrome，ECS）"这一概念。

　　在 1908 年以前，VTE 是难于诊断的，大多数患者都是在死亡后通过尸体解剖得以诊断。而治疗方法也非常单一，仅有肺动脉切开取栓术。伴随时代的发展与研究的不断深入，各种诊断方法随之不断出现。1920 年出现胸部 X 线（chest X-rays），1930 年出现心电图（electrocardiography）、1960 年出现动脉血气分析（arterial blood gases）、肺动脉造影（pulmonary angiography）、放射性核素灌注扫描（ventilation-perfusion scans）、1970 年出现 CT 成像（computed tomographic scans)、1990 年出现肢体多普勒超声(doppler ultrasonography of the legs)和 D- 二聚体检查(D-dimer tests)以及近年来出现的 CT 血管成像(CTA)和磁共振血管成像(MRA)等。关于治疗方面:1930 年出现预防 PE 的腔静脉阻断术、1940 年抗凝治疗在国际上诞生、1960 年第一个腔静脉滤器和溶栓疗法在世界上问世。纵观历史,历经百余年的发展和努力,VTE 的诊治得以不断丰富和提高,很多患者能够得到早期诊断和治疗,使其死亡率降低到 5% 左右。

二、VTE 诊治的现代策略

(一)急性 VTE 的治疗不仅要抗凝,同时还要消除血栓

VTE 疾病的病理生理是一个血栓繁殖与溶解相互转变的动态发展过程,在不同时期内,血栓的繁殖与溶解平衡随时都在发生着变化并由此导引着疾病趋向于好转或恶化,而在没有进行有效治疗的 VTE 患者中至少会有 1/3 发生恶化。因此,积极治疗该类疾病非常重要。半个世纪以来,传统的观念一直指导着我们将积极的抗凝疗法作为急性 VTE 治疗的主要策略,近几年国际上连续发表的各类 VTE 治疗指南也都将抗凝疗法视为 A1 推荐。的确,有效的抗凝治疗可以抑制 DVT 的扩展、PE 的发生、DVT 的复发。已有研究表明:有效的抗凝治疗可以减少 50% 致死性 PE 的发生。尽管如此,但抗凝疗法不能有效地消除血栓,而持续存在的血栓会反复刺激血管壁,导致长期炎性反应,同时伴随着血栓的机化、再通等病理生理变化过程,对人体会产生不利的反应与影响。多项研究表明:在抗凝后,肢体近端 DVT 患者中约 33%~79% 会发生静脉血栓后综合征(post thrombotic syndrome,PTS),远端 DVT 患者约 2%~29% 发生 PTS,33% 患者会发生静脉瓣膜反流,23% 患者会发展为严重的慢性肢体静脉功能不良(chronic venous insufficiency,CVI)。显然,单独应用抗凝方法治疗 DVT 已被认为是缺乏有效性的。近代临床实践已经证明:抗凝的同时更重要的是消除血栓。已有研究表明:及时合理地导管溶栓可以使 75% 急性 DVT 患者中的全部或大于 50% 以上的血栓被溶解,并能保持静脉血管 3 年较好的通畅率。一组来自挪威的多中心随机对照研究表明:在急性 DVT 患者治疗中,与单纯抗凝相比,导管溶栓可以导致 48% 患者的血栓完全溶解、40% 患者的血栓 50%~90% 溶解,而相关并发症两者无差别。6 个月随访提示:溶栓组静脉通畅率为 64%、抗凝组为 36%,静脉阻塞率在溶栓组为 20%、抗凝组为 49.1%。因此,抗凝加血栓消除已成为当今治疗急性 DVT 的最新策略,并被众多国际学者接受。目前,血栓的消除方法有多种,如全身药物溶栓、机械碎栓、手术取栓和导管抽吸血栓等,而通过介入方法将多孔特制溶栓导管置入血栓部位进行局部溶栓最被推崇。

(二)科学与客观地评价腔静脉滤器的临床应用

急性肢体深静脉血栓(DVT)形成后对人体可能造成的危害主要有两大并发症:①血栓脱落导致肺动脉栓塞(PE);②血栓形成后综合征(PTS)。近代医学通过尸体解剖和临床实践研究已经证实了肢体深静脉血栓形成与肺动脉栓塞发生的密切关系。William 报道 46%~60% 肺动脉栓塞与 DVT 有关。竹中统计 935 例肺动脉栓塞因 DVT 所致为 72%。早在 20 世纪 90 年代中期,作者的研究就表明:DVT 患者中 45% 可以发生肺动脉栓塞,但多数无症状,致死性 PE 仅为 4%,并由此提出了无症状型、有症状型、致死型的肺动栓临床分型。同时,我们还提出了 PE 的主动预防与被动预防概念。主动预防是预防 DVT 形成,而被动预防是在腔静脉内有效拦截来自 DVT 脱落的栓子。显然,被动预防的方法是由腔静脉滤器来完成的。尽管腔静脉滤器从 20 世纪 60 年代开始应用临床至今已有 50 余年,但困惑与

顾虑乃至争论始终伴随着我们。一些学者认为:临床上并没有看到很多 PE;过去没有用滤器,DVT 也得到了很好治疗;滤器长期存在体内合适吗? 单纯预防与花费相比值得吗?

我们认为这些观点存在误区,首先在临床上没有看到很多 PE 的说法是不确切的,应该改为:没有看到很多症状性 PE。因人体的肺脏有很强的代偿功能。当肺动脉被阻塞在 20% 以下时,患者可以没有任何临床症状,而当阻塞在 50% 以上时,则可表现出临床症状,但由于无特异性而容易被误诊,只有当短期内肺动脉阻塞达到 80% 以上时,患者会发生死亡,然而这种致死性 PE 仅是少数,多数 PE 是无任何临床症状的,而恰恰是这个特征常常为我们提出警示,并为有效的预防提供了机会。因为在一些病例中,血栓通常会不断地脱落,肺动脉被阻塞程度也会随之改变。Decousus 对 400 例患 DVT 并具有发生 PE 高危险的患者随机分成腔静脉滤器置入和非置入两组,每组 200 例,通过 2 年跟踪随访发现:虽然两组总死亡率无明显差异,但腔静脉滤器组死亡率与 PE 无关。而在非腔静脉滤器组,80% 的死亡率与 PE 有关。由此可见,腔静脉滤器置入是必要的和有效的。近年来,随着高科技的发展,各种质量良好的可回收或可转换滤器已经应用于临床并逐步在替代永久性滤器,由此对人体的损害明显减少,同时医疗保险范围的扩大为患者提供了经济支持。在此种情况下,腔静脉滤器的临床应用应该被视为类似人寿保险一样由患者选择,医生不再为各种顾虑而烦恼。正因如此:当今腔静脉滤器应用指征在不断扩大,Stein 统计美国国家医疗中心数据库 50 个州医院资料表明:全美滤器应用量在 1979 年为 2000 个,1999 年为 49 000 个,增长了 20 倍。2003 年,全世界滤器应用总量为 140 000 个。而 2007 年仅美国就用了 213 000 个,年增长率为 16%。对于腔静脉滤器的临床应用,完全拒绝和过于积极都是不正确的,唯有科学慎重地选择方为正确的策略。

(三) 在治疗急性 VTE 的同时,要重视髂静脉压迫综合征的同期处理

髂静脉压迫综合征(iliac vein compression syndrome,IVCS)也被称为 May Thurner 或 Cockett Thomas 综合征,泛指在盆腔内的髂静脉受邻近组织的压迫,管腔狭窄或闭塞,造成静脉回流受阻,并由此引发的一系列临床症状。IVCS 发病率很高,但是多年来没有引起足够的重视。Mickley 通过尸体解剖研究报告:无症状的 IVCS 约占成年人的 20%。现代观念认为:IVCS 的发生主要原因是左侧髂静脉位于横跨前面的右髂动脉与后面突起的第 5 腰椎之间,这种前后挤压现象长期作用和反复刺激,造成静脉周围长期炎性反应,血管内皮细胞与中层弹性纤维增生活跃,血管内膜增厚,最终导致不同程度的管腔狭窄与闭塞。IVCS 可以造成受累静脉回流受阻,肢体静脉高压,并由此引发一系列病理生理变化。这种变化是慢性持续进行的,在此过程中受累静脉出现进行性地回流受阻,静脉高压和侧支循环在不断形成与建立,并达到相对平衡,一般情况下,患者可以没有任何临床症状。但当这种相对平衡因各种原因(如制动、外伤、手术、高凝等)被打破后,患者会出现明显的临床症状,IVCS 的存在为 DVT 的高发生率埋下伏笔,约 50% 的 IVCS 患者一生中会发生 DVT。在美国,约有 27% 的成人患有肢体静脉疾病,每年新增 DVT 病例中,近 2/3 患者发生于左下肢并源于 IVCS 综合征。如果把 IVCS 的存在与 DVT 的产生看成是因果关系,那么我们必须重视 IVCS 的筛查与诊断,否则对 DVT 的治疗无论采用何种方式都不会有好的结果,道理很简单,因为没有开通静脉回流通道。遗憾的是,既往我们常常忽视了这个重要问题。在现代高科技飞速发展的今天,IVCS 的诊断并不难,关键在于对 IVCS 的认知与重视程度。当今,介入下腔内血管球囊扩张成形和支架置入已成为 IVCS 治疗的主要方法。该种方法不但对患者打击小,而且从血流动力学角度来看,更加科学和合理,疗效良好。常用的方法是对 DVT 先进行患肢

导管置入局部溶栓或手术取栓,而后再介入行下髂静脉腔内血管球囊扩张成形和支架置入。Jessica 报告:局部置管溶栓与腔内血管成形和支架置入治疗 IVCS 合并 DVT 效果良好,2 年通畅率为 78.3%。我们的临床实践也证明了相同的结果。

(四)个体化抗凝理念指导急性期后 VTE 患者治疗

众所周知:对于度过急性期后的 VTE 患者,继续进行抗凝治疗非常重要,因为有效的抗凝不但可以抑制血栓的扩展,预防 PE 发生和 DVT 的复发,同时也可以促进侧支循环建立,缓解因血栓残留、机化所导致的静脉高压和 PTS。现代观点认为:在急性期 VTE,应用低分子肝素抗凝的同时开始口服维生素 K 拮抗剂(vitamin K antagonists,VKA),5~7 天后改为单纯口服 VKA,并将国际比值 INR 维持在 2.0~2.5 范围。关于 VTE 抗凝治疗的期限,传统观念认为至少要持续 3~6 个月,而国际上更有多种观点发表,如 2 年、3 年、8 年等。但无论如何,从辩证唯物观点来看,所有泛指的硬性规定都是不够科学的。因为短期的抗凝有可能导致 VTE 的高复发率,而长期的抗凝不但会带来相关并发症发生,同时也给患者造成一定的医疗负担与麻烦。一组 227 例患者的国际随机研究表明,VKA 应用 6 个月的患者与长期 VKA 应用相比,4 年随访提示:再发 VTE 为 20.7% vs 2.6%,出血发生率为 2.7% vs 8.6%。由此人们在询问:多久为理想而有效的抗凝期限呢? 多年来,正是这些问题一直在困扰着我们。

现代观点认为:在急性 VTE 治疗的同时,确定其发生原因尤为重要。而在那些可以明确 VTE 发生原因中,能分为可消除因素和不可消除因素。可消除因素中有:外伤、手术、制动、长途旅游、口服避孕药物等。不可消除因素中有:先天性高凝、抗凝血酶障碍、C 与 S 反应蛋白缺陷、抗磷脂综合征、恶性肿瘤等。当 VTE 度过急性期后,出现复发,可能主要与下列有关:①造成 VTE 发生的主要原因是否消失;②急性期 VTE 的治疗是否及时和有效。由此我们认为 VTE 的抗凝治疗要视患者的具体情况来确定,而不应该一概而论,这种新的抗凝策略被称为个体化抗凝(individualized anticoagulation therapy)。按照这种策略,对于那些由可消除因素所导致 VTE 的患者,抗凝治疗可以持续到致病的可消除因素彻底消失,如外伤的愈合、度过外科的围术期、制动的解除等,这个时间段可能是 2 周、1 个月、1 年等。对于那些因不可消除因素所导致的 VTE 患者,如先天性高凝、抗凝血酶等,抗凝治疗可以长期进行,甚至持续到终生。而对于那些没有查明原因的 VTE 患者,抗凝治疗可以持续 6 个月,而后通过重新评估患者,再做选择。

(五)特殊情况下的 VTE 治疗

1. 肿瘤患者伴有 VTE　肿瘤患者发生 VTE 是正常人的 7 倍,危险性主要来源于针对肿瘤的治疗过程。另外,约有 20% 的肿瘤患者同时伴有 VTE,我们在临床上发现:一些肿瘤患者是以 VTE 作为第一症状出现来就诊的,而 15% 的肿瘤患者在治疗期间会发生 VTE。度过急性 VTE 期的肿瘤患者,复发 VTE 是无肿瘤患者的 2 倍以上。因此,肿瘤患者伴有 VTE 进行积极治疗是非常必要的,肿瘤患者发生 VTE 后抗凝治疗与非肿瘤 VTE 治疗相同,主要应用抗凝药物是 LMWH。一组 200 例患者应用 LMWH 与 VKA 抗凝一年随访比较,复发 VTE 是 6% vs 16%,出血并发症无区别,因此长期应用 LMWH 被推荐。

2. 妊娠伴有 VTE　在妊娠早期(6~12 周),VKA 可以通过胎盘,造成胎儿软骨发育不全和面部畸形;在妊娠后期,胎儿畸形率明显升高。肝素尽管不能通过胎盘,但疗效不佳。而低分子肝素对妊娠伴有 VTE 是安全、有效的而被推荐。哺乳期也可以使用 VKA 和肝素。

3. 在常规抗凝治疗 VTE 同时需要加用抗血小板药物吗?　我们知道:动脉血栓主要

由血小板组成,被称之为白血栓,治疗以抗血小板为主。静脉血栓主要由纤维蛋白组成,被称之为红血栓,治疗以抗凝为主。临床实践表明:抗血小板与抗凝联合应用有叠加增强作用,有利于 VTE 治疗,而且一些 VTE 患者伴有动脉血管疾病,需要同时联合抗血小板治疗。然而,两者合用时出血并发症却明显增加。已有研究表明:抗血小板与抗凝联合应用治疗 VTE,30 天内出血并发症发生率为 2.6%~4.6%,一年为 7.4%~10.3%。因此,抗血小板与抗凝联合短期应用尚好,而长期应用不被推荐。在 VTE 预防上,有学者进行前瞻性研究:一组 152 例患者应用阿司匹林,129 例患者应用华法林,结果症状 PE 和 VTE 发生率在两组分别为 4.6% vs 0.7% 和 7.9% vs 1.2%,结论为:与抗凝药物相比,阿司匹林预防 VTE 发生的作用是不够的。但在 2012 年发表在新英格兰杂志上的最新研究结果表明:对于已经发生 VTE 的患者,在有效抗凝结束后,应用阿司匹林可以降低 40% 的 VTE 复发率。

三、VTE 诊治的未来与展望

(一) 伴随着多种新型抗凝药物的问世与临床研究,传统的抗凝观念和方法将会被改变

1916 年,美国约翰霍普金斯大学的博士生 Mclean 发现了一种能使小牛患上出血性疾病的物质。在此基础上,Mclean 的导师 Howell 最终提炼出这种物质,并命名为"肝素"。1937 年,多伦多科学家 Best 和他的同事成功提纯了肝素。20 世纪 30 年代,美国威斯康星大学的 Link 从腐败的甜苜蓿叶中发现了双香豆素———一种可以使小牛患上出血性疾病的物质,后经进一步研究发现华法林具有良好的抗凝作用,于是从 1955 年华法林开始用于临床治疗血栓性疾病。上述历程可谓抗凝药物发展的第一个里程碑。1987 年,法国 Choay 研究所发明了全球第一个低分子肝素———那屈肝素(速碧林),并获得了专利。随后各种低分子肝素不断出现,如:达肝素(法安明)、依诺肝素(克塞)、安卓(磺达肝癸钠)。低分子肝素的出现可谓抗凝药物发展的第二个里程碑。尽管低分子肝素与肝素相比有明显的优势,但仍然改变不了:原料动物来源、多靶点抗凝、抗 Xa 大于 IIa 活性、皮下注射给药、有发生肝素诱导的血小板减少症(HIT)的风险、长期应用有导致骨质疏松的风险。而用华法林需要反复地抽血监测、难于调整的 RNI、出血与很多药物和食物之间存在相互作用、起效慢(需要数天才达到有效剂量和数周达到稳定剂量)、大出血和微小出血风险增加。那么,什么是理想的抗凝药物呢?多年的临床实践告诉我们,理想的抗凝药物要满足下列条件:①口服给药,便于长期使用;②患者依从性好,与食物和药物间无相互作用;③固定剂量、适用人群广,降低药物过量风险;④作用机制明确、可预期疗效、单靶点、同时抑制游离和结合的凝血因子为佳,对初级止血影响小;⑤治疗窗宽,安全性高,能降低出血等并发症风险;⑥不需要监测,节约时间和治疗费用;⑦无意料外的毒副作用,避免 HIT 等不良反应;⑧有拮抗其作用的药物,药物过量时可快速纠正;⑨价格合理,患者能够支付医疗费用。

2008 年,德国拜尔公司研制出新型口服抗凝药利伐沙班(rivaroxaban)在欧洲和意大利上市,标志着抗凝药物发展的第三个里程碑到来。该种药物为单靶点作用(直接 X 因子抑制剂),抗凝作用明确,效果良好,可以固定剂量,不受性别、年龄、食物、体重等多种因素影响,不用血液检测,安全性好。与此同时,其他种类的单靶点的抗凝药物如 Xa 因子抑制剂 [阿哌沙班(apixaban)、艾多沙班(edoxaban)]、凝血酶抑制剂———II 因子抑制剂 [希美加群(ximelagatran)、达比加群(dabigatran)] 相继问世。虽然新型抗凝药物的有效性还需要进一步的临床评价,但与传统的抗凝药物相比,优势明显,并预示着抗凝药物的改朝换代是未来发展的趋势。

（二）伴随着高科技的进步和腔内技术的发展，血栓消除将更加简单而有效

对于 DVT 的治疗，多年来我们一直遵循着以抗凝为主的治疗方法。但临床实践告诉我们：单纯抗凝疗法不能有效地消除血栓、恢复静脉再通、保护静脉瓣功能。尽管使用足量抗凝，血栓后综合征（postthrombotic syndrome，PTS）仍有发生。抗凝加血栓消除可以获得良好的治疗效果并已成为当今治疗急性 DVT 的策略，并在临床应用中获得良好的疗效。近年来，伴随着科技进步和腔内技术的发展，各种新型器材和介入下消除血栓方法纷纷诞生，如应用新型的溶栓导管进行的经导管直接溶栓（catheter directed thrombolysis，CDT），腔内超声血栓消融术（intravascular ultrasound ablation，IUA）；Amplatz 血栓消融术（amplatz thrombectomy device，ATD），Oasis 血栓消融术，药物-机械联合血栓切除术（pharmaco-mechanical thrombectomy，PMT），血栓负压抽吸术等。相信未来更加多样化、合理化、有效化、简便化、经济化的器材会不断产生。

（三）通过 VTE 的主动预防来降低其发生率

长期以来，在临床上，我们过多地强调 VTE 的诊治，这是极为被动的。它好比一个人被狗咬伤后要打狂犬疫苗一样。VTE 不是肿瘤，更不是一些难于治疗的器质疾病。多年来，通过世界各国学者的努力研究，其发生原理、病理生理特点以及流行病学基本被解密，为我们攻克该类疾病奠定了雄厚的理论基础。众所周知：VTE 的发生是有明显诱因的，而这些诱因目前基本清楚。显然，积极主动地消除这些诱因可以明显降低 VTE 的发生率。当然，在临床上也存在一些无法消除和抗拒的诱因，但在此种情况下，还是可以采用一些其他方法来预防 VTE 的发生。我们将上述称之为 VTE 的主动预防。VTE 的主动预防在临床上早有应用，特别在骨创伤科，效果良好。一组资料表明：创伤后没有接受预防措施的 349 例患者中，DVT 发生率为 58%，近端 DVT 发生率为 18%。而另一组大宗病例（44 844 人）的临床研究 meta-analysis 分析表明：接受预防治疗的患者，VTE 发生率仅为 0.5%~1%。显然，主动预防是降低 VTE 良好而有效的方法，关键是我们要从传统的模式中走出来。对于一些具备高危因素可能发生 VTE 的患者及时采取有效预防措施，预防 VTE 的发生。而所谓的有效的预防措施无非包括两种：消除可能导致 VTE 发生的原因，积极进行预防性抗凝治疗。在日常生活中，我们知道，年龄超过 40 岁以上者每周规律性地口服小剂量阿司匹林可以有效预防心脑血管事件发生。那么，伴随着新型口服的抗凝药物出现，是否也可以在某个年龄段（如60~70 岁以上）正常人中，每周间断给予口服小剂量、不需要血液监测的抗凝药物来主动预防 VTE 的发生呢？我们期待进一步的研究成果出现！

VTE 的治疗已有上百年历史，多年来，各国学者不断进行了努力探索和研究，并为该类疾病的诊治带来了很多突破。我们坚信，伴随着研究的高科技的不断发展和研究的深入，完全彻底攻克该类疾病的时代已经不会很远了。

（张福先）

参 考 文 献

1. Karthikesalingam，E.L. Young，R.J. Hinchliffe，et al. A Systematic Review of Percutaneous Mechanical Thrombectomy in the Treatment of Deep Venous Thrombosis. Eur J Vasc Endovasc Surg，2011：1-12

2. Lee LH，Gu KQ，Heng D. Deep vein thrombosis is not rare in Asiaethe Singapore General Hospital experience. Ann Acad Med Singap，2002，31（6）：761-764

3. Cheuk BL, Cheung GC, Cheng SW. Epidemiology of venous thromboembolism in a Chinese population. Br J Surg, 2004, 91 (4): 424-428

4. Stien PD, Beemath A, Olson RE. Trends in the incidence of pulmonary embolism and deep venous thrombosis in hospitalized patients. Am J Cardiol, 2005, 95 (12): 1525-1526

5. 大城孟. 图说血管外科. 日本アクセル. シュプリンガー出版株式会社, 1992: 73

6. Virchow RLK. Cellular Pathology. 1859 specialed. London, England: John Churchill, 1978: 204-207

7. Dalen JE. Pulmonary embolism: what have we learned since Virchow？ Natural history, pathophysiology, and diagnosis. Chest, 2002, 122 (4): 1440-1456

8. Dalen JE. Pulmonary embolism: what have we learned since Virchow？ Treatment and prevention. Chest, 2002, 122 (5): 1801-1817

9. Harry R. Büller, Giancarlo Agnelli, Russel D. Hull, et al. Antithrombotic Therapy for Venous Thromboembolic Disease：The Seventh ACCP Conference on Antithrombotic and Thrombolytic Therapy. Chest, 2004, 126: 401S-428S

10. Collins R, Scrimgeour A, Yusuf S, et al. Reduction in fatal pulmonary embolism and venous thrombosis by perioperative administration of subcutaneous heparin: overview of results of randomized trials in general, orthopaedic, and urologic surgery. N Engl J Med, 1988, 318: 1162-1173

11. Masuda EM, Kessler DM, Kistner RL, et al. The natural history of calf vein thrombosis: lysis of thrombi and development of reflux. J Vasc Surg, 1998, 28: 67-74

12. Comerota AJ, Paolini D. Treatment of acute iliofemoral deep venous thrombosis: a strategy of thrombus removal. Eur J Vasc Endovasc Surg, 2007, 33 (3): 351-360

13. T. Enden, N.E klØw, L Sandvik, et al. Catheter-directed thrombolysis vs. anticoagulant therapy alone in deep vein thrombosis: results of an open randomized, controlled trial reporting on short-term patency. J Thromb Haemost, 2009, 7: 1268-1275

14. William, Simon. Current status of pulmonary Thromboembolic disease: Pathophysiology, diagnoses, prevention and treatment. Ame-H-J, 1992, 103: 239-259

15. 张福先. 肢体静脉血栓形成与肺动脉栓塞的关系探讨. 中华呼吸和结核杂志, 2000, 9 (23): 531-533

16. Decousus H, Leizorovicz A, Parent F, et al. A clinical trial of vena caval filters in the prevention of pulmonary embolism in patients with proximal deep-vein thrombosis Interruption Cave Study Group. N Engl J Med, 1998, 338: 409-415

17. Stein PD. Twenty-one-year trends in the use of inferior vena cava filters. Arch Intern Med, 2004, 164: 1541-1545

18. Hanno Hoppe. Optional Vena Cava Filters. Dtsch Arztebl Int, 2009, 106 (24): 395-402

19. Volker Mickley, Robert Schwagierek, Norbert Rilinger, et al. Left iliac venous thrombosis caused by venous spur: Treatment with thrombectomy and stent implantation. J Vasc Surg, 1998, 28: 492-497

20. Jessica M. Titus, Mireille A. Moise, James Bena, et al. Iliofemoral stenting for venous occlusive disease. J Vasc Surg, 2011, 53: 706-712

21. Andrea T. East, Thomas W. Wakefield, et al. What is the Optimal Duration of Treatment for DVT？ An Update on Evidence-Based Medicine of Treatment for DVT. Semin Vasc Surg, 2010, 23: 182-191

22. Lars J. Petersen. Anticoagulation therapy for prevention and treatment of venous thromboembolic events in cancer patients: A review of current guidelines. Cancer Treatment Reviews, 2009, 35: 754-764

23. Hansson PO, Sorbo J, Eriksson H. Recurrent venous thromboembolism after deep vein thrombosis: incidence and risk factors. Arch Int Med, 2000, 160 (6): 769-774

24. Hull RD, Pineo GF, Brant RF, et al. Long-term low molecular-weight heparin versus usual care in proximal-vein thrombosis patients with cancer. Am J Med, 2006, 119 (12): 1062-1072

25. Ginsberg JS, Chan WS, Bates SM, et al. anticoagulation of pregnant women with mechanical heart valves. Arch Intern Med, 2003, 163: 694-698

26. Collaborators: Vahanian A, Auricchio A, et al. Guidelines for the management of atrial fibrillation: the Task Force for the Management of Atrial Fibrillation of the European Society of Cardiology (ESC). Eur Heart J, 2010, 31: 2369-429

27. Intermountain Joint Replacement Center Writing Committee. A Prospective Comparison of Warfarin to Aspirin for Thrombo prophylaxis in Total Hip and Total Knee Arthroplasty. The Journal of Arthroplasty, 2012, 27: 1

28. Becattini C, Agnelli G, Schenone A, et al. Aspirin for preventing the recurrence of venous thromboembolism. N Engl J Med, 2012, 366 (21): 1959-1967

29. Becker RC. Aspirin and the prevention of venous thromboembolism. N Engl J Med, 2012, 366 (21): 2028-2030

30. Fye WB. Heparin: the contribution of William Henry Howell. Circulation, 1984, 69: 1198-1203

31. Lu JP, Knudson MM, Bir N, et al. Fondaparinux for prevention of venous thromboembolism in high-risk trauma patients: a pilot study. J Am Coll Surg, 2009, 209 (5): 589-594

32. Januel JM, Chen G, Ruffieux C, et al. Symptomatic in-hospital deep vein thrombosis and pulmonary embolism following hip and knee arthroplasty among patients receiving recommended prophylaxis: a systematic review. JAMA, 2012, 307 (3): 294-303

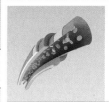

第二章

下肢、盆腔的静脉及下腔静脉循环和
肺动脉循环应用解剖与生理

一、下肢的静脉循环解剖与生理

（一）下肢静脉分组

下肢静脉分深、浅两组：

1. 深静脉　与同名动脉伴行，位于肌肉群中，在小腿称胫静脉，分胫前静脉和胫后静脉，胫前静脉穿骨间隙与胫后静脉汇入腘窝称腘静脉，腘静脉向上通过腘窝和内收肌管后更名，在大腿段称股静脉，在腹股沟韧带水平移行为髂外静脉。在移行为髂外静脉之前有股深静脉汇入。

2. 浅静脉　位于皮下，主要有大隐静脉、小隐静脉。大隐静脉是人体内最长的静脉，起自足部内踝前面，在胫骨远端 1/3 内侧走行，沿膝关节大腿内侧缘上行至腹股沟韧带下方卵圆窝处进入股静脉，在汇入股静脉前，常有 5 个属支：①旋髂浅静脉；②腹壁浅静脉；③阴部外静脉；④股外侧静脉；⑤股内侧静脉。大隐静脉属支变异甚多，数目也可不恒定。小隐静脉起自足背静脉网的外侧，经外踝后部沿小腿后面上行至腘窝处，穿过深筋膜进入腘静脉，但也有解剖变异。

大隐静脉与深静脉之间有许多交通静脉，又称穿静脉，在大腿交通静脉较少，在小腿交通静脉多而复杂，通常有 12 条穿静脉。8 条汇入胫后静脉（Cockett 静脉和 Boyd 静脉），4 条汇入腓静脉，其临床价值重要。体表来讲，大隐静脉在小腿内侧的交通静脉主要有 3 支，一支位于小腿中点附近，另两支在内踝上 4~8cm 之间。此外，大隐静脉在外侧有一较大的交通静脉与小隐静脉相连接。小隐静脉在外踝上方也常有一支较恒定的交通静脉。大隐静脉、小隐静脉的交通静脉均直接穿过筋膜，进入胫后静脉和腓静脉，其位置与溃疡形成有密切关系。

（二）静脉瓣

下肢深、浅静脉均存在静脉瓣。在大隐静脉、小隐静脉内，大隐静脉、小隐静脉与股、腘静脉汇合处，每一分支及交通静脉内均有两瓣型静脉瓣。每一静脉瓣包括瓣叶、游离缘、附着缘和交会点。双瓣交会点处称会合处，瓣叶借附着缘与静脉管内壁形成瓣膜袋，当血液向心回流时，两瓣膜贴伏于静脉内壁，管腔通畅，血液逆流时，两瓣膜张开，阻止静脉血由近向远、由深向浅倒流。在大隐静脉、小隐静脉和深静脉中，瓣膜向上开放，在深、浅静脉的交通静脉中，瓣膜向深静脉开放。正常情况下，下肢静脉血液能回流入心脏，主要依靠：①心脏在收缩时的唧筒作用；②静脉周围肌肉群收缩时产生的挤压作用；③呼吸运动时胸腔负压作用。三者相互作用,静脉瓣在此时使血液向心单向流动,不会倒流。

二、盆腔的静脉循环解剖

盆腔静脉包括髂外静脉、髂内静脉及髂总静脉。

1. 髂外静脉是股静脉的接续,它起于腹股沟韧带水平,然后与髂内静脉汇合形成髂总静脉。髂外静脉位于髂动脉的内侧,通常无静脉瓣。髂外静脉有以下属支:腹壁下静脉、旋髂深静脉、耻骨静脉。

2. 髂内静脉由数条静脉向上走行在坐骨大孔区汇合形成,髂内静脉与髂外静脉在骶髂关节前汇合形成髂总静脉。髂内静脉有以下属支:臀上静脉、臀下静脉、阴部内静脉、闭孔静脉、骶外侧静脉、直肠中静脉、直肠静脉丛、前列腺静脉丛、膀胱静脉丛、阴茎背静脉和阴茎静脉丛、子宫静脉丛、阴道静脉丛。

3. 髂总静脉起于骶髂关节水平髂内、髂外静脉的汇合点,并斜向上行,在第5腰椎水平,双侧髂总静脉汇合形成下腔静脉。右髂总静脉几乎是垂直的,而左髂总静脉是斜行的,而且较长。左髂总静脉从右髂总动脉的后面穿过,有时会受到压迫。髂总静脉接受髂腰静脉和骶外侧静脉侧血液。左髂总静脉有时会变异,可以沿着主动脉的左侧上升至左肾静脉水平,从主动脉前方绕过,汇入下腔静脉。

三、下腔静脉循环解剖(图1-2-1~图1-2-7)

(一)正常解剖与走行

下腔静脉在第4~5腰椎平面由双侧髂总静脉汇合而成,它是横膈以下所有的组织及腹腔脏器的血液回流共同通路,沿脊柱前方向上逐渐走向腹主动脉右侧上行,在第1~2腰椎肾门平面收纳左、右肾静脉,下腔静脉上行到肝脏水平时有肝静脉汇入,后者回流几乎经肝脏循环的血液。继之通过膈肌腱腔静脉孔进入胸腔,在第9胸椎平面右心房的下后部进入右心房。临床通常将下腔静脉分为3段:①下段:双髂总静脉会合至肾静脉部分;②中段:肾静脉与肝静脉汇入之间部分;③上段:肝静脉汇入以上的腔静脉段。汇入下腔静脉的属支出肝、肾静脉外,还包括有腰静脉、腰升静脉、性腺静脉、肾上腺静脉和膈下静脉。

(二)变异

在胎儿的下腔静脉形成时期可以发生很多畸形,由于髂总静脉的融合失败,下腔静脉可能会出现两条或多条静脉;下腔静脉走向变异在左侧走行很长,甚至可能发生完全转位,走行于主动脉的左侧。

(三)侧支循环

下腔静脉有丰富的侧支,静脉回流一旦发生阻塞或血栓形成会迅速建立静脉的侧支循环。侧支静脉绕过腔静脉阻塞部位形成静脉网,这些静脉网分为浅静脉网和深静脉网。浅静脉网包括腹壁静脉、旋髂静脉、胸外侧静脉、胸腹静脉、胸内静脉、肋间后静脉,阴部外静脉、腰椎吻合静脉。深静脉网包括奇静脉、半奇静脉、腰静脉。还有椎静脉丛形成的侧支循环。

四、肺动脉循环解剖(图1-2-8、图1-2-9)

(一)肺小动脉组织结构及生理

解剖组织学上,肺动脉管壁具有很好的弹性,直到它的第5级或第6级分支血管,肺内肺动脉壁的平滑肌在外周增多,直径从0.1~1.0mm的分支都是肌性的。直径小于0.1mm的

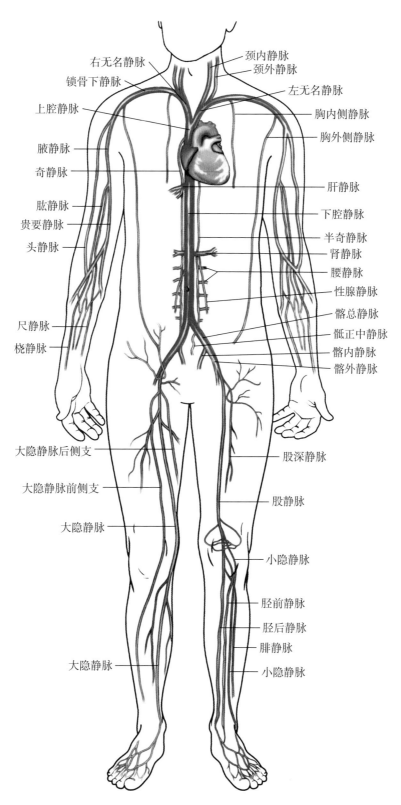

右无名静脉
锁骨下静脉
上腔静脉
腋静脉
奇静脉
肱静脉
贵要静脉
头静脉
尺静脉
桡静脉
大隐静脉后侧支
大隐静脉前侧支
大隐静脉
大隐静脉

颈内静脉
颈外静脉
左无名静脉
胸内侧静脉
胸外侧静脉
肝静脉
下腔静脉
半奇静脉
肾静脉
腰静脉
性腺静脉
髂总静脉
骶正中静脉
髂内静脉
髂外静脉
股深静脉
股静脉
小隐静脉
胫前静脉
胫后静脉
腓静脉
小隐静脉

图 1-2-1 全身静脉系统解剖示意图

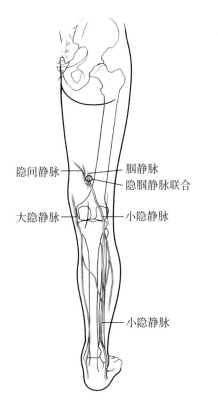

图 1-2-2　下肢浅静脉系统解剖示意图（前面）

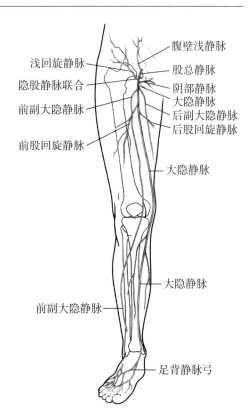

图 1-2-3　下肢浅静脉系统解剖示意图（后面）

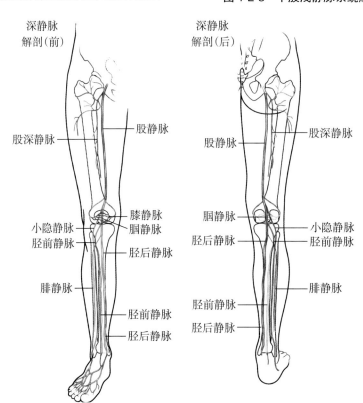

图 1-2-4　下肢深静脉系统解剖示意图

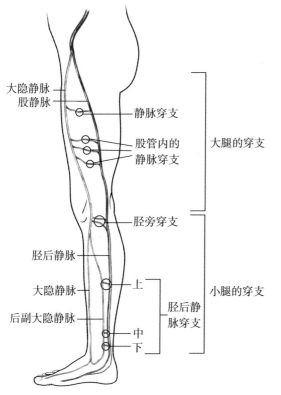

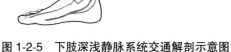

图 1-2-5 下肢深浅静脉系统交通解剖示意图

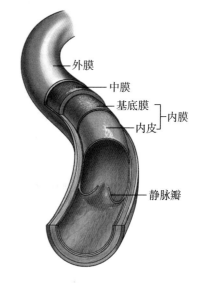

图 1-2-6 静脉壁解剖示意图

分支是非肌性,主要由内皮管组织支撑,充满着丰富的肺泡毛细血管网即呼吸膜壁主要的结构单元。肺循环是低阻低压循环系统,具有极大的膨胀性和较小的缩血管控制性能。肺循环阻力大约是体循环系统阻力的 1/6,压力在 8~22mmHg(平均 13mmHg)。肺血流可以在肺动脉血压没有明显增加的情况下增加至 3 倍,这主要归功于正常肺血管有着较高的扩张程度。大小肺动脉携带着肺内 30% 的血液,而肺内的毛细血管携带着 20% 的血液。

(二) 肺动脉主干

肺动脉干携带着从心脏右室射出的去氧血液流入肺循环。肺动脉干长约 5cm,直径约 3cm,起于室上嵴左前方的右室基底。它较短,起自右室肺动脉瓣的肺动脉圆锥,向上向后走行,位于升主动脉的前方向左。右肺动脉的直径为 17~30mm(平均 23.4mm),肺动脉主干的口径 20~30mm(平均 26.4mm)。左右肺动脉直径的总和比肺动脉主干的直径要大。

(三) 右肺动脉

位于升主动脉和上腔静脉的后方,在气管分叉部和食管的前方。右肺动脉在右侧肺门处分为至右肺上叶的升支和至右肺中叶和右肺下叶的降支两个主要分支。右肺动脉升支主要营养右肺上叶,向上走行较短的距离后分为尖段支、后段支和前段支 3 个主要分支。右肺动脉降支营养右中叶和右下叶,它起源于右肺动脉分叉处并向足侧走行。其第一个分支是中叶动脉和右下叶上段动脉。接下来的分支是基底动脉分支和前基底段分支。基底动脉分支分成后基底段动脉和外基底段动脉。每支动脉血管供应相对应的右下叶各支气管肺段。中叶肺动脉起自右肺动脉的降支,与其相反的方向发出右叶上段动脉。中叶肺动脉向前下方向走行,分为内侧段动脉和外侧段动脉两个分支,分别营养相对应的右肺中叶的支气

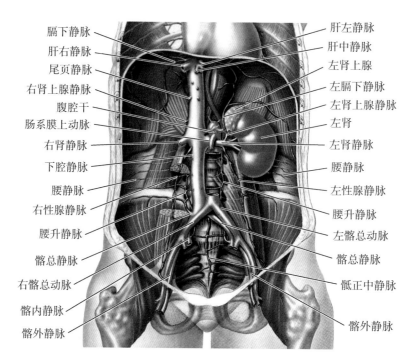

膈下静脉
肝右静脉
尾页静脉
右肾上腺静脉
腹腔干
肠系膜上动脉
右肾静脉
下腔静脉
腰静脉
右性腺静脉
腰升静脉
髂总静脉
右髂总动脉
髂内静脉
髂外静脉

肝左静脉
肝中静脉
左肾上腺
左膈下静脉
左肾上腺静脉
左肾
左肾静脉
腰静脉
左性腺静脉
腰升静脉
左髂总动脉
髂总静脉
骶正中静脉
髂外静脉

图 1-2-7　下腔静脉及腹部盆腔静脉属支

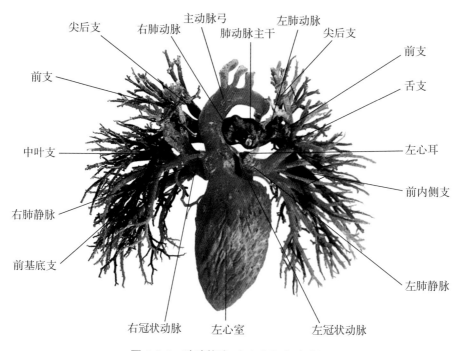

尖后支
右肺动脉
主动脉弓
肺动脉主干
左肺动脉
尖后支
前支
前支
舌支
中叶支
左心耳
前内侧支
右肺静脉
前基底支
左肺静脉
右冠状动脉
左心室
左冠状动脉

图 1-2-8　肺动静脉、左心室和主动脉弓

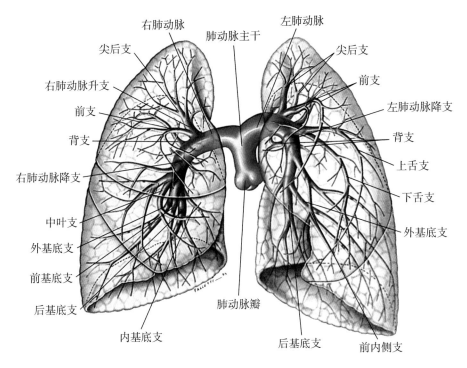

图 1-2-9　两肺动脉的分布

管肺段。

右肺下叶上段肺动脉向后上和外侧走行,营养右肺下叶上部。右肺下叶内基底段动脉作为右肺动脉的第三主要分支,远端分布直到右下叶上段肺动脉的起源处。右下叶前基底段肺动脉从右肺动脉降支的前外侧发出,比内基底段动脉的起源稍微远一些。后基底段动脉与外基底段动脉呈分叉状,从右肺动脉的降支发出,分布于右肺下叶后方大部分的独立的区域。而外基底段动脉与作为右肺动脉降支的后基底段并行,营养外侧基底段的支气管肺段。

（四）左肺动脉

左肺动脉是肺动脉主干的短的延续。当肺动脉急转向左向尾侧进入左侧肺门时,它向上、向后、向左侧走行,位于降主动脉的前方、主动脉弓的下方,并且由动脉导管韧带与主动脉弓连接。左肺动脉较短,在肺门处分叉为升支和降支,并分别营养上叶和下叶。左肺动脉升支大约起源于肺动脉主干发出后 2~4cm。它向头侧走行,分叉为两段肺动脉:尖后段肺动脉和分布于左上叶的前段肺动脉。左上叶尖后段肺动脉是营养左肺上叶较大的一支,它比较短,分叉为两个主要分支——尖段和后段,分别营养相应左肺上叶的尖后段支气管肺段。尖段肺动脉分叉在中间,而后段肺动脉分支稍偏外侧。左肺上叶前段肺动脉作为左动脉升支向下的一支分支,向前方走行。它分为前支和外侧支,分别营养相对应的左上肺前段支气管肺段。左肺动脉降支作为左肺动脉的延续,向下走行进入肺,发出舌段肺动脉、上段动脉,最后汇入左下叶支气管肺段基底支。舌段肺动脉大约在左肺动脉降支分出后 2cm 处发出分支,向外侧和内侧分出两支:上舌段肺动脉和下舌段肺动脉。

左下叶肺动脉和对侧的下叶肺动脉有些相似,但是通常左侧下叶有三段支气管肺段而不是四段。上段肺动脉起源于舌段的远端向后走行。前段和内侧段肺动脉通常合并为一个,称之为内前基底段,比右侧的前段肺动脉或者内基底段肺动脉都要粗。后基底段动脉与外基底段动脉呈分叉状,从左肺动脉的降支发出,向下向后走行,分布于后段的支气管肺段。外基底段肺动脉向下向外侧走行,营养外侧的支气管肺段。

(郭曙光　邱　天　丁锦辉　张福先)

参 考 文 献

1. Renan Uflacker. Atlas of Vascular Anatomy:An Angiographic Approach. Lippincott Williams & Wilkins;Second,2006:229-855

2. 汪忠稿,舒畅 . 血管外科临床解剖学 . 济南:山东科学技术出版社,2009:183-205

3. Jose L.Almeida. Atlas of Endovascular Venous Surgery. Copyright 2012 by saunders,an imprint of Elsevier Inc

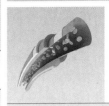

第三章

静脉血栓栓塞症形成的机制和现代观以及自然转归

静脉血栓栓塞症(venous thromboembolism,VTE)形成的原因早在1856年由德国科学家Rudolph Virchow归纳为3个主要因素:血流缓慢(淤滞状态)、血液易于凝聚(高凝状态)以及血管壁的改变。在正常情况下,血液在血管内维持流动状态是通过血管内膜完整、凝血因子和抗凝、纤溶物质的平衡共同调控。如果其中任何一个环节出现异常,平衡遭到破坏,都有可能改变血液在体内流动的状态,导致血栓形成或者出血。由于VTE形成的机制十分复杂,我们将根据各种因素对血栓形成要素影响的机制及目前研究近况和自然转归进行分析。

一、血流淤滞所致的静脉血栓形成

从病因学的角度来分析,导致血流缓慢淤滞的原因包括:高龄,肥胖,怀孕(制动/压迫),久坐(经济舱综合征),长期卧床或住院,肢体瘫痪,慢性静脉瓣膜功能不全,右心衰竭,静脉压迫(如肿大淋巴结或患肢肿胀压迫静脉)等。

从影响血流动力学的各种原因来看,血流淤滞可由于静脉壁扩张(静脉曲张)或受压(怀孕、肿瘤)、静脉瓣膜功能不全所致反流和静脉压力升高、静脉内异物(中心静脉置管或陈旧血栓等)以及血液黏滞度改变(如高龄、肥胖、怀孕)等导致血液流速减慢。我们从泊肃叶定律的流速计算公式(图1-3-1)可以知道,流速v与血管两端压力差$(P_1 \sim P_2)$呈正相关,而与血管管径r、血液黏滞度η、血管长度l成负相关。R代表血流阻力,由该式可知血流阻力与血管的黏滞度以及血管长度成正比,与血管管径的成反比。当血管长度

$$v=\frac{p_1-p_2}{4\eta l}(R^2-r^2)$$

图1-3-1 泊肃叶定律计算血流流速公式

相同时,血液黏滞度越大,血管直径越小,血流的阻力也就越大。在同一血管床内,l与η在一段时间内变化不大,影响血流阻力的最主要因素为血管半径。因此,我们在临床上可以观察到在静脉曲张、静脉瓣膜功能不全的患者中,血流速度缓慢。

有研究进一步发现,血流的淤滞可导致血液中的炎症因子释放、自由基产生,增加血栓形成的风险。其原因很可能是由于静脉血流含氧低,在局部淤积后加重局部细胞缺氧,缺氧代谢影响细胞正常功能,产生自由基,自由基的释放和累积促使细胞释放炎症介质,如肿瘤坏死因子α(TNF-α)、P选择素等,导致细胞功能障碍甚至细胞死亡。

二、高凝状态所致的静脉血栓形成

血液高凝状态一般可分为先天性因素和后天获得性因素,先天性因素导致的高凝状态多与凝血因子、抗凝血酶、纤溶酶等异常有关,后天获得性因素可与恶性肿瘤、妊娠、口服避

孕药、肥胖、高脂血症、糖尿病等有关。

（一）先天性因素

1. 凝血因子基因突变或缺陷　已知的凝血因子包括：Ⅰ（纤维蛋白原）、Ⅱ（凝血酶原）、Ⅲ（组织因子）、Ⅳ（钙离子 Ca^{2+}）、Ⅴ（促凝血蛋白原，易变因子）、Ⅶ（促凝血酶原激酶）、Ⅷ（抗血友病因子 A，AHFA）、Ⅸ（抗血友病因子 B，AHFB）、Ⅹ（自体凝血酶原）、Ⅺ（抗血友病因子 C，ROSENTHAL 因子）、Ⅻ（表面引子，HAGEMAN 因子）、ⅩⅢ（血纤维稳定因子）。凝血因子在凝血途径中均有各自所起的作用（图 1-3-2），其中任何环节调节出现异常均可能导致病理性改变。

纤维蛋白原是在凝血酶的作用下形成纤维蛋白的前体蛋白，正常情况下，人的参考值范围约在 2~4g/L，如超过 5g/L 即可使得发生静脉血栓的风险明显增加。

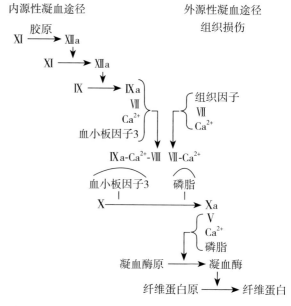

图 1-3-2　凝血机制

第Ⅱ因子（FⅡ）凝血酶原基因突变多见于 3' 非编码区的 G20210A，使血浆凝血酶原水平上升，从而导致静脉血栓发生的风险增加。我们从目前的研究发现，G20210A 突变存在种群和地域差异，欧美的高加索人种突变几率明显高于亚非的黄种人和黑人。2001 年，Geelie 等人发现另一个凝血酶原的基因多态性即 A19911G，可轻度增加血浆凝血酶原水平，还可通过影响 G20210A 等位基因使静脉血栓风险增加。研究结果提示，当 19911A/G 合并 20210G/A 可使静脉血栓风险增加 5.86 倍，明显高于单纯 20210G/A 增加发生静脉血栓的风险程度，但是 19911A/G 在人群中分布极少，目前尚无大样本的流行病学调查资料。

第Ⅲ因子先天缺陷在人类中尚未发现，Kretz 等人在小鼠的动物实验中发现通过先天缺陷组织因子，可导致小鼠在胚胎形成过程中死亡。然而，由于各种后天因素所导致的组织因子激活，组织因子阳性微颗粒在获得性因素影响后对血栓形成具有正性调控作用。

第Ⅴ因子（FV）基因存在多种基因多态性，目前发现 FV Leiden 突变是已知对人类危险最大的遗传因素，而这种突变可产生活化蛋白 C 抗体，使凝血酶形成增加，同时激活凝血酶活化的纤溶抑制剂（TAFI），导致纤溶过程受到抑制，增加 VTE 发生的风险。同样，该类突变在亚非人群中较为少见。

第Ⅶ因子基因缺陷极为罕见，目前有研究发现 FⅦ缺陷在以色列人种相对多发。而在中国河南郑州一份关于 FⅦ因子的 IVS7 基因多态性和静脉血栓形成的研究中发现 H7 等位基因可能是河南汉族人群深静脉血栓发病的遗传性保护因子，IVS7 多态性存在种族和地域差异。

第Ⅷ因子基因缺陷与静脉血栓形成的关系可能与其中部分片段缺失突变有关。然而，在静脉血栓形成患者中，我们发现相当一部分患者血液中 uFⅧ片段明显减少，这与 FⅧ/vWF 清除障碍有关，增加血栓发生发展的风险。

其他，包括第Ⅹ、Ⅺ、Ⅻ以及ⅩⅢ因子缺陷已有文献报道，提升该类基因缺陷直接影响内源性凝血途径早期环节，包括 FX2343ins/del、FXC220A、FXC40T、FXIA844G、FXIT1243G、

FXⅡ C46T、FXⅢ（Val34Leu、Pro564Leu、Val65Ⅱe 以及 Glu651Gln）片段突变。但这些基因对 VTE 风险影响的关系尚未证实。

2. 抗凝血酶基因突变或缺陷　抗凝血酶系统主要包括蛋白 C、蛋白 S、血栓调节素(TM)、抗凝血酶(AT-Ⅲ)和组织因子途径抑制物(TFPI)等。抗凝血酶系统的缺陷表现为抗凝血酶蛋白表达量和功能异常所致,为常染色体遗传病。目前研究发现国内外出现 AT-Ⅲ 基因突变可能由其中 250 多种基因突变导致该酶缺陷。在蛋白 C 系统缺陷的研究中发现,蛋白 C 基因位于染色体 2q13-14,为常染色体显性遗传,主要突变多为编码区错义或者启动子区的缺失、插入或无义突变。蛋白 S 位于 3p11.1-11.2,现已发现大部分基因突变为错义突变,其他为无义突变、片段缺失或插入突变等。活性蛋白 C 抵抗(APCR)最早是由 Dahlback 等人提出,随后 Bertina 等人发现 APCR 的分子基础是 FV Leiden 突变,约有 15% 发生 APCR 但不存在 FV Leiden 突变,非 FV Leiden 突变的 APCR 亦是 DVT 的一个独立危险因素。血栓调节素(TM)在体内可与凝血酶结合形成复合物后迅速与蛋白 C 结合,提高蛋白 C 活化速度。有报道发现 TM 的位点突变患者发生静脉血栓栓塞症,且在该女性患者儿女身上检测出来,然而 TM 基因突变与部分动脉性疾病亦有相关,对于其与静脉血栓关系尚未明确。但有文献提示 TM 基因突变与静脉血栓形成多伴有其他危险因素或其他突变的情况下发生,进一步研究有待证实。TFPI 主要通过 FXa 结合,抑制 FXa 的活性后导致凝血异常。

3. 纤溶酶系统基因突变或缺陷　纤溶酶系统主要包括纤溶酶原、纤溶酶原激活抑制物(PAI-1)以及凝血酶激活纤维蛋白溶解抑制剂(TAFI)。如纤溶酶原转化为纤溶酶的速度下降,或者编码其酶的基因异常影响蛋白结构改变可导致活性下调,这些均可能导致 VTE 的反复发作。而 PAI-1 其主要功能在于灭活组织型纤溶酶原活化物(t-PA)和尿激酶型纤溶酶原活化物(u-PA),对机体纤溶系统的调节起着重要作用。研究者们在临床上发现 PAI-1 的基因启动子区域存在多态性,其中以携带 4G 同源等位基因的患者家族发生 VTE 风险更大,且纯合子的 4G 基因型患者发生肺栓塞的风险更高。同样,在 TAFI 的启动子区域多态性可使 TAFI 抗体水平升高,导致肺栓塞发生风险增加。

4. 其他　高同型半胱氨酸血症(HHcy)在临床研究中已被证实与 VTE 的发病有关,系静脉血栓形成的独立危险因素之一。其机制与血管内皮细胞损伤、激活血小板凝集、抑制蛋白 C 的活性有关。此外,血小板相关基因、血管紧张素转移酶(ACE)、肝素辅助因子Ⅱ等基因多态性均可能导致发生血栓,但各类型的多态性是否与 VTE 发生风险增加有关尚有待进一步证实。

(二) 获得性高凝状态

获得性因素可导致凝血功能亢进、抗凝血因子抑制、纤溶系统功能低下以及机体代谢异常等。最常见的原因包括恶性肿瘤、妊娠、口服避孕药、高脂血症、糖尿病、结缔组织病、重大创伤、大手术等。

恶性肿瘤导致的静脉血栓机制相当复杂,目前研究发现主要与恶性肿瘤释放的细胞因子激活促凝因子,如 TF、肿瘤促凝素(CP)、PAI-1、肿瘤相关炎症因子等。肿瘤细胞浸润,释放进入肿瘤相关的组织因子阳性微粒(TF⁺MP)进入血液后与内皮细胞表面 P 选择素作用,激活血小板凝集在局部形成血栓,这与正常情况下的内皮损伤后释放组织因子导致的血栓形成过程有所不同(图 1-3-3)。CP 是一种丝氨酸蛋白酶,它可以不依赖Ⅶ因子直接激活 X 因子导致凝血。在恶性肿瘤患者血液中 CP 含量明显升高,CP 可通过水解 X 因子第 21 位酪氨酸和第 22 位之间的天冬氨酸肽键激活 X 因子,与Ⅶ因子作用位点不同。因此,当恶性肿瘤

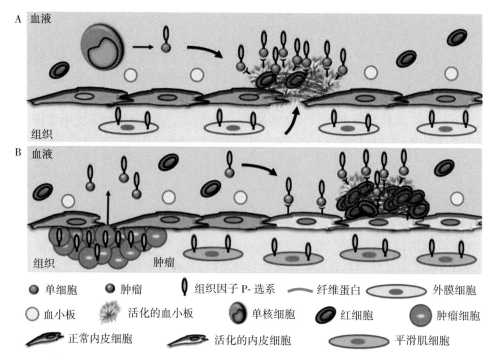

图 1-3-3　内皮损伤后内皮细胞释放组织因子导致血栓形成的机制

患者的 CP 水平升高可导致机体处于高凝状态,易于激活 X 因子导致静脉血栓形成。PAI-1 在恶性肿瘤患者血液中表达升高,导致纤溶系统功能受抑制,在血栓形成过程中的抗凝 - 纤溶平衡遭受破坏,导致抗凝 / 凝血天平倾向于凝血。除此以外,肿瘤相关炎症因子(如白介素 1β、肿瘤坏死因子 α 等)释放可上调内皮细胞释放或表达 TF、PAI-1,抑制 TM、蛋白 C 和蛋白 S 活化,激活血小板凝集,增加 VTE 发生的风险。除了上述恶性肿瘤本身的促凝因素以外,患者在接受手术治疗、放疗、化疗等过程中均可能加重这些因素促凝作用,使得癌症患者罹患 VTE 风险可能性更大。口服避孕药和妊娠增加血栓形成风险主要与影响凝血因子的功能而导致凝血功能亢进有关。而高脂血症则是由于脂蛋白与纤溶酶具有高度结构同源性,可抑制纤溶酶原激活,降低纤溶系统活性,导致血栓形成。其余获得性因素包括吸烟、大手术等,均与血小板激活、血栓相关炎性介质释放而导致血液高凝状态有关。上述获得性因素在孤立的情况下导致血栓形成几率不高,然而多个因素同时存在或在合并先天性因素的情况下,发生 VTE 的几率会明显升高。

三、血管壁改变所致的静脉血栓形成

我们知道,血管壁正常的情况下是由血管内皮细胞包绕形成内膜的重要组成部分并发挥重要作用。它可以稳定血液环境、维持血管通透性、调节血管张力、抑制炎症介质释放和产生各种影响凝血 - 抗凝因子、对纤溶系统的调控等,这些均可对血栓形成过程产生重要影响。

血管内皮细胞可释放多种血管活性物质,包括一氧化氮(NO)、前列环素(PG)、内皮素(ET-1)、血栓素(TXA2)、血管紧张素 Ⅱ、vWF、血小板活化因子(PAF)等。在正常情况下,血液保持流动而不易于凝集形成血栓,主要归功于血管内皮细胞释放的抗凝物质,NO 可以抑制

血小板的活化、释放 PG,使血小板中 AMP 浓度升高,抑制血小板凝集。内皮细胞还存在重要的抗凝物质,包括抗凝血酶Ⅲ(AT-Ⅲ)、TM 和 PS,这些物质对于凝血途径中的Ⅸ、Ⅹ、Ⅺ以及Ⅻ的活化物均有抑制作用,TM 更可通过活化 PC 的作用,使 Va 因子和Ⅷa 因子失活,达到抗凝目的。内皮细胞产生的 TFPI 则可通过与 Xa 因子结合后,抑制其活性,并且以复合物的形式在 Ca^{2+} 的条件下与Ⅶ因子结合,阻止Ⅸ和Ⅹ因子的活化,阻断凝血途径。此外,内皮来源的这些促凝活性物质在血管内皮损伤的情况下,亦可对凝血系统的调控产生重要作用,激活内源性/外源性凝血途径后,进一步促进血小板凝集。另一方面,血管内皮损伤后使得内皮下基质暴露,TF 和胶原暴露,通过 vWF 和纤维蛋白原作用促进血小板凝集黏附在损伤暴露处(图 1-3-3),形成血栓。TF 作为Ⅶ因子及其活化物的细胞膜表面受体,是外源性凝血系统的关键调控因子。内皮细胞在血栓形成后可释放组织型纤溶酶原激活物(t-PA),t-PA 可抑制纤维蛋白原的降解,使纤维蛋白形成减少,而 t-PA 主要受纤溶酶原激活物抑制剂(PAI-1)调控,因此两者之间形成微妙的调控平衡,对纤溶系统调控产生重要作用。在各种病理因素所导致的血管内皮细胞病变使得血管内皮细胞功能障碍的情况下,炎症因子释放,血液的凝血/抗凝以及纤溶的平衡受到破坏,激活血小板凝集,导致血栓形成。

由此可见,静脉血栓形成是个相当复杂的过程,虽然激活凝血途径的过程导致血栓形成业已证实,然而中间调控的因素多样化,影响 VTE 发生发展的各个环节。我们在临床上看到就诊的患者多数是有症状的 VTE,对于无症状的 VTE 患者,往往他们形成的血栓风险因素有可能是一过性的,在正常的抗凝系统和纤溶系统的作用下,形成的血栓可逐步机化溶解后再通,部分以隐匿性状态存在,直到再发伴有症状甚至是肺栓塞才被发现。对于有症状的患者,我们所观察到的情况多是在接受治疗后复通阻塞静脉(部分患者接受导管溶栓治疗后)或形成侧支代偿以缓解患者静脉回流障碍导致的肿胀,没有接受溶栓治疗的患者则可能需要较长的时间才出现机化再通。然而,由于病程延长对静脉壁结构的影响以及静脉瓣膜功能受损,均可能导致进一步的病变,发生如静脉曲张、交通支扩张、静脉性溃疡等血栓后综合征(PTS),甚者可能继发肺栓塞的发生。因此,我们对于不同原因导致的 VTE,其处理方式应该区别开来,根据其发病原因和机制进行个性化有针对性的治疗,对患者预后及生活质量改善会有很大帮助。

(王深明)

参 考 文 献

1. 朱大年.生理学.第 7 版.北京:人民卫生出版社,2008

2. Crowther MA,Kelton JG. Congenital thrombophilic states associated with venous thrombosis:a qualitative overview and proposed classification system. Ann Intern Med,2003,138(2):128-134

3. Jochmans K,Lissens W,Yin T,et al. Molecular basis for type 1 antithrombin deficiency:identification of two novel point mutations and evidence for a de novo splice site mutation. Blood,1994,84(11):3742-3748

4. Dentali F,Ageno W,Bozzato S,et al. Role of factor Ⅴ Leiden or G20210A prothrombin mutation in patients with symptomatic pulmonary embolism and deep vein thrombosis:a meta-analysis of the literature. J Thromb Haemost,2012,10(4):732-737

5. Rosendaal FR. Risk factors for venous thrombotic disease. Thromb Haemost,1999,82(2):610-619

6. Gandrille S,Borgel D,Sala N,et al. Protein S deficiency:a database of mutations—summary of the first update. Thromb Haemost,2000,84(5):758-763

7. Tsai AW, Cushman M, Rosamond WD, et al. Coagulation factors, inflammation markers, and venous thromboembolism:the longitudinal investigation of thromboembolism etiology (LITE). Am J Med, 2002, 113 (8): 636-642

8. Ota S, Yamada N, Ogihara Y, et al. High plasma level of factor Ⅷ:an important risk factor for venous thromboembolism. Circ J, 2011, 75 (6):1472-1475

9. Owens AP 3rd, Mackman N. Microparticles in hemostasis and thrombosis. Circ Res, 2011, 108 (10):1284-1297

10. Manly DA, Boles J, Mackman N. Role of tissue factor in venous thrombosis. Annu Rev Physiol, 2011, 73:515-525

11. Campello E, Spiezia L, Radu CM, et al. Endothelial, platelet, and tissue factor-bearing microparticles in cancer patients with and without venous thromboembolism. Thromb Res, 2011, 127 (5):473-477

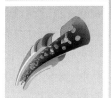

第四章

静脉血栓栓塞症的流行病学

　　静脉血栓栓塞症（venous thromboembolism，VTE）包括肺动脉血栓栓塞（pulmonary thromboembolism，PTE）和深静脉血栓形成（deep vein thrombosis，DVT）。PTE 是肺栓塞（pulmonary embolism，PE）中最常见的一种类型，导致 PE 的栓子多数是血栓性的，因此，临床上所说的 PE 即指 PTE。由于 PTE 与 DVT 被认为是同一疾病的不同阶段和不同临床表现，两者在发病机制上有因果关系且治疗方法相似，故 DVT 和 PTE 统称为 VTE。据统计，在血管疾病中，VTE 的发生率仅位于急性冠状动脉综合征和脑卒中之后，是第三大常见的血管疾病。英国"百姓健康之家委员会"（House of Commons Health Committee，HCHC）报道称：英国每年约有 25 000 人死于可预防的住院获得性 VTE，该数字甚至超过了英国每年死于乳腺癌、AIDS、交通事故人数的总和。不仅如此，由于诊断和治疗方面的困难，VTE 的致死率较高，这对人类的健康和社会的医疗保健事业提出了严峻的挑战。

一、VTE 的相对发病率和死亡率

　　在美国，每年约有 25 万 ~90 万人被诊断为 VTE，发病率约为 1‰~3‰，且近年来发病率在逐年增加，每年因 PTE 死亡的人数据保守估计约为 30 万，PTE 的新发病例在法国每年超过 10 万例，意大利超过 6 万例。PTE 有着较高的死亡率，未经任何治疗的 PTE 患者总体病死人数在 30% 以上，其中 20% 患者在 1 小时内死亡，约 25% 患者在一周之内死亡，约 30% 患者在一个月内死亡，经正规治疗后 PTE 的病死人数仍达 2%~8%。因此，VTE 的死亡率甚至还要高于冠心病及脑卒中。

　　由于临床表现不明显，VTE 精确的年发病率很难获得，国外文献报道其年发病率介于 1/1000~2/1000。2003 年，White 在 VIE 的流行病学研究中，综合美国多家医学中心有关 VTE 的报道，将年龄、性别作标准化处理，表明美国有症状静脉血栓的年发病率约为 0.71‰~1.17‰，其中 2/3 的患者表现为 DVT，约 1/3 为 PTE。Spencer 等对美国 Woeester 地区医院内检出的 VTE 患者进行统计分析后发现，该地区 VTE 的发生率和发病率分别为 1.04‰和 1.28‰，PTE 的发生率和发病率分别为 0.29‰和 0.31‰，DVT 则分别为 0.92‰和 1.11‰。虽然此项调查研究涵盖了该地区 12 家医院内的就诊患者，但对于未能来医院诊治的 VTE 患者和因致命性 PTE 发生院外死亡的患者未能进行统计，因此，该研究统计的结果很可能低于 VTE 的实际发生数量。Cohen 等对欧洲 6 个国家进行了 VTE 的流行病学调查，显示 DVT 和 PTE 的年发生率分别为 1.48‰和 0.95‰，VTE 相关的病死率为 12%，其中只有 7% 的死亡病例在生前得到正确诊断，34% 为致命性 PTE，59% 为漏诊或误诊的 PTE。有关亚洲 VTE 流行病学的研究数据较少,我国的流行病学资料更是有限。

目前,国内有关 VTE 确切发病情况的相关文献报道较少。长期以来,我国医学界在 VTE 诊断与治疗方面存在误区,认为 VTE 在国内是少见疾病。实际上,我国 VTE 发病率并不低,对全国 100 家 PTE-DVT 防治协作组 1997—2008 年的调查结果显示,PE 与 DVT 的诊治例数及患病人数呈逐年上升趋势。上海交通大学医学院附属第九人民医院血管外科对 2742 例经下肢深静脉顺行造影确诊的 DVT 病例分析表明,男性∶女性为 1.34∶1,男女间发病率并无差异。男性发病高峰年龄为 50~59 岁,女性为 40~49 岁,患肢左∶右约为 2∶1,双下肢 DVT 发病率不同有统计学意义,主要与左髂静脉的解剖结构有关,表现为左髂静脉受右髂动脉与第 5 腰椎之间的挤压造成狭窄,即 Coekett 综合征。年龄 ≥ 40 岁、手术史、严重创伤是所有患者共有的高危危险因素。第二军医大学长海医院对 483 例 VTE 患者分析发现,VTE 总体发病呈上升趋势。男∶女为 1.45∶1,男性住院患者中的构成比明显高于女性,但 50 岁以后男女构成比基本相等。肺动脉栓塞的栓子主要来源于下肢深静脉,包括髂外静脉、股静脉、腘静脉等,约占栓子来源的 80% 左右。PTE 复发率为 28.2%,PTE 的复发率为 11.8%。

近年来发现住院患者 VTE 发病率要远远高于社区人群。有研究发现住院患者年发病率超过社区人群 100 倍以上,且在整体发病人群中的 60% 为住院患者。上海复旦大学附属中山医院对 372 例住院患者 DVT 的发病情况分析,发现高危患者(主要为卒中后需卧床患者,骨科术后及妇科术后卧床患者)下肢 DVT 发病率约为 10.2%。许多住院患者都具有发生 VTE 的高危因素,如制动、肿瘤、感染、创伤、手术等,在临床治疗过程中出现的 VTE 往往缺乏明确诊断,直至出现 PTE 等严重并发症,在住院患者死亡原因中,10% 与 PTE 有关。VTE 的临床漏诊率较高,不经治疗的患者病死率高达 25%~30%,主要死于 PTE,美国每年至少有 30 万人死于 PTE,占全部疾病死亡原因的第三位,仅次于肿瘤和心肌梗死,经积极治疗后,PTE 患者的病死率可降至 2%~8%。

二、年龄因素

VTE 的发病与年龄有着密切的联系,不管是 DVT 还是 PE,两者的发病人数随着年龄的增加而显著提高,且不论男女;60 岁以上人群随着年龄的增长病例数迅速增加。但无论是哪个年龄段的人群,包括婴幼儿,都可罹患此病。据统计美国 15 岁以下儿童 VTE 发病人数低于 5/100 000;而 80 岁以上成年人则高达 (450~600)/100 000,新近研究发现 75 岁以上的人群 VTE 的年发病率可达 1%。另外,65 岁以上人群发生致死性 PE 的风险要远远高于 40 岁以下人群。初生婴儿亦有发生 VTE 的风险,但是在 15 岁以下各年龄段中所占比例并不高;婴幼儿与青少年 VTE 的发病往往与先天性凝血功能异常有关,其他儿科疾病如感染、腹泻、糖尿病、肾病以及自身免疫性疾病等,高同型半胱氨酸血症也是造成儿童 VTE 的重要因素。关于年龄增加出现 VTE 增高的原因尚不清楚,但很可能和多种因素相关,比如活动减少、其他疾病增加、血液高凝,或是这些因素共同作用的结果。

三、性别因素

有研究表明 VTE 的发生率存在性别差异性,男女在血小板功能上的差别可以导致 VTE 发病率的差异。有研究表明男性总体发病率较女性高,约为 1.2∶1,但有研究认为女性的发病率明显高于男性。VTE 发病率的性别差异性在不同的年龄段表现也不尽相同。由于妊娠期和产褥期血液高凝状态的存在,VTE 在女性妊娠期和产褥期时更容易发生,约为非孕期的

5~10倍;进行激素替代疗法和服用口服避孕药、他莫昔芬等药物也可导致血液高凝状态,这些可能是同年龄段女性VTE发生率高于男性的重要原因。但年龄在45岁以上的男性VTE发病率却要明显高于女性。另外,VTE的发病率在性别上的差异也受种族、年龄、生活习惯、饮食及社会经济条件等多种因素的影响。

四、人种因素

在不同的人种中VTE发病率也不尽相同。世界范围内非洲裔人发病率最高,其次为白种人,再其次是拉美裔人,发病率最低的是亚洲人。White等人首先对18岁以上不同人种VTE的发病情况进行统计分析,非裔美国人发病率最高,为29/100 000;其次为白种人,为23/100 000;拉美裔人与黄种人的发病率则分别为14/100 000和6/100 000。研究还发现非洲裔美国人、拉美裔人及白种人在肿瘤相关性VTE的发生率上并无显著差别,而黄种人则较少发生肿瘤相关性VTE。非洲裔人较

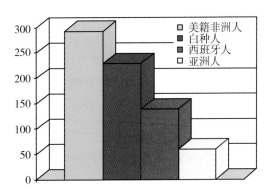

图1-4-1　18岁以上DVT年/十万人发生率在美国加利福尼亚

其他人种更常出现高水平凝血因子Ⅷ,可能是非洲裔人VTE高发的原因。另外,雷登Ⅴ因子(FV Leiden)及基因20210A(G20210A)变异是导致VTE发生的重要遗传学因素,在白种人中比较常见,而在黄种人中则极为罕见,这也可能是导致VTE在不同人种之间发病率差异性的重要因素。

五、季节因素

季节更迭对于心脑血管疾病发生的影响如今已经越来越多地引起人们的重视,研究发现许多心脑血管疾病如冠心病、心源性猝死、主动脉夹层、脑卒中等,在冬季的发生率有明显升高。近期研究表明季节变化对于VTE的发病也有一定影响,可能是独立于性别、年龄、各种事件的一种潜在的影响因素。这些研究发现VTE在冬季发生率较高,夏季发生率较低。究其原因可能与寒冷季节对于人体内环境及生物化学稳态造成的影响有关,低气温可造成人体活动量明显下降,尤其是老年人,这使得人体循环血液流速减缓;冬季人体血液内纤维蛋白原及其他凝血因子水平升高,造成血液高凝状态,这些外在因素都可能促进VTE的发生,从而使VTE在某些特定的月份(11月~2月)更容易发病。

Dentali的荟萃分析结果表明,冬季VTE的发病率比平时增加14%。Boulav等对法国的入院人数进行调查研究发现,冬季VTE住院的患者要比夏季高出约10%~15%,同时也指出了活动和VTE的发生存在一个反比的关系。其原因尚不清楚,但很可能和气候寒冷导致的运动量的减少相关。

六、复发因素

既往被诊断为VTE的患者在发病后10年内至少有30%患者会再次发生有症状VTE,由于常规抗凝治疗在6个月后停止,VTE的复发在发病后0.5~1年时间内最常见。复发风险最高的患者为肿瘤患者,有研究表明高龄与肥胖也是造成复发的重要因素。近期研究还

发现男性 VTE 复发几率要比女性高 60% 左右,可能与女性在去除口服避孕药等诱因后复发率降低有关。而复发率最低的人群则是有明显外在诱因导致 VTE 发生的患者,如外伤、手术、下肢制动等,这些患者在去除 VTE 易患因素后往往较少复发。

VTE 是发病率高、病死率较高的血管疾病之一。其危险因素涉及范围面广,影响因素数量众多,因素之间关系错综复杂,而目前有关危险因素数据多来自国外研究,国内尚缺少有关这一重大疾病的大样本、多中心、全面而深入的流行病学资料。美国胸科医师协会最新发布的第 9 版抗栓和血栓预防指南和第 8 版抗栓溶栓治疗指南相比,题目发生了微妙的变化,似乎就是一个强烈的信号,即 VTE 重在预防。因此,笔者认为,尽早获得国人 VTE 流行病学的第一手资料,对有效地实施 VTE 的预防至关重要,只有这样,才可以防患于未然,最大限度地降低 VTE 的发病率和致死率。

(陈　浩　肖占祥　孔瑞泽　张承磊　金　辉　贾奇柯　张福先)

参 考 文 献

1. 中华医学会呼吸病学分会.肺血栓栓塞症的诊断与治疗指南(草案).中华结核和呼吸杂志,2001,24(5): 259-264

2. White RH.The epidemiology of venous thromboembolism.Circulation,2003,107(23 Suppl 1):I4-8

3. Cushman M.Epidemiology and risk factors for venous thrombosis.Semin Hematol,2007,44:62-69

4. Heit JA. The epidemiology of venous thromboembolism in the community. Arterioscler Thromb Vasc Biol,2008, 28:370-372

5. Keenan CR,White RH. The effects of race/ethnicity and sex on the risk of venous thromboembolism. Curr Opin Pulm Med,2007,13:377-383

6. Kniffin WD Jr,Baron JA,Barrett J,et al. The epidemiology of diagnosed pulmonary embolism and deep venous thrombosis in the elderly. Arch Intern Med,1994,154:861-866

7. 韩伟峰,黄新天,殷敏勤.下肢深静脉血栓形成的流行病学研究.中华普通外科杂志,2009,1:30-33

8. House of Commons Health Committee.The Prevention of Venous Thromboembolism in Hospitalized Patients. London:The Stationery Office,2005

9. Cushman M,Tsai AW,White RH,et al.Deep vein thrombosis and pulmonary embolism in two cohorts:the longitudinal investigation of thromboembolism Etiology.Am J Med,2004,117(1):19-25

10. White RH.The epidemiology of venous thromboembolism.Circulation,2003,107(23 Suppl 1):I4-8

11. Spencer FA,Emery C,Lessard,et al.The Worcester venus thromboembolism study:a population-based study of the clinical epidemiology of venus thromboembolism.J Gen Intern Med,2006,21(7):722-727

12. Cohen AT,Agnelli G,Anderson FA,et al.Venus thromboembolism(VTE)in Europe.The number of VTE events and associated morbidity and mrtality.Thromb Haemost,2007,98(4):756-764

13. Anderson FA Jr,Wheeler HB,Goldberg RJ,et al.A population based perspective of the hospital incidence and case-fatahty rates of deep vein thrombosis and pulmonary embolism. The Worcester DVT Study.Arch Intern Med,1991,151(5):933-938

14. Hannaford PC.Epidemiology of the contraceptive pill and venous thromboembolism.Thromb Res,2011,127 (Suppl 3):S30-34

15. Naess IA,Christiansen SC,Romundstad P,et al. Incidence and mortality of venous thrombosis:a population-based study.J Thromb Haemost,2007,5(4):692-699

16. Dentali F,Ageno W,Rancan E,et al. Seasonal and monthly variability in the incidence of venous thromboembolism.A systematic review and a meta-analysis of the literature.Thromb Haemost,2011,106(3):

439-447

17. Boulay F, Berthier F, Schoukroun G, et al.Seasonal variations in hospital admission for deep vein thrombosis and pulmonary embolism:analysis of discharge data.BMJ,2001,323(7313):601-602

18. Stein PD, Kayali F, Olson RE, et al.Pulmonary thromboembolism in American Indians and Alaskan natives.Arch Intern Med,2004,164(6):1804-1806

19. Heit JA. Venous thromboembolism epidemiology:implications for prevention and management.Semin Thromb Hemost,2002,28(Suppl 2):3-13

20. Deitelzweig SB, Johnson BH, Lin J. Prevalence of clinical venous thromboembolism in the USA:current trends and future projections. Am J Hematol,2011,86(2):217-220

21. Delluc A, Le Ven F, Mottier D, et al. Epidemiology and risk factors of venous thromboembolism. Rev Mal Respir,2012,29(2):254-266. Epub 2012,Jan 4

22. Stein PD, Matta F. Epidemiology and incidence:the scope of the problem and risk factors for development of venous thromboembolism. Clin Chest Med,2010,31(4):611-628

23. Montagnana M, Favaloro EJ, Franchini M. The role of ethnicity, age and gender in venous thromboembolism. J Thromb thrombolysis,2010,29(4):489-496

24. White RH. The epidemiology of venous thromboembolism. Circulation,2003,107(23 Suppl 1):I4-I8

25. Nowak-Gottl U, Kosch A. Factor Ⅷ,D-dimer,and thromboembolism in children. N Engl J Med,2004,351:1051-1053

26. Silverstein M, Heit J, Mohr D, et al. Trends in the incidence of deep vein thrombosis and pulmonary embolism:a 25-year population-based,cohort study. Archives of Internal Medicine,1998,158:585-593

27. Heit J, Petterson T, Farmer S, et al. Trends in Incidence of deep vein thrombosis and pulmonar embolism:a 35-year population-based study. Blood,2006,108:430a

28. Proctor MC, Wainess RM, Henke PK, et al. Venous thromboembolism:regional differences in the nationwide inpatient sample,1993 to 2000. Vascular,2004,12:374-380

29. Silverstein M, Heit J, Mohr D, et al. Trends in the incidence of deep vein thrombosis and pulmonary embolism:a 25-year population-based,cohort study. Archives of Internal Medicine,1998,158:585-593

30. Heit J, Petterson T, Farmer S, et al. Trends in Incidence of deep vein thrombosis and pulmonar embolism:a 35-year population-based study. Blood,2006,108:430a

31. Proctor MC, Wainess RM, Henke PK, et al. Venous thromboembolism:regional differences in the nationwide inpatient sample,1993 to 2000. Vascular,2004,12:374-380

32. White RH, Zhou H, Romano PS. Incidence of idiopathic deep venous thrombosis and secondary thromboembolism among ethnic groups in California. Ann Intern Med,1998,128:737-740

33. Patel RK, Ford E, Thumpston J, et al. Risk factors for venous thrombosis in the black population. The epidemiology of venous thromboembolism in Caucasians and African-Americans:the GATE Study. Thromb Haemost,2003,90:835-888

34. S. Schulman, Best Practice & Research Clinical Haematology.2012,2:1-17

35. Dentali F, Manfredini R, Ageno W. Seasonal variability of venous thromboembolism. Curr Opin Pulm Med,2009,15(5):403-407

36. Rosenfeld BA, Faraday N, Campbell D, et al. The effects of bed rest on circadian changes in hemostasis. Thromb Haemost,1994,72:281-284

37. Stout R, Crawford V. Seasonal variations in fibrinogen concentrations amongelderly people. Lancet,1991,338:9-12

38. Dentali F, Ageno W, Rancan E, et al. Seasonal and monthly variability in the incidence of venous thromboembolism.A systematic review and a meta-analysis of the literature.Thromb Haemost,2011,106(3):439-447

39. Boulay F, Berthier F, Schoukroun G, et a1.Seasonal variations in hospital admission for deep vein thrombosis and pulmonary embolism: analysis of discharge data.BMJ, 2001, 323 (7313): 601-602

40. Heit J, Mohr D, Silverstein M, et al. Predictors of recurrence after deep vein thrombosis and pulmonary embolism: a population-based cohort study. Archives of Internal Medicine, 2000, 160: 761-768

41. Cushman M, Tsai AW, White RH, et al. Deep vein thrombosis and pulmonary embolism in two cohorts: the Longitudinal Investigation of Thromboembolism Etiology. Am J Med, 2004, 117: 19-25

42. Heit JA, Mohr DN, Silverstein MD, et al. Predictors of recurrence after deep vein thrombosis and pulmonary embolism: a population-based cohort study. Arch Intern Med, 2000, 160: 761-768

43. McRae S, Tran H, Schulman S, et al. Effect of patient's sex on risk of recurrent venous thromboembolism: a meta-analysis. Lancet, 2006, 368: 371-378

44. Cushman M, Glynn RJ, Goldhaber SZ, et al. Hormonal factors and risk of recurrent venous thrombosis: the prevention of recurrent venous thromboembolism trial. J Thromb Haemost, 2006, 4: 2199-2203

45. Gordon H, Elie A, Mark C, et al.Executive Summary Antithrombotic Therapy and Prevention of Thrombosis, 9th ed: American College of Chest Physicians Evidence-Based Clinical Practice Guidelines.CHEST, 2012, 141 (2) (Suppl): 7S-47S

46. Kearon C, Kahn SR, Aguelli G, et al.Antithrombotic therapy for venous thromboembolic disease: American College of Chest Physicians Evidence-Based Clinical Practice Guidelines. 8th ed. Chest, 2008, 133 (6 Suppl): 454S-545S; Erratum in 2008, 134: 892

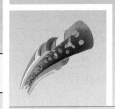

第五章

静脉血栓栓塞症的发病机制与危险因素

早在 1856 年,德国病理学家 Virchow 提出静脉血栓栓塞症(venous thrombus embolism, VTE)形成的三大因素:①血流速度的异常;②血管壁内皮细胞损伤;③血液中成分改变。不论是先天性遗传因素引起的 VTE,还是后天获得性因素引起的 VTE,其根本的机制都离不开这三大因素。这个经典的理论在以后的医学实践中不断地被证实,并且随着许多新的检测手段的问世,这三大因素被赋予了许多新的内容。

一、VTE 形成的机制

(一)血流速度的异常

1. 血流速度异常对血栓形成的影响 静脉中血液淤滞,尤其是血流在深静脉瓣膜附近容易产生涡流,会发生缺氧而产生氧化应激反应。这种氧化应激将会引起多个压力反应基因(如缺氧诱导因子 1-alpha、P-selectin、CD62)表达及其他黏附受体上调,引起内皮细胞损伤和促炎状态的发生,内皮细胞的促炎性状态会引起单核细胞、粒细胞、血小板及微粒(microparticles, MPs)的局部聚集,上述物质的聚集和活化将会引起组织因子(tissue factor, TF)的局部暴露,从而激活外源性凝血途径。受损的粒细胞开始释放中性粒细胞外片段,凝血Ⅻ因子可被激活,从而引起内源性凝血途径的激活,进而引起血栓形成。

2. 造成静脉血流淤滞的因素 静脉血液流速远较动脉血液流速缓慢,静脉血液依靠肌肉泵对血管的挤压和心脏的负压作用来回流。长期卧床、制动、石膏固定及部分需要暂时阻断血流的手术等可以造成静脉血流淤滞,都是 VTE 的典型危险因素。一个常见的解剖学因素是左髂静脉压迫综合征(Cockett 综合征),即左髂静脉易受右髂动脉骑跨压迫,造成左下肢静脉回流障碍而发生血栓,这也是左下肢静脉血栓发生率较右下肢高的原因。长途飞行相关的 VTE 在某种程度上是由于在飞行过程中肢体血流状态的异常而引起,造成这种异常的原因包括肢体制动、飞机机舱内气压的变化、机舱内缺氧及饮用有利尿作用的咖啡及含糖饮料。与肥胖相关的 VTE,可能与 BMI 指数高的人有慢性的腹压增高或久坐的生活习惯造成股静脉血流速度减慢有关。同样,孕妇易患 VTE,可能是与孕妇子宫对于髂静脉和下腔静脉的压迫有关,尤其是在孕期的 3~9 个月,妊娠子宫对盆腔静脉的压迫在 VTE 形成中起了更为重要的作用。还有一个因素可能是黄体酮引起的静脉扩张。

(二)血管内皮细胞的损伤

直接导致静脉壁损伤的物理因素如静脉穿刺、中心静脉置管、外伤、骨折和手术等,可以造成损伤部位的静脉内皮细胞破坏而诱发血栓形成。值得注意的是,远离组织损伤处的静脉,同样可以发现静脉内皮的损伤和血栓的形成。研究显示发生静脉血栓者 70% 以上是双侧性的,而不是单侧性的,未受伤侧发生血栓的频率与伤侧相仿。正常的静脉内皮细胞分泌前列环素、抗凝血酶、凝血酶调节蛋白、甘氨基聚糖辅助因子和组织纤维蛋白原激化剂,使静脉内膜具有抗凝功能。在病理条件下,内皮细胞可以分泌组织因子、血管性血友病因子和纤维连接蛋白等细胞因子,使内膜抗凝转化为致凝性能,造成血栓的凝集。在远离损伤静脉的血管,由于应答反应性白细胞黏附增多和内膜通透性增加,可以诱发前凝血质活化,抑制抗凝机制和激活多核白细胞受体配位体,使静脉内膜处于病理性促凝血状态。白细胞介素 –1 和肿瘤坏死因子可以通过内皮细胞促凝活性的表达和纤溶活性的抑制,诱导纤维蛋白沉淀,肿瘤坏死因子又能下调内皮细胞表达凝血酶调节蛋白,使之从抗凝转向促凝状态。因此,生化因素造成的内皮细胞损伤是深静脉血栓形成的重要原因。

(三)血液成分的改变

1. 血小板 静脉血栓是由纤维蛋白、血小板、红细胞和白细胞等组成的连续片段。与动脉血栓相比,静脉血栓血小板含量较低。早期的研究认为原发静脉血栓与血小板无关,认为血小板不参与血栓原发病灶的形成,血小板在 VTE 发生中的作用往往被忽视。但是,陆续有一些研究发现血小板在 VTE 形成中起了重要的作用。第一,研究发现在静脉血栓延展的过程中,血小板存在于这些连续片段中;第二,激活的血小板在内源性和外源性凝血过程中都起了重要的催化作用,从而使纤维蛋白产生;第三,在最近的基因组相关研究中,血小板胶原蛋白受体糖蛋白 6 被证实是发生 VTE 的危险因素;第四,阿司匹林的使用能够降低 VTE 的初发和复发,这从另一个侧面证实血小板在 VTE 中扮演了重要的角色。

2. 红细胞 红细胞数量的异常和功能的改变是 VTE 发生的重要因素。1991 年,上海第九人民医院报道 71 例下肢深静脉血栓形成患者的血细胞比容增高,红细胞黏弹性及触变性降低,与正常对照组有显著性差异,提示红细胞弹性、触变能力的减低是静脉血栓形成的因素。近期发表的一个大样本的随机对照研究表明血细胞比容、红细胞计数、血红蛋白的增加和 VTE 形成有确定性关系。另一些研究证实,原发性红细胞增多症与 VTE 形成有关,但具体机制未明,相关研究的数据较少且有不少争论。

3. 纤溶系统的异常 纤溶系统的异常包括纤溶活性减低和(或)纤溶抑制剂的增加。包括:①异常纤溶酶原血症:由于纤溶酶原分子结构异常,在纤溶酶原激活物作用时不能转为纤溶酶,导致降解纤维蛋白(原)的能力下降,易发生血栓形成;②纤溶酶原激活物释放缺陷;③纤溶酶原激活物抑制物释放增多。

4. 促凝和抗凝物质的异常 包括促凝物质活性增高和抗凝物质活性降低两方面。促凝物质活性增高包括异常凝血酶原及纤维蛋白原增高、异常纤维蛋白原血症、FⅧ活性增高等。抗凝活性减低主要是指由于抗凝血酶、肝素辅助因子Ⅱ、蛋白 C、蛋白 S 量或质的缺陷。

5. 微粒 在过去 10 年的研究发现 MPs 在血栓形成中可能起关键性的作用。MPs 是一种亚微结构囊泡,来源于血小板、内皮细胞、白细胞的表面。血浆中大约 80% 的 MPs 来源于血小板。最近有研究发现血小板和血小板 MPs 都能够表达组织因子(TF),一些研究证明血浆中 TF-MP 浓度或者 TF-MP 促凝活性与发生 VTE 的危险因素相关。还有研究发现血浆中 TF-MP 活性和浓度明确与复发性 VTE 的危险因素有关。

二、VTE 相关的基因因素

目前已经发现 6 个与 VTE 发生明确相关的遗传基因。前 3 个分别是抗凝血酶、蛋白 C

和蛋白 S 的先天性杂合子基因。在有相关基因缺陷的人中,发生 VTE 的危险因素大约增加 10 倍。其他 3 个与 VTE 相关的中等强度基因直接或间接地与血液中 F V Leiden 突变、凝血酶原 G20201A 异常和非 O 型血血型有关。凝血酶原 G20201A 异常和 F V Leiden 会使 VTE 的发病率分别增加 2~3 倍和 3~5 倍。非 O 型血血型是最常见的发生基因相关性 VTE 危险因素,在所有人群中非 O 型血血型的人群发生 VTE 的危险增加 2 倍。

除了这 6 个基因异常,还有一些编码纤维蛋白原、V 因子、XI 因子基因的异常也可以影响血栓的形成,但相对于上述 6 个基因的变异,其对血栓形成的影响较小。

三、VTE 的危险因子

(一) 遗传性因素相关的易栓症

是指由遗传性因素引起的抗凝血因子或纤溶活性缺陷而易发生血栓形成的一类疾病,遗传性因素包括抗凝血酶缺陷、蛋白 C 缺陷、蛋白 S 缺陷、F V leiden 突变等。遗传性因素相关的易栓症将有专门的一章进行介绍,这里不再赘述。

(二) 获得性因素相关的 VTE

获得性因素包括抗磷脂抗体综合征、高同型半胱氨酸血症、炎症和感染、妊娠、手术、外伤、肿瘤、口服避孕药、激素替代疗法等。

1. 抗磷脂抗体综合征　抗磷脂抗体综合征(antiphospholipid syndrome,APS)是指由抗磷脂抗体(antiphospholipid antibody,APA)引起的一组临床征象的总称。APA 是一组能与多种含有磷脂结构的抗原物质发生免疫反应的抗体,主要有狼疮抗凝物、抗心磷脂抗体、抗磷脂酸抗体和抗磷脂酰丝氨酸抗体等。APS 已经被证实是发生 VTE 的重要因素。 这是由于自身抗体与磷脂附着的血浆蛋白(通常是 beta2 糖蛋白和凝血酶原)结合,这些抗体加上补体系统共同促使单核细胞、粒细胞、血小板激活,从而在静脉血栓形成前,使相关部位提前处于一种炎性状态。当系统性红斑狼疮患者伴有 APA 时,常发生血栓形成、习惯性流产、血小板减少和神经系统病变等。APS 是系统性红斑狼疮患者中常见的临床表现,也可见于诸如梅毒和急性感染等非自身免疫性疾病。

2. 高同型半胱氨酸血症　获得性高同型半胱氨酸血症包括代谢辅助因子如叶酸、维生素 B_6 和 B_{12} 缺乏,这些因子在同型半胱氨酸代谢反应中为必需因子,均可导致高同型半胱氨酸血症的发生。许多研究已经证实冠心病患者血浆同型半胱氨酸升高以及血清叶酸、维生素 B_6 和 B_{12} 水平下降。肝病、糖尿病、肾衰竭、甲状腺功能降低、牛皮癣、炎症、恶性肿瘤、某些药物的使用以及年龄的增长均可以造成高同型半胱氨酸血症。高同型半胱氨酸血症导致 VTE 的机制尚不明了,可能与其促进血栓调节因子的表达,激活蛋白 C 和凝血因子 XII、V,血小板内前列腺素合成增加,从而促进血小板黏附和聚集有关。

3. 炎症和感染　有充分的证据表明急性炎症和感染以及慢性炎症如类风湿关节炎、炎性肠病、银屑病等疾病会增加发生 VTE 的风险。炎症和感染可以激活自身免疫系统、损伤血管内皮细胞,使血栓形成风险增高。有基因证据证明炎性状态可引起 VTE 的发生。在针对位于 2 号染色体上的白细胞介素 -1 基因的研究表明:一个单体基因编码白介素 -1 受体拮抗剂能够增加血栓形成危险性。最近一个整体基因组研究发现 HIVEP1 基因上的改变容易诱发 VTE。HIVEP1 能够编码蛋白参与炎症靶向基因的转录调节,尽管这些研究认为慢性炎症能够导致 VTE 的发生,但是仍然没有基于随机对照实验的大样本研究能够发现在发生 VTE 的患者中炎性标记物提前增多。因此,仍然不能够明确是炎症因素造成 VTE 还是发生

VTE 后再出现炎性标记物。

4. 口服避孕药与激素 国内外的研究资料均表明口服避孕药物是育龄女性罹患 VTE 的独立危险因素。与不服用口服避孕药者比较,服用者发生 VTE 的风险升高 2~6 倍。口服避孕药和激素替代疗法增加 DVT 发生风险的原因在于:凝血系统对雌激素非常敏感,可引起抗凝血酶、蛋白 S、纤溶酶原激活物抑制剂(PAl-1)降低,血液黏度、纤维蛋白原、Ⅶ因子和 X 因子、血小板黏附和聚集等增加。Lidegaard 等的一项为期 5 年的病例对照研究表明,在修正了药物种类及服药时间后,雌激素剂量和 VTE 发生有明显的量 - 效关系,第二代口服避孕药能增加 VTE 风险 2.5 倍;而第三代为 2.3~14.9 倍。Doukefis 等在一项针对激素替代疗法的类型与 DVT 危险的前瞻性研究中,共评估了 1168 名可疑 DVT 的绝经妇女,结果显示任何一种激素替代疗法均使 DVT 风险增加近 2 倍,雌孕激素联合激素替代疗法使风险增加 2 倍以上,单独的雌激素使风险增加 1.22 倍。

5. 肥胖与 VTE 一些流行病学研究已经证实肥胖和 VTE 的发生存在关系。如前所述,肥胖人群发生 VTE 风险增高可能与 BMI 指数高的人有慢性的腹压增高或久坐的生活习惯造成股静脉血流速度减慢有关。在肥胖人群中,血浆中凝血因子Ⅶ、Ⅷ、Ⅻ和纤维蛋白原等促凝物质会增加,使机体处于高凝状态,同时,肥胖人群血浆中纤溶酶原激活抑制剂的增加可以使机体纤溶活性降低。另一方面,一些研究发现在肥胖人群中出现了对高凝状态的代偿性反应,如抗凝蛋白 C 和蛋白 S 水平增高,组织纤溶酶原激活物含量降低。

VTE 与妊娠、创伤、手术、肿瘤及年龄的关系后续章节会详细介绍,本节不再赘述。

(梁刚柱 牛鹿原 马兵兵 周江蛟 胡 路)

参 考 文 献

1. Bovill EG,van der Vliet A. Venous valvular stasis-associated hypoxia and thrombosis:What is the link? Annu Rev Physiol,2011,73:527-545

2. Acker T,Fandrey J,Acker H. The good,the bad and the ugly in oxygen-sensing:Ros,cytochromes and prolyl-hydroxylases. Cardiovasc Res,2006,71:195-207

3. Manly DA,Boles J,Mackman N. Role of tissue factor in venous thrombosis. Annu Rev Physiol,2011,73:515-525

4. Kannemeier C,Shibamiya A,Nakazawa F,et al. Extracellularrna constitutes a natural procoagulant cofactor in blood coagulation. Proc Natl Acad Sci U S A,2007,104:6388-6393

5. Fuchs TA,Brill A,Duerschmied D,et al. Extracellular DNA traps promote thrombosis. Proc Natl Acad Sci USA,2010,107:15880-15885

6. Sasahara AA,Sharma GV,Barsamian EM,et al. Pulmonary thromboembolism:diagnosis and treatment. JAMA,1983,249:2945-2950

7. Bergqvist D,Lowe G. Venous thromboembolism in patients undergoing laparoscopic and arthroscopic surgery and in leg casts. Arch Intern Med,2002,162:2173-2176

8. Demers C,Marcoux S,Ginsberg JS,et al. Incidence of venographically proved deep vein thrombosis after knee arthroscopy. Arch Intern Med,1998,158:47-50

9. Schreijer AJ,Hoylaerts MF,Meijers JC,et al. Explanations for coagulation activation after air travel. J Thromb Haemost,2010,8:971-978

10. Allman-Farinelli MA. Obesity and venous thrombosis:A review. Semin Thromb Hemost,2011,37:903-907

11. Macklon NS,Greer IA,Bowman AW. An ultrasound study of gestational and postural changes in the deep

venous system of the leg in pregnancy. Br J Obstet Gynaecol, 1997, 104:191-197

12. Sue LP, Davis JW, Parks SN. Iliofemoral venous injuries: An Indication for prophylactic caval filter placement. J Trauma, 1994, 39(4):803

13. Stamatakis JD, Kakkar VV, Sagar S, et al. Femoral vein thrombosis and total hip replacement. Br JMed, 1994, 2(6081):223

14. Sevitt S. Thrombosis and embolism after injury. J Clin Pathol Suppl(R Coll Pathol), 1970, 4:86-101

15. Vanschoonbeek K, Feijge MA, Van Kampen RJ, et al. Initiating and potentiating role of platelets in tissue factor-induced thrombin generation in the presence of plasma: subject-dependent variation in thrombogram characteristics. J Thromb Haemost, 2004, 2:476-484

16. Bezemer ID, Bare LA, Doggen CJ, et al. Gene variants associated with deep vein thrombosis. JAMA, 2008, 299: 1306-1314

17. Watson HG, Chee YL. Aspirin and other antiplatelet drugs in the prevention of venous thromboembolism. Blood Rev, 2008, 22:107-116

18. Braekkan SK, Mathiesen EB, Njolstad I, et al. Hematocrit and risk of venous thromboembolism in a general population. The tromso study. Haematologica, 2010, 95:270-275

19. Vaya A, Mira Y, Martinez M, et al. Biological risk factors for deep vein trombosis. Clin Hemorheol Microcirc, 2002, 26:41-53

20. Tsai AW, Cushman M, Rosamond WD, et al. Cardiovascular risk factors and venous thromboembolism incidence: The longitudinal investigation of thromboembolism etiology. Arch Intern Med, 2002, 162:1182-1189

21. Owens AP Ⅲ, Mackman N. Microparticles in hemostasis and thrombosis. Circ Res, 2011, 108:1284-1297

22. Berckmans RJ, Nieuwland R, Boing AN, et al. Cell-derived microparticles circulate in healthy humans and support low grade thrombin generation. Thromb Haemost, 2001, 85:639-646

23. Kushak RI, Nestoridi E, Lambert J, et al. Detached endothelial cells and microparticles as sources of tissue factor activity. Thromb Res, 2005, 116:409-419

24. Steppich BA, Hassenpflug M, Braun SL, et al. Circulating tissue factor and microparticles are not increased in patients with deep vein thrombosis. VASA, 2011, 40:117-122

25. Garcia Rodriguez P, Eikenboom HC, Tesselaar ME, et al. Plasma levels of microparticleassociated tissue factor activity in patients with clinically suspected pulmonary embolism. Thromb Res, 2010, 126:345-349

26. Manly DA, Wang J, Glover SL, et al. Increased microparticle tissue factor activity in cancer patients with venous thromboembolism. Thromb Res, 2010, 125:511-512

27. Rosendaal FR, Reitsma PH. Genetics of venous thrombosis. J Thromb Haemost, 2009, 7(Suppl 1):301-304

28. Morelli VM, De Visser MC, Vos HL, et al. Abo blood group genotypes and the risk of venous thrombosis: effect of factor v leiden. J Thromb Haemost, 2005, 3:183-185

29. Ramagopalan SV, Wotton CJ, Handel AE, et al. Risk of venous thromboembolism in people admitted to hospital with selected immune-mediated diseases: record-linkage study. BMC Med, 2011, 9:1

30. Ruiz-Irastorza G, Crowther M, Branch W, et al. Antiphospholipid syndrome. Lancet, 2010, 376:1498-1509

31. Smeeth L, Cook C, Thomas S, et al. Risk of deep vein thrombosis and pulmonary embolism after acute infection in acommunity setting. Lancet, 2006, 367:1075-1079

32. Lidegaard O, Edstmm B, Kreiner S.Oral contraceptives and venous thromboembolism: a five-year national case-control study. Contraception, 2002, 65:187-196

33. Doukefis JD, Julian JA, Kearon C, et al. Does the type of hormone replacement therapy influence the risk of deep vein thrombosis? a prospective case-control study. Thromb Haemost, 2005, 3:943-948

34. Abdollahi M, Cushman M, Rosendaal FR. Obesity: Risk of venous thrombosis and the interaction with coagulation factor levels and oral contraceptive use. Thromb Haemost, 2003, 89:493-498

35. Mertens I, Van Gaal LF. Obesity, haemostasis and the fibrinolytic system. Obes Rev, 2002, 3:85-101

36. Rosito GA,D'Agostino RB,Massaro J,et al. Association between obesity and a prothrombotic state:the Framingham Offspring Study. Thromb Haemost,2004,91:683-689

37. Godsland IF,Crook D,Proudler AJ,et al. Hemostatic risk factors and insulin sensitivity,regional body fat distribution,and the metabolic syndrome. J Clin Endocrinol Metab,2005,90:190-197

38. Sola E,Navarro S,Medina P,et al. Activated protein c levels in obesity and weight loss influence. Thromb Res,2009,123:697-700

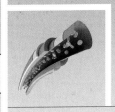

第六章

先天性和获得性易栓症
（高凝综合征）

将近 1/2 的静脉血栓栓塞症（VIE）患者可检出有易栓因素，我们常称之为易栓症。易栓症（thrombophilia）不是单一的疾病，而是指由于抗凝蛋白、凝血因子、纤溶蛋白等的遗传性或获得性缺陷或存在获得性危险因素而容易发生血栓栓塞性疾病的一种病理状态。此外，高凝状态（hypercoagulable state）或血栓前状态（prethrombotic state）也都是对血栓形成（thrombosis）潜在危险度增加这一病理概念的描述，两者目前均无统一的诊断标准，但前者着重血浆凝血相关因子的改变（凝血因子的升高、抗凝因子和纤溶活性的降低），而后者含义更为广泛，包括血管内皮损伤、血流动力学和凝血相关因子的异常的综合作用。在许多情况下，高凝状态和血栓前状态与易栓症具有相似的含义。

易栓症一般分为遗传性和获得性两类。常见的遗传性易栓症有蛋白 C（PC）缺乏症、蛋白 S（PS）缺乏症、抗凝血酶（AT-Ⅲ）缺乏症、FV Leiden 和凝血酶原 20210A 突变等，是由于基因缺陷导致相应的蛋白数量减少和（或）质量异常所致，可通过 DNA 分析和（或）蛋白活性水平测定发现。获得性易栓症包括容易引发血栓的疾病或高风险因素，如高龄、口服避孕药（OC）的使用、激素替代疗法（HRT）、妊娠、恶性肿瘤、感染、长时间制动、创伤或手术等（表1-6-1）。

本类疾病临床表现为血栓形成，以静脉血栓形成为主，也可发生动脉血栓。以 50 岁以下青、中年人多见。

表 1-6-1　易栓症的分类

遗传性易栓症	获得性易栓症
（一）天然凝血抑制物缺乏	（一）易栓疾病
1. 遗传性抗凝血酶缺乏症	1. 抗磷脂综合征
2. 遗传性蛋白 C 缺乏症	2. 肿瘤性疾病
3. 遗传性蛋白 S 缺乏症	3. 后天性凝血因子水平升高
4. 遗传性肝素辅因子-Ⅰ缺乏症	4. 获得性抗凝蛋白缺乏
（二）凝血因子缺陷	5. 糖尿病
1. 遗传性抗活化的蛋白 C 症	6. 骨髓增生性疾病
因子 Vleiden、因子 v 突变等	7. 肾病综合征
2. 凝血酶原 20210A 基因突变	8. 阵发性睡眠性血红蛋白尿症
3. 异常纤维蛋白原血症	（二）易栓状态
4. 凝血因子Ⅻ缺乏症	1. 年龄增加

续表

遗传性易栓症	获得性易栓症
（三）纤溶蛋白缺陷	2. 血栓形成既往史
1. 异常纤溶酶原血症	3. 长时间制动
2. 组织型纤溶酶原活化物（ⅠPA）缺乏	4. 创伤及围术期
3. 纤溶酶原活化抑制物 - Ⅰ（PAⅠ-1）增多	5. 妊娠和产褥期
（四）代谢缺陷	6. 口服避孕药及激素替代疗法
1. 高同型半胱氨酸血症	
2. 富组氨酸糖蛋白增多症	

一、遗传性易栓症

（一）概述

1. 天然抗凝蛋白缺陷症　在西方人群，AT-Ⅲ、PC 和 PS 三种天然抗凝蛋白缺陷的人群发病率低于 1%。我国在 2006 年由北京协和医院、中国医学科学院血液学研究所等单位联合进行的遗传性易栓症人群调查，显示 AT-Ⅲ、PC 和 PS 缺乏的人群检出率分别为 2.26%、1.06% 和 1.2%，均高于西方人群，同时还质疑了以往认为中国人群中抗凝蛋白缺乏以 PS 缺乏为主的说法。在高加索人群中，仅 10% 左右的深静脉血栓（DVT）患者存在某种抗凝蛋白的缺陷，而且以 AT 缺陷为主。但抗凝蛋白的缺陷似乎是亚洲人种最常见的遗传性易栓因素。不少文献称在汉族 DVT 患者中抗凝蛋白缺陷的检出率高达 50%，以 PS 缺陷为主，与日本、韩国、泰国等亚洲国家的报道相似。但 2006 年北京协和医院对近 11 年来 672 例静脉血栓住院病例进行回顾性分析发现，抗凝蛋白缺陷的检出率以 PC 缺陷和 PC、AT 联合缺陷为主。

2. 抗活化的蛋白 C 症（APC-R）　主要是由于因子 V（FV）基因突变，生成凝血活性正常而对活化的蛋白 C（APC）的降解作用不敏感的变异型 FV。变异型 FV 不易被 APC 降解，故血浆中 FVa 水平升高，导致血栓危险性升高。最常见的 APC-R 基因缺陷为 FV Leiden，占所有 APC-R 的 90%。FV Leiden 指第 1691 位的点突变（G-A），导致蛋白分子第 506 位的精氨酸被谷氨酰胺取代。FV Leiden 杂合子者静脉血栓的危险性升高 3~8 倍，纯合子者升高 50~80 倍。FV Leiden 是高加索人群中最常见的遗传性易栓缺陷，人群总检出率高达 5%，个别欧洲地区的检出率可达 15%，纯合子的检出率竟达 1/5000，在静脉血栓患者中的检出率平均为 20%。而在中国的汉族人群中可检测到 APC-R，但仅证实了一个 FV Leiden 家族，而在日本、韩国等其他亚洲国家尚未报道。

（1）凝血酶原 20210A：凝血酶原是凝血酶的前体，能激活凝血因子 V 和Ⅷ，使纤维蛋白原转变为纤维蛋白。相关研究表明，凝血酶原基因 3' 端转录区 20210 位鸟嘌呤突变为腺嘌呤（G → A），生成了异常凝血酶原，从而使血液促凝活性增强，是静脉系统血栓性疾病的危险因素之一。凝血酶原 20210A 突变在高加索人群中相当常见，检出率达 2%~6%，而在我国人群中非常少见，仅见个别报道。凝血酶原 20210A 携带者 VTE 危险性较健康人群升高约 3 倍。

（2）血型：非 O 型者静脉血栓的危险性比 O 型者高 2~4 倍。非 O 型者凝血因子 V-WF 和 FⅧ水平升高，可能与静脉血栓危险性升高有关。

（3）高同型半胱氨酸血症和 MTHFR677T：高同型半胱氨酸血症是先天性蛋氨酸代谢紊

乱造成。MTHFR677T 是亚甲基四氢叶酸还原酶(MTH-FR)基因变异型的一种,亚甲基四氢叶酸还原酶在同型半胱氨酸代谢中起重要作用,MTHFR 677T 基因携带者常有轻度同型半胱氨酸水平升高。在高加索人群中,MTHFR 677T 变异型很常见,纯合子携带者就占总人群的 10%,但同型半胱氨酸水平仅轻微升高,因此,对血栓危险性的影响很难评估。高同型半胱氨酸血症引起 VTE 的机制与组织因子的表达增加、抗凝过程的削弱、凝血酶活性的加强、凝血因子 V 活性的增加、纤维蛋白溶解电位的损坏、血管的损伤及内皮功能障碍有关。但其分子机制并未完全明了,可能涉及氧化应激、DNA 低甲基化和促炎症反应。

(二) 临床表现

先天性易栓症患者临床表现主要是血栓形成,其中绝大多数表现为下肢 VTE,亦可表现为动脉血栓形成或少见部位(如脑静脉窦、盆腔静脉、肠系膜静脉等)的血栓形成。不同原因的易栓症有各自的临床特点,详见表 1-6-2。

当临床上表现出下列情况时,提示患者有遗传性易栓症的可能,需做进一步检查:①特发性或复发性 VTE 者;②年龄较轻(<50 岁)发生 VTE 者;③有 VTE 家族史,尤其是直系亲属较年轻时发生 VTE 者;④罕见部位(脑静脉、腹腔静脉等)的 VTE 者;⑤新生儿内脏血栓、暴发性紫癜和皮肤坏死者;⑥应用抗凝治疗(肝素、口服抗凝剂等)过程中发生 VTE 或皮肤坏死者;⑦妊娠、分娩、产后发生 VTE 者;⑧口服避孕药或雌激素治疗中发生 VTE 者;⑨反复流产(≥3 次)的妇女,应考虑抗磷脂综合征(APS)。

表 1-6-2　常见易栓症的临床特点对比

临床特征	AT缺陷症	PC缺陷症	PS缺陷症	FV Leiden突变
发病率				
在人群中发病率(%)	0.3	0.3	0.3~5.7	5.0
在血栓病人中发病率(%)	2.6~8.5	2.0~5.0	5.6	20~60
遗传方式	AD	AD	AD	AD
静脉血栓栓塞(占 90%)				
下肢 DVT	常见	常见	常见	常见
肺栓塞(PTE)	常见	常见	常见	常见
<40~50 岁首发病(%)	85	80	80	30
有血栓家族史	50~60	50~60	50~60	23~31
反复发作者	有	有	有	有
腹腔内静脉血栓	多见	多见	多见	少见
脑内静脉血栓	多见	多见	多见	少见
新生儿爆发紫癜	可见	可见	可见	未见
动脉血栓(1气 <10%)	少见	少见	多见	少见
伴随获得性致栓因素				
妊娠、分娩、产后(%)	37~44	12	19	28
避孕药 / 雌激素治疗	可见	少见	少见	可见
肥胖	可见	少见	少见	可见
制动	可见	少见	少见	可见
吸烟	可见	少见	少见	可见
血栓发生机制	不能抑制 FⅡa、FVa、FⅧa	不能生成 FXa、APC,灭活	不能使 APC 灭活 FVa、FⅧa	突变 FVa 不能使 APC 灭活

(三) 诊断及检测

1. 影像学诊断　易栓症的影像学诊断主要包括血管双功彩超、CTV/MRV 及 DSA、放射性核素肺通气 / 灌注显像(肺 V/Q)检查等,目的是明确 VTE,详见 VTE 诊断相关章节。

2. 实验室诊断　实验室检测是诊断遗传性易栓症的重要手段,可以从 D- 二聚体(D-dimer,D-D)检测、筛选试验、诊断试验、排除试验和基因诊断等 5 方面作出实验诊断。

(1) D- 二聚体(D-dimer,D-D)检测:D-D 是排除 VTE 的重要试验。对临床可能性评估(Well's 评分)属于低、中危险度的患者,必须进行 D-D 检测。WHO 要求 D-D 检测以 ELISA 法检测为准。临床可能性评估属于低、中危险度者,血浆 D-D 的阴性预测值为98%以上,即当血浆 D-D<500mg/L,即可排除 VTE。然而,因为其敏感度虽高,但其特异度仅为38%,故血浆 D-D 水平>500mg/L 者不能单独作出 VTE 诊断。同时必须指出,血浆 D-D 检测对老年人及陈旧性血栓基本上无排除 VTE 的诊断价值,因其特异性仅为14%。

(2) 筛选试验:易栓症筛查一般包括凝血酶原时间(PT)、活化部分凝血活酶时间(APTT)、抗凝血酶活性(AT 活性)、蛋白 C 活性(PC 活性)、蛋白 S 活性(PS 活性)、同型半胱氨酸水平(空腹)、抗磷脂抗体(狼疮抗凝物和抗心磷脂抗体)、F Ⅷ:C。少数医院还常规进行 APC-R 筛查。由于 D- 二聚体水平持续升高已被认为是血栓的独立危险因素,也应列为筛查项目。由于费用较高,PC、PS 和 AT 的抗原检测一般不列为筛查项目,当其活性降低时可考虑进一步检测。

常用的活化部分凝血活酶时间(APTT)、凝血酶原时间(PT)、凝血酶时间(TT)和纤维蛋白原(Fig)测定等筛选血栓性疾病较不敏感,且缺乏特异性。Pro C Global 试验,对蛋白 C 活性(PC:A)<70%的患者检出率为90%;对蛋白 S 活性(PS:A)<60%的患者检出率为89%;对纯合子或杂合子 FV Leiden 突变的检出率可达100%,但其检出特异性为79%。这主要是由于当患者 FV 活性升高、口服抗凝剂和存在狼疮抗凝物质(LA)时,会出现假阳性。

(3) 诊断试验:由于遗传性易栓症常见的主要致栓危险因素是 AT、PC 和 PS 缺陷等,故可先进行这 3 种抗凝蛋白的活性(AT:A、PC:A 和 PS:A)检测;然后进行相关抗凝蛋白的抗原(AT:Ag、PC:Ag 和 PS:ag)的检测。

(4) 排除试验:诊断遗传性易栓症时,必须要除外获得性易栓症。首先要排除抗磷脂综合征(APS),其次要排除一些常见的自身免疫性疾病、恶性肿瘤、肝脏疾病以及少见的 FV Leiden 突变、凝血酶原 G20210A 突变、异常纤维蛋白原血症、高同型半胱氨酸血症等。以上疾病分别行相关检查以作出除外性诊断。

3. 基因诊断　遗传性易栓症的筛选试验和诊断试验一般用于表型诊断,而确诊需依赖 DNA 分析,即基因诊断。由于编码抗凝血酶(AT)、蛋白 C(PC)和蛋白 S(PS)的基因结构已经明确,故可对遗传性 AT 缺陷症、PC 缺陷症和 PS 缺陷症患者进行基因诊断。迄今,国内外发现的 AT 基因突变种类已达250余种,PC 基因突变超过161种,PS 基因突变超过200种。基因突变的种类包括单碱基替代、缺失 / 插入、剪切位点突变和启动子区突变等。基因诊断虽准确,但也存在实验室间方法和标准的差异,且因突变基因种类繁多,临床上难以作为常规进行诊断。

二、获得性易栓症

获得性易栓因素是指因存在获得性血栓形成危险因素或获得性抗凝蛋白、凝血因子、纤溶蛋白等的异常而容易发生血栓栓塞的一组疾病或状态,其往往是遗传性易栓症患者血栓事件的诱发因素,几种获得性易栓因素并存时更易发生血栓事件,以静脉血栓栓塞为主。以下就几种常见的获得性易栓因素进行分析。

（一）年龄

年龄是一个很重要的危险因素,老年人的静脉血栓形成的可能性比儿童高近千倍。粗略估计:年龄小于 40 岁者,VTE 的发病率约为每年 1/10 000,而大于 75 岁者,其发病率竟上升为每年 1%。年龄作为一持久的危险因素,可能的原因包括老年人活动减少、肌张力减低、慢性病增多、静脉受损、凝血因子活性增高等。一组随访了 30 年共 855 例(50~80 岁)的 DVT 和 PTE 的资料显示:50~59 岁的发病率为 156/10 万,60~69 岁为 461/10 万,70~80 岁为 625/10 万,致命性 PTE 的发病率为 52%,80 岁首次患 VTE 的发病率为 10.7%。

（二）手术

几乎所有的外科手术后患者都具有 DVT 形成的三个因素:血流缓慢、高凝状态和潜在的静脉损伤。术中脊髓麻醉或全身麻醉导致周围静脉扩张,静脉流速减慢。术中麻醉作用导致下肢肌肉完全麻痹,失去收缩功能,术后又因切口疼痛和其他原因卧床休息导致血流淤滞;术中因组织损伤引起血小板黏聚能力增强;术后血清前纤维蛋白溶酶活化剂和纤维蛋白溶酶两者的抑制水平均有升高,从而使纤维蛋白溶解减少,使血液凝固性增高;术后止血剂的使用增加了血液的凝固性。以上诸因素致使外科手术后 DVT 的发病率增加。

据国外资料,如不采取预防血栓的措施,手术相关的静脉血栓发生率可达 50%,由于大多无症状或症状轻微,易被忽视。不同类型的手术静脉血栓发生率亦有很大差异,大的开胸手术 DVT 的发生率为 50%~60%;在心胸外科术后死亡的尸检病例中,PTE 的发生率高达 6.6%。近年来,影像髋关节和膝关节矫形术的血栓发生率为 30%~50%,腹部手术可达 30%,妇科和泌尿科手术(特别是前列腺根除术)也有较高的静脉血栓危险。

（三）创伤

各种创伤也是引发下肢深静脉血栓形成的危险因素,头颅损伤、脊柱损伤、骨盆骨折特别是下肢的损伤都具有高度的致栓危险。对于损伤的患者来说,长期卧床和制动,下肢静脉通常处于低剪切速率和低流率状态,增加了 DVT 的发病率。此外,近期已注意到严重创伤与全身性炎症反应综合征(SIRS)之间的关联,后者可诱发脓毒症、弥散性血管内凝血和多器官功能衰竭。激活的内皮细胞可表达多种因子,如组织因子、血小板 - 内皮细胞黏附分子和血栓素 TXA2。肿瘤坏死因子通过外在途径激发凝血级联反应,而内毒素激发凝血和纤溶级联反应,造成凝血环境的改变,有利于血栓的形成。同时,重型颅脑损伤患者常常应用大剂量脱水剂,并应用止血药物,导致血液的高凝状态,使 DVT 的发生率增加,以上多种危险因素的存在使各种损伤患者成为 DVT 的高危人群。

（四）恶性肿瘤

恶性肿瘤患者发生高凝状态的机制可能与以下因素有关:①肿瘤细胞能通过组织因子或其他促凝因子的作用直接激活凝血酶原,从而启动外源性凝血途径。②肿瘤细胞还能通过 T 淋巴细胞的介导激活单核细胞,合成和表达各种促凝物质,间接激活凝血系统。③肿瘤细胞能分泌血管生长因子,一方面诱导单核细胞的活化,趋化其穿过胶原膜和单层内皮细胞;另一方面,使微血管的通透性增加,肿瘤细胞所生成的凝血因子便得以进入血管中,从而激活全身的凝血过程。④肿瘤组织可激活血小板,产生黏附、聚集和释放反应。⑤肿瘤细胞能够表达所有的纤溶系统调节蛋白,使肿瘤患者纤溶系统活性减低,纤维蛋白原升高,引起血浆黏度升高,促进红细胞聚集。众多研究也发现 DVT 往往是癌症的首要表现,被认为是癌症发生的潜在信号。瑞典 Lund 大学对怀疑有 DVT 的 4399 名患者做静脉造影,结果:

1383 例有 DVT,其中 150 例并发于癌症;无 DVT 的 2412 例患者有 182 例患有癌症。6 个月后,DVT 患者中又有 66 例发生癌症,无 DVT 患者中有 37 例发生癌症($P<0.0001$)。在国内叶建荣等报道 450 例 DVT 患者中有 44 例恶性肿瘤;徐斌等报道的 347 例 DVT 患者中,有 33 例以恶性肿瘤为首发症状。虽然各家报道的发生率不尽一致,但也间接反映了恶性肿瘤在 DVT 发病中的作用。

(五) 妊娠和产褥期

育龄妇女中,妊娠妇女较非妊娠妇女 VTE 的发生率约高 5 倍,静脉血淤滞、高凝状态、血管壁损伤等与血栓形成有关的病理因素在妊娠期各个阶段均可能存在,其中以静脉血淤滞的加重为最主要的危险因素。妊娠期的生理改变可导致静脉内血容量增加,同时静脉血管也扩张,这种变化是由黄体酮和雌激素介导的,在妊娠 3 个月后这种变化更为明显。此外,妊娠子宫压迫盆腔静脉,导致静脉血流不畅,也使下肢静脉系统易发生血栓。另外,妊娠妇女的凝血因子增加和(或)蛋白 S 水平下降,可引起功能性活化蛋白 C 抵抗,分娩可导致盆腔血管损伤,尤其在阴道手术产和剖宫产时明显。孕妇年龄 >35 岁时,肺栓塞的发生率将增加 1 倍;孕妇年龄 >40 岁时,肺栓塞的死亡率比 20~25 岁者约高 100 倍。手术分娩时,肺栓塞的危险性增加 2~8 倍,而产后 DVT 最多见于急诊剖宫产术后。Gherman 等报道,74.8% 的 DVT 发生于分娩前,其中 49.5% 发生于妊娠第 15 周前,60.5% 的肺栓塞发生于分娩后,但也有作者报道,VTE 的发生率在妊娠期的 3 个阶段几乎相等。

(六) 口服避孕药(OC)与激素替代疗法(HRT)

口服避孕药(OC)对凝血的影响主要与雌激素有关。聚集在肝脏中的雌激素影响体内的凝血 / 纤溶平衡,正常人血液中的许多天然凝血抑制因子起着维持凝血和纤溶内环境平衡的调节作用。雌激素通过纤维蛋白原、凝血因子的增多,抗凝血酶的减少,使凝血功能亢进,这就是 OC 引起血栓形成的重要原因;雌激素可通过蛋白 C 的增多、蛋白 S 的减少使血小板聚集能力增强,还可使血小板对纤维结合蛋白、胶原蛋白的黏附性增加,从而使用药者血小板的黏附性增强。最近有研究显示,在第三代 OC 的使用者中,获得性的 APC-R 比第二代 OC 的使用者更显著。而激活蛋白 C 的抵抗性是深静脉血栓形成的一个重要危险因素。EMPA 药品专利委员会(CPMP)依据 1995—2001 年 9 月的资料,公布了关于第三代复方口服避孕药与诱发静脉血栓栓塞(VTE)危险性关联的评价结果,认为第三代比第二代出现 VTE 的危险性有所增加,特别是在开始服用复方 131 口服避孕药的第 1 年内。妇女绝经期采用雌激素治疗已达数十年之久,早期认为此治疗可缓解更年期症状,阻碍骨质疏松的发展而降低骨折的发生率。而近年研究表明,HRT 增加了凝血活性,主要是由于凝血酶产生增加,抗凝血酶水平下降,蛋白 C、蛋白 S 活性下降和活化蛋白 C 抵抗形成高凝状态,而 HRT 减低动脉血栓形成的作用极其可疑,甚或否定。已有研究得出结论,HRT 治疗 1 年内 VTE 发生风险较大,主要与早期凝血活性明显增加有关。流行病学研究也表明 HRT 危险性主要发生于第 1 年。静脉血栓性疾病妇女应用雌激素研究(EVTET),以有静脉血栓病史的绝经后妇女为研究对象,结果提示有静脉血栓病史者如应用 HRT,则近期复发深静脉血栓的风险明显增加,此类患者应该尽量避免应用 HRT。护士健康研究(OCHS)是唯一关于 HRT 与发生血栓栓塞性疾病关系的队列研究,共收集、累计了 16 年的临床资料。结果显示 HRT 组中发生 22 例肺栓塞,曾经应用 HRT 组中发生 19 例肺栓塞,发生肺栓塞的风险与应用雌激素的剂量无关。

(七) 长期制动及卧床

在瘫痪、久病和术后卧床、管形石膏、长距离乘车旅行等情况下,由于通过肢体肌肉活动,促进静脉回流的功能受到影响,导致血流淤滞,易发生静脉血栓。1954年,希思罗机场的一项研究发现:机场到达大厅猝死的发生率远远高于出发大厅,首次报道了长时间飞行与静脉血栓形成可能有关。最近的一项研究发现:飞行距离与静脉血栓形成的发生率呈正比,飞行距离超过10 000km者的发生率是飞行距离在5000km以下者的50倍。2002年,WHO启动了一项名为WRIGHT的研究,内容包括旅行相关静脉血栓形成的危险因素、机制和预防。其研究之一的MEGA研究将1851例初次DVT患者与相匹配的同等例数对照者进行比较,证实旅行相关者的血栓危险性增加了3倍,因子V Leiden突变、肥胖和口服避孕药的患者危险性更大。国内研究中,孙葵葵等在对338例DVT患者回顾性分析中,长期卧床的有82例(21.1%)。

(八)抗磷脂抗体综合征

抗磷脂抗体主要包括狼疮型抗凝物和抗心磷脂抗体,是较常见的获得性易栓症。抗磷脂抗体可出现于系统性红斑狼疮等免疫系统疾病,系统性红斑狼疮患者抗磷脂抗体阳性率约为50%,抗磷脂抗体也可独立存在。抗磷脂抗体患者血栓形成的发生率为30%~40%。血栓既可发生于动脉,也可发生于静脉,但以静脉为主,占70%左右。抗磷脂抗体阳性患者发生静脉血栓的危险性比正常人高约10倍。在一些抗磷脂抗体阳性患者的血清中发现了针对PC、PS或凝血酶调节蛋白等抗凝蛋白的抗体,这也许能部分解释患者的易栓倾向。抗磷脂抗体还可能通过影响血小板活性、凝血或抗凝机制和血管内皮功能而诱发血栓形成。习惯性流产、胎死宫内、早产和胎儿发育迟缓是抗磷脂抗体相关的常见并发症。引起流产和死胎的机制可能是胎盘血管的血栓形成和胎盘梗死。在年龄小于45岁的急性心肌梗死患者中,20%有抗磷脂抗体,且有明显的再梗死危险。50岁以下的脑动脉缺血事件患者中40%左右有抗磷脂抗体。

三、易栓症的预防和治疗

获得性高凝状态有原发疾病或危险因素者应积极治疗和纠正。遗传性易栓症目前尚无根治方法。在易栓症的防治中,预防重于治疗。若仅有一种血栓危险性较低的易栓症,无论是遗传性还是获得性,一般不易导致血栓形成。因此,避免两种及以上易栓症并存,主要是避免获得性血栓危险因素,对于预防血栓形成至关重要,如避免长期制动、肥胖、口服避孕药和绝经后激素替代疗法等。当获得性血栓危险因素不可避免时,或存在危险性较高的获得性易栓状态时,如妊娠、外伤、手术等,应给予预防性抗凝治疗。

易栓症者若发生VTE,应按照VTE治疗的原则和方法及时、规范地治疗。详见本书相关章节,在此不赘述。以下就常见的几种易栓状态的处理作简要介绍。

(一)抗凝蛋白缺陷症

肝素是通过增强抗凝血酶的抗凝活性起抗凝作用的。有些AT缺陷症的患者对肝素耐药,需用大剂量。肝素耐药的部分原因为用药数天后AT水平进一步减少,可减少约30%。AT浓缩物对克服肝素耐药有效。国内无AT制剂上市,遇肝素耐药时,可输注新鲜冰冻血浆,补充AT。已知或疑似遗传性PC或PS缺陷症的患者,口服抗凝需在完全肝素化下开始,华法林应以相对低剂量开始,逐渐加量。

(二)恶性肿瘤

恶性肿瘤,尤其腺癌,是常见的获得性易栓症,患者围术期PE的危险性增大,提倡预防性抗凝,可皮下注射LMWH,疗程一般为7~14天,延长到4周可能会进一步降低VTE的发生率。接受化疗的患者经常需安置中心静脉导管，为预防中心静脉导管相关的血栓形成，是否常规给予华法林或 LMWH 预防性抗凝尚无定论。肿瘤患者一旦出现 VTE，治疗往往较困难。一般不主张溶栓，因为有促进肿瘤转移的潜在可能。抗凝治疗的出血并发症高于非肿瘤患者，而且 VTE 复发率也较高。肿瘤患者推荐采用长期 LMWH 抗凝治疗。与华法林相比，LMWH 的优点为不需要实验室监测，出血的危险性低，血栓复发率低。肿瘤患者发生 DVT 后安置下腔静脉滤网虽可降低近期 PE 的危险性，但即使给予口服抗凝，DVT 远期复发的危险仍增加。因此，肿瘤患者发生急性 DVT 时一般不主张安置下腔静脉滤器。腔静脉滤器仅适用于有活动性出血和无法抗凝治疗的患者以及在治疗剂量的 LMWH 抗凝下仍反复发生 PE 的患者。目前已有可回收性下腔静脉滤网，可避免永久性滤网的远期并发症。

临床试验表明，肿瘤患者发生 VTE 后长疗程抗凝的血栓复发率低于短疗程抗凝。目前提倡：只要肿瘤未控制或已转移，应持续给予抗凝治疗。病情稳定的肿瘤患者，至少抗凝 6 个月或直到化疗或激素替代疗法结束。

（三）抗磷脂综合征

较常见的获得性易栓症。无症状的单纯抗磷脂抗体阳性患者一般不需要特殊治疗，可观察或给予小剂量阿司匹林。当接受较大手术时，应预防性给予肝素抗凝。继发于 SLE 等自身免疫性疾病的抗磷脂抗体阳性患者采用激素等免疫抑制剂治疗，常可使抗体减少或消失，是否预防性抗凝治疗尚无定论。

抗磷脂综合征患者一旦发生血栓栓塞并发症，停止抗凝治疗后血栓复发率高，一般主张除非患者怀孕，应长期口服抗凝，如为动脉血栓，还应加用血小板聚集抑制剂。口服华法林时，狼疮型抗凝物的存在可能会给 INR 值的调整带来困难，应该密切注意出血并发症或血栓复发。初次怀孕的抗磷脂抗体综合征妇女，如无血栓形成既往史，不必要行预防性抗凝；既往有过流产的抗磷脂抗体综合征妇女再次妊娠时可酌情持续给予 LMWH 预防流产。

（四）围术期

高危手术，例如全髋或全膝置换术、较大的开腹手术，手术前后应接受预防性抗凝治疗。预防性抗凝可采用肝素，尤其是 LMWH，一般抗凝至术后 7~10 天。术前已采用华法林抗凝的患者，于术前至少 5 天停用华法林一般可使国际正常化比值（INR）在手术前降至 1.5 或更低。术前一直采用肝素抗凝者一般于手术前一天晚上或手术当天停用肝素，但术前采用 LMWH 抗凝的患者手术麻醉时需注意以下几点：脊髓穿刺应在停用 LMWH 后 12~24 小时以上进行；单剂给药脊髓麻醉优于持续硬膜外麻醉；接受持续麻醉的患者，硬膜外导管宜留置过夜，次日拔除；术后恢复使用 LMWH 应在导管拔除后至少 2 小时。应密切观察脊髓压迫的早期体征，如进行性下肢麻木或无力、肠道或膀胱功能障碍。对于怀疑脊髓血肿的患者，必须尽快行诊断性造影和手术治疗以避免永久性瘫痪。

（五）妊娠和产褥期

虽然妊娠期和产褥期静脉血栓的危险性增加，但若无其他血栓高危因素不需要预防性抗凝。因为有其他获得性易栓危险因素或遗传性易栓症而接受抗凝治疗的妇女，若怀孕需注意以下问题：华法林能通过胎盘，有致畸（华法林胚胎病）和引起胎儿出血的可能。华法林胚胎病特指因妊娠 6~12 周服用华法林引起的胎儿畸形，发生率可达 6.4%。胎儿的特征性异常包括鼻发育不良和（或）骨骺点状钙化。因此，口服抗凝的妇女出现计划外妊娠应立即停用华法林，改用肝素。UFH 或 LMWH 均不能通过胎盘，对胎儿是安全的，ACCP-9 推荐低分子肝素。正在接受口服抗凝的妇女拟怀孕时，最好先改为肝素抗凝再受孕；妊娠头 3 个月禁用华法林,妊娠的最后 1 个月也不宜使用,以防分娩时胎儿颅内出血和产妇出血过多。目前,一般推荐整个妊娠期间持续使用低分子肝素,避免使用华法林。LMWH 比普通肝素引起 HIT 和骨质疏松的危险性低;UFH 和 LMWH 不会分泌入乳汁,产后使用是安全的。华法林不会给母乳喂养的婴儿带来抗凝作用,也可用于产后抗凝。

(冯亚平　齐浩山　马天翔　成　龙　党永康　李　默)

参 考 文 献

1. 赵永强. 提高对获得性易栓症的认识. 中华内科杂志,2004,43:81-83

2. 赵永强. 我国静脉血栓栓塞症的研究现状. 中华内科杂志,2005,44:83-84

3. Jack L. Cronenwett, K. Wayne Johnston, et al. RUTHERFORD'S Vascular Surgery. 7th ed,2010

4. 王鸿利,王学锋. 遗传性易栓症的规范化诊断. 2009 年华东地区血液学学术会议暨江苏省第十三次血液学学术会议

5. 包承鑫. 遗传性易栓症的诊断. 诊断学理论与实践,2006,5(5):452-454

6. 王振义,等. 血栓与止血基础理论与临床. 第 3 版. 上海:上海科学技术出版社,2004

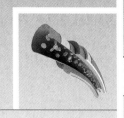

第七章

抗凝药物发展的历史及最新进展

人体具有高效率的凝血机制来防止血液从损伤的血管内流出,但是在病理状态下,循环系统会通过凝血机制形成血栓,从而导致血栓栓塞性疾病。凝血过程是一个瀑布式的酶促反应链,其放大效应能使各种复杂的凝血因子在短时间内发生反应,形成纤维蛋白。抗凝药物的功能是通过抑制凝血因子来减少血栓生成或防止已形成的血栓进一步发展。抗凝药物用于血管疾病的治疗已经超过70年,但是,随着科学技术的不断更新,抗凝药物种类及应用理念发生了哪些变化呢? 本文就此论述如下。

一、历史回顾

(一)肝素类抗凝药物

肝素类抗凝药物是最早应用于临床的抗凝药,主要包括从动物身上提纯的普通肝素、类肝素、低分子肝素以及人工合成的磺达肝癸钠、依达肝素。

1. 肝素(heparin)的诞生 1916年,美国约翰霍普金斯大学的博士生 Mclean 发现了一种能使小牛患上出血性疾病的物质。在此基础上,Mclean 的导师 Howell 最终提炼出这种物质,并命名为"肝素"。1937年,多伦多科学家 Best 和他的同事成功提纯了肝素。

肝素是分子量在 3000~30 000Da 的硫酸多糖(现在称作"普通肝素")。普通肝素通过肝素与抗凝血酶结合,形成肝素 - 抗凝血酶复合物,复合物与多种凝血因子结合,抑制它们的活性(IIa、Xa、IXa、XIa、XIIa 等)。

普通肝素的发现开启了抗凝治疗的历史篇章,大大改进了血栓性疾病的治疗手段。但是,普通肝素抑制多种凝血因子,增加了药物的副作用。因此,科学家们开始努力寻找特异性抑制凝血因子的药物。

2. 类肝素(heparinoid) 1974年,舒洛地特首次上市,标志着类肝素类抗凝药物正式走进临床。它是由快速移动肝素和硫酸皮肤素组成的混合物。舒洛地特在欧洲、南美和亚洲地区已上市多年后,2005年被批准在美国进行 3 期和 4 期临床试验。有动物实验证明,舒洛地特有减缓末期肾病的进展,逆转 2 型糖尿病肾病的作用,因此受到较多内科医生的关注。

除了舒洛地特,类肝素还包括达那肝素。达那肝素曾被认为是低分子肝素中的一员,但是其化学成分与低分子肝素不同,因而属于类肝素。达那肝素是一种混合物,用于预防和治疗深静脉血栓形成和肝素诱导性血小板减少症。

舒洛地特可以口服或静脉给药,通过促进抗凝血酶、肝素辅助因子Ⅱ与凝血酶结合发挥抗凝作用。达那肝素通过抑制X因子发挥抗凝作用。

3. 低分子肝素(low molecular weight heparin,LMWH)　20世纪80年代,普通肝素虽然已广泛应用于临床,但存在分子量大、半衰期短、需要频繁监测凝血指标、易引起肝素诱导性血小板较少症等缺点。1987年,全球第一个LMWH——那屈肝素出现。之后,其他低分子肝素陆续开发成功。

低分子肝素从普通肝素分离而得,抗凝机制与普通肝素相似——通过与抗凝血酶结合而发挥作用。但低分子肝素分子链较短,不能与抗凝血酶和其他凝血因子同时结合成复合物。因此,低分子肝素主要与抗凝血酶、Xa因子结合形成复合物发挥抗凝作用,对其他凝血因子影响较小。相比普通肝素,低分子肝素凭着半衰期较长(表1-7-1)、不需频繁监测凝血指标、生物利用度高、使用方便、较少引起HIT等优点,逐步取代普通肝素。

表1-7-1　不同抗凝药的半衰期及清除方式

药物	给药方式	半衰期	清除方式
肝素	静脉注射	30分钟	肝脏代谢,肾脏清除
类肝素	静脉注射或口服	10~25小时	肝、肾
低分子肝素	皮下注射	200~300分钟	肾
磺达肝癸钠	皮下注射	17小时	肾
依达肝素	皮下注射	80小时	肾
VKA	口服	小于42小时(个体差异大)	肝
比伐卢定	静脉注射	25分钟	75%蛋白水解,25%由肝代谢
阿加曲班	静脉注射	45分钟	肝
达比加群酯	口服	14~17小时	肾
利伐沙班	口服	9小时	肝、肾

4. 磺达肝癸钠(fondaparinux)　磺达肝癸钠是完全人工合成的戊糖,其设计的基础是普通肝素和低分子肝素中均包含的天然戊糖结构。通过结构改良,磺达肝癸钠对抗凝血酶的亲和力显著增加,致Xa因子快速抑制。

5. 依达肝素(idraparinux)　依达肝素的化学结构以及抗凝机制都与磺达肝癸钠很相似。但是,依达肝素的半衰期是磺达肝癸钠的5~6倍(意味着1周只需给药1次),但若出现出血并发症则难以处理,故临床应用较少。

(二)维生素K拮抗剂——第一代口服抗凝药

20世纪30年代,美国威斯康星大学的Link从腐败的甜苜蓿叶中发现了双香豆素——一种可以使小牛患上出血性疾病的物质。1941年,双香豆素获得专利并开始用作杀鼠药。几年后,Link在双香豆素的基础上开发了一系列具有抗凝作用的杀鼠药并将其中效力最强的药物命名为华法林。起初大家都认为华法林对人体有害,所以只将其用于杀灭老鼠。1951年,一个美国士兵试图服用华法林自杀未遂,提示华法林用于人类不会致命。科学家们由此受到了启发,纷纷开始研究能否将华法林用于临床抗凝。研究结果证实了科学家们的猜想。1955年,华法林开始用于临床治疗血栓性疾病。

维生素K拮抗剂(vitamin K antagonists,VKA)共同的抗凝机制是抑制依赖维生素K的凝血因子(Ⅱ、Ⅶ、Ⅸ、Ⅹ因子)的合成。口服给药大大方便了临床的使用,特别是院外患者的使用。但是,华法林与多种食物、药物的相互作用较大并且抗凝效果因人而异,因此需要频繁监测凝血指标指导剂量调节。

(三)直接凝血酶抑制剂

直接凝血酶抑制剂(direct thrombin inhibitors,DTIs)是近年来研究的热点药物。它能直接地特异性抑制凝血酶,而对其他凝血因子的影响却很小。

1. 水蛭素类DTIs　1884年,Haycraft首先在水蛭的唾液里发现了一种具有抗凝作用的物质。1957年,Markwardt F从水蛭中成功分离了天然水蛭素。1986年,Fort Kamp着手研究基因重组水蛭素。1997年,重组水蛭素来匹卢定上市,用于预防和治疗HIT患者的血栓栓塞症。同类药物比伐卢定、地西卢定分别于2000年、2009年于美国上市。有临床荟萃分析指出,重组水蛭素比肝素类药物有更高的安全性和有效性。但是,此类药物在我国还没有上市。

2. 非水蛭素类DTIs　①阿加曲班是合成的左旋精氨酸衍生物,2000年上市,同年美国食品药物管理局批准其用于严重肾功能不全和HIT患者的抗凝治疗。②希美拉群是一种小分子类肽,曾被认为有巨大的市场潜力,口服吸收后在体内转化为美拉加群而发挥抗凝作用。但是,由于肝毒性,2006年已从欧洲市场撤回,美国未批准上市。③达比加群酯的特点是口服吸收,不需要进行INR监测,药物相互作用发病率低,适用于肝素诱导性血小板减少症(HIT)患者。

(四)直接X因子抑制剂——新型口服抗凝药

2008年,新型口服抗凝药利伐沙班在欧洲和意大利上市,标志着第一个口服直接X因子抑制剂的出现。沙班类药物对Xa因子有高度的选择性,它与Xa因子的活性位点结合后阻断Xa因子与底物的相互作用,从而发挥抗凝效果。其他X因子抑制剂包括阿哌沙班(apixaban)、艾多沙班(edoxaban)等,也正在研发中(图1-7-1)。

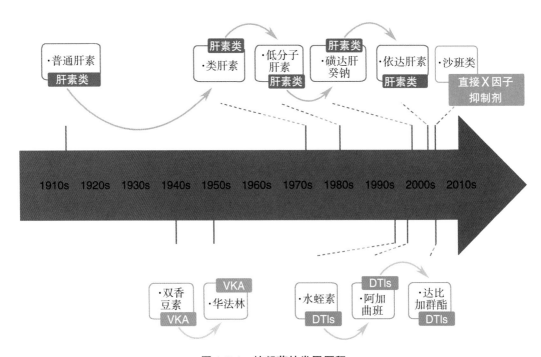

图1-7-1　抗凝药的发展历程

二、抗凝药物分类

抗凝药的主要作用靶点有：X因子、维生素K依赖的凝血因子（包括Ⅱ、Ⅶ、Ⅸ、X因子）、凝血酶（即Ⅱ因子）以及其他因子。按其作用靶点和作用机制不同，可以将抗凝药分为以下3大类（表1-7-2）。由于X因子和凝血酶均是最后共同通路的关键因子，因此直接X因子抑制剂和直接凝血酶抑制剂比传统抗凝药更高效，也更具有市场潜力。

表 1-7-2 抗凝药的分类

按作用靶点分类		已用于临床的药物	国内上市药物
X因子抑制剂	间接X因子抑制剂（伴Ⅱ因子抑制作用）	普通肝素 低分子肝素（贝米肝素、舍托肝素、达肝素、依诺肝素、那屈肝素、帕珠肝素、瑞维肝素、亭扎肝素） 多聚糖类（磺达肝癸钠、依达肝素） 类肝素（达那肝素、舒洛地特）	法安明（达肝素）、克赛（依诺肝素）、速碧林（那屈肝素）、安卓（磺达肝癸钠）、伟素（舒洛地特）
	直接X因子抑制剂	沙班类（利伐沙班、阿哌沙班、依杜沙班、奥米沙班）	拜瑞妥（利伐沙班）
维生素K拮抗剂（抑制Ⅱ、Ⅶ、Ⅸ、X因子作用）		香豆素类（醋硝香豆素、苯丙羟基香豆素、华法林、双香豆素、双香豆乙酯）	新抗凝（醋硝香豆素）、华法林、双香豆素
直接凝血酶抑制剂		水蛭素类（水蛭素-比伐卢定、重组水蛭素-来匹卢定、地西卢定） 非水蛭素类（阿加曲班、达比加群酯）	达贝/诺保思泰（阿加曲班）

三、新型抗凝药物

新型抗凝药物主要包括直接X因子抑制剂如利伐沙班（rivaroxaban）、阿哌沙班（apixaban）、艾多沙班（edoxaban），和直接凝血酶（Ⅱ因子）抑制剂如希美加群（ximelagatran）、达比加群（dabigatran）。与传统的抗凝药物相比，新型抗凝药物具有明显的优势，为什么呢？首先我们要明确理想的抗凝药物应该具备哪些要素？而传统的抗凝药物存在哪些问题？新型抗凝药物（以在我国上市的利伐沙班为例）又具备哪些优点？（表1-7-3~1-7-8）。当然，任何新生事物的好与坏都需要长期的临床验证方能得到确切的答案，如新型抗凝药物的优势还需要进一步的临床实践来检验，但是就目前研究结果来看，它确实给我们带来了希望的曙光。

表 1-7-3 理想的抗凝药物应具备的要素

口服给药	便于长期使用，患者依从性好
与食物和药物间无相互作用	提高安全性，降低监测必要性或频度
固定剂量	增宽适用人群，降低药物过量风险
作用机制明确，可预期疗效	单靶点、同时抑制游离和结合的凝血因子为佳，对初级止血影响小
治疗窗宽	提高安全性，降低出血等并发症风险
不需要监测	节约时间和治疗费用
无意料外的毒副作用	避免HIT等不良反应
有拮抗其作用的药物	药物过量时可快速纠正
价格合理	患者能够支付医疗费用

表 1-7-4 肝素类药物存在的问题

低分子肝素（注射给药）	肝素（注射给药）
◆ 动物来源	◆ 动物来源
◆ 抗 Xa 大于 Ⅱa 活性	◆ 有相似的抗 Xa 与 Ⅱa 活性
◆ 皮下注射给药	◆ 注射给药
◆ 有发生肝素诱导的血小板减少症（HIT）的风险	◆ 有发生肝素诱导的血小板减少症（HIT）的风险
◆ 长期应用有导致骨质疏松的风险	◆ 需要监测 APTT、血小板计数
◆ 不适于 CCr<30ml/min 患者；CCr30~50ml/min	◆ 长期应用有导致骨质疏松的风险
◆ 患者需监测 Xa 因子活性	

表 1-7-5 VKA（华法林）抗凝药物存在的问题

- 不可预测的药理学性质
- 治疗窗窄，很难保持在治疗剂量范围
- 与很多药物和食物之间存在相互作用
- 起效慢（需要数天达到有效剂量和数周达到稳定剂量）
- 大出血和微小出血风险增加
- 反复的血液监测，难于调整的 RNI
- 患者的依从性差，60% 患者坚持抗凝，40% 左右的患者 RNI 达标

表 1-7-6 新型抗凝药物利伐沙班（拜瑞妥）的优点

- 口服
- 单点靶位作用，不消耗自体的凝血系统，而小儿自身的凝血系统是缺乏的
- 有效的抗凝作用，低出血的并发症（与肝素相比）
- 可以预测的药代动力学
- 不需要监测
- 对游离状态及结合状态的 Xa 因子均有效，因此对凝血部位和循环血液都发生作用，而肝素、低分子肝素仅对循环血液发生作用
- 应用剂量恒定，不受性别、年龄、体重影响
- 肾脏、肝脏双途径代谢
- 不会发生 HIT
- 不受药物与食物影响，而华法林是受药物和食物影响的

表 1-7-7 新型抗凝药物利伐沙班（拜瑞妥）的优点

对初始治疗而言	对 VTE 的长期治疗而言
● 增强实用性（单药方案）	● 增强实用性（无需监测）
● 能在家中进行治疗	● 高风险患者便于延长疗程治疗
● 可以缩短住院天数	

表 1-7-8 利伐沙班与 VKA

	VKA	伐沙班		VKA	伐沙班
单药治疗		√	无须监测		√
疗效可预测		√	无须调整剂量		√
口服	√	√	较少药物食物相互作用		√
快速起效		√	无 HIT	√	√

四、特殊情况下的临床应用

抗凝药主要用于静脉血栓栓塞疾病(VTE)的预防和治疗。临床上通常根据患者的具体情况及医生的经验来选用药物。但也有一些特殊情况需要我们关注。

(一)合并妊娠的患者

妊娠妇女的血液往往呈高凝,易发生静脉血栓性疾病。妊娠妇女深静脉血栓的发病率比同类人群高4~5倍。但目前尚无大样本的临床循证医学证据指导妊娠妇女的抗凝用药,临床推荐用药仅仅是基于病例报道和专家经验。有报道指出华法林可通过胎盘致胎儿出血或早产以及神经损害,所以普遍认为华法林对胎儿有害,妊娠患者禁用;肝素和低分子肝素不能通过胎盘,对妊娠妇女和胎儿都是安全的,可供临床选用;其他抗凝药物用于妊娠患者尚未有报道。

(二)合并肾衰竭的患者

大部分抗凝药是经过肾脏代谢的(表1-7-3),若患者肾脏功能受损,药物无法有效清除会大大增加出血的风险,所以肾衰竭患者需要选择经其他途径代谢的抗凝药。普通肝素的肾脏清除比例是最低的,阿加曲班的肾脏清除比例也很少,这两种药物是肾衰竭患者的理想选择(表1-7-3)。美国胸科医师协会(American College of Chest Physicians,ACCP)推荐对肾功能严重受损的患者使用普通肝素。另外,来匹卢定、地西卢定、比伐卢定和阿加曲班已被美国食品药品管理局批准用于严重肾功能受损者,但前三者应减少剂量,阿加曲班不需减量。

(三)发生肝素诱导性血小板减少症的患者

肝素诱导性血小板减少症(heparin-induced thrombocytopenia,HIT)的特征是血液中出现肝素-血小板因子4复合物的抗体。复合物形成后,血小板被激活、聚集,造成血栓形成和血浆中血小板数量减少。因此,患者主要表现为血栓形成,但出血症状少见。

肝素诱导性血小板减少症(HIT)一般发生在肝素(包括普通肝素和低分子肝素)应用后5~10天(但3个月内有肝素使用史的患者可在数小时内出现血小板数大幅下跌)。有报道指出,在术后预防血栓栓塞疾病(VTE)方面,普通肝素比低分子肝素更易引起肝素诱导性血小板减少症(HIT)。

血清中查出肝素依赖性抗体便可以诊断为HIT。一旦确诊,应立即停用肝素,改用直接凝血酶抑制剂——来匹卢定、阿加曲班、比伐卢定或达那肝素。也有一些医生改用磺达肝癸钠。磺达肝癸钠由于分子量较小不与血小板因子4结合,故理论上讲使用磺达肝素不可能发生肝素诱导的血小板减少症,但已有个案报道HIT可能与应用磺达肝素有关,应引起临床医师的注意。

(四)肿瘤患者

传统的观点认为肿瘤患者出血风险较高,应禁忌抗凝治疗。但是,近年来的研究表明,肿瘤患者静脉血栓栓塞症(venous thromboembolism,VTE)的发病率是正常人的4~7倍,VTE发生在4%~20%的肿瘤患者身上,这些患者往往有较高的病死率。因此,对于发生VTE的肿瘤患者应积极给予抗凝治疗。曾发生急性VTE的肿瘤患者,VTE复发率是无肿瘤患者的2倍以上。一组200例患者应用LMWH与VKA一年随访比较,VTE复发率分别为6%和16%,出血并发症无区别。因此,我们推荐肿瘤患者长期使用LMWH进行抗凝。

(张福先　龙燕妤　赵辉)

参 考 文 献

1. Fye WB. Heparin:the contribution of William Henry Howell. Circulation,1984,69:1198-1203

2. Lauver DA,Booth EA,White AJ,et al. Sulodexide attenuates myocardial ischemia/reperfusion injury and the deposition of C-reactive protein in areas of infarction without affecting hemostasis. J Pharmacol Exp Ther,2005, 312(2):794-800

3. Achour A,Kacem M,Dibej K,et al. One year course of oral sulodexide in the management of diabetic nephropathy. J Neophrol,2005,18(5):568-574

4. Magnani HN,Gallus A. Heparin-induced thrombocytopenia(HIT). A report of 1,478 clinical outcomes of patients treated with danapariod(Orgaran)from 1982 to mid-2004. Thromb Haemost,2006,95(6):967-981

5. Schofield FW. Damaged sweet clover:the cause of a new disease in cattle simulating hemorrhagic septicemia and blackleg. J Am Vet Assoc,1924,64:553-575

6. Link KP. The discovery of dicumarol and its sequels. Circulation,1959,19:97-107

7. Holmes RW,Love J. Suicide attempt with warfarin,a bishydroxycoumarin-like rodenticide. JAMA,1952,148:935-937

8. Haycraft JB. Über die einwirkung eines sekretes des officinellen blutegels auf die gerinnbarkeit des blutes. Arch Exp Pathol Pharmakil,1994,18:209

9. Markwardt F. Die Isoherung und chemische charakterisierung des hirudins. Hoppe Seylers Physiol Chem,1957, 308:147-156

10. Fortkamp E,Rieger M,Heisterberg-Moutses G,et al. Cloning and expression in Escherichia coli of a synthetic DNA for hirudin,the blood coagulation inhibitor in the leech. DNA,1986,5:511-517

11. Yusuf S,Pogue J,Anand S,et al. on behalf of the OASIS-2 Investigators. Effects of recombinant hirudin (lepirudin)compared with heparin on death,myocardial infarction,refractory angina,and revascularization procedures in patients with acute myocardial ischaemia without ST elevation:a randomised trial. Lancet,1999, 353:429-438

12. Ahrens I,Peter K,Lip GY,et al. Development and clinical applications of novel oral anticoagulants. Part I. Clinically approved drugs. Discov Med,2012,13(37):433-443

13. Pomp ER,Lenselink AM,Rosendaal FR,et al. Pregnancy,the postpartum period and prothrombotic defects:risk of venous thrombosis in the MEGA study. J Thromb Haemost,2008,6:632-637

14. Blickstein D,Blickstein I. The risk of fetal loss associated with warfarin anticoagulation. Int J Gynaecol Obstet, 2002,78:221-225

15. Wesseling J,Van Driel D,Heymans HS,et al. Coumarins during pregnancy:long-term effects on growth and development of school-age children. Thromb Haemost,2001,85:609-613

16. Bates SM,Greer IA,Hirsh J,et al. Use of antithrombotic agents during pregnancy:the Seventh ACCP Conference on Antithrombotic and Thrombolytic Therapy. Chest,2004,126:627S-644S

17. Hirsh J,Guyatt G,Albers GW,et al. Executive Summary:American College of Chest Physicians Evidence-Based Clinical Practice Guidelines. 8th ed. Chest,2008,133:381S-453S

18. Daniela J,Edson P,Raphael P,et al. Unfractionated heparin versus low molecular weight heparin for avoiding heparin-induced thrombocytopenia in postoperative patients. Published Online:12 SEP 2012. DOI: 10.1002/14651858.CD007557.pub2

19. Lubenow N,Eichler P,Lietz T,et al. Lepirudin in patients with heparin-induced thrombocytopenia:results of the third prospective study(HAT-3)and a combined analysis of HAT-1,HAT-2,and HAT-3. J Thromb Haemost, 2005,3:24-28

20. Lewis BE,Wallis DE,Leya F,et al. Argatroban anticoagulation in patients with heparininduced thrombocytopenia. Arch Intern Med,2003,163:1849-1856

21. Koster A, Dyke C, Aldea G, et al. Bivalirudin during cardiopulmonary bypass in patients with previous or acute heparin-induced thrombocytopenia and heparin antibodies: results of the CHOOSE-ON Trial. Ann Thorac Surg, 2007, 83:572

22. Warkentin TE, Maurer BT, Aster RH, et al. Heparin-induced thrombocytopenia associated with fondaparinux. N Engl J Med, 2007, 356:2653-2655

23. Ratuapli SK, Bobba B, Zafar H. Heparin-induced thrombocytopenia in a patient treated with fondaparinux. Clin Adv Hematol Oncol, 2010, 8:61-62

24. Blom JW, Doggen CJ, Osanto S, et al. Malignancies, prothrombotic mutations, and the risk of venous thrombosis. JAMA, 2005, 293(6):715-722

25. Khorana AA, Francis CW, Culakova E, et al. Thromboembolism is a leading cause of death in cancer patients receiving outpatient chemotherapy. J Thromb Haemost, 2007, 5(3):632-634

26. Hansson PO, Sorbo J, Eriksson H. Recurrent venous thromboembolism after deep vein thrombosis: incidence and risk factors. Arch Int Med, 2000, 160(6):769-774

27. Hull RD, Pineo GF, Brant RF, et al. Long-term low molecular-weight heparin versus usual care in proximal-vein thrombosis patients with cancer. Am J Med, 2006, 119(12):1062-1072

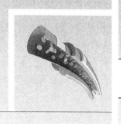

第八章

静脉血栓栓塞性疾病的规范性药物治疗

　　静脉血栓栓塞性疾病（venous thromboembolism，VTE）包括深静脉血栓形成（deep vein thrombosis，DVT）和肺动脉栓塞（pulmonary embolism，PE）。VTE 是常见疾病，美国每年有超过 900 000 名患者发生症状性 VTE，其中 300 000 名患者死于 PE，其余的 600 000 名患者非致死性 VTE 大约 60% 为 DVT，40% 为 PE。一项来自美国梅奥医学中心（Mayo Clinic）的研究显示：过去的 30 年间，VTE 在美国白人中的年发病率是 108/100 000，其发病率高于脑卒中和心肌梗死。抗凝和溶栓药物治疗作为主要的治疗方法可以有效地抑制血栓的扩展、减少 VTE 的复发和血栓后综合征（post thrombotic syndrome，PTS）的发生。然而，目前国内外在一些问题上尚未达成共识，比如抗凝药物选择与持续时间、溶栓药物的剂量及给药方式等。近年来，Ⅱa 和 Xa 因子直接抑制剂成为抗凝药物领域研究的最新进展和焦点。

一、血栓发生的机制与演变

　　血栓是血液成分在血液循环中与血管或心脏内膜表面形成的血液凝块或沉积物，它可以发生在体内任何部位血管内，导致血液流动停止或血液流动淤积。血栓是一种非均匀性结构的固态物体，由于参与血栓形成的成分不同，所产生的类型也不同。例如，在混合血栓中，血栓的头部主要由血小板构成，尾部以纤维蛋白为主，中间部位夹杂有红细胞和白细胞。栓子表面光滑而有弹性。而血块则与血栓不同，血块是在非流动的血液中形成的血液凝块，其结构是均质性的，凝块质地脆且无头、体、尾之分。体内血栓形成并非是一种永久性的结构，它在不同条件下产生不同的演变过程。

　　1. 血栓延伸与滋长　血栓形成后发生延伸与滋长的病理过程主要见于下肢静脉血栓。大多数（80%）的下肢静脉血栓局限在最初的发病部位，只有 6%~20% 的下肢静脉血栓发生延伸与滋长。

　　2. 血栓自溶　约 1/3 血栓在形成后发生自发性溶解，这种溶解由栓子中央开始，随后扩向四周，因此在栓子中央会形成空洞现象，直至整个血栓全部溶解。

　　3. 血栓机化、再通与钙化　血栓形成后就会有新生肉芽组织长入栓子结构内，随着栓子自身的溶解和吸收，最后栓子结构逐渐被结缔组织所取代，此过程称之血栓机化。机化起始于血栓形成后 24~48 小时，由栓子中央到外周。在此时期内，粒细胞释放的中性蛋白酶促纤维蛋白网架分解，血管内皮细胞也向血栓内增殖长入，在栓子内出现成纤维细胞，增强栓子在管壁上附着的牢固。一般至血栓发生的第 10 天，可见到栓子内有大量的胶原纤维和网状纤维形成，至 2 周时栓子内出现组织细胞，随后有一些营养滋生的毛细血管长入栓子内，血管腔的直径逐渐扩大,同时腔内充满血液。在机化过程中,栓子收缩和溶解使栓子与血管壁之间出现间隙,血管内皮细胞长入并覆盖栓子表面,形成血流通道,称之再通。下肢深静脉血栓在栓子形成后数月或数年内会有35%发生完全自发性再通,55%发生部分自发性再通。

4. 栓塞　新鲜的或未完全机化的血栓可以发生部分或全部脱落而顺血流进入下游血管被称之为栓塞。

二、抗凝药物

抗凝用于VTE治疗的最早证据来源于50年前。世界上第一个关于症状性VTE抗凝与非抗凝的临床对照试验发表于1960年,结果显示,对于急性PE患者,1.5天的肝素和14天的维生素K拮抗剂治疗显著减少PE的复发,降低死亡率。随后,一系列的非随机对照研究支持抗凝可以降低VTE死亡率这一结论。

(一)分类

1. 肝素类抗凝药　一旦确诊为VTE,就应该开始抗凝,早期为快速达到抗凝效果,可供选择的药物有普通肝素、低分子肝素和磺达肝素。

(1) 普通肝素:是常用的抗凝剂(unfractionated heparin,UFH),一种高度硫酸化的多聚糖,药用肝素主要来源于猪肠黏膜和牛肺。由相对分子量不一的成分所构成,相对分子量介于5000~30 000,平均15 000。其主要的作用机制是通过其戊多糖序列与抗凝血酶(Antithrombin-AT)结合,介导AT活性部分构象改变,加速AT对Xa因子的中和。肝素必须同时结合AT和凝血酶才能发挥抑制凝血酶的作用,只有当肝素的化学链上至少含有18个糖基(对应分子量5400)时,才能发挥这一桥接作用。由于肝素平均分子量为15 000,所以UFH能发挥抗凝作用。此外,肝素还能中和Ⅺa、Xa和Ⅸa因子。肝素的常规用量是0.5~1.0mg/kg。作为预防性治疗,通常皮下注射5000U,2~3次/天,这种小剂量使用情况下不需要监测。用于治疗目的时,通常一次性静脉注射5000U,继而静脉滴注12~15U/(kg·h),此时监测至关重要。抗凝效果可以通过活化部分凝血酶原时间(APTT)、血清肝素和抗Xa因子水平监测,以APTT最为常用。APTT延长至正常对照组的1.5~2.5倍时,抗凝效果最佳而出血风险最小。肝素的主要缺点是低剂量时生物利用度低,药效存在个体差异,半衰期与剂量相关,静脉注射25~100U/kg时,其半衰期为30~60分钟。主要不良反应是出血、肝素诱导的血小板减少(heparin induced thrombocytopenia,HIT)、骨质疏松和转氨酶升高。HIT多发生在用药后的第5~14天,血小板计数低于100×10^{12}/L或较原来下降50%。一旦发现应立即停药,改用Ⅱa因子抑制剂(达比加群、诺保思泰)。由于肝素几乎不通过肾脏代谢,而低分子肝素和磺达肝素主要通过肾脏代谢,因此,对于严重肾衰竭患者,建议使用肝素,慎用低分子肝素和磺达肝素。

(2) 低分子肝素(low molecular weight heparin,LMWH):国内上市的依诺肝素(商品名:克赛)、那屈肝素(商品名:速碧林)、达肝素(商品名:法安明)等属于这一类药物。低分子肝素由普通肝素直接分离而得或由普通肝素降解后再分离而得,其平均分子量为5000,相当于普通肝素的1/3。和普通肝素一样,LMWH也是通过AT的激活发挥作用,但低分子肝素分子链较短,不能与AT和凝血酶同时结合成复合物。因此,低分子肝素主要与AT、Xa因子结合形成LMWH-AT-Xa复合物发挥抗凝作用。低分子肝素半衰期较长(约4小时),一般情况下不需频繁监测凝血指标,生物利用度高(90%),HIT的发生率是普通肝素的1/5,已逐步取代普通肝素。由于低分子肝素品种较多,剂量不统一,因此使用时应根据药物说明和临床经验。

(3) 磺达肝素(fondaparinux):磺达肝素是完全人工合成的戊糖,其设计的基础是普通肝素和低分子肝素中均包含的天然戊糖结构。通过结构改良,磺达肝素对抗凝血酶的亲和力显著增加,加速Xa因子复合物形成,导致Xa因子的快速抑制,进而减少凝血酶产生和纤维蛋白形成。与LMWH相比,磺达肝素半衰期更长(约17小时),生物利用度为100%。ACCP2008年静脉血栓栓塞症防治指南、欧洲心脏病协会2008年急性肺栓塞诊断治疗指南均将磺达肝癸钠作为静脉血栓抗凝治疗的A类推荐药物。预防用药,剂量为2.5mg每天一次,治疗剂量为7.5mg每天一次。由于其通过肾脏代谢,当肌酐清除率<50ml/min时慎用,<30ml/min时禁用。

(4) 维生素K拮抗剂(vitamin K antagonists,VKAs):包括双香豆素、华法林、醋硝香豆素等,目前临床应用最广泛的仍是华法林。其抗凝机制是抑制肝细胞内依赖维生素K的凝血因子(Ⅱ、Ⅶ、Ⅸ、Ⅹ因子)的合成。VTE确诊后,大多数患者开始口服VKA抗凝治疗,由于VKA起效慢,而且对内源性抗凝因子(如蛋白C)有抑制作用,因此在疾病的急性期不能单独使用。VKA的常规应用量为0.5~1.0mg/kg。VKA可在肝素/低分子肝素/磺达肝素使用的第3~5天内联合使用,也可以在治疗开始的第1天即与肝素/低分子肝素/磺达肝素联合使用,当INR≥2.0后停用肝素/低分子肝素/磺达肝素,继续使用VKA至少3~6个月,维持INR在1.8~2.5。VKA主要的不良反应是出血。有报道指出华法林可通过胎盘致胎儿出血或早产以及神经损害,所以普遍认为华法林对胎儿有害,妊娠患者禁用;肝素和低分子肝素不能通过胎盘,对妊娠妇女和胎儿都是安全的,可供临床选用。

2. 直接凝血酶抑制剂(direct thrombin inhibitors,DTIs)　由于肝素类抗凝药和VKA需要监测,不便于用药管理,凝血酶(Ⅱa)和Xa因子直接抑制剂成为近年来研究的焦点。

(1) Ⅱa因子直接抑制剂:达比加群(dabigatran)由德国勃林格殷格翰公司(Boehringer-Ingelheim)研发。它通过与凝血酶活性部分特异性结合,抑制纤维蛋白-凝血酶复合物的形成,发挥抗凝作用。口服后约2小时血清浓度达到峰值,抗凝起效快,半衰期12~17小时,不需要进行INR监测,药物相互作用发生率低,适用于HIT患者。2008年,达比加群被欧盟批准用于VTE的预防与治疗。同年,被加拿大批准用于膝、髋关节置换术后患者的血栓预防。由于达比加群80%以原形经肾脏排泄,所以对于严重肾功能不全的患者禁用。

(2) Xa因子直接抑制剂:利伐沙班(rivaroxaban)是第一个口服直接Ⅹ因子抑制剂。通过与Xa因子直接、可逆的结合阻断凝血连锁反应。它对Xa因子的作用具有高度选择性,是其他凝血因子的10 000倍。可抑制游离、结合的Xa因子和促凝血酶原活性而不需要辅助因子。口服后3~4小时血浆浓度达到峰值,半衰期在年轻患者中为5~9小时,老年患者为11~13小时,主要经肾脏代谢。任何患者都可以口服固定剂量的利伐沙班而不需要监测。欧盟和加拿大已批准用于膝、髋关节置换后VTE的预防,推荐剂量10mg,每天一次。EINSTEINDVT和EINSTEIN-EXTENSION研究结果表明:对于急性VTE患者的治疗剂量是15mg每天2次,3周后改为20mg每天1次,一般应用时间可以为3~12个月。而预防剂量为10mg每天1次。同类产品还有阿哌沙班(Apixaban)和依杜沙班(Edoxaban)等也处于研发中。

(二) 抗凝药物的应用时间

关于VTE抗凝治疗的期限,国内外目前至今尚无统一的规范。传统观念认为至少要持续3~6个月,而国际上有多种观点发表,如2年、3年、8年等。但无论如何,从辩证唯物观点来看,所有泛指的硬性规定都是不够科学的。因为短期的抗凝有可能导致VTE的高复发率,而长期的抗凝不但会带来相关并发症发生,同时也给患者造成一定的医疗负担与麻烦。一组227例患者的国际随机研究表明:VKA应用6个月的患者与长期VKA应用相比,4年随访提示:再发VTE为20.7% vs 2.6%,出血发生率为2.7% vs 8.6%。由此人们在询问:多长时间为理想而有效的抗凝期限呢?多年来正是这些问题一直在困扰着我们。

现代观点认为:在急性VTE治疗的同时,确定其发生原因尤为重要。而在那些可以明确的VTE发生原因中,可分为可消除因素和不可消除因素以及特发因素。可消除因素有:外伤、手术、制动、长途旅游、口服避孕药物等。不可消除因素有:先天性高凝、抗凝血酶障碍、C与S反应蛋白缺陷、抗磷脂综合征、恶性肿瘤等。而对那些暂时无法确定发病原因者被确定为特发因素。当VTE度过急性期后,出现复发的可能主要与下列情况有关:①造成VTE发生的主要原因是否消除?②急性期VTE的治疗是否及时和有效?因此,我们认为VTE的抗凝治疗要视患者的具体情况来确定,而不应该一概而论。这种新的抗凝策略被称为个体化抗凝(individualized anticoagulation therapy)。按照这种策略,对于那些由可消除因素所导致VTE的患者,抗凝治疗可以持续到致病的可消除因素彻底消失,如外伤的愈合、度过外科的围术期、制动的解除等。这个时间段可能是2周、1个月、1年等。对于那些因不可消除因素所导致的VTE患者,如先天性高凝、抗凝血酶等,抗凝治疗可以长期进行,甚至持续到终生。而对于那些没有查明原因的VTE患者,抗凝治疗可以持续6个月,而后通过重新评估患者再做选择。

三、溶栓药物

(一)历史回顾

1933年,约翰霍普金斯大学的Tillett无意中发现,链球菌分泌物能使凝血块溶解。一年后,他成功地分离出链激酶。1949年,Tillett和Sherry首先用链球菌激酶局部溶解机化分隔的血胸。1955年Tillett首次在世界上将这种溶栓药通过血管内给药应用于11例患者,在获得相应的溶栓疗效的同时也出现了发热与低血压的不良反应。1956年,Clifftion在纽约确认了血管内给予SK的溶栓作用,次年报告了40例的临床应用经验,从此被广泛应用于临床。1885年,Shiali提出人尿有溶解血块的作用。1947年,Macfarlance首次报告尿内含有纤维活性物质。1952年,Sobel将之命名为尿激酶。1958年,Sokal把尿激酶应用于临床。

(二)溶栓药分类

理想的溶栓药物应具备以下特征:①纤维蛋白特异性:溶栓药物的作用范围局限于血栓,全身性出血并发症少;②便于给药:例如,经静脉全身给药创伤小但效果欠佳,导管溶栓效果虽好但需在X线或超声引导下进行,且创伤较大;③溶栓迅速、剂量-效应关系明确:由于患者对溶栓药物的反应存在个体差异,临床医生在决定溶栓治疗前很难确定药物剂量;④易于检测:通过目前的实验室检查如D-二聚体、纤维蛋白原降解产物、凝血酶原时间(PT)、活化部分凝血酶原时间(APTT)、国际标准化比值(INR)能评估溶栓程度和有效性,并能预测出血并发症;⑤费用低廉。遗憾的是,目前我们临床上使用的溶栓药物都不能同时具备以上特征。

1. 纤溶酶原激活剂(plasminogen activators)

(1) 链激酶(streptokinase,SK):SK是含有414个氨基酸的单链蛋白,分子量47kD,由β

溶血性链球菌产生的蛋白激酶中提纯分离而来。SK 不直接激活纤溶酶原,而以 1:1 的比例与纤溶酶原形成复合物,再催化纤溶酶原转变为纤溶酶。SK 曾被 FDA 批准用于急性心肌梗死(AMI)、VTE 和动脉血栓栓塞性疾病,2004 年美国唯一一家生产 SK 的 Behring 停止生产。由于其具有抗原性,易引发变态反应,且容易引发全身纤溶亢进,加之更好的溶栓药物的出现,SK 已很少在美国使用,但在发展中国家,由于其价格低廉,仍广泛应用于临床。近年来,新型的组织型 SK(重组链激酶)又回到临床。

(2) 尿激酶(urokinase,UK):UK 是从人尿或肾细胞组织培养液中提出的一种丝蛋白酶,在我国较常用。UK 通过直接激活纤溶酶原变成纤溶酶而溶解血栓。其特点是无抗原性,缺点是选择性差,治疗的同时会降解纤维蛋白原,诱发全身性纤溶状态。1999 年,美国 FDA 因担心可能传染感染性疾病而停止其使用。这促进了其他溶栓药物(如葡激酶、rt-PA)的研发。2002 年,UK 重返美国市场,唯一的应用指征是 PE,而在 1999 年之前,它被批准用于 PE 和 AMI。UK 的剂量尚无统一标准,一般首剂 4000U/kg,10 分钟注射完毕,以后每小时 4000U/kg 静脉滴注。现代临床上常用的剂型是 25 万/支,我们的临床经验表明:(75~100) 万 U/d,在 4 小时内通过静脉内置入溶栓导管滴注,疗效较好且相对安全,用药时间视患者的具体情况确定,一般 2~3 天。

2. 重组纤溶酶原激活剂(recombinant plasminogen activators)

(1) 阿替普酶(alteplase):又称重组组织型纤溶酶原激活剂(recombinant tissue-type plasminogen activator,rtPA),商品名艾通立。直接激活纤溶酶原转变为纤溶酶。生理条件下,内皮细胞产生 t-PA,rt-PA 与 t-PA 有相同的分子结构和特性,故少有过敏反应报道。FDA 批准 rt-PA 用于 AMI、PE 和脑梗死。rt-PA 主要在肝脏代谢,半衰期 4~5 分钟,用药 20 分钟后血浆中的含量可以减少到低于最初值的 10%。目前,临床上常用剂量有 20mg 和 50mg 两种,我们的经验为 20mg/d,4 小时内通过静脉内置入溶栓导管滴注,应用时间一般为 2~3 天。也有其他中心应用 100mg/d。

(2) 瑞替普酶(reteplase):作用机制与阿替普酶相同,半衰期较长,AMI 是 FDA 接受的唯一适应证。

(3) 替奈普酶(Tenecteplase):半衰期更长,被 FDA 批准用于 AMI。

3. 新的纤溶酶原激活剂(novel plasminogen activators)　有很多种,如葡激酶、溶栓药物的突变体和嵌合体,目前此类药物仍处于研究和临床试验阶段。

(三)溶栓药物的给药方式

1. 急性 DVT　溶栓药物可经溶栓导管局部给药或周围静脉给药。近代观点认为对于急性 DVT 患者,将溶栓导管直接置入血栓部位进行局部给药溶栓其疗效明显好于全身给药。特别是对于急性髂股静脉血栓,患者生理储备良好,预期生存率大于一年,无明显出血风险时,ACCP8 推荐行导管直接溶栓(catheter directed thrombolysis,CDT),以减轻症状,降低 PTS 的发生。而经周围静脉给药溶栓(systemic thrombolysis)方法仅是在无法行 CDT 或一些特殊情况采用。

2. 急性 PE　无溶栓禁忌证时,对于有症状性 PE 的治疗,最为有效的方法是:在具有相应的医疗条件和技术下选择肺动脉置管碎栓、抽吸栓子和溶栓。如果条件许可则可以选择经外周静脉给药溶栓。

四、抗血小板药物

静脉血栓和动脉血栓的形成机制不同,静脉血栓的主要成分是纤维蛋白和红细胞,即红色血栓;动脉血栓的主要成分是血小板,即白色血栓,但在临床上有时不能把这两种病理过程截然分开。有证据显示血小板活化和堆积参与了静脉血栓形成,阿司匹林可以减少 VTE 的复发,但目前抗血小板药物在 VTE 中的应用尚缺乏充分证据。在抗凝治疗的同时,特别是对有髂股静脉进行血管成形支架置入的患者,酌情给予阿司匹林、氯吡格雷等抗血小板药物是合理的。但具体的循证医学证据还需进一步的临床工作来完成。

五、改善微循环药物

七叶素(商品名:威利坦)、地奥司明类、丹参、低分子右旋糖酐等可改善患者肿胀、疼痛症状,在抗凝同时可酌情给予改善微循环药物。

六、抗凝、溶栓治疗的监测

抗凝溶栓治疗应该在规范、科学的监测下进行,既不能因剂量不足而达不到应有的效果,也不能因剂量过大而发生出血。临床上常用的监测有如下几种:

1. APTT(活化的部分凝血活酶时间)　要求较正常对照组延长 1.5~2.5 倍(国人可以控制在 1.5~2.0 倍)后可以达到最佳的抗凝效果而出血风险最小。APTT 达到 1.5 倍时被称为肝素起效阈值,APTT 应该 6 小时检测一次。

2. ACT(活化凝血时间)　正常参考值为 74~125 秒,在体外循环下维持为 360~450 秒。当大于 500 秒或出现出血现象时,可以用鱼精蛋白中和,使之控制在 80~120 秒内。

3. PT(凝血酶原时间)　正常为 11~13 秒,在治疗期间应该维持在 25 秒内。

4. INR(国际正常化比值)　1992 年,世界卫生组织制定了口服抗凝治疗监测的统一标准,即 INR。INR=(患者 PT/ 平均正常 PT),ISI 是国际敏感度指数。对于国人来讲,INR 控制在 2.0~2.5 为宜,当 INR 为 4.0 时,出血的危险性明显增加;当 INR 是 5.0 时,患者处于出血的危险状态。有学者将 364 例 DVT 患者分成两组,口服华法林 6 个月。组一:192 例(52.7%),INR 1.9~2.5。组二:172 例(47.3%),INR 1.2.6~3.5。结果:①小出血:组一为 1.04%,组二为 4.06%;②较大出血:组一为 1.04%,组二为 6.03%。两者差异明显(小出血:鼻出血、皮下出血。大出血:胃肠道出血、关节积血等)。降低 INR 有 3 种方法:①停用抗凝药:停药后 INR 从 2.0~3.0 降至正常需 4~5 天;②口服维生素 K_1 1~2.5mg/d,可以使 95%INR 在 4~10 之间的患者,24 小时内降低;③在应用华法林严重过量或已出现较严重出血情况下,最快速有效的方法是输新鲜血浆或凝血酶原复合物。

5. 抗凝血酶活性(AT:A)测定　肝素的抗凝血作用主要依赖于 AT(抗凝血酶),正常血浆 AT:A 是 80%~120%。当 AT:A 低于 60% 时,肝素效果减低;当低于 30% 时,肝素几乎失去了抗凝作用。因此,在应用肝素过程中,务必要保持 AT:A 在 80% 左右,如低于 60%,要及时补充血浆或抗凝血酶制剂。

6. 纤维蛋白原测定　是溶栓治疗的主要监测指标,正常为 200~400mg/100ml。如低于 80mg/100ml,出血风险明显增加。

七、抗凝、溶栓疗法的解读与演义

在临床上,当我们需要采用抗凝、溶栓疗法时,首先应该明白我们的目的是什么? 我们要到达什么效果? 我们的抗凝、溶栓是在什么情况下进行的? 因为患者的发病原因、发病时间、发病特点(急性与慢性)、患者状态、伴随疾病、需要干预的部位(动脉或静脉)、需要干预的时期(手术前、手术中、手术后)等的不同,抗凝、溶栓所采用的方法、程度与策略也是不同的。比如,对于没有发生 VTE 的患者,同为预防血栓发生而应用抗凝药物,如果患者体内被置入人造材料,抗凝程度就应当达到规范标准。在多数情况下,抗凝是可以进行的,只是程度和有效性的控制问题。而溶栓却是不同的,大块的血栓或超过时间窗的血栓是很难溶开的。显然,全身系统溶栓疗效不如局部直接溶栓,应用中、小剂量药物分次溶栓不如大剂量药物集中溶栓。但有一点我们必须时刻牢记:出血并发症对人体的危害一定是大于血栓并发症对人体的危害。如果患者没有相应的禁忌证,手术取栓要比溶栓效果好。作为医生,我们的最终目的是彻底消除病魔给患者带来的痛苦。在此前提下,应该始终为患者选择最佳的、最科学的治疗方法和手段,如果这些方法、手段不属我们的业务特长,应该积极寻求技术支援。我们要让治疗方法跟随疾病走,而不是让疾病跟随治疗方法走。我们应该善于把复杂的问题简单化而不是把简单的问题复杂化。周围血管疾病的溶栓与抗凝治疗看似简单但却很复杂,看似规范但却很茫然。尽管这些方法很早就在我国临床工作上广泛应用,但其合理性、科学性、有效性的缺乏却屡屡可见,甚至有时为我们带来灾难。VTE 的治疗所涉及的药物和方法很多,尽管国内外每个血管外科中心都有自己丰富的经验,但尚未看到多中心、大样本、前瞻性的、有说服力的文献报道,尚无具有科学性和说服力的证据。尽管如此,我们仍然坚信,伴随着研究的不断深入,希望的曙光必将展现。

(张福先　李海磊　李大林)

参 考 文 献

1. Heit JA. The epidemiology of venous thromboembolism in the community. Arterioscler Thromb Vasc Biol,2008, 28:370-372

2. Emadi A,Streiff M. Diagnosis and management of venous thrombo- embolism:an update a decade into the new millennium. Archives of Iranian Medicine,2011,14(5):341-351

3. Silverstein MD,Heit JA,Mohr DN,et al. Trends in the incidence of deep vein thrombosis and pulmonary embolism:a 25-year population- based study. Arch Intern Med,1998,158:585-593

4. Stien PD,Beemath A,Olson RE. Trends in the incidence of pulmonary embolism and deep venous thrombosis in hospitalized patients. Am J Cardiol,2005,95(12):1525-1526

5. Barritt DW,Jordan SC. Anticoagulant drugs in the treatment of pulmonary embolism:a controlled trial. Lancet, 1960,1:1309-1312

6. Alpert JS,Smith R,Carlson J,et al. Mortality in patients treated for pulmonary embolism. JAMA,1976,236: 1477-1480

7. Kernohan RJ,Todd C. Heparin therapy in thromboembolic disease. Lancet,2007,1:621-623

8. Samama M.The mechanism of action of rivaroxaban-an oral,direct Factor Xa inhibitor-compared with other anticoagulants. Thrombosis Research,2011,127(6):497-504

9. Bauersachs R,Berkowitz SD,Brenner B,et al. Oral rivaroxaban for symptomatic venous thromboembolism. N Engl J Med,2010,363:2499-510

10. Jessica M. Titus,Mireille A. Moise,James Bena,et al. Iliofemoral stenting for venous occlusive disease. J Vasc Surg,2011,53:706-712

11. Tillett WS,Sherry S. The effect in patients of streptococcal fibrinolysin and streptococcal desoxyribonuclease on fibrinous,purulent,and sanguinous pleural exudations. J Clin Invest,1949,28:173-190

12. Tillett WS,Johnson AJ,McCarty WR. The intravenous infusion of the streptococcal fibrinolytic principle

（streptokinase）into patients. J Clin Invest,1955,34:169-185

13. Clifftion EE. The use of plasmin in humans. Ann NY Acad Sci,1957,68:209-229

14. Kearon C,Kahn S,Agnelli G,et al.Antithrombotic therapy for venous thromboembolic disease:American College of Chest Physicians evidence-based clinical practice guidelines (8th edition). Chest,2008,133,454S-545S

15. Wang X,Hsu MY,Steinbacher TE,et al. Quantification of platelet composition in experimental venous thrombosis by real-time poly- merase chain reaction. Thromb Res,2007,119:593-600

16. Watson H,Chee Y. Aspirin and other antiplatelet drugs in the prevention of venous thromboembolism. Blood Reviews,2008,22(2):107-116

17. Ufuk Yetkin,Özalp Karabay,Hakan Önol. Effects of oral anticoagulation with various INR levels in deep vein thrombosis cases. Curr Control Trials Cardiovasc Med,2004,5(1):1-7

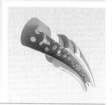

第九章

肝素诱导性血小板减少症

　　肝素应用已近 70 余年,是临床治疗中最广泛使用的抗凝药物。出血是肝素类药物最常见的并发症。而肝素类药物的另一个不常见的副作用是肝素诱导的血小板减少症(heparin-induced thrombocytopenia,HIT)。肝素诱导的血小板减少症是由肝素类药物引起的一种以血小板减少为特征的并发症,主要表现为血小板减少、血小板激活和(或)血栓形成。当出现血栓形成的临床表现时称为肝素诱导的血小板减少症的血栓形成(heparin-induced thrombocytopenia thrombosis,HITT)。肝素诱导的血小板减少症引起的血栓不仅可发生在动脉,也可发生在静脉,包括肺栓塞、缺血肢体坏死、急性心肌梗死和卒中等,有时成为心血管围术期复杂的并发症之一。所有接受肝素类药物治疗的患者均有可能发生 HIT,其发生可不依赖于药物的剂量和给药途径,有时使用肝素盐水冲洗的介入导管也可引起 HIT。虽然发生率较低,但有时是致命性的,临床医师尤其是血管外科医师需要认识到这一潜在并发症的危害性。早期诊断 HIT 并采取治疗措施对于减少血栓栓塞等严重并发症的发生具有重要意义。

一、流行病学

　　1958 年,美国 Weismann 和 Tobin 首次报道 1 例下肢深静脉血栓形成的患者接受肝素治疗后出现下肢动脉栓塞,取栓后 3 天在术后继续应用肝素下出现腹主动脉血栓。他们报道的 10 例患者中有 6 例死于血栓栓塞症,血栓呈灰白、柔软、鱼肉样。以后陆续有报道应用肝素后出现无明确原因的动脉血栓,并且大都在肝素应用后 10 天左右发生。1969 年,Natelson 将其命名为肝素诱导的血小板减少症。在其后,应用肝素后血小板明显减少的临床特点得到更多的认识,并将血小板计数作为肝素应用时的常规监测指标。肝素与血小板因子 4 复合物引起抗体产生,并激活血小板的免疫机制的发现使得临床对肝素诱导的血小板减少症得到更一步的认识。目前国内外报道 HIT 的发生率不一致,这与不同的临床情况应用背景、肝素的种类、肝素使用的时间等不一致有关。HIT 的发生率从 0.3%~4.8% 不等,死亡可高达 20%~30%。美国一项研究统计 1979—2005 年共 1 055 400 例静脉血栓栓塞症的住院患者 HIT 的发生率约为 0.36%,40 岁以下以及产妇发生率低。肝素使用时间比肝素的剂量更容易导致 HIT 的发生。骨科、普通外科、心脏科、一般内科的患者 HIT 的发生率依次降低。磺达肝癸钠(fondaparinux)发生 HIT 极少见。普通肝素的 HIT 发生率比低分子肝素高 10 倍。国内有报道 HIT 发生率为 3%,尚无大样本的统计报道。

二、发病机制

(一) HIT 分型

1. Ⅰ型 HIT　非免疫性反应,较常见,初次使用肝素即发生,在使用肝素的患者中发生率可高达 30%,也称作肝素相关性血小板减少(heparin associated thrombocytopenia,HAT)。血小板计数轻微降低,很少低于 $10 \times 10^9/L$,即使持续应用肝素,大多数在 3 天内血小板可逐渐上升、恢复,不发生血栓形成,是一种良性反应。其发病机制可能是肝素与血小板和内皮细胞的非特异性结合有关,仅引起低水平的自发性血小板激活,可被前列腺素阻断,但阿司匹林和氯吡格雷无法阻断。

2. Ⅱ型 HIT　免疫性反应,大多在肝素使用后 5~10 天发生,如近期使用过肝素,发生可更早,血小板计数下降低于 $10 \times 10^9/L$,或下降幅度大于 30%~50%,患者体内产生抗 PFa- 肝素抗体,有血栓形成的风险。目前,HIT 多指免疫介导的血小板减少。

(二) 发病机制

1. 肝素与血小板因子 4 结合产生抗体　血小板因子 4(platelet factor 4,PF4)是由巨细胞合成的、存在于巨核细胞和血小板 α 颗粒中带高正电荷的特异性蛋白,含 70 个氨基酸,由 4 个单体组成,每个单体分子量约为 7.8kD,属人趋化因子超家族的 CXC 亚族,定位于人 4 号染色体长臂,其羧基端含有肝素结合位点。血小板活化后释放的 PF4 与带负电荷的肝素分子有很高的亲和性,两者结合形成肝素 /PF4 复合物并使 PF4 分子构象发生改变,从而暴露抗原表位具有抗原性。肝素 /PF4 复合物以 T 细胞依赖方式诱发产生自身抗体,即 AHPF4 抗体,包括 IgG、IgM 和 IgA 3 类,AHPF4 抗体 80% 为 IgG(伴或不伴 IgM 和 IgA),IgG 是引起 HIT 患者血小板活化的主要抗体,出现时间较短,在 HIT 发生后数周即减弱或消失,IgM 和 IgA 在 HIT 发病机制中的作用甚微。并非所有 AHPF4 抗体形成的患者都会进展为 HIT,但仍然有血栓栓塞的风险。低分子肝素等其他硫酸氨基葡聚糖也通过类似的方式与 PF4 结合而具有抗原性,从而引起 HIT。在一些 HIT 患者中检测不到 AHPF4 抗体,但是能检测出抗白介素 -8(interleukin-8,IL-8)抗体和抗中性粒细胞活化蛋白 -2(neutrophil activating protein-2,NAP-2)抗体。这些抗体可以识别肝素与 IL-8 或 NAP-2 结合形成的复合物,诱导产生 HIT。NAP-2 含 70 个氨基酸,与 PF4 大约 60% 的氨基酸同源,两者同属一类趋化因子。

2. 血小板活化　肝素可以通过非免疫机制活化血小板,使血小板 α 颗粒释放 PF4。肝素 /PF4 复合物形成后可结合于血小板表面,刚开始接触肝素时,血小板表面仅有少量肝素 /PF4 复合物,AHPF4 抗体的 Fab 段与血小板表面的肝素 /PF4 复合物结合形成肝素 /PF4/IgG 复合物,Fc 段则通过与 Fab 段结合的血小板或邻近血小板 Fcγ Ⅱ α 受体交联结合,进一步触发自身或邻近血小板活化,引起血小板凝集,同时形成血栓素,增强凝血反应。活化的血小板又释放更多的 PF4,导致血小板表面出现更多的肝素 /PF4 复合物和凝血反应进一步加剧,这种正反馈机制最终引起血小板数量减少和血液高凝状态。AHPF4 抗体能够识别肝素 /PF4 复合物上 2~3 个不同抗原表位,只有肝素分子处于"自由"状态时才能与 PF4 作用并为抗体提供合适的结合位点,当肝素通过化学交联处于固相状态时,抗体则不能与肝素、PF4 复合物结合。

3. PF4 大量释放　一般血液中游离 PF4 浓度较低,远低于与肝素形成复合物的最佳化学浓度。Poncz 等认为 HIT 的发生始于 PF4 的大量释放,游离 PF4 结合于血小板表化因子面及血管内皮细胞对 HIT 的发生有 3 个重要作用:①肝素结合部分过多的血小板表面 PF4

直接促进局部血栓形成;②大量 PF4 参与形成肝素 /PF4 复合物并刺激 AHPF4 抗体产生;③多余的 PF4 与内皮表面的肝素和肝素样物质形成复合物并与这些 AHPF4 抗体结合,再通过血小板表面的 FcrⅡa 受体引起更多的血小板激活和清除,导致血栓形成、血小板减少和炎性反应,这又进一步刺激血小板释放 PF4,如此重复最终出现临床症状。体外循环可以强烈诱发血小板活化,使大量的 PF4 释放到血液与肝素结合,因此 50% 左右的心脏手术患者可检测到 AHPF4 抗体。

4. 肝素 /PF4 复合物的形成　研究者发现,普通肝素和 PF4 四聚体摩尔浓度比接近 1∶1 时能形成比较稳定的超大复合物(ultralarge complex,ULC,>670kD),继续增加肝素浓度 ULC 则分解为小的复合物。与小复合物相比,ULC 对于免疫介导的 AHPF4 抗体形成、抗体引起的血小板活化以及血栓形成等方面都有更强的促进作用,低分子肝素 PF4 很难形成 ULC,因此引起 HIT 发生率较低。只有肝素和 PF4 四聚体摩尔浓度比处于一个较窄的范围,两者所形成的 ULC 才能与 AHPF4IgG 抗体结合形成抗原性很高的肝素 /PF4/IgG 复合物,促进血小板的活化,这可以解释为什么体外循环心脏手术后 50% 左右的患者可以检测到 AHPF4 抗体,但是仅有少数患者发展为 HIT。

5. 血管内皮细胞损伤　完整的细胞表面有氨基葡聚糖,可参与 AHPF4 抗体与内皮细胞的结合。实验显示,HIT IgG 抗体可以通过 Fab 段与微血管内皮细胞直接结合,而在血小板活化和某些细胞因子如 TNF-α 等存在的条件下也可以间接激活大血管内皮细胞。AHPF4 抗体作用于血管内皮细胞,引起内皮细胞的免疫性损伤、组织因子表达和炎性介质释放,促进血管损伤部位血栓形成。人脐静脉内皮细胞也能表达与肝素类似的氨基葡聚糖分子,在 PF4 存在时抗体能够识别,这一过程可被肝素抑制,但不能被 FcγⅡa 受体的抗体抑制,说明血管内皮细胞也参与 HIT 的发生。

6. 单核细胞激活　AHPF4 抗体介导的血小板活化是 HIT 血栓形成的重要机制,但越来越多的证据表明,患者凝血系统激活也是血栓形成的重要原因之一。除血管内皮细胞外,单核细胞也是血管内组织因子的重要来源。人肝素 /PF4 特异性鼠单克隆抗体(KKO)和抗体在 PF4 存在条件下都能与人外周血单核细胞结合,激活单核细胞,促进合成和分泌组织因子以及细胞因子 IL-8,并引起细胞表面促凝血活性增强。推测可能因为单核细胞表面存在氨基葡聚糖,PF4 能与之形成抗原。这一发现提示 HIT 血栓存在新的机制,AHPF4 抗体可以通过作用于单核细胞使 HIT 患者处于高凝状态。研究显示,AHPF4 抗体引起单核细胞激活所需的时间远远长于血小板活化所需的时间。血小板活化并释放 PF4 可能是单核细胞激活并释放组织因子的必要条件,即使停止使用肝素后,只要发生血小板活化,也可能出现单核细胞激活和组织因子释放,有可能发生血栓形成。

血小板减少的机制包括:①血小板激活后寿命缩短;②活化血小板聚集,在血栓形成过程中被消耗;③聚集的血小板结合到内皮细胞和白细胞上后被清除。血小板激活是 HIT 的主要发病机制。

三、临床表现

以血小板计数明显下降,伴或不伴有血栓形成事件为临床特点,根据发生时间可分为 3 种类型:①典型 HIT:血小板减少发生在肝素后第 5~10 天;②速发型:肝素使用 24 小时内,突然出现血小板减少,多见于近期使用过肝素的患者;③迟发型:肝素停药几天后才出现血小板计数减少,此型临床表现重,HIT 抗体滴度高。

1. 连续发生的血栓栓塞　动脉血栓栓塞最常发生于脑、大外周动脉或留置导管部位，引起急性动脉栓塞，而血栓性休克、心肌梗死、肠系膜动脉血栓不常见，可导致卒中、四肢缺血或器官缺血、梗死。静脉与动脉栓塞之比为4：1，多见于下肢深静脉、肺动脉。罕见部位（如脑静脉和脑硬脊膜窦）血栓形成，常提示 HIT。静脉血栓栓塞症是最常见的并发症。包括深静脉血栓形成和肺栓塞，有头痛和急性神经症状，可能存在脑静脉血栓；腹部疼痛，警惕是否有肾上腺出血性坏死，继发于肾上腺静脉血栓形成的肾上腺出血性梗死是住院患者急性肾上腺功能衰竭最常见的原因。

2. 局部皮肤损害　通常肝素治疗5天后，局部注射部位出现痛性红斑或皮肤坏死，皮下注射肝素的皮肤反应也可在24小时内出现。肝素诱导的皮肤损害病理检查显示微血管血栓形成，故可预测血栓形成事件。

3. 全身反应　急性反应包括寒战、肌僵直、发热、心动过速、大汗及恶心等，罕见症状有急性一过性遗忘，重者出现顺行性遗忘，一般不超过24小时。病理生理尚不清楚，可能与血小板激活，释放代谢产物或血小板聚集导致大脑后动脉、丘脑正中旁分支缺血或代谢失衡有关。少部分患者可有出血表现。

四、实验室检查

肝素在临床上应用广泛，一旦发生 HIT，其后果严重，因此 HIT 越来越受到重视。早期诊断 HIT 并采取治疗措施对于减少血栓栓塞等严重并发症的发生具有重要意义。除密切观察临床表现、动态监测血小板数量外，对肝素治疗的或者高度怀疑 HIT 的患者进行 AHPF4 抗体相关实验室检测以支持诊断很有必要。AHPF4 抗体相关的实验室检测分为检测 AHPF4 抗体激活血小板能力的血小板功能性试验和检测血清 AHPF4 抗体滴度的免疫功能学试验。HIT 实验室检查的方法可分为功能测试和免疫测试。但抗体阳性患者并不一定发生 HIT，因此血小板功能检查诊断价值更高。

1. 血小板功能检查　包括血小板凝集试验（platelet aggregation test，PAgT）、^{14}C 血清素释放试验（^{14}C-serotonin release assay，SRA）、肝素诱导血小板聚集试验（heparin induced platelet activation test，HIPA）、流失细胞仪测量富含血栓素的微粒、ADP 或 ATP 释放测定等均属于功能性血小板试验，其中以 SRA 的敏感性和特异性最高，被认为是诊断的金标准。HIPA 采用血小板和患者血浆检测肝素引起血小板聚集的能力，患者血浆可能或不可能含有 AHPF4。虽然 HIPA 比 SRA 更容易操作，但敏感性不一致，在大多数实验室敏感性低。SRA 采用肝素后血清检测 AHPF4 抗体对血小板的激活效应，具有很高的特异性（89%~90%），而且比血小板聚集实验更敏感。它检测在不同肝素浓度和患者血清下血小板致密颗粒释放的血清素，作为血小板激活的标志，SRA 因为检测血小板脱颗粒最接近 HIT，现被认为是实验室金标准。因为它使用异源性血小板，当抗体 Fc 部分和血小板 Fc 受体的亲和力低时，可出现假阴性结果。但检查复查，较贵，需要放射活性复合物，耗人力，因此未广泛使用。

2. 抗体检测　检测 AHPF4 抗体的滴度，简单易行，比较适合临床应用。主要包括有酶联免疫吸附测定（enzyme-linked immunosorbent assay，ELISA）、膜吸附酶联免疫滤过测定（enzyme-linked immunofiltration assay，ELIFA）、粒胶凝集免疫测定（particle gel immunoassay，PaGIA）和流式细胞仪测定等。ELISA 通过将患者血清或血浆与肝素和 PF4 复合物孵化可检测 AHPF4 抗体。缺陷是 ELISA 无法确定其临床相关性，仅能发现检测抗体的存在，不是功能性分析。无 HIT 的患者中也能检测到抗体存在，不能确诊，但对于 HIT 阴性诊断敏感性高,可达 90%~95%。最近已有专门检测 IgG 抗体的试剂盒,对于诊断更有价值。临床实践中,ELISA 方法临床更容易进行,因为不能确定抗体和 HIT 的临床相关性,需要结合临床表现进行诊断。

五、诊断和鉴别诊断

(一)诊断

可根据肝素使用 5~10 天后出现血小板明显下降,无法解释的血栓形成,结合实验室检查等进行诊断。一般血小板计数下降低于 $10 \times 10^9/L$,或血小板计数下降至患者原血小板计数基数的 30%~50% 以下。停用肝素后血小板计数恢复正常。应要警惕 HIT。临床可参考 Warkentin 的 4Ts 评分系统。每项 0~2 分,将 4 项得分相加,总分 0~3 分为低度可能,4~5 分为中度可能,6~8 分为高度可能(表 1-9-1)。如分值大于 6 分,应停用肝素,考虑 HIT 可能;如分值小于 3 分,HIT 可能性不大。

表 1-9-1 4Ts 评分表

4Ts	2分	1分	0分
血小板减少	血小板计数相对下降 >50% 且最低值 ≥20 × 10⁹/L	血小板计数相对下降 30%~50% 或最低值在 (10~19) × 10⁹/L	血小板计数相对下降 <30% 或最低值 <10 × 10⁹/L
应用肝素与血小板下降相距的时间	明确的应用后 5~10 天或 ≤1 天(既往 30 天内曾应用过肝素)	不能肯定的应用后 5~10 天(如缺少之前的血小板计数资料)、应用肝素 >10 天或 ≤1 天(既往 30 天内曾应用过肝素)	应用肝素后 4 天内出现(无既往肝素接触史)
血栓或其他后遗症	明确的新发血栓、皮肤坏疽、静脉注射肝素后出现急性系统性反应	再发血栓或血栓加重、非坏死性皮肤损伤(红斑)、可疑血栓(未证实)	无
其他引起血小板下降的原因	不存在	可能存在	明确存在

(二)鉴别诊断

HIT 需与抗磷脂综合征、播散弥漫性血管内血栓形成、血栓性血小板减少性紫癜、非肝素药物性血小板减少症和输血后紫癜等鉴别。抗磷脂综合征临床表现多样,主要有血小板减少及血栓形成,急剧型病情凶险,可发展为休克、多器官功能衰竭。实验室检查存在抗磷脂抗体。抗凝和免疫抑制剂是主要的治疗方法。

输血后紫癜多发生在经产妇,男性较少,一般于输血后 1 周左右发病,起病急,表现为畏寒、寒战、高热、荨麻疹;重者头痛、呼吸困难,乃至休克;全身皮肤黏膜出血,可能有呕吐、便血、尿血或生殖道出血。与受血者体内存在血小板特异性抗体即抗 P1A1(抗 Zwa)抗体有关。正常人群中,只有抗 1.7% P1A1 阴性的人可能产生此特异性抗体。早期临床症状与 HIT 不易区别,检查血小板同种抗体即能鉴别。

HIT 可与其他原因所致的血小板减少症同时存在。有时需实验室抗体以及血小板的功能实验检查才能鉴别。极少数患者静脉使用肝素后 30 分钟内,发生急性炎症反应,如高血压、心动过速、呼吸困难、胸痛、心肺抑制等,与急性肺栓塞相似,称为"假性肺栓塞"。

六、治疗

HIT 的治疗原则:高度怀疑或明确有 HIT 时立即停用各种类型肝素,包括去除肝素涂层的各类导管以及肝素水的洗刷。因为即使立即停用肝素,发生血栓的危险仍有 25% ~50%,可考虑使用非肝素类替代抗凝剂控制 HIT 患者凝血酶活性。因低分子肝素与 AHPF4 体有交叉反应,故不能应用于治疗 HIT。对于伴有血栓形成的 HIT 患者或单纯性 HIT 患者,如果肾功能正常,HIT 患者合并血栓形成(HITT),建议用非肝素抗凝剂。目前有 3 种抗凝剂即达那肝素(danaparoid)、重组水蛭素(lepirudin)和阿加曲班(argatroban)用于治疗 HIT。这 3 种抗凝剂能直接抑制凝血酶活性或抑制凝血酶生成,而与 AHPF4 无交叉。lepirudin 由肾脏清除,较适用于有肝脏疾病的患者;阿加曲班在体内由肝脏清除,适于肾功能不全的患者,故对尿毒症血透患者是一个较好的选择。且不与 AHPF4 产生交叉反应,但其效用和安全性尚待更多的临床研究证实。HIT 患者的治疗时间难以确定,但抗凝治疗至少应持续 2~3 个月,以防止栓塞发生。HITT 患者非肝素抗凝剂的选择,如果肾功能正常,建议用来重组水蛭素或达那肝素钠;如果肾功能不全,建议用阿加曲班。虽然 HIT 患者严重血小板减少,只是在出血或进行侵入性操作出现风险大的时候输注血小板。磺达肝癸钠(fondaparinux)和新型口服抗凝药在治疗肝素诱导的血小板减少症中的作用有待进一步研究来评估。

强烈怀疑或确诊 HIT 的患者,如正使用维生素 K 拮抗剂时,需停用并口服维生素 K。因为维生素 K 拮抗剂可通过抑制蛋白 S 和蛋白 C,增加血栓形成的风险。除非有出血,急性期 HIT 应尽量避免输血小板,因为即使血小板低于 $20 \times 10^9/L$,出血的风险仍较低,而且输血小板有增加血栓事件发生的风险。除非血小板已基本恢复正常水平才考虑维生素 K 拮抗剂。维生素 K 拮抗剂宜从小剂量开始。

七、预防

接受肝素和低分子肝素治疗的患者在治疗前检测血小板基线水平,用药期间监测血小板计数。在静脉血栓栓塞症的治疗中尽量使用低分子肝素。HIT 的危险人群可按下列分级:①高危(发生率 >1%):术后或创伤患者,特别是应用普通肝素的心脏、血管或矫形手术后患者;②中危(发生率 0.1% ~1%):普通肝素输注、应用低分子肝素的术后患者,普通肝素预防或治疗剂量应用的内科或产科患者;③低危(发生率 <0.1%):低分子肝素治疗的内科或产科患者。根据不同危险的患者决定监测的频率。美国胸科医师协会关于肝素诱导的血小板减少症治疗和预防指南建议:对于临床医生所认为的肝素治疗期间出现肝素诱导的血小板减少症发病风险 >1% 的患者,建议监测血小板计数(每 2~3 天 1 次,从肝素治疗开始后 4~14 天或直至停止肝素治疗);对于临床医生所认为的肝素治疗期间出现肝素诱导的血小板减少症发病风险 <1% 的患者,建议不予监测血小板计数。

总之,肝素诱导的血小板减少症是一种免疫介导的由依赖肝素的血小板活性的免疫球蛋白抗体引起的不良药物反应。尤其在静脉血栓栓塞症的治疗中,肝素类抗凝治疗是主要治疗药物,警惕肝素诱导的血小板减少症的发生,尽早发现和及时处理对避免和减少严重不良事件的发生具有重要意义。

(罗小云　吴旻恺　胡　路)

参 考 文 献

1. Weismann RE,Tobin R.Arterial embolism occurring during systemic heparin therapy.Arch Surg,1958,76:219-225

2. Natelson EA,Lynch EC,Alfrey CP,et al. Heparin-induced thrombocytopenia.An unexpected response to treatment of consumption coagulopathy.Ann Intern Med,1969,71:1121-1125

3. Nand S,Wong W,Yuen B,et al. Heparin-induced thrombocytopenia with thrombosis:incidence,analysis of risk factors,and clinical outcomes in 108 consecutive patients treated at a single institution. Am J Hematol,1997,56:12-16

4. Warkentin TE,Kelton JG. A 14-year study of heparin-induced thrombocytopenia. Am J Med,1996,101:502-507

5. Warkentin TE,Sheppard JA,Horsewood P,et al. Impact of the patient population on the risk for heparin-induced thrombocytopenia. Blood,2000,96:1703-1708

6. Stein PD,Hull RD,Matta F,et al. Incidence of thrombocytopenia in hospitalized patients with Venous Thromboembolism Am J Med,2009,122:919-930

7. Warkentin TE,Cook RJ,Marder VJ,et al.Anti-platelet factor 4/heparin antibodies in orthopedic surgery patients receiving antithrombotic prophylaxis with fondaparinux or enoxaparin. Blood,2005,106:3791-3796

8. Martel N,Lee J,Wells PS.Risk for heparin-induced thrombocytopenia with unfractionated and low-molecular-weight heparin thrombopro-phylaxis:a meta-analysis. Blood,2005,106:2710-2715

9. Battistelli S,Genovese A,Gori T. Heparin-induced thrombocytopenia in surgical patients. Am J Surg,2010,199:43-51

10. 高亚明,赵永强,王书杰.肝素制剂应用患者中血小板减少症的发病率及病因分析.中日友好医院学报,2010,24:198-201

11. Lo GK,Juhl D,Warkentin TE,et al. Evaluation of pretest clinical score (4 Ts') for the diagnosis of heparin-induced thrombocytopenia in two clinical settings. J Thromb Haemost,2006,4:759-765

12. LaMuraglia GM,Houbballah R,Laposata M. The identification and management of heparininduced thrombocytopenia in the vascular patient. J Vasc Surg,2012,55:562-570

13. Napalitano LM,Warkentin TE,Almahameed A,et al. Heparin induced thrombocytopenia in the critical care setting:diagnosis and management. Crit Care Med,2006,34:2898-2911

14. Linkins LA,Dans A L,Moores CL K,et al. Treatment and prevention of heparin-Induced thrombocytopenia antithrombotic therapy and prevention of thrombosis,9th ed:American college of chest physicians evidence-based clinical practice guidelines. CHEST,2012,141(Suppl):495S-530S

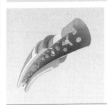

第十章

肢体深静脉血栓形成与肺动脉栓塞发生

VTE 形成后最主要的并发症是肺动脉栓塞（pulmonary embolism，PE）和深静脉血栓形成后综合征（post-thrombotic syndrome，PTS）。1819 年，Laennec 首先报告了一种突然导致患者死亡的肺部疾病，当时被称之为肺卒中（pulmonary apoplexy）。1829 年，Cruveilhier 报告该种疾病是由于肺动脉内存在凝固的血块所致，称之为肺血栓症（pulmonary thrombosis）。1858 年，Virchow 通过实验研究证明该种疾病是由于肺动脉内栓子阻塞所致，由此提出肺动脉栓塞的概念（pulmonary embolism）。肺动脉栓塞的诊断关键是来自对具有发生该疾病危险患者的高度警惕与预警，而及时正确的诊断和处理是成功治疗的关键所在。William 报告：美国每年约 650 000 人发生急性肺动脉栓塞，其中 10% 在 1 小时内死亡，生存 1 小时以上者 27% 被及时诊断，73% 不能被诊断。及时诊断和治疗的患者中，生存率为 92%，死亡率为 8%。没有被诊断患者中生存率为 68%，死亡率为 32%。肺动脉栓塞的死亡率在美国居为第三位。

一、传统观念的更新

长期以来，尽管在国内、外有许多的学者对肺动脉栓塞的诊治进行了大量研究，但传统的观念曾给我们带来了误区，既往人们所认识的肺动脉栓塞多数是发病急促、症状严重的致死性肺动脉栓塞。于是，在临床工作中，人们仅是知道它的存在、无奈它的存在，甚至无视或消极等待它的出现，最终将一些不良的结果归咎于它的存在。肺动脉栓塞的发生主要是由于肢体或盆腔静脉血栓形成后脱落所致，这一观点目前在医学界已达到共识，同时也被临床研究所证实。但仍然有人持怀疑态度，在国内有学者认为在自己多年的临床实践中并没有看到很多 PE 发生，这其中也包括一些血管外科医生。1998 年，作者以血管外科专业为视野，在国内率先开展了"肢体深静脉血栓形成与肺动脉栓塞发生关系的前瞻性临床研究"，其结果表明：急性肢体深静脉血栓形成后约有 45% 患者可能发生 PE，其中 75% 患者无任何临床症状，致死性仅为 4%。由此作者将 PE 分成三种临床分型：无症状性 PE、有症状性 PE、致死性 PE。然而，这一研究结果遭到许多质疑，被认为没有如此高的发生率，以致研究论文在国内多家杂志投稿后却难于发表，直到 2000 年才在中华呼吸和结核杂志上得以发表。

其实，有关肢体深静脉血栓形成与肺动脉栓塞发生关系，在国内外早有学者进行了系统研究。William 报道 46%~60% 肺动脉栓塞与肢体静脉血栓形成有关。日本学者竹中统计 935 例肺动脉栓塞，因肢体静脉血栓形成所致为 72%。程显声报道肺动脉栓塞的栓子约 70%~90% 来自下肢深静脉。另有学者报道：46%~50% 的肢体静脉血栓可致肺动脉栓塞发生。Matto 对 110 例腓肠肌静脉丛血栓进行彩超检查，发现 33% 病例有移动的凝血块存在。

2010 年,Stein 系统地复习了 2009 年 7 月前在国际上发表的相关文章 958 篇,对其中有价值的 38 篇研究结果进行分析表明:在 2807 例肢体近端深静脉血栓形成患者中,无症状 PE 为 891 例,其发生率为 32%。

表 1-10-1 国际上关于肢体静脉血栓形成与肺动脉栓塞发生的相关研究

作者	DVT部位	DVT诊断	PE诊断	无症状PE/DVT（%）
Kistner 1972	肢体近端和远端	venography	V/Q	20/52（38）
Browse 1974	肌间	FUT	V/Q	6/11（55）
Mostbeck 1980	髂静脉 22	FUT		
	股静脉 24	venography	V/Q	35/105（34）
	肌间 59			
Plate 1985	肢体近端	venography	V/Q	16/49（33）
Dorfman 1987	肢体近端 49	venography	V/Q	17/58（29）
	肢体远端 19			
Hirsch 1991	腔静脉 2	venography	V/Q _ pulmonary angiogram	8/21（38）
	肢体近端 14			
	肌间 4			
	腋静脉 1			
Partsch 2001	肢体近端 1031	Ultrasound venography	V/Q	421/1270（33）
	肢体远端 239			
Jünger 2006	肢体近端	Ultrasound venography	V/Q /CTA pulmonary angiogram	50/102（49）

注:venography,静脉造影;FUT,纤维蛋白原摄取试验;V/Q,通气与灌注扫描;Pulmonary angiogram,肺动脉造影;CTA,CT 血管成像

看来在临床上肺动脉栓塞的确并非少见,那么为什么人们会对此产生疑虑呢? 关键是既往我们对 PE 的研究与认识还不够深入,思维总是被传统观念所限制。众所周知:肢体静脉血栓形成是临床上常见的疾病,在肢体静脉血栓形成过程中,伴随静脉管壁的生理性收缩与舒张,邻近肌肉组织的运动对血管的按摩效应以及回心血流的负压效应,不可避免地导致血栓脱落造成肺动脉栓塞(图 1-10-1)。肢体深静脉血栓形成后,栓子脱落造成肺动脉栓塞发生后可能会出现三种结局:①部分栓子可以自溶或被肺组织溶解;②栓塞范围较小,对人体无影响;③栓塞范围较大,肺血管痉挛—肺血管床减少—换气血流比低下—低氧血症—肺动脉高压—心功能不全。通常情况下:①大量的肺动脉栓塞发生只是一过性的,这些脱落的小血栓在肺内溶解或被血流冲碎,阻塞 20% 以下的肺动脉,对患者不会构成明显的打击;②而当肺动脉被栓塞 50% 以上时,患者方有明显临床症状,可是此时通常容易被误诊或漏诊;③当肺动脉被栓塞 80% 以上时,患者死亡,此时可以被人们认识到,但这种致死性肺动脉栓塞发生率仅为 4%,相对少见。因此,我们应该更新观念——肺动脉栓塞是较为常见的疾病,我们既往所认识的肺动脉栓塞多数是致死性肺动脉栓塞,它仅是肺动脉栓塞的一种类型,发病率较低。而在临床上所谓没有见到那么多的肺动脉栓塞病例说法应该改为没有见到高发生率的症状型或致死型肺动脉栓塞。为此我们将肺动脉栓塞分成三种类型:致死型、有症状型

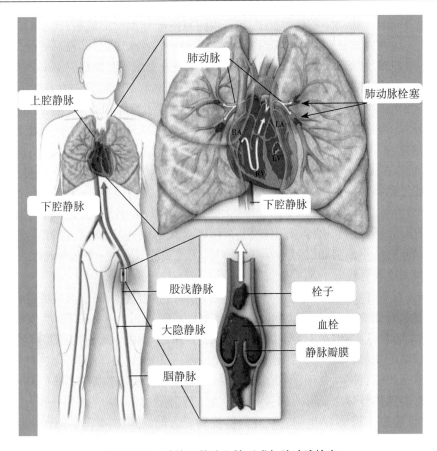

图 1-10-1　肢体深静脉血栓形成与肺动脉栓塞

和无症状型。在临床上所常见的肺动脉栓塞多数为无症状型或症状不典型的肺动脉栓塞。

表 1-10-2　Maxwell 肺动脉栓塞分型法

分型	症状	肺动脉栓塞面积（%）	肺动脉压（mmHg）
Ⅰ	无症状	<20	正常
Ⅱ	焦虑、过度换气	20~30	<20
Ⅲ	虚脱、呼吸困难	30~50	>20
Ⅳ	休克、呼吸困难	>50	>25~30
Ⅴ	晕厥、呼吸 困难 >50	>40	

二、主动预防与被动预防

　　肺动脉栓塞发生是可以有效预防的,我们提出主动预防与被动预防的观念。所谓主动预防就是有效地防止肢体静脉血栓的形成,有关这一点,本书将会在其他章节中进行系统描述。而被动预防是对已经形成的肢体静脉血栓的形成并有高危险发生或已经发生肺动脉栓塞的患者及时采取有效的防止栓子脱落的措施。它好比我们在临床上面对一个被生锈的钉子刺伤的患者就诊时要立即给予抗破伤风血清注射一样。肺动脉栓塞发生后的预后与下列因素有关:①栓子阻塞肺动脉程度;②患者平时的心肺功能情况;③栓子来源情况;④诊断的及时和处理是否得当;⑤再次栓塞的预防与否。

1934 年，Homans 提出下腔静脉结扎方法预防肢体静脉血栓形成后，栓子脱落导致肺动脉栓塞发生。这种方法在 20 世纪 50 年代初流行。DeWeese(1958) 提出下腔静脉格状缝合方法，Spencer(1959) 将此方法应用于临床。Moretz(1959) 采用下腔静脉夹(caval clip) 的方法。Hunter(1971) 采用下腔静脉内球囊阻断方法。1965 年，Mobin-U 腔静脉滤器被设计出，并在狗实验中获得成功。Eicheter 于 1968 年开始在临床上应用腔静脉滤器(vena cava filter)。显然腔静脉滤器的出现在预防肺动脉栓塞上有了重大发展和进步。一般来说，能够阻塞肺动脉最小分支的栓子直径是 7mm，而腔静脉滤器能够拦截的是直径 3~4mm 以上的栓子。显然腔静脉滤器可以拦截大多数栓子，但不能拦截所有的栓子。多年来，经过不断努力研究和开发，腔静脉滤器得到了不断发展和完善，现已有多种类型，但目前还尚无最理想的腔静脉滤器。理想的腔静脉滤器应该符合下面标准：①能拦截 >3mm 的栓子；②最大限度保留下腔静脉的横断面积；③不会引起血栓，有生物相容性；④经久耐用，滤过率高，保持血流平稳；⑤可靠固定于腔静脉壁，不易移动、漂浮；⑥安置容易，无或少有并发症；⑦无铁磁性，不影响磁共振检查；⑧费用比较合理。

Decousus 对 400 例患肢体 DVT 并具有发生 PE 高危险的患者随机分成腔静脉滤器置入和非置入两组，每组 200 例，两组均同时进行抗凝治疗。通过 2 年跟踪随访，发现虽然两组的总死亡率无明显差异，但在腔静脉滤器组，死亡率与 PE 无关。而在非腔静脉滤器组，80% 的死亡率与 PE 有关。由此可见腔静脉滤器置入是必要和有效的。然而，无选择依据地滥用是不对的，唯有积极、科学、合理、慎重地应用方是我们所倡导和追求的。我们必须要明确的是：不是所有的肢体静脉血栓形成患者都需要置入腔静脉滤器，特别是对一些发生在左下肢或病程慢性已经发生机化 DVT 患者。腔静脉滤器置入应该遵循两个基本原则：①患者肢体静脉血栓形成存在(主要为急性)；②患者在肢体静脉血栓形成后已经发生或有发生肺动脉栓塞的高度危险的患者。

有关腔静脉滤器的临床应用，在国内外一直存在着激烈的争论。对于腔静脉滤器的疗效是毋庸置疑的，而争论的主要焦点是临床应用指征和腔静脉滤器置入的必要性问题。尽管如此，但腔静脉滤器的应用在世界范围内还是不断地增加。Stein 统计美国国家医疗中心数据库内 50 个洲、地区医院资料表明：全美滤器应用量在 1979 年为 2000 个，1999 年为 49 000 个，增长了 20 倍。波士顿 Goldhabe 报告：15% 的 DVT 患者被置入滤器。2003 年，全世界滤器应用总量为 140 000 个。仅 2006 年，在美国腔静脉滤器就应用了 92 000 个。1995 年，翟仁友教授在我国第一次报道 3 例腔静脉滤器的临床应用。1995—2007 年，全国共有 172 篇报道滤器文章，报告滤器应用 4175 个。1999 年，张福生教授向贝朗公司香港总部大卫先生介绍了腔静脉滤器在中国的研究情况，随后该品牌滤器进入中国内地，现已成为临床应用的主流产品。腔静脉滤器在我国的应用量大约在每年 20 000 个左右。尽管有关腔静脉滤器临床应用的学术争论还将在很长时期内存在，但有一点是明确的，那就是：完全排斥和全盘接受都是不可取的，而唯有严格适应证和谨慎应用才是我们现有的策略。

(张福先)

参 考 文 献

1. 大城孟:图说血管外科.日本アクセル.シュプリンガー出版株式会社,1992;73
2. William R,Toby L,Albuquerque N. Current status of pulmonary Thromboembolic disease:Pathophysiology,

diagnosisi,prevention and treatment. Ame-H-J,1982,2(103):239-262

3. 张福先,张昌明.肢体静脉血栓形成与肺动脉栓塞的关系探讨.中华呼吸和结核杂志,2000,9(23):531-533

4. William,Simon.Current status of pulmonary Thromboembolic disease:Pathophysiology,diagnosisi,prevention and treatment.Ame-H-J,1992,103:239-259

5. 竹中秀裕.肺动脉栓塞症と下肢静脉血栓症.阪市志,1974,23:217

6. 程显声.肺动脉栓塞诊断与治疗的进展.第一届全国肺栓塞学术会议论文汇编,2001:1-5

7. Mattos,Melendres,Sumner. Prevalence and distribution of calf vein thrombosis in patients with symptomatic deep venous thrombosis:a color-flow duplex study. J-Vasc-Surg,1996,24:738-744

8. Paul D. Stein,Fadi Matta,Muzammil H. Musani,et al. Silent Pulmonary Embolism in Patients with Deep Venous Thrombosis:A Systematic Review. The American Journal of Medicine,2010,123:426-431

9. Rober J,Lazar J,Richmond Va. Effects of pulmonary embolism on survival of patients with Greenfield vena caval filters. Surgery,1987,101:389-393

10. Calvin B,James C. Current Therapy in Vascular Surgery. 4th ed. Copyright,2001,by MOSBY,Inc:884-891

11. Decousus H,Leizorovicz A,Parent F,et al. A clinical trial of vena caval filters in the prevention of pulmonary embolism in patients with proximal deep-vein thrombosis.N Engl J Med,1998,338:409-415

12. Stein PD.Twenty-one-year trends in the use of inferior vena cava filters. Arch Intern Med,2004,164:1541-1545

13. Rogers FB.Practice management guidelines for the prevention of venous thromboembolism in trauma patients:The EAST practice management guidelines workgroup. J Trauma,2002,53:142-164

14. Goldhaber SZ,Tapson VF. For the DVT FREE steering Committee.A prospective registry of 5451 patients with ultrasound-confirmed deep vein thrombosis.Am J Cardiol,2004,93:259-262

15. Stein PD,Matta F,Hull RD. Increasing use of vena cava filters for prevention of pulmonary embolism. Am J Med,2011,124:655-661

16. 翟仁友,戴定可.下腔静脉滤器置入术预防致死性肺动脉栓塞:附三例分析.中华放射杂志,1995,7(29):448-451

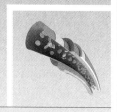

第十一章

髂静脉压迫综合征与下肢静脉
回流障碍

髂静脉压迫综合征(iliac vein compression syndrome,IVCS)泛指为在盆腔内的髂静脉受邻近组织的压迫,管腔狭窄或闭塞,造成静脉回流受阻,并由此引发的一系列临床症状。IVCS发病率很高,但是多年来没有引起足够的重视。Mickley报告:无症状的IVCS约占成年人的20%,IVCS是造成下肢静脉回流障碍的主要原因之一,而由此能引发肢体深静脉血栓形成(deep-vein thrombosis,DVT)、静脉血栓栓塞症(venous thromboembolism,VTE)、静脉血栓后综合征(post thrombotic syndrome,PTS)、慢性肢体静脉功能不良(chronic venous insufficiency,CVI)等是临床上常见的疾病。约50%的IVCS患者一生中会发生DVT。在人口总数5900余万的英国,每年DVT发生率为59 000人,而由VTE导致死亡人数已多于肿瘤、艾滋病、交通事故的死亡人数。在香港和新加坡,住院患者中VTE的发生率为15.8 / 10 000和17.1 /10 000,美国为130/10 000。早在20世纪90年代,作者经研究表明:在DVT患者中45%可以发生肺动脉栓塞(pulmonary embolism,PE),但多数患者无症状,致死性PE为4%。众所周知,PTS与CVI密切相关,而DVT患者中至少有20%~40%会发生PTS,其中重症PTS发生率为5%~10%。显然,深刻认识髂股静脉压迫综合征的发病机制,重视其诊断与治疗是非常有意义的。

一、历史回顾与流行病学特征

Virchow早在1851年就发现并提出:人体左下肢DVT的发生率是右下肢的5倍。1908年,Mc Murrich解剖了107例尸体,发现有35例存在髂静脉粘连,其中32例位于左侧,由此提出:人体盆腔内存在某种潜在的先天性因素压迫髂静脉,导致狭窄或闭塞,并由此引发一些临床症状如血栓、肢体肿胀等。上述被认为是最早的IVCS概念建立,但是一直没有引起人们的重视。1943年,Ehrich和Krumbhaa解剖了412例尸体,其中97例婴幼儿、28例儿童、23例青少年、264例成年人。发现23.8%的成年人存在IVCS,其中33.8%发生在10岁以后,由此提出IVCS不是先天性疾病而是后天获得性疾病。1950,Wanke提出可以通过外科手术方法解除髂静脉的狭窄或闭塞,但没有实施。1956年,来自奥地利因斯布鲁克大学的May在世界上完成了首例治疗IVCS的外科手术,并与病理医生Thurner共同研究和解剖了430例尸体,系统地描述了该综合征的相关解剖与病理特征,提出IVCS发生率为22%,病变部位主要位于髂总静脉开口处,腔内有突起物存在,而且,既不是炎性所致,也不是血栓后的机化再通。组织学检查发现:突起物内主要成分是弹力蛋白和胶原纤维。他们将突起物导致的髂静脉开口处腔内形态分为三种类型:①侧壁突起型;②单个突起物连接上下血管壁形成双腔型;③多突起物将血管腔分隔形成的筛网状型。由此被命名为 May-Thurner 综合征。1965 年,英国血管外科医生 Cockett 和 Thomas 进一步描述了该综合征的病理与临床特点,并对 57 例合并急性髂股静脉血栓的 IVCS 患者进行治疗,随后命名为 Cockett 综合征。现代观念认为:IVCS 的发生主要原因是左侧髂静脉位于横跨前面的右髂动脉与后面突起的第 5 腰椎之间,这种前后挤压现象长期作用和反复刺激,造成静脉周围长期炎性反应,血管内皮细胞与中层弹性纤维增生活跃,血管内膜增厚,最终导致不同程度的管腔狭窄与闭塞。IVCS 可以造成受累静脉回流受阻,肢体静脉高压,并由此引发一系列病理生理变化。这种变化是慢性持续进行的,在此过程中受累静脉出现进行性的回流受阻,但由于侧支循环的不断建立,人体可能没有任何临床症状或仅出现轻度肢体肿胀、皮肤色素沉着等,但 IVCS 的存在却为 DVT 的高发生率埋下伏笔。IVCS 主要发生在左侧髂静脉、年轻人及中年女性。早期的尸解研究表明:May-Thurner 综合征的发病率为 22%~32%。Melina 于 2004 年在急诊室对 50 例无任何 VTE 临床症状的腹痛患者行 CTA 检查发现:35.5% 患者存在 May-Thurner 综合征,其中 24% 患者髂静脉受压致口径缩小 50% 以上,66% 患者致口径缩小 25% 以上。男∶女为 27% vs 41.2%,P=0.003。我国著名血管外科教授时德首次在国内做了 100 具尸体解剖研究,其结果表明 May-Thurner 综合征发生率为 26%。张福先教授于 2011 年 10 月 ~2012 年 9 月期间随机对 500 例非血管疾病就诊行 CTA 检查病例进行分析表明:髂静脉压迫狭窄程度大于 30% 者 165 例(33%),平均年龄 53.32 岁 ± 15.31 岁(15~82 岁);狭窄程度大于 50% 者 49 例(9.8%),平均年龄 48.88 岁 ± 17.07 岁(21~76 岁)。男性髂静脉压迫狭窄程度大于 25% 者 80 例(29.4%),平均年龄 54.14 岁 ± 15.70 岁(15~79 岁);狭窄程度大于 50% 者 19 例(7.0%),平均年龄 51.79 岁 ± 19.42 岁(22~76 岁);40 岁以下 43 例,髂静脉压迫狭窄程度大于 25% 者 13 例(30.2%),狭窄程度大于 50% 者 7 例(16.3%)。女性髂静脉压迫狭窄程度大于 25% 者 109 例(47.8%),平均年龄 50.5 岁 ± 14.97 岁(21~82 岁);狭窄程度大于 50% 者 30 例(13.2%),平均年龄 47.03 岁 ± 15.46 岁(21~75 岁);40 岁以下 37 例,髂静脉压迫狭窄程度大于 25% 者 32 例(86.5%),狭窄程度大于 50% 者 11 例(29.7%)。

　　值得注意的是,虽然 May-Thurner 综合征多数源于右髂动脉与第 5 腰椎对左髂静脉挤压所致(约为 84%),但其他因素也不能忽视,如左髂动脉扭曲、髂总或髂内动脉瘤、增生肥大的膀胱、阴茎假体、子宫内膜增生等,同时也有右侧髂动脉压迫右侧髂静脉报告。

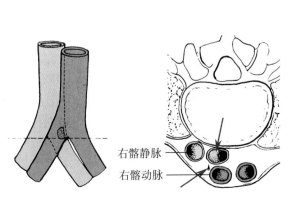

图 1-11-1　左侧髂静脉位于横跨前面的右髂动脉与后面突起的第五腰椎之间

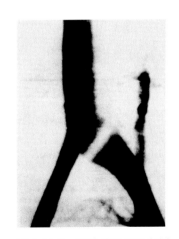

图 1-11-2　静脉造影显示左侧髂静脉回流受阻

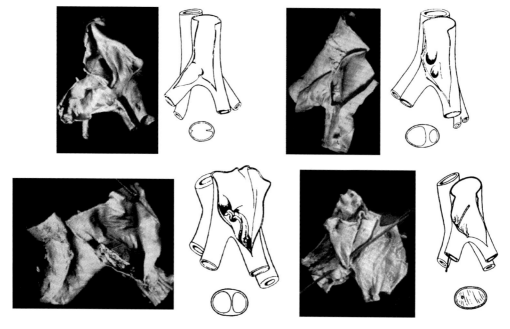

图 1-11-3 受到影响后髂静脉可能发生的病理解剖变化

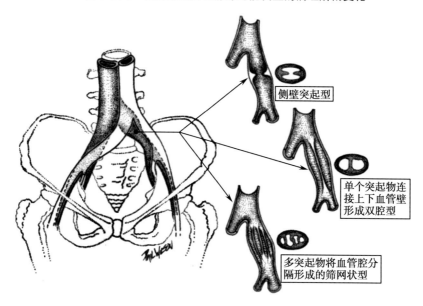

侧壁突起型

单个突起物连接上下血管壁形成双腔型

多突起物将血管腔分隔形成的筛网状型

图 1-11-4 IVCS 的解剖分型

在美国约有 27% 的成人患有肢体静脉疾病。DVT 的发生率为 100/100 000,每年新增 DVT 病例 30 万,近 2/3 患者发生于左下肢并源于 May-Thurner 综合征。每年为了治疗这类疾病要花掉十几亿美元,VTE 已成为继上呼吸道感染后第二个丢失工作日最多的疾病,为社会带来了巨大的财力与精力的损失。

二、IVCS 的诊断与治疗

IVCS 给人体造成的危害是受累静脉回流受阻,静脉高压。一切与静脉高压有关的疾病,如急性 DVT、复发性 DVT、肢体肿胀、浅静脉曲张、皮肤色素沉着、溃疡、CVI 等都可能源于

IVCS。在现代高科技飞速发展的今天,IVCS 的诊断并不难,关键在于对 IVCS 的认知与重视
程度。IVCS 的产生是髂血管受机械性压迫、刺激、内皮细胞增生的反复循环的结果,伴随着
这个循环过程,静脉血栓和侧支循环在不断地形成与建立,并达到相对平衡,一般情况下患
者可以没有任何临床症状,但当这种相对平衡因各种原因(如外伤、手术、高凝等)被打破后,
患者会出现明显的临床症状,如急性期的 DVT 和慢性期的 CVI 等。IVCS 主要发生在左侧
髂静脉,但右侧以及双侧也偶有发生。在临床上常用的检查与诊断方法是:血管超声、CTA、
MRA、血管造影、腔内血管超声等。如果把 IVCS 的存在与 DVT、CVI 的产生看成是因果关
系,那么我们必须重视 IVCS 的筛查与诊断,否则对 DVT、CVI 的治疗无论采用何种方式都不
会有好的结果。遗憾的是,既往我们常常忽视了这个重要问题。当然,在 IVCS 的诊断建立
中,还要除外其他因素造成髂静脉狭窄和闭塞的可能性,如盆腔肿瘤、外伤、手术创伤、介入
治疗、激素疗法等。

　　关于 IVCS 的治疗,我们的目标是:对于急性期的 DVT——预防 PE、恢复狭窄或闭塞的
髂静脉、保护静脉瓣膜功能、防止 DVT 的复发;对于慢性期的 CVI——改善肢体肿胀、疼痛、
静脉性间歇性跛行、溃疡,提高患者的生存质量。我们的治疗策略是:在 IVCS 伴随 DVT 存
在的急性期,消除 DVT 和纠正 IVCS;在 IVCS 伴随 CVI 存在的慢性期,重点是纠正 IVCS。
对于 DVT,多年来沿袭的治疗方法是抗凝配合弹力袜,显然这些方法现已被认为是缺乏有
效性的。研究表明:单独抗凝虽然可以有效抑制血栓的蔓延和复发,但无法消除血栓,而与
DVT 相关的并发症(包括 PE)可导致 10% 住院患者死亡,没有进行充分治疗的 DVT 患者
80% 可能发生 PTS,其中 4%~15% 出现肢体溃疡。近代临床实践已经表明:抗凝的同时更
重要的是清除血栓。血栓的清除方法有:药物溶栓、机械碎栓、手术取栓和导管抽吸血栓等。
而当今通过介入方法将多孔特制溶栓导管置入血栓部位进行局部溶栓最被推崇。及时合理
的置管溶栓可以使 75% 的急性 DVT 患者的血栓全部或 50% 以上被溶解,并能保持较好的
3 年通畅率。关于 IVCS 治疗:传统的方法主要是通过有创手术进行髂静脉补片修补成形、
血管置换、人造血管转流、髂静脉移位等。在这方面,我国著名血管外科专家董国祥教授从
20 世纪 80 年代起至本世纪初做了大量的临床研究工作,积累了丰富的临床经验。近年来,
伴随着高科技的飞速发展,介入下腔内血管球囊扩张成形和支架置入已成为 IVCS 治疗的主
要方法。该种方法不但不需要手术,局麻下完成,对患者打击小,而且从血流动力学角度来

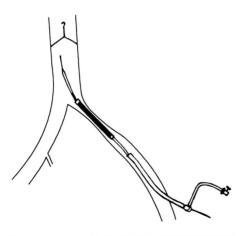

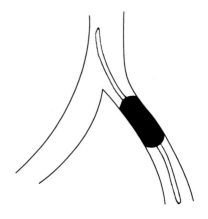

图 1-11-5　介入治疗:导丝与球囊通过髂静脉
狭窄部位,根据具体情况决定是否选择滤器

图 1-11-6　介入治疗:狭窄部位球囊扩张

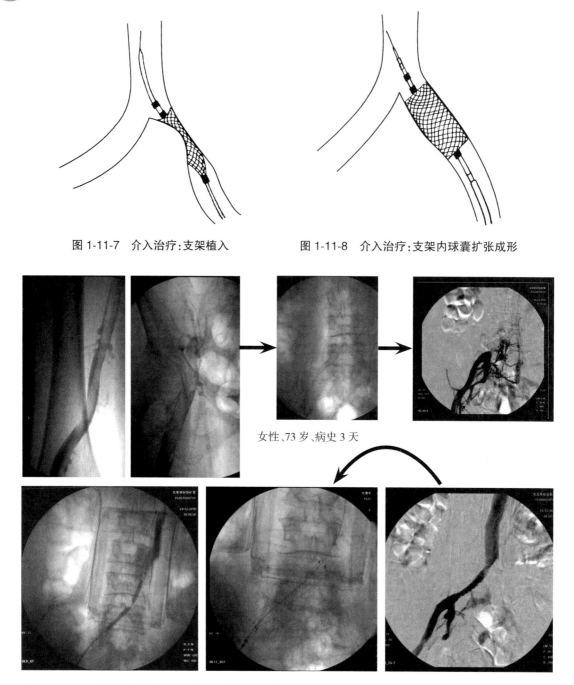

图 1-11-7　介入治疗:支架植入　　　　图 1-11-8　介入治疗:支架内球囊扩张成形

女性、73 岁、病史 3 天

图 1-11-9　IVCS 并发急性 DVT 病人通过腔内治疗(导管溶栓、球囊扩张、支架植入)获得良好的临床效果

看,更加科学和合理,疗效良好。因 IVCS 通常伴有 DVT 存在,因此首先要进行患肢导管置入局部溶栓或手术取栓,而后再对 IVCS 进行处理。介入下腔内血管球囊扩张成形和支架置入治疗 IVCS 的方法科学合理,疗效良好。Jessica 报告:局部置管溶栓与腔内血管成形和支架置入治疗 IVCS 合并 DVT 效果良好,2 年通畅率为 78.3%。我们的临床实践也证明相同的结果。尽管如此,有关 IVCS 的介入治疗目前还是存在一些模糊与争论的问题,如:①在治疗期间是否要常规置入腔静脉滤器进行保护? ②髂静脉狭窄部位在球囊扩张成形后是否一

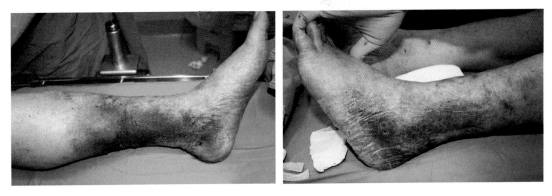

图 1-11-10　IVCS 造成慢性肢体静脉功能不良

男性、60 岁，反复左下肢肿胀、溃疡。B 超提示股静脉瓣膜重度反流

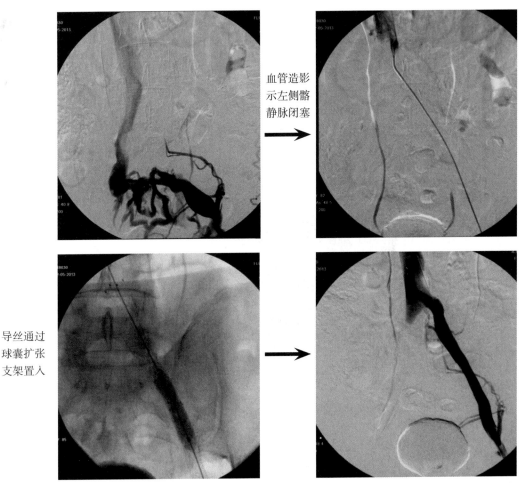

血管造影示左侧髂静脉闭塞

导丝通过球囊扩张支架置入

造影示髂静脉开通，病人临床症状明显改善

图 1-11-11　左侧髂静脉开通后病人临床症状明显改善

定要加用支架?③如何避免一些患者在髂静脉狭窄部位置入支架后,短时间内支架部位血栓形成问题?④一些患有慢性静脉高压甚至静脉曲张患者,如发现有 IVCS 存在,是否要处理? 既然有模糊与争论,那就说明目前在临床上,我们还拿不出有力有据的科学依据和循证医学证据来规范这些问题。

髂静脉压迫综合征、VTE、慢性肢体静脉功能不良是临床上常见疾病,发病率高,对人体造成的危害很大。尽管我们的先辈在百年前就进行了努力探索,相关的研究一直在延续和深入,但多年来在这些疾病的诊治上仍然争论不断、观点繁多、缺乏规范、疗效不佳,这充分说明了该类疾病的复杂性和攻克它的迫切性。可喜的是,如今我们已经基本系统地了解了这类疾病发生的内在、外在关系,随之相关的治疗理念得到改变、治疗手段得到更新、治疗方法的选择更加合理与相对规范,临床疗效良好,并逐步被世界各国学者接受和认同。这无疑是该类疾病诊治的重大突破。我们坚信,伴随着高科技的不断发展和研究的深入,完全彻底攻克该类疾病的日期不会很远。

(张福先　成龙　胡路)

参 考 文 献

1. Volker Mickley, Robert Schwagierek, Norbert Rilinger, et al. Left iliac venous thrombosis caused by venous spur: Treatment with thrombectomy and stent implantation. J Vasc Surg,1998,28:492-497

2. A.Karthikesalingam, E.L. Young, R.J. Hinchliffe, et al. A Systematic Review of Percutaneous Mechanical Thrombectomy in the Treatment of Deep Venous Thrombosis. Eur J Vasc Endovasc Surg,2011,41(4):554-565

3. Lee LH, Gu KQ, Heng D. Deep vein thrombosis is not rare in　Asiaethe Singapore General Hospital experience. Ann Acad Med Singap,2002,31(6):761-764

4. Cheuk BL, Cheung GC, Cheng SW. Epidemiology of venous thromboembolism in a Chinese population. Br J Surg,2004,91(4):424-428

5. Stien PD, Beemath A, Olson RE. Trends in the incidence of pulmonary embolism and deep venous thrombosis in hospitalized patients. Am J Cardiol,2005,95(12):1525-1526

6. 张福先. 肢体静脉血栓形成与肺动脉栓塞的关系探讨. 中华呼吸和结核杂志,2000,9(23):531-533

7. T. Yamaki, A. Hamahata, K. Soejima, et al. Factors Predicting Development of Post-thrombotic Syndrome in Patients with a First Episode of Deep Vein Thrombosis:Preliminary Report. Eur J Vasc Endovasc Surg,2011,41:126-133

8. Mc Murrich JP. The occurrence of congenital adhesions in the common iliac vein, and their relation to thrombosis of the femoral and iliac veins. Am J Med Sci,1908,135:342-346

9. Ehrich WE, Krumbhaar EB. A frequent obstructive anomaly of the mouth of the left common iliac vein. Am Heart J, 1943,26:737-750

10. R. May, J. Thurner.The Cause of the Predominantly Sinistral Occurrence of Thrombosis of the Pelvic Veins. ANGIOLOGY,1957,8:419-427

11. Cockett FB, Thomas ML. The iliac compression syndrome. Br J Surg,1965,52:816-825

12. Kibbe MR, Ujiki M, Goodwin AL, et al. Iliac vein compression in an asymptomatic patient population. *J Vasc Surg*,2004,39:937-943

13. Molloy S, Jacob S, Buckenham T, et al. Arterial compression of the right common iliac vein;an unusual anatomical variant. Cardiovasc Surg,2002,10:291-292

14. Coats U. Management of venous ulcers. Crit Care Nurs Q,1998,21:14-23

15. Menon J, Hamilton G. Deep venous thrombosis. Surgery,2007,25:323-326

16. Kahn SR, Ginsberg JS. The post-thrombotic syndrome: current knowledge, controversies, and directions for future research.Blood Rev, 2002, 16:155-165

17. Comerota AJ, Paolini D. Treatment of acute iliofemoral deep venous thrombosis: a strategy of thrombus removal. Eur J Vasc Endovasc Surg, 2007, 33 (3):351-360

18. Jessica M. Titus, Mireille A. Moise, James Bena, et al. Iliofemoral stenting for venous occlusive disease. J Vasc Surg, 2011, 53:706-712

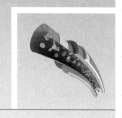

第十二章

经济舱综合征

　　乘坐飞机长途旅行是静脉血栓栓塞性疾病（venous thromboembolism，VTE）的危险因素之一。第二次世界大战期间，Simpso 报道在伦敦防空避难场里，长时间坐在折叠椅上的人发生肺栓塞而死亡，这是关于久坐和 VTE 之间关系的首次报道。1954 年，美国波士顿外科医生 Homans 报告了 2 名乘客从美国飞往委内瑞拉后发生下肢深静脉血栓（deep vein thrombosis，DVT），提出长时间的飞机旅行和 DVT 之间存在联系。此后，有很多关于长途飞行后出现下肢深静脉血栓和肺栓塞（pulmonary embolism，PE）的报道。最著名的病例是美国前总统尼克松。1965 年，他曾有 DVT 病史。1974 年，他在乘飞机出访欧洲、中东和前苏联的途中出现左下肢肿胀和疼痛。总统的私人医生诊断为 DVT 并开始抗凝治疗，并且告诉总统有发生致死性肺栓塞的风险。尽管如此，尼克松继续完成出访计划，在埃及和前苏联访问时症状复发，出现严重的下肢肿胀和肺栓塞的症状。尽管进行了抗凝治疗，血栓还是蔓延至左侧髂静脉，尼克松总统住院接受了髂静脉结扎手术。由于住院治疗，尼克松未在水门事件中作证。1977 年，Symington 在文献中首次使用"经济舱综合征（economy class syndrome，ECS）"这一概念。由于最早发现的大部分病例来自乘坐狭窄的经济舱的乘客，因此人们将与长途飞行相关的 VTE 称为 ECS。但 VTE 不仅仅局限于经济舱的乘客，商务舱的乘客也会发生 VTE。此外，乘坐火车和汽车也可以发生 VTE。因此，有学者建议用"与飞行相关的静脉血栓栓塞（air-travel-related venous thromboembolism）"或者"旅行者血栓（travellers' thrombosis）"来描述该类疾病更为恰当。

一、流行病学

　　由于不同研究采取的研究方法不同，得出的 ECS 发病率也不同。新西兰的 NZATT 研究纳入 878 名乘客，飞行时间在 10 小时以上，结果显示有 4 名乘客发生 PE，5 名乘客发生 DVT，VTE 的发病率为 1%。Scurr 报道长途旅行的乘客有 10% 发生无症状的肌间深静脉血栓。Belcaro 及其同事进行了 LONFLIT 系列研究，在飞行前和飞行后 12 小时，乘客行双侧的腘静脉和股静脉超声检查。LONFLIT 1 结果显示：具有 VTE 低危因素的乘客，没有 1 例发生 DVT，高危组 DVT 的发病率为 2.8%。LONFLIT 2 研究高危因素乘客，没有穿弹力袜组 DVT 发病率为 4.8%，对照组仅为 0.24%。LONFLIT 3 将 300 名具有 VTE 高危因素的乘客随机分为 3 组，没有采取预防措施组，DVT 发生率为 4.8%；阿司匹林组为 3%；低分子肝素组为 0。LONFLIT-FLIT 研究结果显示：口服促纤溶药物可以预防 ECS，对照组 ECS 发病率为 5.4%。

二、病因和发病机制

Virchow 于 1856 年首次提出了影响血栓形成的三因素理论,即血流淤滞、血管内皮损伤和高凝状态。已知的 VTE 危险因素都可以影响 Virchow 三因素中的一项或者多项。ECS 病因包括机舱环境因素(长时间坐在狭窄的座位上,机舱内空气干燥、氧浓度低等)和个人因素(高凝状态、肥胖、高龄等)。

1. 机舱环境因素　长时间坐在机舱狭小的座位上会导致静脉血流淤滞和不同程度的下肢肿胀,下肢肿胀又压迫静脉进一步加重血流淤滞。Wright 研究了健康志愿者在不同姿势下下肢静脉血流动力学的变化,结果显示坐位时下肢静脉流速降低。Scurr 将乘客随机分为穿加压弹力袜组和对照组,对照组 10% 的乘客发生 DVT,穿加压弹力袜组没有 1 例出现DVT,但有 3% 的乘客出现浅静脉血栓形成。

2. 机舱内氧浓度低　飞机在飞行中机舱内外气压存在差异,为了承受气压差,机身重量增加,机舱体积减小,很大一部分引擎动力也用来维持机舱内外气压差。机舱内的气压不是固定的,取决于飞行的时间和机型,通常相当于海平面上 1800~2400m 的气压,氧浓度低。一般情况下,飞行时间越长,机舱内压力越低,接近于海平面上 2400m 处的气压。Bendz将健康自愿者暴露于从 96.3kPa(相当于海平面 440m 气压)下降到 76kPa(相当于海平面2400m 气压)的环境中 10 分钟,来模拟飞行环境,结果显示外周血氧饱和度从 98.4% 下降到93.4%,气压骤降导致凝血因子的活化。

3. 机舱内空气干燥　脱水是导致 ECS 另一个潜在的危险因素。机舱内湿度较正常环境下低,乘客体内水分丢失增加,同时摄入水分减少及乙醇或咖啡饮品的利尿作用,使得血液浓缩,呈高凝状态。Simons 将健康志愿者暴露在 8%~10% 湿度的模拟飞行环境中,8 小时后检测到志愿者出现脱水。

4. 乘客个体因素　虽然所有乘客均暴露于相同的机舱环境下,但具有 VTE 高危因素的乘客发生 ECS 的风险明显高于低危者。目前认为乘客个体相关的危险因素包括高龄、既往有 VTE 病史、慢性心脏病、恶性肿瘤、近期下肢外伤或手术、肥胖、口服避孕药和吸烟。

三、临床症状与诊断

大部分患者表现为飞机飞行后 24 小时内出现 VTE 症状,首先可能出现的症状是下肢的肿胀、疼痛。下肢深静脉血栓也可能没有症状,部分患者最先出现的症状可能是肺栓塞引起的胸痛和(或)呼吸困难。

多普勒超声检查是检测下肢静脉血栓形成的首选方法。顺行静脉造影是诊断 DVT 最准确的方法,但为有创性检查,只有当超声诊断不明确时使用。肺栓塞的诊断需要结合临床症状和肺通气 - 灌注扫描、肺动脉造影或者肺动脉 CTA 等检测方法。

四、预防措施

1. 一般措施　尽可能避免久坐,适当地在机舱内走动,做腿部伸屈运动,依靠肌肉的收缩作用增加静脉回流,避免血流淤滞;多饮水,避免饮用有血液浓缩作用的酒类和咖啡。

2. 针对性措施　具有 VTE 危险因素的乘客,可以采用穿加压弹力袜和预防性抗凝的措施。Scurr 的随机对照研究显示,115 名穿加压弹力袜的乘客没有 1 例发生 DVT,而对照组116 名乘客中有 12 例发生 DVT(12/116)。弹力袜有效地改善静脉回流,是一种简单又安全的预防措施。

对于存在 VTE 高危因素的乘客(如有 VTE 病史、有血栓形成倾向、口服避孕药物),阿司匹林并不能有效预防 DVT,低分子肝素(1mg/kg)和促纤溶药物 flite-tabs 明显降低 DVT 的发生。新近问世的口服抗凝药物利伐沙班(拜瑞妥),为 Xa 因子直接抑制剂,能快速有效抑制凝血酶的产生和血栓形成,口服用药更加方便。

已有的研究表明,长途飞行的确和 VTE 存在联系,健康乘客发生 ECS 的风险很小,ECS 主要发生在本身存在 VTE 危险因素的乘客。为避免 ECS 的发生,所有乘客应尽可能地增加腿部肌肉活动,多饮水,避免饮用酒类及咖啡。有 VTE 危险因素的乘客,可以考虑穿加压弹力袜和(或)使用抗凝药物。

(李海磊　马兵兵　张福先)

参 考 文 献

1. Simpson K. Shelter deaths from pulmonary embolism. Lancet,1940,2:744

2. Homans J. Thrombosis of the deep leg veins due to prolonged sitting. New England Journal of Medicine,1954, 250(4):148-149

3. Symington IS,Stack BH. Pulmonary thromboembolism after travel. British Journal of Diseases of the Chest,1977, 71(2):138-140

4. Hughes RJ,Hopkins RJ,Hill S,et al. Frequency of venous thromboembolism in low to moderate risk long distance air travellers:the New Zealand Air Traveller's Thrombosis(NZATT)study. Lancet,2003,362(9401):2039-2044

5. Ferrari E,Chevallier T,Chapelier A,et al. Travel as a risk factor for venous thromboembolic disease:a case-control study. Chest,1999,115(2):440-444

6. Scurr JH,Machin SJ,Bailey-King S,et al. Frequency and prevention of symptomless deep-vein thrombosis in long-haul flights:a randomised trial. Lancet,2001,357:1485-1489

7. Belcaro G,Geroulakos G,Nicolaides AN,et al. Venous thromboembolism from air travel. The LONFLIT study. Angiology,2001,52:369-374

8. Cesarone MR,Belcaro G,Nicolaides AN,et al. Venous thrombosis from air travel:the LONFLIT3 study - prevention with aspirin vs low-molecular-weight heparin(LMWH)in high-risk subjects:a randomized trial. J Angiology,2005,53(1):1-6

9. Cesarone MR,Belcaro G,Nicolaides AN,et al. Prevention of venous thrombosis in long-haul flights with Flite Tabs:the LONFLIT-FLITE randomized,controlled trial. J Angiology,2003,54(5):531-539

10. Wright HP,Osborn SB. Effect of posture on venous velocity,measured with ^{24}NaCl. British Heart Journal,1952, 14(3):325-330

11. Bendz B,Rostrup M,Sevre K,et al. Association between acute hypobaric hypoxia and activation of coagulation in human beings. Lancet,2000,356(9242):1657-1658

12. Simons R,Krol J. Jet "leg",pulmonary embolism,and hypoxia. Lancet,1996,348:416

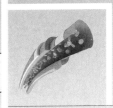

第十三章

静脉血栓栓塞症诊治过程中的困惑、思考与解读

多年来,虽然我们在 VTE 的诊治上已积累了丰富的经验,但在临床上依然有很多困惑时时刻刻在伴随着我们。如:①急性 DVT 形成后,有些患者通过正规的抗凝、溶栓治疗后效果良好,而有些患者则不理想。②急性 DVT 形成后,患者是卧床休息呢? 还是离床活动? 如果离床活动,何时为好? ③在出现同种类型的急性 DVT 的患者中,为何有些人会发生肺动脉栓塞,而一些人却不会发生呢? ④为何有些急性 DVT 形成患者在通过积极治疗,获得良好的临床效果。但度过急性期后短期内又复发? 还有一些其他难以解释的问题。

一、稳定 VTE 与不稳定 VTE

我们知道德国著名病理学家 Virchow 在很早就提出了关于 DVT 形成的三个基本因素:血液成分的改变(高凝状态)、血管壁的损伤(内皮细胞的破坏)以及血流的缓慢。其实,VTE是一种较为特殊的疾病,因为血栓形成与血栓消除是一对矛盾,任何矛盾的出现都有正反两个方面。首先血栓形成可以被认为是人体面对各种原因造成损伤后的一个反应,这种反应有机体的防御作用,也有修复作用,这是有利的一面。但血栓形成后发生的一系列血流动力学改变与炎性过程对人体可以产生负面反应。这种负面反应最初可以在不影响人体的正常生理过程中默默地进行自我调整,最终达到新的平衡,当新的血栓形成小于自身的抗凝与溶栓能力时,疾病则向好的方面发展,甚至可以在不需要就诊的情况下自愈,这种平衡可以被我们称为正面平衡。当新的血栓形成与自身的抗凝与溶栓能力相等时,这种平衡可以被称为稳定平衡,疾病处于稳定状态。而只有当新的血栓形成大于自身的抗凝与溶栓能力时,这种平衡被称为不稳定平衡或负平衡,此时疾病向不良方向发展。而在临床上需要我们所干预的正是那些产生负平衡的人群,我们干预的目的就是要使负平衡状态转向正平衡或稳定平衡状态。然而,在临床上如何拿捏好干预的方法和力度并非是一个简单的问题,因为在我们干预之前,机体自身调整已经开始,显然只有正确地把握好干预的方法和力度,疾病才能向好的方向发展,说明我们的治疗才有良效,反之治疗就无效或不理想。最近我们注意到在国际上关于 VTE 相关文献中出现"稳定(stable)和不稳定(unstable)"的报道。Stein和 Matta 报告:21 390 例不稳定 VTE 患者,抗凝加溶栓与单纯抗凝相比,死亡率为 14.5% vs 47%,危险因素降低 69%。另一组 6630 例不稳定 VTE 患者置入滤器(unstable)加溶栓,致死性 PE 发生率为 7.6%,而没有接受置入滤器(unstable)加溶栓的 38 000 例患者中致死性PE 发生率 52%,表明对不稳定 VTE 患者,有效的防治措施可以降低危险因素 85%,置入滤器可以明显降低患者住院死亡率。对稳定的 VTE 患者,在接受溶栓治疗同时,滤器置入可

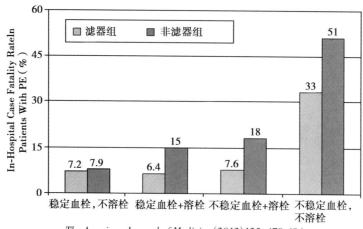

The American Journal of Medicine (2012)125,478-484

图 1-13-1　稳定与不稳定血栓与致死性 PE 发生关系

以明显降低患者住院死亡率。而对于没有接受溶栓治疗者,滤器置入并没有明显降低患者住院死亡率。因此,在 VTE 的治疗中,判断 VTE 的稳定与不稳定非常重要。可是,如何界定 VTE 的稳定与不稳定,目前在国际上还没有明确的规定。但是,有一点可以明确,那就是发病时间的长短不是判断 VTE 的稳定与不稳定的主要或唯一标准。患者的临床症状、彩色多普勒超声检查、D- 二聚体检查可能对 VTE 的稳定与不稳定的判断有一定的指导意义。对于不稳定 VTE,我们的治疗应该是积极的,而对于稳定 VTE,过度的积极治疗往往不但不能带来益处,反而会引起不良反应。因为在我们的机体内和周围环境中时刻都存在着有害因素,我们的目的是要避免、降低、预防由这些有害因素带来的不良反应,而不是刺激或激惹使不良反应出现。

二、急性 DVT 形成后,患者是卧床休息呢? 还是离床活动? 如果离床活动,何时为好?

按照传统的观念,考虑到早期活动可能增加血栓脱落以及增加 PE 的发生风险,急性深静脉血栓形成患者多被要求严格卧床休息一段时间,虽然这种理论缺少有力的事实依据,但过去几十年却一直是临床医生所遵循的治疗方式。我们知道适当运动是预防血栓形成的好方法,但对于急性 DVT 形成后的患者,早期离床活动,是否能增加 PE 的发生机会? 目前谁也说不清楚。

1997 年,Kiser 等的一项回顾研究在比较患者 48~72 小时卧床后发现:48 小时后下床活动相比 48 小时前下床活动 PE 发生率低($P=0.018$),72 小时后下床活动相比 72 小时前下床活动 PE 发生率低($P=0.059$),其他一些随机对照试验及大病例前瞻性研究均提示,在给予抗凝治疗的情况下,早期活动并不增加肺栓塞或致死性肺栓塞的发生率,这里不仅包括单纯 DVT 患者,还有 DVT 合并 PE 患者。

最早在 1999 年的随机对照试验中,Schellong 等入选了 126 例近端 DVT 的患者(66% 放射性核素扫描确诊为无症状 PE,有症状的 PE 不纳入研究),患者均给予抗凝及弹性压迫治疗,一组患者下肢抬高 2 天后自由活动 6 天,另一组患者严格卧床 8 天,之后行核素扫描显示,两组肺栓塞的发生率分别为 14/63(22%)和 10/59(17%)($P= 0.25$),无显著差异。2001 年,Aschwanden 等将 129 例患者随机分组为卧床组和活动组,分为卧床和弹力绷带压迫活动 4

天(活动≥4小时/天),第4天时行V/Q扫描确定肺栓塞发病情况,入组时卧床组和活动组的肺栓塞率分别为53.0%和44.9%,第4天时两组肺栓塞发生率分别为10.0%和14.4%($P=$0.44)。随访3个月后,两组各有1例死于肺栓塞,总体死亡率分别为4.3%和3.3%。从PE、致死性PE、总体死亡发生情况方面考虑,早期活动是安全的。而目前包含病例数最多的是2005年RIETE成员做的一项前瞻性对比研究,此研究在国际上首次单独分析了PE患者。本项研究共纳入2650例患者,卧床组患者(DVT 1050例;PE 385例)严格卧床3天,活动组患者(DVT 988例;PE 227例)自由活动,第15天时行放射性核素扫描或CTA检查。DVT患者中,卧床和早期活动患者PE发生率分别为0.7%和0.4%;PE患者中,卧床和活动患者PE复发率分别为0.5%和0.9%。所有患者中共有5例致死性肺栓塞,卧床患者3例,早期活动患者2例。各组PE及致死性PE发生率均无差异。该项研究认为活动既不增加DVT患者PE的发生率,也不增加非大面积PE患者的复发率。2006年,Jünger等的多中心随机对照试验入选了102例近端DVT患者,卧床组50人,卧床5天,活动组52人,两组均给予抗凝及弹力袜治疗,肺栓塞的发生情况分别为8/50,3/52,卧床患者PE发生率相对高,无显著差异。虽然试验提前终止,且病例数有限,但研究者更倾向于推荐早期下床活动。2008年,Romera-Villegas等入选了219例患者,对活动或卧床组症状性肺栓塞的发病情况进行了研究,卧床组患者住院卧床5天,早期活动组患者在家穿弹力袜活动,结果显示,卧床组症状性肺栓塞发病率为1.9%,而活动组为2.6%($P=0.54$),两组的症状性肺栓塞无差异。

关于DVT的延伸,卧床会引起静脉血流的淤滞,其本身便是DVT发病的重要危险因素,特别是老年患者。因此,DVT患者早期卧床是否会增加血栓延伸的可能,是我们一直所担心的问题。早在20多年前就有一项回顾研究提示,卧床会增加血栓的延伸,连续卧床5天以上的DVT患者血栓延伸率达26%,而第0~2天就早期活动者血栓延伸率只有1%。既往许多相关卧床DVT患者的研究均显示,虽然给予了正规的普通肝素治疗,但血栓延伸仍然达到20%~30%。

为了进一步探索急性下肢深静脉血栓形成后,在血栓机化的不同时期,制动或早期活动对肺栓塞的影响,首都医科大学附属北京世纪坛医院血管外科张福先教授在国内率先开展了动物实验研究。

方法:将48只新西兰白兔,根据血栓机化的不同时期,随机分为血栓机化前期组、血栓机化中期组和血栓机化晚期组,每组再分为固定组和活动组。右侧股静脉结扎48小时制作下肢深静脉血栓模型。血栓模型成功后,均给予抗凝治疗,血栓机化前期组中,固定组给予固定3天,而活动组自由活动3天,然后两组均处死取肺行病理检查,观察肺栓塞发生率的情况;血栓机化中期组中,固定组和活动组均固定3天,之后固定组继续固定4天,活动组放归自由活动4天,然后两组处死取病理;血栓机化晚期组中,固定组和活动组均固定7天,之后固定组继续固定7天,活动组放归自由活动7天,之后处死。

结果:血栓形成后血,栓机化前期组中,固定组和活动组兔肺栓塞发生率分别为50%、37.5%,肺叶栓塞发生率为17.5%、15%;血栓机化中期组中,固定组和活动组兔肺栓塞发生率分别为37.5%、25.0%,肺叶栓塞发生率为12.5%、10%;血栓机化晚期组中,固定组和活动组肺栓塞发生率分别为37.5%、37.5%,肺叶栓塞发生率为12.5%、15%。在血栓机化的三个阶段中,固定组和活动组肺栓塞、肺叶栓塞发生率均无统计学差异。

结论:兔急性下肢深静脉血栓形成后,在抗凝治疗的前提下,血栓机化的不同时期,早期活动并不提高肺栓塞的发生率。

虽然无论是在国际上的文献报道,还是我们的动物实验都有一些良性结果提示:急性肢体深静脉血栓形成后,患者早期离床活动是安全和有益的。但目前在临床实践上,我们还不敢贸然鼓励急性下肢深静脉血栓形成后患者早期离床活动,其原因是多方面的。

三、急性肢体深静脉血栓形成后,哪些患者可能发生 PE 呢?

肢体深静脉血栓形成后,给人体带来的危害除血栓本身外,主要是 PE 和血栓术后综合征。然而,在相同的疾病人群中,为什么有人可以发生 PE,有人不会发生呢? 显然,对于 VTE 有很多问题我们还没有搞清楚。但是早日理清这些问题却非常主要,因为在当前的临床实践中,针对肢体深静脉血栓形成后的患者,很少有人常规去筛查 PE,只有当一些患者出现症状性 PE 后,才引起我们的重视并采用相关治疗和预防措施及手段,显然这是相当被动的,有时还会产生一些不良后果。关于肢体深静脉血栓形成后与 PE 发生关系中,有一点是可以明确的:在血栓出现在右侧肢体的患者中,更容易发生 PE。其原因为:①腔静脉与左髂静脉成钝角,与右髂静脉成锐角;②右髂总动脉走行于左髂静脉前面,对它有压迫作用;③部分人左髂静脉与股静脉交界处,有先天性狭窄和膜状结构。由于上述原因,左下肢静脉回流要比右下肢缓慢、易发生血栓,但形成静脉血栓后却不易脱落,发生肺动脉栓塞。与之相反,右下肢静脉回流要好于左下肢,发生血栓形成机会少于左下肢,而一旦形成血栓后,发生肺动脉栓塞机会要多于左下肢。有关这些问题在我们的既往研究中已经得到证明。

为了进一步研究,首都医科大学附属北京世纪坛医院血管外科对 2002—2008 年入院治疗并有详细资料记载的 188 例急性肢体深静脉血栓形成的患者进行了系统研究。所有入组病例被分为未发生 PE 和发生 PE 两个组,并进行不同程度的详细分析和对比,其中分析内容包括患者的年龄、性别、血栓部位、DVT 分型、DVT 发生原因、合并疾病、血液生化指标(包括 ALT、AST、TRIG、CHOL、LDH、CPK、CK-MB、GLU、CRE)和凝血功能检测等,应用统计学方法分析数据。其结果表明:① DVT 发生的部位对于 PE 的发生有明显影响,近端肢体的 DVT 和发生在右下肢的 DVT 更易发生 PE;②相关危险因素的存在容易导致 DVT 发生的同时也增加 PE 发生的危险。当然,这些研究还不够,还需继续进一步深入细致的调查和研究。

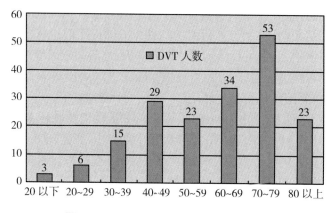

图 1-13-2　188 例 DVT 病人的年龄分布

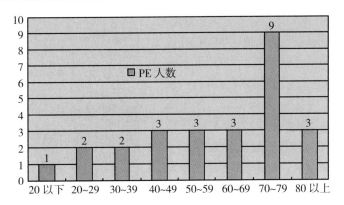

图 1-13-3 DVT 合并 PE 病人年龄分布

表 1-13-1 DVT 发生部位在两组分布情况

单纯DVT组			合并PE组		
受累静脉	数量（支）	比例%	受累静脉	数量（支）	比例%
下腔静脉	3	1.0	下腔静脉	0	0
髂静脉	42	14.3	髂静脉	7	15.2
股静脉	97	32.9	股静脉	15	32.6
腘静脉	102	34.6	腘静脉	14	30.4
胫前后腓静脉	9	3.0	胫前后腓静脉	5	10.9
肌间静脉	36	12.2	肌间静脉	5	10.9
上肢静脉	6	2.0	上肢静脉	0	0

表 1-13-2 DVT 的部位与 PE 发生关系的统计学处理

	近端	远端	P值
数目	36	10	<0.05

注：两组有明显的统计学意义

表 1-13-3 危险因素在 DVT 组与 DVT 合并 PE 组中比较

危险因素	DVT组		合并PTE组		X^2检验	
	例数（例）	百分比（%）	例数（例）	百分比（%）	X^2	P
年龄≥40 岁	162	86.2	21	80.8	0.190	0.663
心脏病	76	40.4	8	30.8	0.893	0.345
各种手术后	47	25.0	6	23.1	0.045	0.831
恶性肿瘤	37	19.7	3	11.5	0.533	0.465
卧床	36	19.1	4	15.4	0.037	0.847
外伤骨折	20	10.6	2	7.1	0.014	0.905

注：两组通过统计处理未发现差异有显著性

四、为何有些急性静脉血栓栓塞症形成患者通过积极治疗后，获得良好临床效果，但度过急性期后短期内就复发？

VTE 疾病是一个血栓繁殖与溶解相互转变的动态发展过程，在不同时期内，血栓的繁殖与溶解平衡会发生变化并由此导引着疾病趋向于好转或恶化，而在没有进行有效治疗和良好控制的 VTE 患者中至少会有 1/3 发生恶化。因此,积极治疗该类疾病非常重要。然而,在临床实践中我们发现,尽管对于急性 VTE 下肢深静脉血栓形成后患者进行了正规的抗凝治疗,但仍然有一些患者还会复发。为什么呢？当 VTE 度过急性期后,复发主要原因:①造成 VTE 发生的原因是否消失;②急性期 VTE 的治疗是否及时和有效。一组 1021 例 VTE 患者在接受规范的抗凝治疗期间,VTE 复发率:7 天为 1.5%,14天为 3.2%,21 天为 4.1%,3 个月为 6%。之所以出现 VTE 复发,说明我们在各个方面没有很好地认清和控制好复发者的病情。我们应该记住,对于 VTE 的治疗,规范不等于有效。因为规范

- 前瞻性队列研究,共纳入 313 例接受 3 月传统抗凝治疗后的近端 DVT 患者,分别于急性 DVT 发生后 3、6、12、24 和 36 个月时行超声检测,评估股静脉和腘静脉血栓残留情况

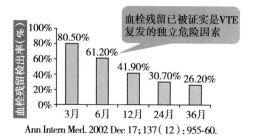

Ann Intern Med. 2002 Dec 17;137(12):955-60.

图 1-13-4　三个月抗凝治疗后,仍有超过 80% 的血栓残留

仅代表着大多数情况,缺乏对特殊情况下的处理能力。因此,我们需要针对不同患者制订不同的治疗方案和度过急性期后的抗凝计划,这就是个体化的治疗。同时,更要重视对造成 VTE 发生的原因进行有效的干预与治疗。

- 连续入选 355 例首次发生症状性 DVT 患者,经 3 个月 UFH 或 LMWH 桥接 VKA 治疗后,观察 VTE 复发,PTS 和死亡发生情况,随访时间 8 年

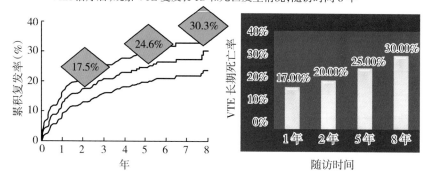

Ann Intern Med. 1996;125:1-7

图 1-13-5　三个月抗凝治疗后,VTE 长期累积复发率和死亡率仍高

(张福先)

参 考 文 献

1. Stein PD, Matta F. Thrombolytic therapy in unstable patients with acute pulmonary embolism: saves lives but underused. Am J Med, 2012, 125: 465-470

2. Paul D. Stein, Fadi Matta, Daniel C. Keyes, MD, et al. Impact of Vena Cava Filters on In-hospital Case Fatality Rate from Pulmonary Embolism. The American Journal of Medicine, 2012, 125: 478-484

3. Kiser TS, Stefan VA. Pulmonary embolism in rehabilitation patients: relation to time before return to physical therapy after diagnosis of deep vein thrombosis. Arch Phys Med Rehabil, 1997, 78: 942-945

4. Schellong SM, Schwarz T, Kropp J, et al. Bed rest in deep vein thrombosis and the incidence of scintigraphic pulmonary embolism. Thromb Haemost, 1999, 82(suppl 1): 127-129

5. Aschwanden M,Labs KH,Engel H,et al. Acute deep vein thrombosis:early mobilization does not increase the frequency of pulmonary embolism. Thromb Haemost,2001,85:42-46

6. Trujillo-Santos J,Perea-Milla E,Jiménez-Puente A,et al. RIETE Investigators. Bed rest or ambulation in the initial treatment of patients with acute deep vein thrombosis or pulmonary embolism:findings from the RIETE registry. Chest,2005,127:1631-1641

7. Jünger M,Diehm C,Störiko H,et al. Mobilization versus immobilization in the treatment of acute proximal deep venous thrombosis:a prospective,randomized,open,multicentre trial. Curr Med Res Opin,2006,22:593-602

8. Romera-Villegas A,Cairols-Castellote MA,Vila-Coll R,et al. Early mobilisation in patients with acute deep vein thrombosis does not increase the risk of a symptomatic pulmonary embolism. Int Angiol,2008,27(6):494-499

9. Schulman S. Studies on the medical treatment of deep vein thrombosis. Acta Med Scand,1985,Suppl,704:1-68

10. Egermayer P. The effects of heparin and oral anticoagulation on thrombus propagation and prevention of the postphlebitic syndrome:a critical review of the literature. Prog Cardiovasc Dis,2001,44:69-80

11. Douketis JD,Foster GA,Crowther MA,et al.Clinical risk factors and timing of recurrent venous thromboembolism during the initial 3 months of anticoagulant therapy. Arch Intern Med,2000,160:3431-3436

下 篇

各 论

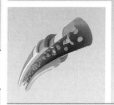

第一章

静脉血栓栓塞症

　　静脉血栓栓塞症（venous thromboembolism，VTE）是一种由于静脉内血栓形成而引起静脉阻塞性回流障碍及其一系列相关病理生理改变的临床常见病，包括深静脉血栓形成（DVT）和肺血栓栓塞症栓塞（PTE）。该病有潜在高度致残率及死亡的危险。一般认为 DVT 和 PTE 是 VTE 的两种临床表现，DVT 好发于下肢静脉，而 PTE 主要是由于在静脉系统或右心血栓形成后，脱落进入肺动脉所致，是致病和致死的主要原因。DVT 与 PTE 实质上为一种疾病过程在不同部位、不同阶段的表现，两者合称为静脉血栓栓塞症（venous thromboembolism，VTE）。

一、分类

　　1. 深静脉血栓形成（deep venous thrombosis，DVT）　当血液在深静脉血管腔内有异常凝结，阻塞静脉腔而导致静脉回流障碍。该疾病是临床常见的血管外科疾病，如治疗不当或不及时，容易造成 DVT 的远期并发症即血栓形成后综合征，并且易造成肢体病残，这对患者的生活质量有很大影响。严重者可危及患者生命。在全身主干静脉均可发病，尤其下肢多见。

　　2. 肺血栓栓塞症（pulmonary thromboembolism，PTE）　是肺栓塞的一种类型，是 PE 的主要原因，通常临床上 PE 即为 PTE。是由于静脉系统或者右心的血栓阻塞肺动脉或其分支所致的疾病，以肺循环和呼吸功能障碍为主要临床和病理生理特征。当急性 PTE 造成肺动脉广泛阻塞时，可引起肺动脉高压，当肺动脉高压到一定程度可导致右心失代偿、出现急性肺源性心脏病。

二、临床表现

　　主要临床表现为 DVT 一旦形成，下肢深静脉回流立刻受阻，如不能及时去除血栓，血栓部分远侧管腔内淤滞的血液不断形成血栓，导致血栓蔓延，血栓部分的瓣膜被破坏，患肢严重静脉高压造成肢体的肿胀与疼痛，浅静脉代偿性扩张。如果血栓形成蔓延累及毛细血管则引起股白肿。特征是肢体的苍白与水肿，不及时处理将发展为静脉性坏疽，临床上与之相关的死亡率达 20%~41%。血栓在逐步再通过程中，病变部分瓣膜将被血栓破坏，又造成血流倒流病变，使患肢静脉处于淤血和高压状态而进入股青肿阶段。约有 80% 以上的 DVT 最终会发展为股青肿症状，同时有 4%~15% 发展为静脉溃疡。

　　常见症状有：①患肢肿胀；②疼痛；③浅静脉曲张；④皮温皮色改变；⑤全身表现。

临床分期:急性期、亚急性期及慢性期。

临床分型:外周型、中央型及混合型(图 2-1-1)。

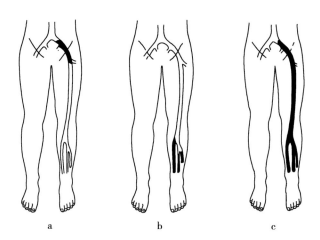

图 2-1-1　a 中央型血栓;b 周围型血栓;c 混合型血栓

特殊类型:股青肿。

1. 临床分期

(1) 急性期(发病后 14 天内):突发患肢肿胀及沿静脉走行部位压痛,或伴有浅静脉曲张。

(2) 亚急性期(发病 15~30 天):严重肿胀及沿静脉走行部位胀痛,伴有广泛的浅静脉曲张。

(3) 慢性期(发病超过 30 天):随着深静脉大部分或完全再通,下肢肿胀减轻但活动后加重,明显的浅静脉曲张,小腿出现广泛色素沉着和慢性复发型溃疡,不少患者处于并发状态,有再次急性深静脉血栓形成的可能。

2. 临床分型

(1) 外周型:患侧小腿轻度疼痛和紧束感,足及踝关节周围有轻度肿胀,按压腓肠肌时有剧痛;作踝关节过度背屈试验可导致小腿剧痛(Homan 征阳性)。

(2) 中央型:大腿远端、内收肌管、腘窝和小腿深部有疼痛和压痛,肿胀可达膝关节水平,浅静脉压升高。

(3) 混合型:左侧髂股静脉血栓形成较右侧多。患侧腹股沟及髂股静脉行径的体表有明显疼痛和压痛,患肢胀痛、肿胀、肤色较深,浅表静脉曲张。有全身反应(体温升高、白细胞增高)。若继发于小腿静脉血栓的混合型血栓,则起病多隐匿,肿胀可逐渐发生,故症状出现较轻,较实际发病晚。若下肢静脉及主要分支广泛阻塞,则起病急骤,患肢剧痛,严重肿胀,发绀,患肢冰冷,足背动脉搏动或消失,足部水疱,如不处理,继而发生静脉坏死,全身反应强烈,体温 39℃以上。

3. 特殊类型

(1) 股青肿:亦称蓝色静脉炎,是指广泛性下肢静脉血栓形成,肢体高度肿胀压迫动脉引起患肢血供障碍的一种急危重症,是下肢 DVT 最严重的类型。发病时,由于髂股静脉及其侧支全部被血栓阻塞,下肢呈现高度水肿,患肢剧烈疼痛,广泛的静脉血栓形成静脉回流受阻造成肢体严重淤血,肢体皮肤呈蓝紫色。肿胀、疼痛、发绀三个症状是股青肿典型的"三联症"。常伴有动脉缺血、下肢动脉搏动减弱或消失、皮温降低,截肢率高达 50%~55%。由于动脉的痉挛和受压,肢体出现剧烈的缺血性疼痛,患肢感觉减弱,严重时感觉丧失,甚至股动脉搏动也不能扪及。一般发病在 4~8 天出现肢体坏死征象,以湿性坏疽死为主。全身症状除发生休克以外,体温略有升高,血沉加快,白细胞计数升高。PTE 发生率达 12%~40%。

(2) PTE:主要临床表现为:临床表现多种多样,有症状 PTE 患者其症状缺乏特异性,临床表现主要取决于血栓的大小、数量、栓塞部位和患者是否合并心、肺等器官的基础疾病。呼吸困难和气促是 PTE 患者最常见的症状和体征,发生率为 84%,活动后明显;胸痛的发生率也较高,尤以胸膜性疼痛多见,其他常见症状依次为:惊恐甚至濒死感、心动过速或心悸、晕厥、咳嗽、咯血等。虽然胸痛、咯血和呼吸困难被认为是 PTE 的三联症,但其临床发生率不足 30%。

常见症状有:①不明原因的呼吸困难及气促:特别是活动后明显,为 PTE 最多见的症状;②胸痛:包括胸膜炎性胸痛或心绞痛样疼痛;③晕厥:可为 PTE 唯一的或首发的症状;④烦躁不安、惊恐甚至濒死感;⑤咯血:常为小量咯血,大咯血少见;⑥咳嗽、心悸等。

临床分型:急性大块肺栓塞、急性肺梗死、急性外周肺栓塞、复发性肺血栓性栓塞。

1) 急性大块肺栓塞:PTE 患者收缩压 <90mmHg,或较基础收缩压降低≥40mmHg,并持续 15 分钟定义为大块 PTE。若血栓性栓塞突然发生,阻塞肺动脉血流在 50% 以上,则患者多会因反射性心跳停止而死亡,上述症状多见于老年人、大手术后和肥胖者。在任何时候有低血压和同时有升高的中心静脉压(颈静脉怒张)时并不能用急性心肌梗死、张力性气胸、心脏压塞或新发的心律失常解释时应怀疑大块 PTE。病情稍轻者,表现为晕厥、虚脱、烦躁不安、心前区疼痛、气促、面色苍白、大汗淋漓、发绀、四肢厥冷、心率增速、肺部出现哮鸣音。

2) 急性肺梗死:患者有不同程度的发热、气促和咯血,常有胸痛,多为局限性锐痛,亦可放射至肩部和上肢,病变广泛者可见发绀。可听到胸膜摩擦音,约 1/3 的患者伴有不同程度的胸腔积液。少数患者组织坏死、溃烂而形成气胸。

3) 急性外周肺栓塞:表现为胸闷、气促和心动过速,胸骨后紧压感,烦躁不安,偶可闻及哮鸣音。无明显血栓病史者,临床诊断较困难。

4) 复发性肺血栓性栓塞:早期症状不明显,呈进行性活动后气促、发绀、胸骨按压疼痛,或在 1 次病发后症状一度消退,以后逐渐加重,最终形成慢性肺动脉高压、肺心病和心力衰竭。临床上易被误诊。

三、危险因素

1. 年龄　VTE 很少发生在儿童和青少年,但对于有先天性心脏疾病的患儿,应该对其危险因素进行评估。一般而言,下肢 DVT 的发病率随着年龄的增长而升高,在 40 岁以后,每增长 10 岁,发病率增加 2 倍,当年龄超过 80 岁后,发病率增加更明显。

2. 妊娠及激素　绝经后女性进行激素替代治疗,发现发生 DVT 的危险性增加了 2 倍。育龄期妇女口服避孕药,导致Ⅷ因子水平增加,从而增加了 VTE 的发生。女性妊娠期增大的子宫影响下肢静脉回流以及妊娠、产褥期凝血和纤溶系统的生理变化等,均是导致下肢 DVT 的高危因素。

3. DVT 既往史　具有下肢 DVT 既往病史者具有较高的再发风险,尤其合并其他危险因素者。有报道,首次发生 VTE 后,尽管进行抗凝治疗,复发率仍在 7% 左右。

4. 种族与血栓形成倾向　在高加索人的队列研究中,40%~60% 的 VTE 患者有血栓形成倾向,具有遗传性,如 V Leiden 突变、凝血基因的突变。其他血栓形成倾向包括:抗凝血酶

Ⅲ、蛋白 S、蛋白 C 缺乏,凝血酶原 G20210A 突变,狼疮抗凝物等。

5. 手术与创伤　骨折与创伤是骨科患者发生静脉血栓最常见的因素。在择期脊柱手术后,VTE 和 PE 的发病率分别为 1.09% 和 1.06%。而脊髓损伤后 DVT 的发病率更高。矫形外科手术,如髋关节置换术后和膝关节置换术后 DVT 发生率较高,在没有预防性治疗的情况下,约 40%~60% 的患者发生 DVT。

6. 恶性肿瘤　癌症是 VTE 的独立危险因素。可发生在癌症的任何阶段,尤其在癌症手术、中心静脉置管和化疗的情况下发生率更高。肿瘤相关的静脉血栓形成和血栓性静脉炎称为 Trousseau 综合征。恶性肿瘤引起 Trousseau 综合征的机制有多方面,包括肿瘤致血液高凝状态、肿瘤机械性阻塞静脉以及患病后活动减少等。许多肿瘤细胞表面表达或分泌组织因子等促凝血物质,血小板的活性也增强。

7. 其他　吸烟、肥胖、解剖学因素、安装永久性起搏器、长期留置中心静脉导管等。

(郭修海　蔡红波　冯曜宇　金　辉)

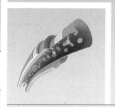

第二章

下肢深静脉血栓形成的诊断

下肢深静脉血栓形成(deep venous thrombosis,DVT)是临床上常见的周围血管疾病之一,是指血液在下肢深静脉内不正常凝结引起的静脉回流障碍性疾病,属于临床急危重病,如血栓脱落可导致肺动脉栓塞(pulmonary embolism,PE)的严重并发症;此外,DVT常导致血栓后综合征(post-thrombotic syndrome,PTS),造成患者长期病痛,影响生活和工作能力,甚至可致残。DVT的发病率在我国呈逐年上升趋势,在欧美地区的发生率约为0.1%;国内外报道约90%PE栓子来源于下肢DVT。由于下肢DVT早期可能缺乏特异性的临床表现,因此选择合适的诊断方法对于DVT的早期诊断和治疗尤为重要。

一、危险因素评估

Virchow提出DVT的三大因素:血流缓慢、静脉壁损伤和高凝状态;影响上述三个方面的因素均为诱导DVT的危险因素。DVT的危险因素包括原发性和继发性两类(表2-2-1)。原发性危险因素即先天性因素,包括凝血因子V Leiden(FVL)变异、凝血酶原20210A突变、抗磷脂抗体异常、C蛋白或S蛋白缺乏等。继发性危险因素是指后天获得的各种病理生理异常,包括外科手术(特别是髋、膝关节置换术)、严重创伤、恶性肿瘤(特别是腺癌)、瘫痪、制动、长时间飞机旅行、肥胖等。以上危险因素可单独存在,也可同时存在,协同作用。危险因素的评估对建立DVT的诊断和治疗都有重要意义。

表 2-2-1 深静脉血栓形成的危险因素

原发性因素	继发性因素
抗凝血酶缺乏	髂静脉压迫综合征
先天性异常纤维蛋白原血症	损伤、骨折
高同型半胱氨酸血症	脑卒中、瘫痪或长期卧床
抗心磷脂抗体阳性	高龄
纤溶酶原激活物抑制剂过多	中心静脉插管
凝血酶原20210A基因变异	下肢静脉功能不全
蛋白C缺乏	吸烟
V因子Leiden突变	妊娠、产后
纤溶酶原缺乏	克罗恩病
异常纤溶酶原血症	肾病综合征
蛋白S缺乏	血液高凝(红细胞增多症,巨球蛋白血症,骨髓增生异常综合征)
Ⅶ因子缺乏	血小板异常

续表

手术与制动	长时间乘坐交通工具
长期使用雌激素	口服避孕药
恶性肿瘤	狼疮抗凝物
肥胖	人工血管或血管腔内移植物
心、肺功能不全	静脉血栓栓塞症病史重症感染

二、辅助检查

由于静脉血栓在体内形成的隐匿性,初期血栓的形成在不影响血液流变学的情况下,患者多无症状;一旦症状出现时,血栓形成已有一个较长的潜在病程;导致治疗效果不佳及相关并发症的发生率大大增加。因此,下肢 DVT 的诊断不能仅凭临床表现,还需要依靠相关的辅助检查。

(一)实验室检查

血浆 D- 二聚体:D- 二聚体为交联纤维蛋白的特异性降解产物之一,是继发性纤溶的特有代谢产物,可对纤维蛋白形成或降解等情况进行评估,包括急性 VTE。D- 二聚体的检测方法有很多,检测所需时间、特异性、敏感性各不相同,包括酶联免疫吸附法(ELISA)、免疫渗滤法和胶乳凝集法。酶联免疫吸附法最敏感,敏感度 ≥90%,而胶乳凝集法为 80%~85%。总体来说,目前临床上使用的 D- 二聚体检测方法局限于低特异性和低阳性预测值。对可疑的 DVT,D- 二聚体检测有很大的局限性。它通常用于诊断急性 DVT 的灵敏度较高,>500μg/L(酶联免疫吸附法)有重要参考价值。D- 二聚体 <500μg/L,即可排除急性或活动性血栓栓塞可能。以下情况可以减少这项检查的阳性预测值和特异性:①手术和(或)创伤;②大出血和广泛挫伤;③缺血性心脏病;④脑血管意外;⑤传染病;⑥恶性肿瘤;⑦外周动脉疾病和动脉瘤;⑧妊娠;⑨高龄;⑩大面积烧伤。出现假阴性率的临床情况有:①肢体远端孤立的小深静脉血栓;②症状出现与实验室检查之间的时间滞后;③伴随的抗凝作用(使用肝素或华法林)。所以,相对来说,阴性结果(正常 D- 二聚体检查结果)出自于敏感的检测方法有助于排除 DVT。D- 二聚体的水平与血栓的大小和活动性相关,而且随着时间的推移和抗凝药物的使用,其敏感性降低,因此,对于已经进行治疗的患者,该检查已经没有意义。

(二)多普勒超声检查

彩色多普勒超声检查(color doppler ultrasound,CDU)包括二维图像、彩色多普勒血流图(color doppler flow image,CDFI)、脉冲多普勒(pulse wave doppler,PWD),能准确地显示静脉结构、血栓的部位和形态、管腔阻塞程度、血管周围组织,并提供血流动力学信息,甚至还可以大致判断血栓的组成成分;且具有简便易行、快捷、成本低、重复性好及无创等特点,是 DVT 诊断的首选方法。DVT 患者的声像图表现,急性血栓者静脉内径增宽,完全阻塞时血管内充满絮状均质低回声,管壁规则清晰,探头加压血管不能被压瘪,CDFI 检测管腔内未见血流显示,PW 检测不到血流信号,当部分栓塞时病变血管腔内可见不规则均质低回声,部分呈线样改变或可见淤泥样点状低回声,CDFI 于部分阻塞处可见彩色血流信号呈细束状或充盈缺损,挤压远端肢体,可见血流充填信号,PW 检测阻塞近端血流速度减低,远端血流期相减弱或消失。慢性血栓管径粗细不均,管壁增厚粗糙、回声增强,血栓呈高回声或强弱不等的回声,CDFI 见"轨道征",PW 测到低速血流信号,部分患肢血管周围可见侧支循环建立。探头加压试验能提高检查的敏感性和准确度,其对近心端 DVT(如股、腘静脉)敏感度达 96.5%。由于膝下深静脉变异较多及腹部 CDU 检查受到影响因素较多,导致 CDU 检测腹部及膝下 DVT 的灵敏性和特异性降低。

(三)螺旋 CT 静脉成像

螺旋 CT 具有扫描速度快、范围广、Z 轴空间分辨率高以及强大的后处理能力,螺旋 CT 静脉成像(CT venography,CTV)成为下肢 DVT 的诊断方法之一。其主要征象包括:受累肢体肿胀,原始轴位图上血管腔内的充盈缺损,重建图像上显示管腔狭窄、中断或变细,明显浅静脉、侧支静脉扩张、迂曲。CTV 可多角度显示下肢静脉血管病变的部位、范围,并可同时检查腹部、盆腔以寻找阻塞的可能原因,还可以同时行三维重建图像;在近心大静脉的 DVT 诊断上,CTV 的敏感性和特异性均在 90% 以上。其缺点在于:需要使用对比剂、有辐射、有条纹状伪影、费用高、小腿静脉血栓诊断率低。

(四)MRI 静脉成像

MRI 静脉成像(MR venography,MRV)可以无造影剂而使用相位对比或时间飞跃技术来诊断 DVT,对比增强技术能够使采集时间缩短,并且使血流缓慢或静脉迂曲部位的准确性增高。由于可以双侧同时显示,有利于了解对侧血管情况,并能较清晰显示盆腔和下腔静脉血栓,是诊断下肢 DVT 的一种可靠检查方法。MRV 能够十分准确地评估近心端的大血管,如盆腔静脉及股总静脉,其敏感性高达 100%,特异性高达 98%。但是,在检查远心端的小血管(如小腿静脉)上的作用有限。

(五)静脉造影

在 DSA 下行下肢静脉造影,只需一次注射造影剂即可获得全部下肢静脉减影图像,大大地减少了造影剂的摄入量和 X 线的曝光量,并通过减影除去骨骼和软组织影,使血管显示更加清楚。通过 DSA 动态图像回放、减影和非减影图像以及后处理系统,由远端向近端随血管逐渐显影,逐节反复观察血管显影情况,这样有益于更清楚地显示病变的部位、形态、范围,血栓形成后的再通和侧支循环等情况,避免因全部静脉显影而产生的重叠干扰。下肢 DVT 的征象为:深静脉不显影或造影剂受阻、管腔内充盈缺损、深静脉再通后静脉管腔呈不规则狭窄或侧支静脉显影。以往静脉造影被认为是诊断下肢 DVT 的"金标准",不过目前由于这一技术费用较高,有发生静脉炎和静脉血栓等并发症的风险,需要专业的导管介入技术训练,这些都使得其应用受到了很大的限制。静脉造影的缺点也是很明显的:它是一种有创性检查,费用昂贵,必须使用造影剂,可能出现皮肤瘙痒、恶心、呕吐等造影剂反应;患者的放射性暴露高,限制了孕妇等的应用;偶可加重静脉血栓形成或造成血栓脱落;不能区分引起血管狭窄的原因是管内或管外因素,也不能与健侧比较。

总之,下肢 DVT 严重危害人类的健康,及时准确地进行诊断对于患者的治疗和预后有重要意义。随着诊断技术的飞速发展,临床医生用于诊断 DVT 的方法越来越多,需结合每位患者的具体情况具体对待。超声、MRV、CTV 等是值得推荐的检查项目,但常常需要联合应用多种诊断方法以明确诊断。相信随着医学科学技术的进一步发展,DVT 的诊断水平必将得到更大的提高。

表 2-2-2

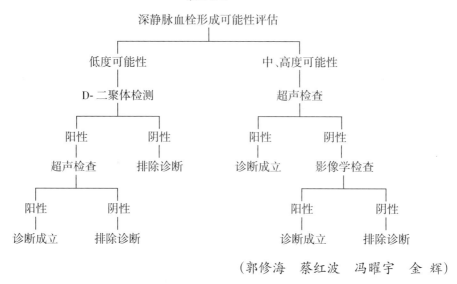

（郭修海 蔡红波 冯曜宇 金 辉）

参 考 文 献

1. White RH. The epidemiology of venous thromboembolism. Circulation,2003,107(23 Suppl1):14-18

2. Dolores Nauffal Manzur. Diagnostic imaging techniques for pulmonary embolism. Arch Bronconeumol,2006,42(7):314-316

3. Rahimi Z,Mozafari H,Shahriari-Ahmadi A,et al. Deep venous thrombosis and thrombophilic mutations in western Iran:association with factor V Leiden. Blood Coagul Fibrinolysis,2010,21(5):385-388

4. Kishi Y,FunjⅡN,Hiuge Y,et al. Prophylactic strategies for perioperative pulmonary thromboembolism in cancer patients. Masui,2010,59(7):926-929

5. Inoue S,Furuya H. Preoperative evaluation for pulmonary thromboembolism/deep vein thrombosis(venous thromboembolism). Masui,2010,59(7):865-868

6. Cook DJ,Donadini MP. Pulmonary embolism in medical-surgical critically ill patients. Hematol Oncol Clin North Am,2010,24(4):677-682

7. 邱贵兴,戴魁戎,杨庆铭,等. 预防骨科大手术后深静脉血栓形成的专家建议——深静脉血栓形成预防座谈会纪要. 中华骨科杂志,2005,25(10):636-640

8. Shitrit D,Lzbicki G,Shitrit AB,et al. Normal D-dimer levels in patients with latent tuberculosis infection. Blood Coagul Fibrinolysis,2005,16(1):85-87

9. Bounameaux H,Perrier A,Righini M. Diagnosis of venous thromboembolism:an update. Vasc Med,2010,15(5):399-406

10. Goldhaber SZ,Bounameaux H. Pulmonary embolism and deep vein thrombosis. Lancet,2012,379(9828):1835-1846

11. British Thoracic Society guidelines for the management of suspected acute pulmonary embolism. Thorax,2003,58(6):470-483

12. Friera-Reyes A,Caballero P,Ruiz-Giménez N,et al. Usefulness of fast LEISA determination of D-dimer levels for diagnosis pulmonary embolism in an emergency room. Arch Bronconeumol,2005,41(9):499-504

13. Zwicker JI,Furie BC,Furie B. Cance-associated thrombosis. Crit Rev Oncol Hematol,2007,62(2):126-136

14. Sachdeva A,Dalton M,Amaragiri SV,et al. Elastic compression stockings for prevention of deep vein thrombosis[J/OL]. Cochrane Database Syst Rev,2010,7:CD001484

15. Fraser DG，Moody AR，Morgan PS，et al. Diagnosis of lower-limb deep venous thrombosis：a prospective blinded study of magnetic resonance direct thrombus imaging. Ann Intern Med，2002，136（2）：89-98

16. Fraser DG，Moody AR，Davidson IR，et al. Deep venous thrombosis：diagnosis by using venous enhanced subtracted peak arterial MR venography versus conventional venography. Radiology，2003，226（3）：812-820

17. 刘兴华，于新华. 下肢深静脉步进 DSA 造影技术的探讨. 中国误诊学杂志，2002，2（12）：1834-1835

18. 王书智，顾建平，冯敏，等. 下肢深静脉血栓形成 MRA 和 CTA 的临床价值——与 DSA 比较研究. 中国医学影像技术，2008，24（3）：370-373

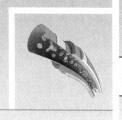

第三章

彩色多普勒技术在静脉血栓栓塞症诊治中的应用

彩色多普勒超声有实时、动态、直观、无创、重复性强等特点,对下肢深静脉血栓形成的诊断价值早已获得公认,既可显示血管的解剖结构,又能观察血流动力学情况,这是X线静脉造影难以实现的。近年来,彩色多普勒超声除用于下肢深静脉血栓治疗效果评估外,还开始运用于引导下腔静脉滤器置入术及置管溶栓术。

一、下肢深静脉血栓的超声检查及疗效评估

(一)下肢静脉解剖

下肢静脉分为深、浅两类。深静脉多走行于深筋膜深面,并与同名动脉伴行。主要的分支有:髂静脉、股静脉、股深静脉、股浅静脉、腘静脉、胫前、胫后及腓静脉。浅静脉走行于皮下组织内,主要是大、小隐静脉及其属支。

(二)检查方法

探头频率5~10MHz。患者仰卧位常规探查髂外静脉、股总静脉、股静脉、股深静脉、股浅静脉、胫后静脉下段和大隐静脉全程,俯卧位探查腘、胫后静脉上段及腓静脉。沿血管走行观察管腔、管径、管壁、腔内有无异常回声,彩色多普勒显示血流变化,频谱多普勒测量各血管的血流参数,作乏氏或挤压试验检测各节段的静脉瓣功能,并与健侧比较。

(三)下肢深静脉血栓形成的超声表现

随着病程的延续,下肢深静脉血栓的超声表现可能会呈现不同阶段的特点(彩图2-3-1~图2-3-8)。根据2007年全国血管外科学会统一标准(2011年第2版修订),DVT按症状出现时间(而不是栓龄)分为3组:急性期(0~14天),亚急性期(15~30天),慢性期(30天以上者)。经过近5年来的推广和实践,这一标准已得到血管外科学界的广泛共识。但是,该标准的划分更侧重于DVT的治疗,而不能体现其预防需求。因此,笔者在临床实践中,于"急性期"前引入了"血栓前期"这一概念,指的是:伴有或不伴有临床症状(通常为肢体的酸胀不适或轻度肿胀等),但血管彩超证实下肢深静脉内"水草样"或"暴风雪样"改变者,并且经彩超排外下肢深静脉内合并固态血栓。根据我治疗中心相关临床检测,此期患者D-二聚体阳性率为82.6%,说明大部分"血栓前期"患者自身的纤溶机制已经启动,只要及时给予抗凝、祛聚及扩容治疗,即可防止病变向固体血栓转化。

1. 血栓前期　此期病变静脉管腔内可见云雾状稍高回声悬浮,动态观察与飘动水草或沙尘暴相似(故称为水草征或暴风雪征),这种状态的形成主要与局部血液淤滞、大量红细胞的频移速率降低和红细胞边集有关。该类血栓对血流的阻塞效应小,静脉造影难以发现。

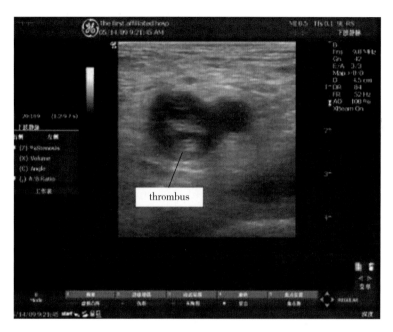

彩图 2-3-1　横截面上可见股静脉内血栓充填

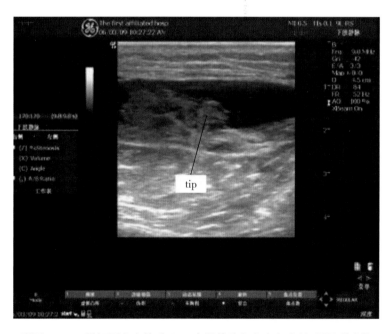

彩图 2-3-2　纵切面上血栓头 (tip) 在股静脉向心方向生长，呈子弹头状

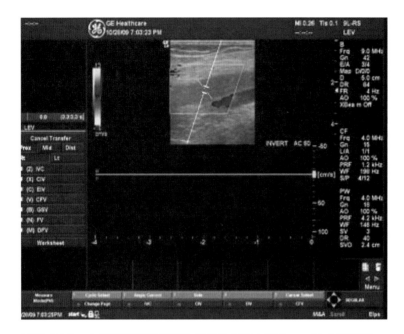

彩图 2-3-3　由于股静脉栓塞较重,PW 未探及血流 (branch) 血流信号,此为静脉完全闭塞可靠证据

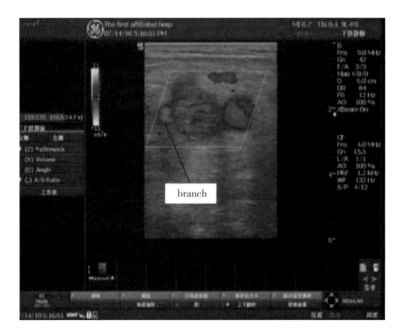

彩图 2-3-4　股静脉栓塞后侧枝循环形成

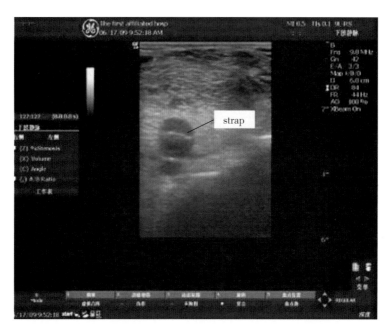

彩图 2-3-5　腘静脉腔内粘连带（strap）形成，系陈旧性血栓退化不全遗迹

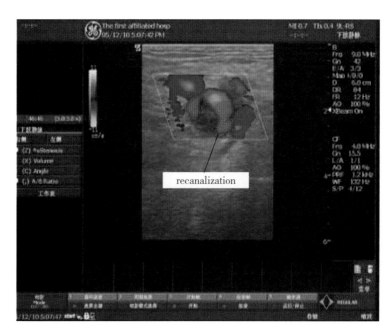

彩图 2-3-6　股静脉血栓半环状再通血流（recanalization）约 60%

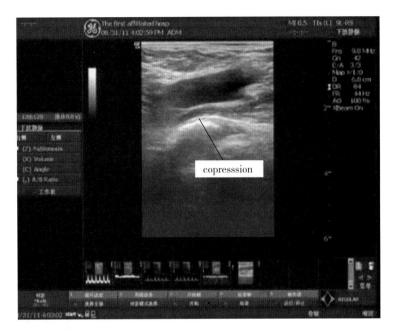

彩图 2-3-7 DVT 前期患者静脉管腔可被探头压瘪

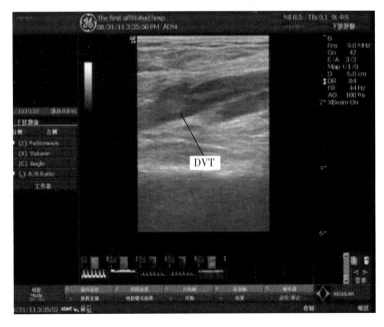

彩图 2-3-8 实体性 DVT 是不能被压缩的

其灰阶图像与急性期血栓相类似,不同之处在于探头挤压试验时静脉管腔可被完全压缩。

2. 急性期　此期静脉血栓主要表现为低回声(也可能为无回声)、静脉增粗和静脉的可压缩性消失。当静脉不完全栓塞时,彩色多普勒可在血栓段静脉检测到血流信号;完全栓塞时,则病变段无血流信号。此外,尚有可能观察到侧支(静脉)循环形成。

3. 亚急性期　此期血栓超声表现在一定程度上与急性期相似。主要的超声表现有:血栓回声增强、静脉管径缩小、血流在一定程度上恢复并形成较为明显的侧支循环等。

4. 慢性期和(或)深静脉血栓后综合征期　这一时期的主要特点为:静脉管壁弥漫性增厚、静脉血栓呈中强回声或静脉腔内检测到纤维条索(图2-3-5)。此期由于静脉瓣膜发生不同程度破坏而发生静脉反流。当然,随着血栓的缓解和复发交替出现,上述超声表现可能将出现动态演变。此时,需操作者综合判断。

(四) 疗效观察

利用彩色多普勒二维超声观察深静脉的静脉管径、管腔内回声、彩色血流充盈情况,然后作静脉再通判断,以了解治疗后血管内血栓及血流动力学变化情况,指导下一步治疗方案。

1. 国外静脉通畅率应用 Porter-Moneta 标准　静脉通畅评分:患肢每段静脉(下腔、髂总、髂外、股总、股浅上段、股浅下段、腘静脉)完全通畅为0分,部分通畅为1分,不通畅为2分。

静脉通畅率 =(溶栓前静脉通畅评分 − 溶栓后静脉通畅评分)/溶栓前静脉通畅评分 × 100%)。

2. 我科使用横截面再通百分比(血管横截面血流充盈面积/血管横截面积×100%,如图2-3-6)及再通段血流峰值。

二、彩色多普勒超声引导下腔静脉滤器置入及置管溶栓术

李敬府等人做了彩色多普勒超声引导下腔静脉滤器置入(IVCFI)的可行性研究。研究是这样的:在彩色多普勒超声引导下,对连续收治的67例下肢深静脉血栓患者行经皮穿刺IVCFI术。结果:在CDFI引导下,置入VernaTech永久型滤器64只,临时性滤器3只,其中经右股静脉置入39只,左股静脉置入25只,右颈内静脉置入3只。术后CDFI和X线腹部平片均证实滤器置入位置正确,张开完全,无并发症,技术成功率为100%。随访结果:栓子俘获率37%,滤器无变形和移位,局部无血栓形成,也无滤器置入后PE临床病例发生。结论:超声引导经皮穿刺IVCFI术是安全、可靠、简便易行、无污染、费用低廉的实用方法。

(一) 下腔静脉滤器置入

1. 患者术前头一晚禁食产气食物,必要时空腹8小时,为超声操作创造条件。

2. 平卧位,彩色多普勒超声先对下腔静脉及双髂静脉进行探查,下腔静脉内径不能大于35mm,以防滤器移位。明确患者血栓范围、双肾静脉位置及患肢对侧髂、股静脉是否正常,为X射线下放置下腔静脉滤器做术前评估。

3. 平卧位,健侧腹股沟区常规消毒铺巾后,股静脉采用Sedingger穿刺技术,穿刺成功后造影再次了解下腔静脉直径及通畅情况、肾静脉开口水平,然后置入下腔静脉滤器。若术前超声提示双侧股静脉均有血栓,则选择经皮右颈静脉置入滤器。

(二) 置管溶栓

1. 超声引导下放置溶栓导管　患者俯卧位,以高频彩色多普勒超声观察腘静脉血流充盈情况,做好穿刺标记,消毒患侧腘窝并铺无菌巾(可据患者个体情况而定,选择股静脉、大

小隐静脉、胫后静脉或足背静脉),套上无菌探头套,以 18G 穿刺针通过超声探头实时监视下穿刺腘静脉,将溶栓导管头端沿导丝推送至血栓远心端。

2. 药物的应用 溶栓导管置入后,用脉冲式喷射法向溶栓导管内推注尿激酶 10 万 U,术毕,用无菌敷料贴固定腘静脉穿刺处鞘管及溶栓导管。经溶栓导管尾端连接微量泵持续予尿激酶 10 万 U/h(50 万 U/h~150 万 U/h),恒速泵溶栓时可予弹力袜压迫患侧下肢浅表静脉,每 6 小时复查多普勒超声一次,如深静脉血流通畅或前后两次超声显示溶栓无进展,纤维蛋白原浓度 <1.0g/L 时,终止溶栓。

(李 敏 韩胜斌 金 辉)

参 考 文 献

1. 张培华,蒋米尔. 临床血管外科学. 第 2 版. 北京:科学出版社,2007:568-599,780-781

2. Lucena J,Rico A,Vazquez R,et al. Pulmonary embolism and sudden-unexpected death:prospective study on 2477 forensic autopsies performed at the Institute of Legal Medicine in Seville. J Forensic Leg Med,2009,16(4):196-201

3. 蔡林刚,任为. 下肢深静脉血栓形成后综合征治疗的进展. 中国普通外科杂志,2008,17(6):599-601

4. 乔正荣,时德,蒋欧,等. 急性下肢深静脉血栓形成的诊治. 中国普通外科杂志,2004,13(1):449-451

5. Beyer J. Safety of venous ultrasound in suspected DVT-still a matter of concern? Thromb Haemost,2009,102(1):5-6

6. 朱兵,田广磊,戈小虎. 血浆 D-二聚体检测与彩色多普勒超声在下肢深静脉血栓诊断中的临床意义. 中国普外基础与临床杂志,2010,17(7):668-671

7. McQueen AS,Elliott ST,Keir MJ,et al. Ultrasonography for suspected deep vein thrombosis:how useful is single-point augmentation? Clin Radiol,2009,64(2):148-155

8. Jovanovic M,Milic D,Djindjic B,et al. Importance of D-dimer testing in ambulatory detection of atypical and "silent" phlebothrombosis. Vojnosanit Pregl,2010,67(7):543

9. Mackman N,Becker RC. DVT:A New Era in Anticoagulant Therapy. Arterioscler Thromb Vasc Biol,2010,30(3):369-371

10. 谌勇,韩智猛,向乾生. 不同溶栓途径治疗下肢深静脉血栓形成的比较. 中国普通外科杂志,2003,12(6):449-451

11. Baglin T. What happens after venous thromboembolism? Thromb Haemost,2009,7,(S1):287-290

12. Sangwaiya MJ,Marentis TC,Walker TG,et al. Safety and effectiveness of the select inferior vena cava filter:preliminary results. J Vasc Interv Radiol,2009,20(9):1188-1192

13. 赵伟,诸锡奇,周宏. 多普勒彩超引导下腔静脉滤器置入治疗急性下肢深静脉血栓. 中国临床医学,2010,6

14. 姚亚娟. 彩色多普勒超声对下肢静脉急性血栓形成的诊断价值. 中国医药导报,2007,34

15. 陶士瑛. 彩色多普勒超声诊断急性下肢深静脉血栓中的临床价值. 中原医刊,2007,14

16. 李云川,白旭东. 彩色多普勒超声在急性下肢深静脉血栓形成诊疗中的价值. 吉林医学杂志,2008,3

17. 程建中,刘红梅. 二维及彩色多普勒超声诊断急性下肢深静脉血栓中的临床价值. 齐齐哈尔医学院学报,2010,15

18. 朱秀梅. 彩色多普勒超声在诊疗急性下肢静脉血栓中的价值. 中国医药指南,2011,34

19. 张广俊,游蕴仪,黄俊勇. 超声引导下经腘静脉置管溶栓治疗下肢深静脉血栓形成. 国际医药卫生导报,2011,17:808-810

20. Poter JM,Moneta GL. RepoSing standards in venous disease:an update,international consensus committee on chronic venous disease. JVase Surg,1995,21:635-645

21. 郭劲松,李晓强,段鹏飞,等.急性下肢深静脉血栓的外科治疗,中国临床医学,2004,11(3):411-412

22. 杨进,沈来根,梅劲桦,等.超声引导下腔静脉滤器置入联合手术取栓治疗急性下肢深静脉血栓.中华急诊医学杂志,2006,15(6):543-544

23. 武有祯.腘静脉穿刺的应用解剖.解剖学杂志,2002,25(5):493-494

24. 刘骏方,龙清云,卓德强,等.经皮腘静脉插管的临床应用解剖学研究.武汉大学学报(医学版),2005,26(1):114-116

25. 赵凯英,吴静,林玉娟,等.多普勒彩超引导下置管溶栓治疗下肢深静脉血栓的价值.中国社区医师.医学专业,2012,8(14):194-195

26. 黄晓钟,梁卫,叶猛,等.导管直接溶栓治疗下肢深静脉血栓形成.介入放射学杂志,2008,17:11-14

27. 张精勇,吴学君,金星,等.超声引导下置管溶栓治疗下肢深静脉血栓形成.临床外科杂志,2004,12(3):190-191

28. 鲁俊,胡松杰,郎德海.经腘静脉置管溶栓联合下腔静脉滤器置入治疗急性下肢深静脉血栓形成.中国现代医生,2012,50(2):18-20

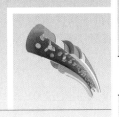

第四章

深静脉血栓和肺动脉栓塞的 CT 表现与临床意义

对于 DVT 目前最常用的诊断和评估方法是彩色多普勒超声检查和深静脉顺行造影检查。彩色多普勒超声检查诊断深静脉血栓的准确性较高、无创、方便且可以在床旁进行,是临床上常用的首次检查方法。彩超不仅可以显示血管腔内病变,而且也可以同时显示血管周围的情况和病变。但彩超也有一定的局限性。比如,首先,超声波容易受到肠气的影响,即使经过肠道准备,对髂静脉段深静脉主干及属支病变也做不到充分显示;对髂静脉受压综合征(Cockett syndrome or May-Turnner syndrome)的诊断准确率低,而该病恰恰是诱发深静脉血栓的非常重要的解剖基础;同样是气体干扰超声波的原因,彩超对胸腹部深静脉难以做到全面显示。

顺行深静脉血管造影(DSA)虽是深静脉血栓诊断的金标准,但也存有一些不足问题。由于动态采集方式以及球管移动速度所限,要获得清晰的深静脉及其属支,必然需要注射较多的造影剂以及较长时间的 X 线曝光。而且,DSA 是二维图像,对三维结构的病变只能通过改变投射角度大致进行推断。进而言之,DSA 图像虽能精确显示血管腔内情况,然而对于血管周围病变情况的反映则是间接的,甚至在有些情况下,无法反映出导致血栓的血管外部病变。湘雅附属海口医院临床试用经双(单)侧周围浅静脉注射造影剂、CT 深静脉血管成像,用来对 DVT、PE 进行检查,称为直接 CT 深静脉血管成像(directly computed tomography venography,DCTV)。我们也将这种方法应用在其他深静脉疾病的诊断中,用以鉴别浅静脉曲张是原发性还是继发性?是 Cockett 综合征、布 - 加综合征还是其他深静脉疾病?DCTV 对肺动脉栓塞(PE)的诊断,相对于经上肢浅静脉注射造影剂,下半身静脉血流对造影剂的稀释明显高于上半身。换句话说,髂内静脉、肾静脉、肝静脉等不含造影剂的回流血液对髂总静脉、下腔静脉等处造影剂的稀释作用要大于颈内静脉对无名静脉和上腔静脉的稀释作用。同等量的造影剂经过血容量较大的下腔静脉在对肺动脉的显影性上不如经上肢浅静脉注射。但是,经下肢注射造影剂直接 CT 扫描可以使肺动脉显影增强至 CT 值 150 左右,能够清楚地显示肺动脉情况并能进行容积重建。这样,DCTV 就可以一次将包括腓肠静脉、腘静脉、髂静脉、下腔静脉、右心房和肺动脉扫描出来,实现"一站式"检查。可以排除患有深静脉血栓的患者有无肺栓塞,也可以对怀疑患有肺栓塞的患者查找血栓来源和范围。

一、CTV 在其他深静脉疾病中的应用

目前,湘雅附属海口医院通过 DCTV 扫描(大约 200 例患者)发现的病种包括深静脉血栓、肺栓塞、下腔静脉狭窄(肺囊肿、肝硬化)、下腔静脉血栓形成、髂静脉受压(Cockett 综合征、囊肿、肿瘤、骨质增生、瘢痕增生等)、布加综合征等。还有一些静脉变异和未见报道的疾病,

如左髂静脉汇入左肾静脉,汇入点上移,下腔静脉汇入奇静脉,下腔静脉汇入椎体前未知静脉并狭窄,引起的症状包括丹毒、精索静脉曲张等。股静脉狭窄受压(被股动脉的内侧小分支压迫、瘢痕压迫、淋巴囊肿等)。

我们体会利用 DCTV 诊断 DVT、PE 有诸多优点:

1. DCTV　影响清晰,对细节显示优于其他检查方法,可以清楚显示出细微血管。

2. DCTV　一次扫描范围大,可以显示整个下腔静脉范围内或包括上腔静脉范围内的病变。

3. DCTV　可以显示血管壁、血管毗邻甚至是发现远离血管或与血管疾病无关的疾患,在影像水平上防止漏诊、误诊。

4. DCTV　可以进行容积重建、最大密度投影、轴位矢状位冠状位断层等方式对图像进行分析,容积重建比 DSA 在三维空间的推断方面更精确。轴位、矢状位、冠状位断层和最大密度投影能精确反映出血管腔内病变,减少了 DSA 因肠蠕动或肠内容物等因素产生的伪影和漏诊。

5. DCTV　同时在双下肢静脉注射造影剂,可以发现双侧肢体病变情况。

6. DCTV　也可以在上腔静脉回流区域病变中应用,以得到完整的头颈部、上肢及上半身静脉血液回流的影像,可以诊断上腔静脉血栓、胸廓出口综合征等疾病。

7. DCTV　造影剂需要量小于 DSA。

8. DCTV　可以完成"一站式"检查。

9. DCTV　可以避免医生的 X 线照射等。

二、DCTV 血管成像需要注意的几个问题

1. 下肢浅静脉套管针穿刺　由于是双侧足背静脉注射造影剂,对浅静脉纤细、皮肤增厚、严重色素沉着以及有溃疡瘢痕形成等因素存在的患者,成功穿刺静脉并可以进行较快流量注射造影剂是有一定挑战性的。要求 CT 室护士掌握这种情况下的穿刺技巧。严密观察注射盐水后患者的反应和局部血管的情况,防止出现造影剂渗漏。在实践中我们体会,通过选择穿刺部位、局部压迫消肿后穿刺等方法,几乎没有患者因为穿刺通路的原因放弃检查。

2. 对于急性下肢深静脉血栓的患者,DCTV 是否安全,有无可能引起血栓脱落继而肺动脉栓塞? 深静脉血栓在急性期与血管壁附着不紧,容易脱落发生肺动脉栓塞。DCTV 在检查过程中需要经双侧下肢浅静脉快速注射约 120~160ml 稀释的造影剂,平均每侧肢体静脉增加 80ml 左右回流血量,从而在理论上产生增加血栓脱落的风险。然而,进一步分析这个问题,我们认为,这种风险是很小的。首先,每秒钟约 2.5~4ml(每侧)的注射速度较小,下肢静脉系统容量较大,腓肠肌内静脉丛被称为"第二心脏",股、髂静脉及其股深静脉髂内静脉属支的容量也有较大的扩展范围,不会引起深静脉内大幅度的压力变化。其次,由于注射造影剂是通过 Y 形连接管,深静脉血栓侧肢体的浅静脉压力较高,进入的造影剂也较健侧少,上述风险也进一步减少。再次,以往 DSA 顺行造影也是通过患肢浅静脉快速推注造影剂来进行剪影采集,为 DCTV 行双侧浅静脉注射造影剂提供实践依据。我们对 76 例深静脉血栓的患者进行 DCTV 检查,未发现有患者胸痛、呼吸困难等症状的情况发生。当然,为尽可能地减少肺动脉发生的危险性,我们体会应有以下几点需要注意:①行双侧下肢浅静脉注射造影剂并保证健侧肢体静脉通道通畅。双侧下肢深静脉造影除了有可以避免过多造影剂进入患肢引起深静脉压力升高的优点以外,还可以把患肢深静脉的影像与对侧肢体进行对比,更有能发现检查前原本认为正常肢体存在深静脉病变的好处,这一点已经在我们的工作实践中多次证实。②在检查和运送过程中,防止挤压患肢。③准备相应的抢救措施。

3. 扫描范围　下肢深静脉血栓可能存在的部位包括腓肠静脉丛、股静脉、髂静脉、下腔静脉和肺动脉。所以,如果能一次成像上述所有部位,既可以达到减少射线、造影剂剂量和费用的目的,又可以防止一些无症状肺动脉栓塞患者被漏诊。我们称之为深静脉"一站式"检查,不再需要专门针对肺动脉的检查。相比较于 DSA 而言,DCTV 检查费用仅要 1200 左右,包括肺动脉在内的全下(上)腔静脉引流范围的一站式检查,我们认为这是需要大力提倡的扫描方式,因为这样大多情况下可以省却彩超和 DSA 检查。

4. 双侧浅静脉注射造影剂　双侧浅静脉同时注射造影剂的优点包括:可以通过正常肢体侧的显影剂充分显示患肢近端的深静脉,比如在下肢深静脉血栓时显示下腔静脉;可以避免过多造影剂进入患肢引起深静脉压力升高;还可以把患肢深静脉的影像与对侧肢体进行对比;能发现检查前原本认为正常肢体存在深静脉病变。

三、DCTV 的适应证和禁忌证

(一) 适应证

1. 双侧下肢水肿,伴或不伴有胸壁、腹壁、下肢浅静脉曲张,已经排除心功能不全、肾功能不全、低蛋白血症等。

2. 单侧下肢急性水肿、增粗、疼痛。

3. 单侧下肢慢性水肿,伴或不伴有浅静脉曲张。

4. 下肢色素沉着、静脉溃疡等下肢静脉淤血症状。

5. 下肢静脉曲张术前检查。

6. 严重的精索静脉曲张。

7. 彩超等辅助检查发现深静脉静脉异常者。

8. 反复发作的下肢淋巴网炎症(丹毒)。

9. 其他怀疑有深静脉疾病的情况等。

(二) 禁忌证

1. 对造影剂过敏者。

2. 严重心功能不全患者。

3. 严重肝功能损害患者。

4. 少尿且透析治疗受限的肾功能损害患者。

5. 妊娠等对 X 线检查有禁忌患者。

四、DCTV 的局限性和学习曲线

1. 任何一种检查方式都有其优势和不足之处。应用每一种检查之前均应进行个体化考虑,比如患者的病情和身体情况、过敏史、肝肾功能,甚至是经济情况。如何有效并灵活地应用某种或多种检查是我们应着重考虑的问题。就 DCTV 来讲,对高速螺旋 CT 相对依赖,由于高速螺旋 CT 的 X 线剂量小、成像质量高、软件成像后处理复杂等原因,造成设备成本较高,费用是一个比较大的局限,不太适合一些县乡镇基层医院应用。

2. DCTV　暂时对深静脉瓣膜反流尚无良好的显示方法。

3. DCTV 的扫描范围　造影剂在静脉系统内滞留时间长且个体化差异较大,清晰地扫描显示肺动脉图像需要经历一定的学习曲线时间。另外,对 DCTV 图像的描述和判断也包含一些新颖的解剖学、影像学以及临床医学的内容。对诊断医师和临床科室医师提出了更高的要求,也需要经历一段学习曲线。

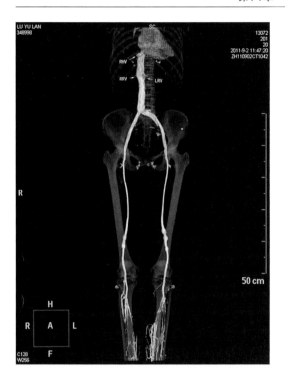

图 2-4-1　正常深静脉 DVT 图像

按血流方向描述,经过双侧下肢浅静脉注射造影剂,可以依次看到腓肠静脉丛、腘静脉和股静脉,由于大隐静脉被位于膝关节下方的橡皮管加压压迫,不能显影。位于腘静脉和股静脉移行部的静脉瓣膜清晰可见。再往近端即是髂静脉、下腔静脉和各个心腔,其中下腔静脉段可以看到左肾静脉(left renal vein, LRV)、右肾静脉(right renal vein, RRV)以及右肝静脉(right hepatic vein, RHV)

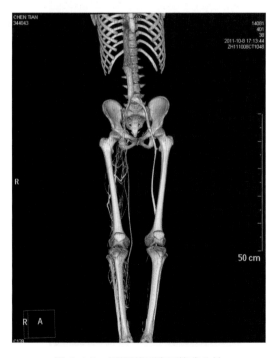

图 2-4-2　周围型下肢深静脉血栓

除正常深静脉 CT 解剖结构以外,可以看到,右下肢腓肠静脉增粗,大隐静脉代偿增粗,股静脉未显影,代之以大量侧支循环建立,髂静脉段以及近端深静脉未见明显异常

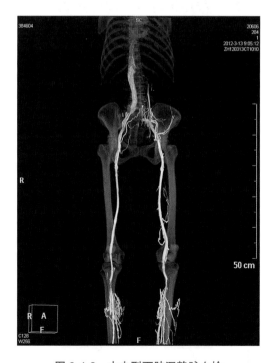

图 2-4-3　中央型下肢深静脉血栓

左下肢股静脉属支显影,股静脉通畅,髂静脉远端侧支血管显影,通过盆腔静脉丛和椎旁静脉丛回流,髂静脉近端闭塞,下腔静脉全段通畅

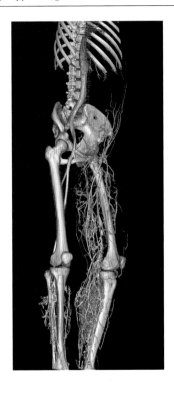

图 2-4-4　混合型下肢深静脉血栓
腓肠静脉丛增粗紊乱,股静脉周围大量
侧支循环建立,股、髂静脉全段不显影,
腹壁静脉侧支显影,下腔静脉通畅

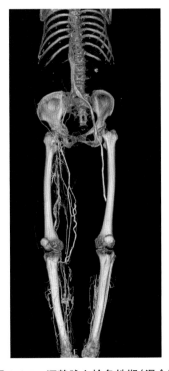

图 2-4-5　深静脉血栓急性期(混合型)
腓肠静脉丛增粗紊乱,股静脉周围大量侧支循环建
立,股静脉主干内可见血栓造成的造影剂不均匀
(在 DSA 上显示为双轨征),髂静脉全段不显影,代
之以侧支循环,腹壁静脉侧支显影,下腔静脉通畅

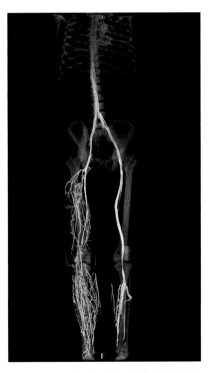

图 2-4-6　深静脉血栓慢性期(周围型)
腓肠静脉丛增粗紊乱,股静脉周围大量
侧支循环建立,股静脉主干未显影,髂
静脉全段显影通畅,下腔静脉通畅

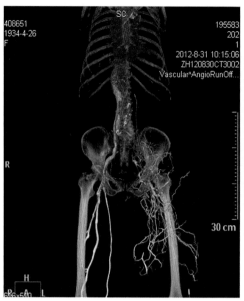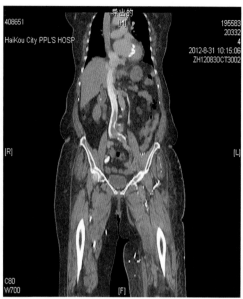

图 2-4-7　下腔静脉血栓

股静脉周围大量侧支循环建立,股静脉近段主干内可见血栓造成的造影剂不均匀,髂静脉全段不显影,代之以侧支循环,腹壁静脉侧支显影,下腔静脉远端可以见到近端游离、远端延续于髂静脉的血栓影像,在最大密度投影的黑白片上显示最清,下腔静脉近端通畅

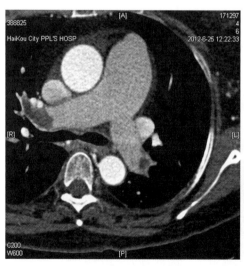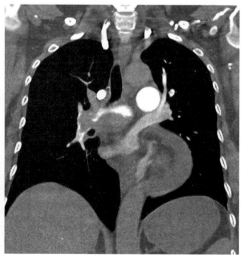

图 2-4-8　肺动脉栓塞 DVT 图像

上图可见肺动脉中的血栓骑跨于左右肺动脉主干。

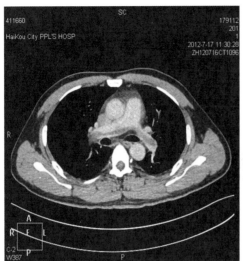
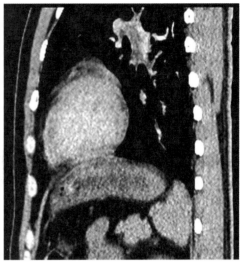

图 2-4-8(续)

下图可见右肺动脉大块的血栓堵塞,仅有少量造影剂可以通过,同时左肺动脉也可见少量血栓影像

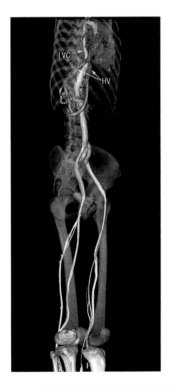

图 2-4-9 下肢深静脉变异的 DVT 图像

股、髂静脉显示正常,而下腔静脉并未直接进入右心房,而是继续上行移行为奇静脉,绕过右肺门进入上腔静脉。而部分下腔静脉血液通过副肝静脉、肝静脉进入右心房

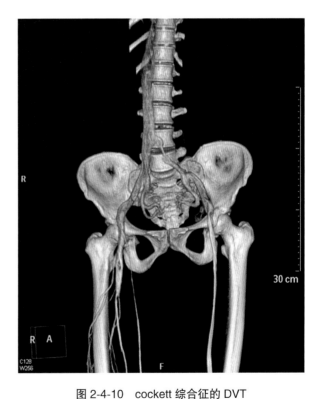

图 2-4-10 cockett 综合征的 DVT

左髂静脉近端明显变细,造影剂经过髂内静脉和盆腔静脉丛经右髂静脉回流至下腔静脉。该患者同时右侧股静脉也存在异常。考虑形成过陈旧性血栓

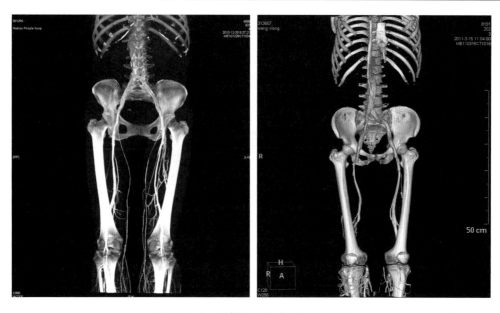

图 2-4-11　深静脉血栓术后复查 DVT

血栓形成术后,下腔静脉中的永久滤器(左图)和临时滤器(右图)清晰可见,可以判断有无血栓被滤器捕获。同时深静脉全程的通畅情况也一览无余

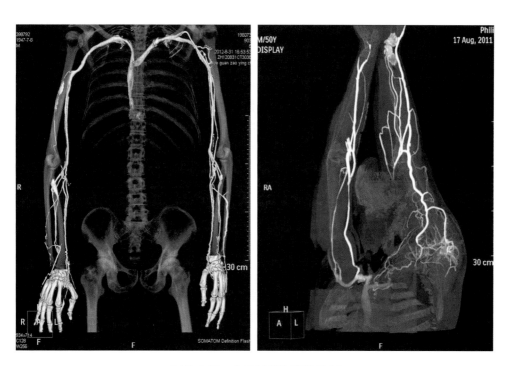

图 2-4-12　上肢深静脉疾病 DVT

左图是正常上肢静脉系统的 DCTV 图像,右图可以看见左腋静脉至左无名静脉不通畅,侧支血管形成,为上肢深静脉血栓形成

(高峰　陈晶)

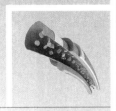

第五章

静脉血栓栓塞症的保守治疗

由静脉血栓形成造成的静脉血栓栓塞（venous thromboembolism，VTE）主要包括深静脉血栓形成（deep venous thrombosis，DVT）和肺栓塞（pulmonary embolism，PE）。VTE 具有 3 大特征：①高发病率；②涉及静脉层次极广；③多因性。故 VTE 在临床上是各科医师极为重视的疾病，其治疗也显得尤为重要。VTE 的治疗大体可分为保守治疗和手术治疗，其中保守治疗是指相对于有创操作（有创伤的操作，如手术等）的治疗，由于外周静脉血栓形成可发生在任何浅静脉与深静脉，并且保守治疗减少了有创风险，因而保守治疗不仅可减少患者痛苦，且起到全身治疗的效果，适用范围也广泛。

VTE 的保守治疗主要依据开始治疗的时间以及治疗时间的长短分为预防治疗、早期治疗和长期治疗。另外，VTE 的保守治疗还包括静脉血栓形成后的肺栓塞的治疗。VTE 的保守治疗有近 100 年的历史，1930 年以前，DVT 的主要的治疗方法是卧床和抬高患肢，这种体位治疗是经典的保守治疗方法，至今仍为临床医生所应用。而 1916 年 John McLean 首次发现肝素，20 多年后 Howell、Holt 和 Best 提纯出肝素，1937 年 Crafoord 开始用于临床，1941 年 Bawn 报道了肝素治疗 DVT 的临床效果，而应用小剂量肝素预防 DVT 的报道见于 1950 年（De Takats G）。香豆素是 19 世纪由兽医偶然发现的一种具有抗凝作用的化学物质，1941 年 Stachman 合成双香豆素获得成功，并于次年报道了临床应用的结果。1885年 Shiali 发现人尿有溶解血块的作用，1947 年 Macfarlance 等首次报道尿中含有纤维活性物质，随后 Sobel 将其命名为尿激酶，1958 年 Sokal 开始在临床上应用尿激酶。Tillet 和 Garner 于 1933 年首先发现了链球菌（streptococcus）的纤溶作用，1944 年 Christens 将其命名为链激酶（Streptokinas，SK），1955 年 Tillet 等发表了 SK 治疗 DVT 的研究结果，开创了急性静脉血栓栓塞纤溶治疗的时代。此后，巴曲酶（batroxobin）、组织型纤溶酶原激活剂（tissue-type plasminogen activator，t-PA）及重组组织型纤溶酶原激活剂（recombinant tissue-type plasminogen activator，rt-PA）等纤溶药物相继问世。至此，VTE 尤其是 DVT 的保守治疗融合了体位、抗凝、溶栓方法。下面笔者分 VTE 的预防性治疗、DVT 和 PE 保守治疗三部分详细介绍现今 VTE 的保守治疗方法。

一、VTE 的预防性治疗

早在 19 世纪，德国病理学家 Virchow 最先提出了 DVT 发病的三个因素：静脉淤血（stasis）、血管内膜损伤（endothelial injury）和血液高凝状态（hypercoagulability）。随后 Homans（1930 年）指出手术、卧床和脱水是引起 DVT 发病的高危因素。同时，妊娠和生育以及口服避孕药和激素治疗等均为 VTE 的危险因素(表 2-5-1)。因此,针对病因和危险因素尤其是继发性因素的预防性治疗是减少 DVT 发病的关键。

表 2-5-1 深静脉血栓危险因素

原发性因素	
抗凝血酶缺乏	蛋白 C 缺乏
先天性异常纤维蛋白原症	V 因子 Leiden 突变(活化蛋白 C 抵抗)
高同型半胱氨酸血症	纤溶酶原缺乏
抗心磷脂抗体阳性	异常纤溶酶原血症
纤溶酶原激活物抑制剂过多	蛋白 S 缺乏
凝血酶原 20210A 基因变异	XII因子缺乏
继发性因素	
髂静脉压迫综合征	血小板异常
损伤、骨折	手术与制动
脑卒中、瘫痪或长期卧床	长期使用雌激素
高龄	恶性肿瘤
中心静脉插管	肥胖
下肢静脉功能不全	心、肺功能不全
吸烟	长时间乘坐交通工具
妊娠、产后	口服避孕药
克罗恩病	狼疮抗凝物
肾病综合征	人工血管或血管腔内移植物
血液高凝(红细胞增多症、巨球蛋白血症、骨髓增生异常综合征)	静脉血栓栓塞病史
	重症感染

对于施行手术患者,术前、术中和术后都要考虑采用预防措施,2012 年美国胸科医师协会抗栓治疗和预防血栓形成指南第 9 版(American College of Chest Physicians Evidence~Based Clinical Practice Guidelines,ACCP-9ed)依据不同手术方式及评分模型(Caprini 评分模型)将 VTE 的危险度分为极低、低、中与高危 4 级,并建议按不同级别采用相应的预防措施(表 2-5-2),更为精确的是将危险因子计分(表 2-5-3),将患者分值总和按 1~2、3~4、≥5 套入上述 4 级之中,再按不同的级别制定预防方案与用药剂量。

对于有发生 VTE 倾向的中危和高危患者,同时这些患者伴有大出血风险或出血后果极其严重,优先使用器械抗栓预防(倾向于使用间歇充气加压装置),而不做其他药物预防;当出血风险较低时,才考虑药物抗栓预防。同时,对于 VTE 发生风险较高且将行腹部或盆部肿瘤手术的患者,推荐延长术后低分子量肝素抗栓预防时间(至术后 4 周)。

另外,对于大型的骨科手术(包括全髋关节置换术、全膝关节置换术和髋部骨折手术),虽然并发深静脉血栓形成的发生率在下降,但由于其特殊性,且容易发生严重并发症。为此 ACCP-9ed 特意制定了侧重于骨科手术后并发肺栓塞和深静脉血栓形成的最优预防策略,主要包括药物治疗和器械方法。其中对于将行骨科大手术的患者,推荐使用的抗栓药物包括:低分子量肝素(Low molecular wight heparin,LMWH),磺达肝癸钠(fondaparinux),达比加群(dabigatran),阿哌沙班(apixaban),利伐沙班(rivaroxaban)(用于全髋关节置换术或全膝关节置换术,但不包括髋部骨折手术),低剂量肝素(Low dose unfractionnted heparin,LDUH),调整

表 2-5-2 手术患者 VTE 危险度分层及预防措施

分层	普通外科手术包括胃肠、泌尿系统、血管、乳腺、甲状腺等手术患者		整形手术患者		其他手术	总体估计 VTE 发病率下限	预防措施
	Caprini 评分(分)	VTE 发病率(%)	Caprini 评分(分)	VTE 发病率(%)			
极低危	0	0	0.2	NA	大部分门诊小手术	<0.5	早期下床活动
低危	1~2	0.7	3~4	0.6	脊柱良性疾病手术	1.5	建议器械抗栓预防(倾向于间歇充气加压装置)
中危	3~4	1.0	5~6	1.3	妇科良性疾病手术、心脏手术、大部分胸部手术、脊柱恶性疾病手术	3.0	低分子肝素、低剂量肝素或间歇充气加压装置
高危	≥5	1.9	7~8	2.7	减肥手术、妇科恶性疾病手术、肺切除术、颅脑手术、脑外伤、脊髓外伤等	6.0	低分子量肝素或低剂量普通肝素、联用器械抗栓预防,如弹力袜或间歇充气加压装置

表 2-5-3 Caprini 危险评分模型

1 分	2 分	3 分	4 分
年龄(41~60 岁)	年龄(61~74 岁)	年龄≥75 岁	脑卒中(<1 个月)
小手术	关节镜手术	VTE 病史	择期关节置换术
BMI>25kg/m²	大手术(开放,>45 分钟)	VTE 家族史	髋关节、骨盆或腿部骨折
小腿肿胀	腹腔镜手术(>45 分钟)	V 因子 Leiden 突变	急性脊髓损伤(<1 个月)
静脉曲张	恶性肿瘤	凝血酶原 20210A 基因变异	
妊娠或产后	卧床(>72 小时)	狼疮抗凝物	
反复自然流产史	石膏固定	抗心磷脂抗体阳性	
口服避孕药或激素治疗	中心静脉置管	高同型半胱氨酸血症	
败血症(<1 个月)		肝素诱导血小板减少症	
严重肺疾病包括肺炎(<1 个月)		其他先天或后天血栓形成倾向	
呼吸功能异常			
急性心肌梗死			
充血性心力衰竭(<1 个月)			
炎症性肠病			
内科卧床患者			

剂量维生素 K 拮抗剂(adjusted-dose VKA)或阿司匹林(aspirin),或至少使用 10~14 天的间歇充气加压装置(intermittent pneumatic compression device,IPCD)。对于所推荐的预防性抗栓药物,低分子量肝素预防效果优于其他药物。而对于出血风险较高的患者,建议使用间歇充气加压装置预防或不做预防。对于单纯性下肢外伤而需要下肢固定的患者,或将行膝关节镜手术且没有 VTE 病史的患者,建议不予血栓预防治疗。

ACCP-9ed 不仅规范了手术患者预防 VTE 的方案,也为非手术患者如内科住院患者、门诊癌症患者、长期活动受限者、长途旅行者以及无症状血栓形成者的深静脉血栓形成的预防提供了治疗推荐。其中内科住院患者依据危险因素分级可分为高危组和低危组(表 2-5-4)。其中对于血栓形成风险较高的急性住院患者,推荐使用低分子量肝素(LMWH)、低剂量普通肝素(LDUH)(每天 2~3 次)或磺达肝癸钠等抗凝药进行血栓预防,不建议在患者活动受限期过后或出院后继续使用抗凝药进行血栓预防。而对于血栓形成风险较低的急性住院患者,则不推荐使用药物或器械预防深静脉血栓形成。

表 2-5-4　住院患者发生 VTE 的危险因素评分

危险因素	分值	危险因素	分值
癌症 [a]	3	心脏和(或)呼吸衰竭	1
VTE 病史(除浅静脉血栓形成外)	3	急性心肌梗死或缺血性脑卒中	1
活动减少 [b]	3	急性感染或风湿性疾病	1
明确诊断具有血栓形成倾向 [c]	3	肥胖(BMI ≥30)	1
近期(≤1 个月)创伤或手术	2	激素治疗	1
年龄(≥70 岁)	1		

注:高危组患者为总分≥4 分,低危组患者为总分 0~3 分

a 局部或远处转移的肿瘤患者,和(或)近 6 个月内进行过化疗或者放疗的患者

b 因自身活动受限或医嘱限制其活动的卧床至少 3 天的患者

c 抗凝血酶缺乏、蛋白 C 或 S 缺乏、V 因子 Leiden 突变、凝血酶原 20210A 基因变异或抗心磷脂综合征

另外,对于伴有出血或有大出血可能的血栓形成高危组的急性住院患者,可以使用分级加压袜(graded compression stockings,GCS)或间歇充气加压装置进行器械血栓预防,不考虑使用药物预防。对于重症患者,则建议使用 LMWH 或 LDUH 进行血栓预防。但是,对于伴有出血或有大出血可能的重症患者,建议使用分级加压袜(GCS)和(或)间歇充气加压装置(IPCD)进行器械血栓预防,直至出血风险降为最低。对于无其他 VTE 危险因素的门诊肿瘤患者以及留置中心静脉导管的肿瘤患者,不建议使用 LMWH 或 LDUH 进行血栓预防,也不推荐预防性使用VKA。但是,如果肿瘤患者有如下危险因素如静脉血栓形成病史、长期制动、激素替代治疗、服用血管生成抑制药物、沙利度胺或来那度胺,则建议使用 LMWH 或 LDUH 预防血栓。对于长期活动受限、长途旅行者、已经无症状的血栓形成者,一般不推荐应用药物进行预防血栓,而是使用自身肢体活动或机械抗栓预防。对于已有广泛浅静脉血栓形成者,建议使用预防剂量的磺达肝癸钠或 LMWH。

VTE 的具体预防方案包括以下三部分:

(一) 一般预防

具有血栓形成危险因素的患者,需依据相应的危险因素尤其是继发因素进行关于血栓形成的有效预防,如及时有效控制感染、纠正机体水电解质平衡紊乱。手术的患者需卧床休

息,术后不要在小腿下垫枕,以免影响小腿深静脉血液回流。可以稍微抬高床脚,以发挥重力促进静脉血液回流的作用。应避免半坐卧位,以防髋关节和髂 - 股静脉处于屈曲状态而影响下肢静脉血液回流。膝关节应处于 5°~10° 屈曲位。同时,患者应多作踝关节和各趾的主动伸屈活动,使腓肠肌能发挥有效的泵作用,加速下肢静脉血液回流。多做深呼吸和咳嗽动作,尽可能早期离床活动。必要时,下肢可以穿医用弹力长袜。对于涉及四肢及其他静脉的一切治疗性操作,都应该保护周围组织,尽可能做到细致和动作轻巧,避免静脉内膜遭受损伤。另外,养成不吸烟习惯,积极治疗原发病如肾病综合征、心肺功能不全等,尽量避免长期口服避孕药或寻找其他药物替代。

(二)机械预防

机械预防的原理,都是应用机械装置刺激或压迫腓肠肌,加速静脉血液回流,从而预防下肢 DVT。因为手术因素所造成的 DVT 在围术期即可发生,所以无论采用哪种方法,都应在手术一开始就进行。

1. 被动运动　运动是增加下肢血流量最好的方法。如 1971 年 Robert 介绍的踏板装置,使足被动做交替的跖曲、背伸运动,可使下肢血流量及波动度明显增加。另据 Sarbis 报道,手术期间应用被动运动,可使静脉血栓形成的发病率降低 77%。

2. 间歇性压迫法　1977 年,Cotton 指出,对于预防静脉血栓形成来说,使静脉血流具有搏动性要比增加血流量更为重要。而应用间歇性加压或挤压就能达到这种目的。各种类型的间歇性充气加压装置使小腿受压迫。充气装置调节为每 2~3 分钟加压一次,每次 8 秒,压力为 27mmHg。其中间歇 2 分钟的目的是使小腿静脉重新获得充盈。间歇性压迫仅在手术期中使用,但是应用放射性纤维蛋白原测定,提示它的预防作用一直可以延续到术后一周。据 Robert 报道,手术期中应用双侧性下肢间歇性压迫法,能使下肢静脉血栓形成的发病率下降 75%。

3. 腓肠肌电刺激法　1964 年,Doran 首先倡导在手术期间使用,每 4 秒一次。用标记核素氯化钠测定,证明能增加下肢静脉血液的流速。但是,其预防价值则各研究报道评价不一,有学者认为其并无价值,而有学者则报道可以降低 DVT 发病率达 60%,为此其价值尚有待进一步研究探讨。

(三)药物预防

VTE 的药物预防主要是应用抗凝药物为主,包括口服抗凝药和肠外抗凝剂。其中口服抗凝药主要包括维生素 K 拮抗剂(如华法林)、凝血酶直接抑制剂达比加群以及凝血 Xa 因子直接抑制剂利伐沙班;肠外抗凝剂包括间接抗凝剂(如普通肝素、低分子肝素、磺达肝癸钠和达那肝素)以及凝血酶直接抑制剂(如水蛭素、比伐卢定和阿加曲班)。

1. 肝素(UH)　肝素预防 VTE 最初以低剂量为主,即 LDUH:5000U,每天 2 次或 3 次,虽然剂量不高,但仍需同步进行 APTT 检测。同时,在预防性治疗的过程中应注意肝素引起的血小板减少症(heparin induced thrombocytopenia,HIT)。

2. 低分子肝素(LMWH)　LMWH 预防 VTE 的作用已得到大量研究的证实,已逐渐取代肝素。已有的临床对比研究发现 LMWH 的疗效及出血不良反应与 UH 相似,但 LMWH 诱发血小板减少的作用却较 UH 明显低,而且其不需要监测调整药物浓度,因而受到临床医师欢迎。另外,LMWH 用于预防 VTE 的最大可取之处是可以用于孕妇。妊娠妇女 VTE 发病率高于同龄女性 6~10 倍,且如果孕妇伴有各类危险因素时,VTE 的发病率更高。由于华法林孕期前 3 个月可致胎儿畸形,UH 容易导致 HIT 与骨质疏松且临产前忌用,因此只有 LMWH 最为合适。早期依诺肝素钠 40mg/d 或达肝素钠 5000U/d,中、晚期剂量逐渐增加,最后达到上述剂量的 1 倍。预防用药后可使 VTE 发生率明显下降。

3. 磺达肝癸钠（fondaparinux）　为戊聚糖钠制剂，与抗凝血酶结合后能高度选择性抑制 Xa 因子的活性。磺达肝癸钠皮下注射后 25 分钟即达到最高浓度的 50%，发挥效应及时；半衰期为 17 小时，每天用药 1 次，药效可持续 24 小时。药效动力学研究表明其变异性小，治疗剂量药物不会任意与其他血浆蛋白相结合，从而不论年龄、性别、体重、手术类型与持续时间如何，每天只要 2.5mg 一次皮下注射即可，且不需要监测。但因其用于妊娠妇女的研究非常少，因而还不能判断其是否可用于妊娠期妇女。

4. 重组水蛭素（recombinant hirudin，r-HIR）　r-HIR 与凝血酶以高亲和力共价键形成 1 ∶ 1 复合物，从而抑制凝血过程。其优点是不依赖抗凝血酶起作用，对血小板无影响，皮下注射后生物利用度高。但因为其发生出血后无解毒剂，肾衰竭患者不宜使用，且治疗时间窗较窄等缺点，因此用药期间必须每天测定 APTT 1 次，使其为正常对照值的 1.5~2.5 倍。r-HIR 已被用于治疗肝素诱导血小板减少的患者，首剂为 0.07mg/(kg·h)，继之 0.05mg/(kg·h) 维持。当用于预防髋关节置换术后血栓形成时，建议使用剂量为 15mg 每天 2 次，此时可暂时不需检测。

5. 华法林　口服华法林单独预防 VTE 的效果不及 UH，但一般是将华法林作为后续代替 UH 长疗程使用。UH 先用 1~5 天，两者重叠 3~5 天，以后停用 UH，只用华法林。华法林不需要负荷剂量，但须依据监测结果调整服用剂量，理想状态是将 INR 控制为 2.0~3.0。华法林的弊端在于它的易变性，其剂量与效应之间的关系受基因、药物和环境因素的影响，致使用药剂量的调整困难。

6. 达比加群（dabigatran）　达比加群是选择性的凝血酶直接抑制剂，在胃肠吸收良好，可以口服，类似的药物有希美加群（ximelagatran）。三期临床试验已经报道了其在择期膝关节或髋关节置换术中具有明显预防 VTE 发生的作用，其预防剂量为髋关节置换术后 150mg 每天 1 次，手术结束后当天首剂减半；膝关节置换术后 220mg 每天 1 次，同样是手术结束后当天首剂减半。

7. 利伐沙班（rivaroxaban）　利伐沙班是 Xa 因子的直接抑制剂，对于全髋关节置换或膝关节置换术后预防 VTE 发生具有明显效果，三期临床试验证实利伐沙班在髋关节或膝关节置换术后预防 VTE 发生的效果明显高于低分子肝素钠（依诺肝素钠），通常对于骨科大手术患者给予利伐沙班 10mg 每天 1 次预防 VTE。而对于长期的第二级预防 VTE 则把剂量调整到 20mg 每天 1 次。同时，在预防治疗的同时不需检测 PT 或者 APTT。

另外，药物预防还有干扰血小板功能的药物，如右旋糖酐类、阿司匹林和双嘧达莫等。其中右旋糖酐发挥预防作用的机制主要在于：①削弱血小板的活力，减低黏着性；②改变纤维凝块结构；③提高血栓的易溶性；④有扩容作用，改善血液循环。常用的右旋糖酐 70（平均分子量为 70 000~80 000）或右旋糖酐 40（分子量为 20 000~40 000）可在术前或术中使用，也可在麻醉开始时给予静脉滴注 500ml，术后再用 500ml，然后隔天用 1 次，共 3 次。阿司匹林和双嘧达莫等均可改变血小板的凝聚作用而产生预防效果，但不如前述药物肯定，只能作为辅助用药，或具有诱因的患者中作为一般性预防药物。

二、DVT 的保守治疗

（一）DVT 早期治疗

对于急性期（发病后 14 天以内）和亚急性期（发病 15~30 天）的 DVT 早期患者，虽然早期静脉切开取栓或插管直接溶栓等有创性的治疗可有效减轻症状和体征,但是,现在普遍接受的早期 DVT 治疗为系统性抗凝、溶栓治疗以及联合祛聚治疗或体位治疗等,大多数临床报道都提示保守治疗对于大多数早期 DVT 患者具有良好疗效。

1. 抗凝治疗 抗凝是 DVT 的基本治疗,抗凝疗法并不能溶解已形成的血栓,但能通过延长凝血时间来抑制血栓蔓延和再发,也有利于血栓的自溶和管腔再通,从而减轻症状、降低 PE 发生率和病死率。

抗凝疗法的适应证:① DVT 早期治疗阶段,有利于控制病情进展,预防其他部位再发血栓形成,即使病情迁延也适用;②溶栓和手术取栓后的辅助疗法,防止血栓再发;③为预防肺栓塞放置腔静脉滤器后的辅助疗法;④肌肉内小静脉丛血栓形成,范围小,不影响主干静脉血液回流,可用抗凝疗法促使病灶稳定和自体消融,预防繁衍和并发肺栓塞的可能。禁忌证包括:①脑科术后;②活动性溃疡病、高血压、脑出血;③出血性疾病或有出血倾向;④心、肝、肾功能不全;⑤活动性肺结核,尤其合并空洞者。

2. 抗凝药物和治疗方法

(1) 普通肝素:治疗剂量个体差异较大,使用时必须监测凝血功能,一般采用静脉持续给药。起始剂量为 80~100U/kg 静脉推注,之后以 10~20U/(kg·h) 静脉泵入,以后每 4~6 小时根据活化部分凝血活酶时间(APTT)作调整,使 APTT 的国际标准化比值(INR)保持在 1.5~2.5。普通肝素可引起血小板减少症(HIT),在使用的第 3~6 天应复查血小板计数;HIT 诊断成立,则停用普通肝素。

(2) 低分子肝素:出血性副作用少,HIT 发生率低于普通肝素,使用时大多数患者无须监测凝血功能。临床按体重给药,每次 100U/kg,每 12 小时 1 次,皮下注射,肾功能不全者慎用。

(3) 直接Ⅱa 因子抑制剂(如阿加曲班):相对分子质量低,能进入血栓内部,对血栓中凝血酶的抑制能力强于普通肝素。HIT 及存在 HIT 风险的患者更加适合使用。

(4) 间接Xa 因子抑制剂(如磺达肝癸钠):治疗剂量个体差异小,每天 1 次,不需要监测凝血功能。对肾功能影响小于低分子肝素。

(5) 维生素 K 拮抗剂(华法林):是长期抗凝治疗的主要口服药物,效果评估需监测凝血功能的 INR。治疗剂量范围窄,个体差异大,药效易受多种食物和药物影响。治疗首日常与低分子肝素或普通肝素联合使用,建议剂量 2.5~6.0mg/d,2~3 天后开始测定 INR,当 INR 稳定在 2.0~3.0 并持续 24 小时后停低分子肝素或普通肝素,继续华法林治疗。

(6) 直接Xa 因子抑制剂(如利伐沙班):治疗剂量个体差异小,无须监测凝血功能。单药治疗急性 DVT 与标准治疗(LMWH 与华法林合用)疗效相当。

推荐:对于急性 DVT 患者,推荐肠外抗凝剂和利伐沙班作为初始抗凝治疗,其中肠外抗凝剂建议使用 LMWH 或磺达肝癸钠优于静脉或皮下注射 UH 治疗。也可以应用 VKA(如华法林)联合 LMWH 或 UH 治疗,在 INR 达标且稳定 24 小时后,停用 LMWH 或 UH。

高度怀疑 DVT 者,如无抗凝治疗禁忌证,在等待检查结果期间可行抗凝治疗,根据确诊结果决定是否继续抗凝。

有严重肾功能不全的患者建议使用 UH。

3. 溶血栓治疗

(1) 溶血栓治疗指征:溶血栓治疗的利弊始终为争议的焦点。曾证实溶血栓疗法较标准抗凝治疗能使患者的静脉开放提早,可迅速减轻症状,恢复正常静脉血流,保护静脉瓣膜功能,但尚无法判定早期静脉开放与静脉血栓形成后综合征(PTS)的关系,且大多数患者不经溶血栓治疗,亦可在 VTE 事件 1 年后静脉自行开放。同时,溶血栓治疗出血的并发症可高出抗凝治疗数倍,容易出现致命的颅内出血,且不能预防血栓继续发展、血栓再形成或继发血栓。此外,当血栓黏附或重构时,溶栓治疗是无效的。因此,国际上一些血栓治疗指南并不常规推荐系统性溶栓治疗。尽管如此,历经多年的研究和探索,对于广泛的髂股静脉血栓形成者或病程 <72 小时的患者,或者某些广泛的急性近端 DVT 患者(症状 <14 天)也考虑使用溶栓治疗,同时溶栓治疗也适用于大块肺栓塞和股青肿的患者。禁忌证包括:①近期消化道出血;②急性高血压,血压 >200/120mmHg(26.7/16kPa);③有出血性脑卒中病史者;④严重肝肾功能不全者;⑤妊娠。

(2) 溶栓药物和治疗方法:常用的溶栓治疗药物有尿激酶、链激酶、组织型纤溶酶原激活剂(t-PA)、纤维蛋白溶酶(如巴曲酶)等,应根据患者具体情况,选择有效而安全的溶栓剂量。

1) 尿激酶(UK):为我国目前最常用、最主要的溶栓药物。从人尿中提取,无抗原性,副作用小,它可直接激活纤溶酶原,使之转变为纤溶酶,进而水解纤维蛋白、纤维蛋白原、凝血因子等。对急性期血栓起效快,溶栓效果好,过敏反应少,常见的不良反应是出血。尿激酶的治疗剂量无统一标准,首次剂量一般为 3000~4000U/kg,在 10~30 分钟内静脉滴入,维持剂量为 60~120 万 U/d,持续 48~72 小时,必要时可持续 5~7 天,在溶栓过程中需检测血浆纤维蛋白原(FG)和凝血酶时间(TT),FG<1.0g/L 应停药,TT 的 INR 应控制在 2.0~3.0。

2) 链激酶(SK):从溶血性链球菌的培养液中提取,SK 可渗透到血栓内部激活纤溶酶原,这样起内部溶解作用比表面溶解作用强,但效果较 UK 差,同时 SK 具有抗原性,容易引起某些患者出现发热、寒战、头痛、出汗、腰痛和四肢疼痛等。临床应用时应注意静滴 SK30 分钟前,先静注地塞米松 5mg,成人首次剂量为 50 万 U,溶于 5% 葡萄糖溶液中,在 30 分钟内静脉滴注,以后按 10 万 U/h 的维持剂量,连续静脉滴注,直到临床症状消失,并再继续维持 3~4 小时,疗程一般为 3~5 天。用药期间,应监测凝血酶时间和纤溶蛋白原含量。

3) 纤维蛋白溶酶(如巴曲酶):首次注射剂量为 5 万 ~15 万 U,静脉滴注,以后每隔 8~12 小时注射 5 万 U,共 7 天。

4) 组织型纤溶酶原激活剂(t-PA):此种新型溶栓剂存在于不同组织中,故称组织型纤溶酶原激活剂,能选择性激活血块上的纤溶酶原,而不容易与血液循环中的纤溶酶原结合,因而在凝血块表面可形成大量纤溶酶而溶解血栓,溶栓作用比尿激酶和链激酶强,不引起全身纤溶亢进,出血发生率低。治疗剂量为 0.75mg/kg,静脉滴注 60 分钟,总量在 100mg 左右。

溶栓方法包括导管接触性溶栓和系统溶栓,前者是将溶栓导管置入静脉血栓内,为有创性治疗方法,但具有一定优势,能提高血栓溶解率,降低静脉血栓后遗症的发生率,治疗时间短,并发症少;后者是经外周静脉全身应用溶栓药物,血栓溶解率较导管接触性溶栓低,但对早期 DVT 有一定效果,在部分患者能保留深静脉瓣膜功能,减少 PTS 发生。

4. 体位治疗　静脉血栓形成后,一般主张采用卧床休息,抬高患肢,肢体的位置宜高于心脏平面约 20~30cm,膝关节处于 5°~10° 屈曲位,严禁对患肢挤压和按摩。完全卧床休息的时间不必过长,一般为 10 天。当全身症状和局部压痛消失后,即可开始进行轻度活动。长期卧床不仅不能预防肺栓塞的发生,减少慢性静脉功能不全的发病率,反而可减慢静脉的血流,有利于血栓在其他静脉内形成,并增加肢体残疾的程度。抬高肢体,有利于静脉血液回流,减轻水肿程度,必须严格执行。起床活动后,应穿医用弹力袜或用弹力绷带,以适当地压迫浅静脉,并促使深静脉血液回流。弹力袜使用时间,应根据血栓形成的部位和肿胀的程度而定:①对血栓性浅静脉炎或下肢肌内小静脉丛血栓形成,并不会影响静脉血流,可以不用或者使用 1~2 周;②下肢主干静脉,特别是髂股静脉血栓形成,将会严重影响静脉血液回流而产生不同程度的肿胀,至少应用 3 个月,最好能长期使用,用于压迫浅静脉和交通支或弹性挤压促使深静脉血液回流,减轻下肢静脉淤血。弹力袜或弹力绷带对防止下肢深静脉血栓形成后遗症的出现及减轻下肢粗肿、胀痛均有较好的效果。

5. 对症治疗 在 DVT 的急性期,往往伴有疼痛、血管痉挛等症状。对于难以忍受疼痛的患者,可给予镇静剂或止痛剂缓解疼痛,可选择巴比妥类药物、水杨酸盐、可待因等药物。对于血管痉挛患者,为协助肢体的血液循环,促进侧支循环建立,缓解血管痉挛,可以给予交感神经阻滞药物,如应用普鲁卡因的区域交感神经阻滞术,或者给予妥拉唑林(日服 3 次,每次 25mg 或肌内注射 50~70mg)、双氢麦角胺(肌内注射 0.3mg)等。每天用药,直至急性期过去才停药。

(二) DVT 长期治疗

DVT 患者的长期治疗是指发病时间 >30 天后的保守治疗,主要是需长期应用抗凝等治疗防止血栓蔓延和(或)血栓复发。

1. 抗凝治疗

(1) 抗凝药物:维生素 K 拮抗剂(华法林)、直接 Xa 因子抑制剂(如利伐沙班)和凝血酶直接抑制剂(如达比加群)等对预防复发有效。其中达比加群和利伐沙班无需监测凝血功能,且在骨科大手术(如髋关节或膝关节置换术)后发生 DVT 患者长期治疗的效果优于华法林,但达比加群具有肝毒性,可引起转氨酶升高,而利伐沙班价格较昂贵。维生素 K 拮抗剂需监测 INR,低标准强度治疗(INR 1.5~1.9)效果有限,而且不能减少出血的发生率,高标准强度治疗(INR 3.1~4.0)并不能产生更好的抗栓效果,相反出血风险增加。建议如果使用维生素 K 拮抗剂,治疗过程中应使 INR 维持在 2.0~3.0,并且需定期监测。

(2) 抗凝疗程:根据 DVT 的发生情况,抗凝的疗程也随之不同:继发于一过性危险因素(如外科手术)的首次发生的 DVT 患者,3 个月的抗凝治疗已经足够;对危险因素不明的情况下首次发生 DVT 的患者进行随机对照试验,比较疗程为 1~2 年与 3~6 个月的抗凝治疗效果,发现延长疗程能够有效地降低 VTE 的复发率,但出血的危险性增加;此类患者是否进行长疗程的抗凝治疗应充分权衡其利弊;对于无诱因的 DVT 患者,如果伴有低度或中度出血风险,建议给予超过 3 个月的抗凝治疗,如果伴有高度出血风险,推荐持续 3 个月抗凝治疗即可;对于伴有癌症的首次发生 DVT 的患者,应用低分子肝素 3~6 个月后,长期口服维生素 K 拮抗剂治疗;具有血栓形成的原发性因素的首次发生 DVT 的患者,复发率较高,长期口服维生素拮抗剂的治疗是有益的;反复发病的 DVT 患者,长期抗凝治疗对预防复发和控制血栓蔓延有益。

(3) 治疗推荐:对于继发于一过性危险因素的初发 DVT 患者,使用维生素 K 拮抗剂 3 个月;危险因素不明的初发 DVT 患者,使用维生素 K 拮抗剂 6~12 个月或更长;伴有癌症并首次发生的 DVT,应用低分子肝素 3~6 个月后,长期使用维生素 K 拮抗剂。对于反复发病的 DVT 患者和易栓症患者,建议长期抗凝,并定期进行风险效益评估。

2. 祛聚治疗 祛聚治疗药物包括抗血小板药物(如阿司匹林、双嘧达莫等)、降低血液黏度药物(如右旋糖酐、丹参等)和静脉血管活性药物(如黄酮类、七叶皂苷类等)等。在处理静脉血栓形成中,常作为辅助疗法,而不作为单独疗法。低分子或中分子右旋糖酐具有抑制血小板聚集、补充血容量、稀释血液、降低血黏度、保护血管内皮细胞以及降纤等作用。丹参具有抗凝、降低血黏度及促进纤溶等作用。黄酮类可以促进静脉血液回流,减轻患肢肿胀和疼痛,从而改善症状。七叶皂苷类具有抗炎、减少渗出、增加静脉血管张力、改善血液循环、保护血管壁等作用。抗血小板治疗是祛聚疗法的主要部分,阿司匹林、双嘧达莫、氯吡格雷、盐酸沙格雷酯、盐酸替罗非班和前列环素等药物联合使用有助于治疗 VTE。对于慢性期 DVT 患者,建议服用静脉血管活性药物维持治疗。

3. 物理治疗　包括加压弹力袜和间歇性充气加压治疗(循环驱动治疗)。两者均可以促进静脉血液回流,减轻淤血和水肿,是预防 DVT 发生和复发的重要治疗手段,尤其建议慢性期患者长期使用医用弹力袜,有条件者可使用肢体循环促进装置辅助治疗。

(三) PE 的保守治疗

PE 在临床上难以早期发现,发病急促,属于急症,在发病最初 48 小时死亡率极高。因此,笔者把 PE 的保守治疗划分为一般性急救措施和药物治疗两部分,而药物治疗同样包括抗凝治疗和溶栓治疗两种。

1. 一般性急救措施　由于急性肺栓塞患者病情危急,需要紧急救治,因此所有患者或怀疑 PE 的患者都应进入监护病房,患者绝对卧床,并连续监测血压、心率、呼吸、心电图和血气分析。急查一些对诊断与鉴别诊断和治疗有意义的实验室及辅助检查。对休克患者,首先给予氧气吸入,给予多巴胺等升压药物,并联合使用异丙肾上腺素等加强心脏收缩和避免肺水肿,防止右心衰竭出现,在升压药无效时,可考虑加用肾上腺素。为减低迷走神经张力和减轻肺、心血管痉挛,对剧烈胸痛者可应用吗啡或哌替啶镇静。对有气管痉挛者可用氨茶碱静脉注射。在密切观察监测呼吸循环状态同时,应用必要的对症药物改善心、肾、肺功能。对呼吸、心跳已停止者,应积极进行复苏抢救,如胸外心脏按压、气管插管、使用呼吸机、静脉应用支持和改善循环的药物等。

2. 药物治疗

(1) 溶栓治疗:对于诊断为急性肺动脉栓塞患者,在保证生命指征的同时,积极地溶栓治疗可以迅速溶解部分或全部血栓,恢复肺组织再灌注,减少肺动脉阻力,降低肺动脉压,改善右心室功能,减少严重肺动脉栓塞患者的死亡率和复发率。溶栓开始时间越早,效果越好,超过 14 天后,因血栓机化而溶栓效果将大打折扣。但溶栓治疗最大并发症是出血,为避免严重并发症出现,需结合患者情况,严格掌握绝对禁忌证和相对禁忌证,同时做好血液监测。绝对禁忌证为患者有活动性内出血和近期自发性脑出血病史。相对禁忌证包括:2 周内有大手术、分娩、器官活检或有无法进行压迫的血管穿刺部位、2 个月内有缺血性脑卒中、10 天内的胃肠道出血、15 天内严重的创伤、1 个月内的神经外科或眼科手术、难以控制的高血压、血小板计数低于 $100×10^9$/L、糖尿病出血性视网膜病变、感染性心内膜疾病、严重的肝肾功能不良、出血性疾病。

临床上常用的溶栓药物

1) 尿激酶(UK):尿激酶对血栓内纤维蛋白溶酶原可较好地结合,能直接作用使其激活。临床上应用有两种途径:一是静脉给药,一般用量 10 万 ~20 万 U,每天 2 次;二是经右心导管,将导管尖端置于肺动脉主干,经导管给药,其用药剂量可以减少。文献报道,置管溶栓法适合于发病时间较短者,一般起病 36 小时内应用。

2) 链激酶(SK):链激酶因有抗原性和致热原性,临床应用不如尿激酶广泛。此药用前需作皮试,用药时需给予地塞米松等预防发生过敏反应。首剂为 5 万 ~10 万 U,继之以相同剂量每 1~2 小时给药一次,连续滴注 12~48 小时。链激酶给药途径与尿激酶相同。现有研究对 PE 的溶血治疗采用大剂量方案,即 SK 150 万 U 持续静滴 2 小时;或 UK 100 万 U,首剂 10 分钟输入,后 300 万 U 持续静滴 2 小时。

3）重组组织型纤溶酶原激活剂(rt-PA)：为第二代溶栓药物,是直接激活纤溶酶原转变为纤溶酶,研究发现 rt-PA 溶栓效果优于 SK 和 UK。治疗 PE 时推荐的用法为 50~100mg 静脉输入,首先 10mg 在 10 分钟内输入,其余剂量在 3~4 小时内输入。

（2）抗凝治疗：抗凝治疗不仅能减少静脉血栓,且能预防 PE 的复发和作为溶血栓治疗的补充。目前首选的还是肝素类抗凝剂。抗凝治疗可使 PE 复发率减少 95%,相对死亡率降低 80%。治疗方案和用量可见 DVT 保守治疗中的抗凝治疗。另外,依据 ACCP-9ed 对抗凝治疗 PE 的推荐,我们补充以下几点：对于急性 PE 患者,推荐肠外抗凝剂(如 UH、LMWH 等)或利伐沙班作为初始抗凝治疗,其中低分子肝素或磺达肝癸钠的疗效优于肝素,但对于伴有低血压的肺栓塞患者,建议开始只用溶栓治疗；对于手术或一过性非手术危险因素引起的首次 PE 患者,推荐持续 3 个月的抗凝治疗；对于无诱因的首次 PE 患者,如果伴有低度或中度出血风险,建议给予超过 3 个月的抗凝治疗,如果伴有高度出血风险,推荐持续 3 个月抗凝治疗即可；对于合并癌症的首次发生 PE 的患者,推荐长期抗凝治疗,应用 LMWH 3~6 个月后,长期口服 VKA 治疗。

（3）抗凝溶栓治疗检测：PE 的抗凝溶栓治疗应该在规范、科学的检测下进行,既不能因剂量不足而达不到应有的效果,也不能因剂量过大而发生出血。临床上常用的检测有如下几种：

1）APTT(活化的部分凝血活酶时间)：要求较正常对照组延长 1.5~2.5 倍,国人可以控制在 1.5~2.0 倍,已到达最佳的抗凝效果而出血风险最小。APTT 达到 1.5 倍时被称为肝素起效阈值,APTT 应该 6 小时检测一次。

2）ACT(活化凝血时间)：正常参考值为 74~125 秒,在体外循环下维持为 360~450 秒。当 >500 秒或出现出血时,可以用鱼精蛋白中和,使之达到 80~120 秒。

3）PT(凝血酶原时间)：正常为 11~13 秒,在治疗期间应该维持在 25 秒内。

4）INR(国际标准化比值)：维生素 K 拮抗剂需监测 INR,建议如果使用维生素 K 拮抗剂,治疗过程中应使 INR 维持在 2.0~3.0,如果明显升高或出现出血倾向,可给予维生素 K 中和。

5）纤维蛋白原测定：是溶栓治疗的主要检测指标,正常为 2~4g/L,如果低于 1g/L 可导致出血,严重出血时可予 10% 氨基己酸 20~50ml 对抗纤维蛋白溶解剂的作用,更严重者可补充纤维蛋白原或新鲜血浆。

（王斯文 王深明）

参 考 文 献

1. Guyatt GH,Akl EA,Crowther M,et al. American College of Chest Physicians Antithrombotic Therapy and Prevention of Thrombosis Panel；Executive summary：Antithrombotic Therapy and Prevention of Thrombosis,9th ed：American College of Chest Physicians Evidence-Based Clinical Practice Guidelines. Chest,2012,141(2 Suppl)：7S-47S

2. Eikelboom JW,Hirsh J,Spencer FA,et al. Antiplatelet drugs：Antithrombotic Therapy and Prevention of Thrombosis,9th ed：American College of Chest Physicians Evidence-Based Clinical Practice Guidelines. Chest,2012,141(2 Suppl)：e89S-119S

3. Bates SM,Greer IA,Middeldorp S,et al. American College of Chest Physicians. VTE,thrombophilia,antithrombotic therapy,and pregnancy：Antithrombotic Therapy and Prevention of Thrombosis,9th ed：American

College of Chest Physicians Evidence-Based Clinical Practice Guidelines. Chest, 2012, 141 (2 Suppl): e691S-736S

4. Alonso-Coello P, Bellmunt S, McGorrian C, et al. American College of Chest Physicians; Antithrombotic therapy in peripheral artery disease: Antithrombotic Therapy and Prevention of Thrombosis, 9th ed: American College of Chest Physicians Evidence-Based Clinical Practice Guidelines. Chest, 2012, 141 (2 Suppl): e669S-690S.

5. Vandvik PO, Lincoff AM, Gore JM, et al. American College of Chest Physicians. Primary and secondary prevention of cardiovascular disease: Antithrombotic Therapy and Prevention of Thrombosis, 9th ed: American College of Chest Physicians Evidence-Based Clinical Practice Guidelines. Chest, 2012, 141 (2 Suppl): e637S-668S

6. Linkins LA, Dans AL, Moores LK, et al. American College of Chest Physicians. Treatment and prevention of heparin-induced thrombocytopenia: Antithrombotic Therapy and Prevention of Thrombosis, 9th ed: American College of Chest Physicians Evidence-Based Clinical Practice Guidelines. Chest, 2012, 141 (2 Suppl): e495S-530S

7. Ageno W, Gallus AS, Wittkowsky A, et al. American College of Chest Physicians. Oral anticoagulant therapy: Antithrombotic Therapy and Prevention of Thrombosis, 9th ed: American College of Chest Physicians Evidence-Based Clinical Practice Guidelines. Chest, 2012, 141 (2 Suppl): e44S-88S

8. Kearon C, Akl EA, Comerota AJ, et al. American College of Chest Physicians. Antithrombotic therapy for VTE disease: Antithrombotic Therapy and Prevention of Thrombosis, 9th ed: American College of Chest Physicians Evidence-Based Clinical Practice Guidelines. Chest, 2012, 141 (2 Suppl): e419S-494S

9. Bates SM, Jaeschke R, Stevens SM, et al. American College of Chest Physicians. Diagnosis of DVT: Antithrombotic Therapy and Prevention of Thrombosis, 9th ed: American College of Chest Physicians Evidence-Based Clinical Practice Guidelines. Chest, 2012, 141 (2 Suppl): e351S-418S

10. Douketis JD, Spyropoulos AC, Spencer FA, et al. American College of Chest Physicians. Perioperative management of antithrombotic therapy: Antithrombotic Therapy and Prevention of Thrombosis, 9th ed: American College of Chest Physicians Evidence-Based Clinical Practice Guidelines. Chest, 2012, 141 (2 Suppl): e326S-350S

11. Falck-Ytter Y, Francis CW, Johanson NA, et al. American College of Chest Physicians. Prevention of VTE in orthopedic surgery patients: Antithrombotic Therapy and Prevention of Thrombosis, 9th ed: American College of Chest Physicians Evidence-Based Clinical Practice Guidelines. Chest, 2012, 141 (2 Suppl): e278S-325S

12. Garcia DA, Baglin TP, Weitz JI, et al. American College of Chest Physicians. Parenteral anticoagulants: Antithrombotic Therapy and Prevention of Thrombosis, 9th ed: American College of Chest Physicians Evidence-Based Clinical Practice Guidelines. Chest, 2012, 141 (2 Suppl): e24S-43S

13. Gould MK, Garcia DA, Wren SM, et al. American College of Chest Physicians. Prevention of VTE in nonorthopedic surgical patients: Antithrombotic Therapy and Prevention of Thrombosis, 9th ed: American College of Chest Physicians Evidence-Based Clinical Practice Guidelines. Chest, 2012, 141 (2 Suppl): e227S-277S

14. Kahn SR, Lim W, Dunn AS, et al. American College of Chest Physicians. Prevention of VTE in nonsurgical patients: Antithrombotic Therapy and Prevention of Thrombosis, 9th ed: American College of Chest Physicians Evidence-Based Clinical Practice Guidelines. Chest, 2012, 141 (2 Suppl): e195S-226S

15. MacLean S, Mulla S, Akl EA, et al. American College of Chest Physicians. Patient values and preferences in decision making for antithrombotic therapy: a systematic review: Antithrombotic Therapy and Prevention of Thrombosis, 9th ed: American College of Chest Physicians Evidence-Based Clinical Practice Guidelines. Chest, 2012, 141 (2 Suppl): e1S-23S

16. Guyatt GH, Eikelboom JW, Gould MK, et al. American College of Chest Physicians. Approach to outcome measurement in the prevention of thrombosis in surgical and medical patients: Antithrombotic Therapy and Prevention of Thrombosis, 9th ed: American College of Chest Physicians Evidence-Based Clinical Practice

Guidelines. Chest, 2012, 141 (2 Suppl): e185S-194S

17. Holbrook A, Schulman S, Witt DM, et al. American College of Chest Physicians. Evidence-based management of anticoagulant therapy: Antithrombotic Therapy and Prevention of Thrombosis, 9th ed: American College of Chest Physicians Evidence-Based Clinical Practice Guidelines. Chest, 2012, 141 (2 Suppl): e152S-184S

18. Weitz JI, Eikelboom JW, Samama MM. American College of Chest Physicians. New antithrombotic drugs: Antithrombotic Therapy and Prevention of Thrombosis, 9th ed: American College of Chest Physicians Evidence-Based Clinical Practice Guidelines. Chest, 2012, 141 (2 Suppl): e120S-151S

19. 李晓强, 王深明, 中华医学会外科学分会血管外科学组. 深静脉血栓形成的诊断和治疗指南. 第2版. 中华外科杂志, 2012, 50 (7): 611-614

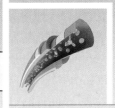

第六章

下肢深静脉血栓形成的手术治疗

直到 20 世纪 40 年代，下肢深静脉血栓形成（deep vein thrombosis of the lower extremity，DVT）仍是一种极其危险的疾病，死亡率在 20% 左右。肝素的诞生发生了根本性的改变，死亡率降至 2% 以下，但抗凝治疗只是注重于减少血栓的进展和预防肺栓塞的预防措施，并不是治愈性疗法。而系统性溶栓治疗是一种治愈途径，但完全溶栓率也只有 30% 左右。手术取栓术是消除血栓的有效方法，在相当一段时期内，虽然一些外科医师坚持施行静脉取栓术并获得好结果，但除下肢深静脉血栓形成中的股青肿或股白肿的特殊类型必须手术没有争论外，对 DVT 的治疗是否应行股静脉切开取栓术，一直存在争议。直至 2004 年 ACCP 的 DVT 诊治指南和 CVD 诊治指南出现后，静脉切开取栓术和导管直接溶栓术才得到肯定，并被作为 B 级推荐。本节将介绍股静脉切开取栓术和顺行静脉取栓术治疗 DVT 的两种术式。

一、股静脉切开取栓术

（一）适应证

1. 混合型（或全肢型）和中心型（即髂股静脉血栓形成）。

2. 病史小于 7 天。

3. 预期寿命大于 1 年。

（二）禁忌证

1. 下肢深静脉血栓形成病史超过 7 天。

2. 此前同侧肢体有下肢深静脉血栓形成病史未完全再通。

3. 周围型下肢深静脉血栓形成。

4. 妊娠期的下肢深静脉血栓形成。

5. 盆腔肿瘤压迫引起的下肢深静脉血栓形成。

6. 严重骨折患肢制动期间的下肢深静脉血栓形成。

7. 脑血管意外因丧失肢体活动而导致的下肢深静脉血栓形成。

8. 有凝血功能障碍者。

（三）手术步骤

1. 消毒范围上自脐上，下至全部患肢及健侧大腿的上 1/3 及会阴部（图 2-6-1），以备取栓不满意时行顺行静脉取栓术。

2. 腹股沟切口，长约 5~6cm，切开皮肤及皮下，游离大隐静

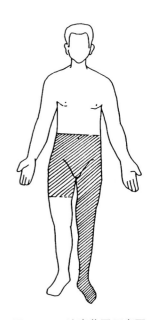

图 2-6-1　消毒范围示意图

脉,穿过一橡皮条,切断结扎旋髂浅静脉(有时还需切断结扎股外侧浅静脉),切开卵圆窝上下缘的深筋膜,显露股总静脉、股深静脉及股浅静脉,分别穿过一橡皮条。

3. 纵向切开股总静脉前壁,在血栓与静脉壁间向髂静脉方向插入一 8-10F(和 7F)的 Fogarty 取栓管,若插入超过 20cm,说明取栓管已进入下腔静脉,用肝素生理盐水 4ml(7F 取栓管 2.5ml)注入球囊后,缓慢牵拉取栓管,取出髂总及髂外静脉内的血栓(图 2-6-2)。

4. 髂静脉血栓取出后,股总静脉切口即有涌血,经股总静脉切口向髂静脉内注入肝素生理盐水 40ml 后,提起股总静脉的橡皮条,用无损伤血管阻断钳阻断股总静脉切口近心侧。

5. 使患肢外旋、外展,助手自远端向近端循序向上用力挤压患肢,驱出血栓。如果新鲜血栓驱出后(图 2-6-3),血栓呈完整的圆柱状血栓条,甚至可看出其分支的形态(图 2-6-4),效果最好。

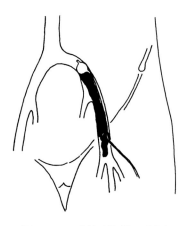

图 2-6-2 髂静脉取栓示意图

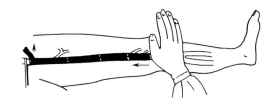

图 2-6-3 挤压驱栓示意图

6. 股总静脉切口出血汹涌时,再经股总静脉切口向股静脉内注入肝素生理盐水 20~40ml,用无损伤血管阻断钳阻断股总静脉切口远侧。用 5-0 或 6-0 无损伤血管缝线连续全层缝合股总静脉切口,开放静脉。

7. 游离一大隐静脉分支并结扎,在结扎线近心侧切开该静脉,插入一导管并把导管固定在静脉内,另做一皮肤小切口引出皮肤,固定,以备术后药物治疗。逐层缝合腹股沟切口。

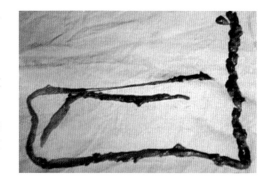

图 2-6-4 完整取出的全下肢深静脉内的血栓,可见其分支形态

(四) 术后处理

1. 术后抬高患肢并用弹力绷带包扎。

2. 术后用含尿激酶 25~50 万 U 的 5% 葡萄糖溶液(或生理盐水 250~500ml)、肝素生理盐水 500ml、低分子右旋糖酐 500ml 经大隐静脉分支内的导管持续交替输入。其他液体另行穿刺静脉输入,不可经该导管输入,以免药物刺激引起血栓形成。

3. 如有条件可用四肢循环促进装置进行患肢机械按摩治疗。

4. 术后第 3 天经静脉内导管行深静脉造影,若左髂总和髂外及股总静脉通畅,可经导管输入低分子右旋糖酐 500ml 后拔除导管,即可开始下床活动。

(五) 注意事项和并发症的防治

1. 取栓术中,球囊与静脉间的阻力不可过大,以免加重静脉内膜损伤导致血栓再形成。

2. 尽量减少取栓次数,以免加重静脉内膜的损伤导致 DVT 复发。

3. 尽量采用局部肝素化治疗,以减少全身肝素化引起出血的并发症的发生率。可经患肢浅静脉或经大隐静脉分支内的导管输注肝素和溶栓药物,其他药物可经健侧或上肢浅静脉穿刺输入。

4. 在病情允许的情况下,尽早下床活动,以预防复发。

(六) 评述

需要强调的是,股静脉切开取栓术的时限很短,不能超过 7 天,而且病史越短,治疗效果越好。但是,下肢深静脉血栓形成的患者及时就诊者较少,多数患者就诊时已超过 7 天。因此,只有少数患者能在最好的手术时机内接受股静脉切开取栓术的治疗。超过 7 天,血栓与静脉壁形成粘连。用手法按摩的方法很难完全驱出血栓。如果用取栓管逆向血流插入股静脉,往往被瓣膜阻挡,也难以达到清除血栓的目的。在没有导管溶栓条件时,为延长取栓术的手术时机,可采用下肢深静脉顺行取栓术,以达到增加治愈率的效果。

二、股静脉切开顺行取栓术

(一) 手术适应证

1. 病史超过 7 天而少于 10 天者。

2. 股静脉切开取栓术时,下肢深静脉内的血栓难以驱除或仅部分驱除。

3. 股静脉切开取栓术中,血栓取出后发现股静脉切口出血不满意。

(二) 手术禁忌证

1. 下肢深静脉血栓形成病史超过 10 天。

2. 其他禁忌证与股静脉切开取栓术相同。

(三) 体位和麻醉

患者取仰卧位,麻醉可取连续硬膜外阻滞。

(四) 手术步骤

1. 消毒范围及腹股沟部切口,股静脉切开取栓术及髂静脉血栓取栓法与股静脉切开取栓术相同。

2. 在挤压驱除下肢深静脉血栓后,发现下肢深静脉内的血栓难以驱除,或部分驱除后涌血不满意时,阻断股总静脉切口近心侧和远心侧。

3. 顺行取栓管的准备　取 5F 的 Fogarty 取栓管,剪去连接注射器的尾端部分(图 2-6-5),用酒精灯略加热断端,使其变得光滑。

4. 小腿内侧中部纵行切口,长约 8cm(图 2-6-6),逐层切开皮肤、皮下及深筋膜。

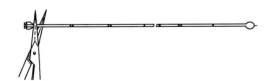

图 2-6-5　顺行取栓管的准备

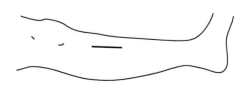

图 2-6-6　切口示意图

5. 钝性分离腓肠肌与比目鱼肌间隙,牵开腓肠肌,切开比目鱼肌筋膜。钝性分开比目鱼肌,游离胫后动脉和胫后静脉。此处两条胫后静脉伴行于胫后动脉的两侧,两静脉间有交通支相通。

6. 切断结扎一交通支,小心游离一条胫后静脉,远侧结扎。于结扎线近心侧纵行切开胫后静脉 3mm。

7. 用备好的 5F 的 Fogarty 取栓管,将断端插入胫后静脉并向上推进(图 2-6-7a-b)。

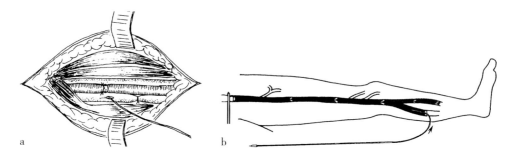

图 2-6-7　顺行插入取栓管示意图

8. 取栓管的断端到达股总静脉切口时,提出切口外,选择合适的针头插入取栓管断口,边注入肝素生理盐水,边牵拉取栓管,将下肢深静脉内的血栓取出(图 2-6-8)。

9. 患肢深静脉顺行冲洗　在小腿切口的前下部皮肤另做一 2mm 切口,经此切口导入一软导管,并将导管插入已切开的胫后静脉内,用丝线结扎胫后静脉把导管固定于静脉内(图 2-6-9)。用 20ml 注射器连接此导管,高压注射肝素生理盐水顺行冲洗深静脉,松动的残留血栓即可随之冲出。可反复冲洗多次,直至在冲洗时可看到肝素生理水从股总静脉切口喷出为止,用无损伤阻断钳阻断股总静脉切口远端。

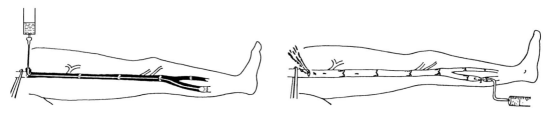

图 2-6-8　顺行取栓管示意图　　　　　　图 2-6-9　顺行冲洗下肢深静脉管示意图

10. 松开股总静脉近心端阻断钳,看回血是否满意,若回血不满意,可经此切口再行髂静脉取栓一次,以免因阻断时间过长而继发血栓形成。5-0 或 6-0 无损伤血管缝线连续缝合股总静脉切口。松开各阻断钳,分别缝合腹股沟和小腿部的切口。

（五）注意事项和并发症的防治

顺行取栓只需进行一次,达到取出部分血栓并使血栓与血管壁松动即可,以减少反复取栓导致静脉内膜过度损伤。血栓松动后,靠顺行冲洗来完成清除全部血栓的目的。

术后处理是预防血栓复发的主要措施,应加强术后处理。

（六）术后处理

1. 术后抬高患肢并用弹力绷带包扎。

2. 尿激酶 25~50 万 U 加入 5% 葡萄糖溶液或生理盐水 500ml、6250U 肝素加入生理盐水

500ml、低分子右旋糖酐 500ml 及蝮蛇抗栓酶 1 单 U 加入生理盐水或葡萄糖溶液 250~500ml 经胫后静脉内插管持续交替输入。其他液体另行穿刺静脉输入,不可经导管输入,以免药物刺激引起血栓形成。

3. 如有条件可用四肢循环促进器(或循环助搏器)进行患肢机械按摩治疗。

4. 术后第 3 天经胫后静脉内导管行顺行深静脉造影,若患肢深静脉通畅,主干无阻塞,经胫后静脉内导管输入低分子右旋糖酐 500ml 后拔除导管,即可开始下床活动。

(董国祥)

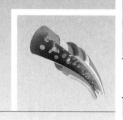

第七章

下肢深静脉血栓形成的溶栓治疗

DVT 一旦发生后,在急性期,随着血栓繁衍进展,静脉阻塞进一步加重,可导致股白肿、股青肿甚至肢体坏死;进入慢性期,静脉内的血栓经历与静脉壁粘连、收缩、自身纤溶及新生血管形成的过程,阻塞的静脉经历阻塞到部分或完全再通的改变,最终因近端静脉阻塞和(或)远端静脉瓣膜功能毁损,引起慢性下肢静脉高压,形成血栓后综合征,使患肢处于静脉功能不全状态,严重影响患者的工作和生活质量。因此,对于急性 DVT,治疗的目的是抑制血栓蔓延、清除血栓、恢复静脉的通畅以及保护静脉瓣膜的结构和功能,预防和降低肺动脉栓塞的发生率和死亡率,降低血栓复发与 PTS 的发生率。

溶栓药物是指作用于血栓形成过程中的某些环节,使血栓溶解,达到开通血管作用的药物。自从 1959 年 Fletcher 等首次静脉应用链激酶(streptobnase,SK)治疗急性心肌梗死获得成功之后,溶栓药物已成为治疗血栓性疾病的里程碑。血液中有两种纤溶酶原激活剂,一种是血管内皮细胞的组织型纤溶酶原激活剂(tissue-type plasminogenactivator,t-PA),另一种是由肾细胞分泌的单链尿激酶纤溶酶原激活剂(scu-PA)。在 PA 的作用下,纤溶酶原(plasminogen,Pg)转变为纤溶酶(plasmin,Pm),Pm 将凝血块上不溶性纤维蛋白降解为可溶性产物,从而使血栓溶解。应用药物使纤维蛋白凝块溶解的疗法称为纤溶疗法或溶栓疗法。

目前,溶栓在 DVT 的治疗中占据非常重要的地位,它不仅可以溶解血栓,还可防止血栓蔓延。在临床上,溶栓治疗的效果是肯定的,溶栓治疗越早,溶栓效果越好,血栓部位的溶栓药物浓度高,溶栓效果好。无论使用何种溶栓方法,下列情况是溶栓疗法的禁忌证,需要我们高度重视:①近期手术史(<1 个月);②严重外伤;③出血性疾病;④脑血管疾病;⑤妊娠;⑥出血倾向;⑦难以控制的高血压(收缩压 >160mmHg)。本章将主要就溶栓药物的种类、药物使用的剂量和用药途径三个方面进行介绍。

一、溶栓药物的选择

溶栓药物按研究进展先后可划分为三代产品:

(一)第一代溶栓药物:链激酶(SK)、尿激酶(UK)

1. 链激酶(streptokinase,SK) 1933 年,Tillett 等发现 β-溶血性链球菌的培养液能产生一种可以溶解人凝血块的物质。1945 年,Christensen 等发现该物质能激活纤维蛋白原,使之变为纤维蛋白酶,因而命名为链激酶。SK 是一种由溶血性链球菌合成的蛋白水解酶,能够快速有效地启动机体纤溶系统溶解血栓,是机体内血纤维蛋白溶酶原最有效的活化剂之一。20世纪60年代起,SK作为药物用来治疗心肌梗死,它是第一个用于临床的溶栓药物蛋白酶。优点是有效、价廉,但是由于该酶是从溶血性链球菌发酵而得,所以有一定的抗原性,对人体的主要副作用是易于引起全身纤溶、出血的危险大,此外制备中残存的细菌溶血素对心肌和肝脏都有损害。SK的半衰期是25分钟,所以需连续给药才能维持血中的有效浓度,对5天以内的新鲜血栓效果较好,7天以后效果渐弱。目前,因其出血发生率及过敏反应较高等缺点,临床已较少应用。

2. 尿激酶(urokinase,UK)　1947年,Pilling和Maefarlane首次从尿中提取。1952年,Sobel将其命名为尿激酶。1958年,用于临床,治疗血栓类疾病。该药是一种纤溶酶原激活剂,能直接作用于内源性纤维蛋白溶解系统,催化裂解纤溶酶原成纤溶酶,后者不仅能降解纤维蛋白凝块,亦能通过降解循环血液中的纤维蛋白原、凝血因子Ⅴ和Ⅷ,抑制ADP诱导的血小板聚集,从而起到溶栓作用,防止血栓形成。目前,临床使用的尿激酶系从尿液中提取的,是应用最广泛的溶栓药物,其代谢主要在肝脏,优点是对新鲜血栓溶解迅速、价廉、无抗原性。静脉给药需要量大,易引起出血的副作用。对陈旧性血栓同SK,效果均较差,关于尿激酶在DVT治疗中的应用剂量问题仍有争议,目前无统一标准,国内的报道多为尿激酶40万~80万U,30分钟~1小时静脉滴注或注射完毕(可分两次使用),连续5~10天。在下肢深静脉血栓形成时,由于血栓多、范围广,必须在血栓部位使尿激酶达到足够的浓度和维持一定的时间,才能充分接触并溶解血栓,达到临床治疗的目的。

(二)第二代溶栓药物

以组织型纤溶酶原激活剂(tissue plasminogen activator,t-PA)为代表,包括重组人组织型纤溶酶激活剂(rt-PA)、阿尼普酶(AP-SAC)、葡激酶(SAK)、重组葡激酶(r-SAK)、重组链激酶(r-SK)、尿激酶原(pr[O]-UK)、吸血蝙蝠唾液纤溶酶原激活剂(Bat-PA)、蚓激酶(e-PA)、蛇毒溶栓酶原激活剂(TSV-PA)等。此类药物常与抗凝药物联合使用,具有一定的溶栓特异性,副作用较少。

1. 重组人组织型纤溶酶原激活剂(rt-PA)　rt-PA是用重组DNA技术制成的单链t-PA,其本身对纤溶酶原激活作用很弱,当纤维蛋白存在时,其激活纤溶酶原的作用明显加强。rt-PA可选择性地激活血栓部位的纤溶酶原,使其转化为纤溶酶而溶解血栓,全身处于纤溶状态的不良反应小,出血发生率低,常规推荐使用总剂量是50mg,最多不超过100mg。

2. 阿尼普酶(APSAC)　APSAC是通过茴酰化将SK-纤溶酶原复合物中纤溶酶原活性中心可逆性封闭,以无活性形式进入血液循环,当复合物中纤溶酶原与血栓中纤维蛋白结合时,促发脱茴酰,激活纤溶酶原,而在血栓部位发挥溶栓作用。半衰期长,不良反应与等剂量SK相同。

3. 葡激酶(SAK)与重组葡激酶(r-SAK)　SAK是溶血性金黄色葡萄球菌分泌的一种蛋白质,作用机制与SK相似,对纤维蛋白的特异性高,免疫原性低,不引起变态反应,也无其他副作用。现利用基因重组技术克隆了SAK基因,并在大肠埃希菌周质间隙表达了r-SAK。实验表明,r-SAK具有很强的血纤维蛋白选择性,优于t-PA。

4. 重组链激酶(r-SK)　是利用基因工程生产的高效溶栓药物,已广泛用于心肌梗死的溶栓治疗。研究证实其治疗急性下肢DVT的有效率与UK组无显著差异,但治愈率比UK组高14%,无严重过敏和出血发生。

5. 尿激酶原(pro-UK)　是UK的前体,又称为单链纤溶酶原激活剂(scu-PA)。在血栓部位,pro-UK 选择性激活与纤维蛋白结合的纤溶酶原变成纤溶酶,使血栓溶解。

6. 吸血蝙蝠唾液纤溶酶原激活剂(DSPA,bat-PA) DSPA 是从吸血蝙蝠唾液中分离得到,其中 DsPA-α1 与人类 t-PA 同源性最好,溶栓效力比 t-PA 更快、更持久,对纤维蛋白有更高的特异性,并显示极低的免疫原性。

7. 蚓激酶(e-PA) e-PA 是日本学者首先发现的蚯蚓提取物,有直接溶解纤维蛋白及纤溶酶原激活作用。目前,中国科学院生物物理所研制的其口服胶囊制剂并已上市,并应用基因重组技术也在不断开发研究。临床上主要用于防治纤维蛋白增高及血小板凝集率增高患者。

8. 纳豆激酶(nattokillase,NK) NK 是一种由日本传统食品纳豆中提取的一种具有强烈纤溶活性的酶。NK 在体内溶栓能力是纤溶酶的 4 倍,而且能激活人体内 t-PA,使其温和持续地提高血液的纤溶活性。另外,NK 可由纳豆菌发酵产生,分子量远远小于 UK、SK,便于人体吸收,成本低,安全性高,有望成为新型的口服溶栓药物。

(三)第三代溶栓药物

随着基因和蛋白质工程技术的发展,针对第一、二代溶栓药的弊端,在其特异性、溶栓效率等方面进行改造和提高,研制出了第三代溶栓药物。主要药物有:瑞替普酶(r-PA)、替奈普酶(TNK-tPA)、兰替普酶(NPA)、孟替普酶(monteplase)、靶向溶栓剂、嵌合体溶栓剂等。此类溶栓药临床上表现为快速溶解血栓、开通阻塞的血管、治愈率高、单次给药有效、使用方便、无须调整剂量、半衰期长等特点。

1. 瑞替普酶(r-PA) r-PA 是一种单链无糖基化修饰的 t-PA 缺失突变体。在体外,r-PA 与纤维蛋白结合的能力很低,但是在体内对纤维蛋白具有较高选择性,无抗原性,不发生过敏反应,有较长的半衰期,是一种长效、专一性强的溶血栓药物。

2. 替奈普酶(TNK-tPA) 是 2000 年上市的新药,是 t-PA 在三个位点上的突变体。TNK-tPA 与其前体相比血浆清除率降低了 8 倍,纤维蛋白特异性提高了 14 倍,无抗原性和过敏反应,具有更强的血栓导向性,半衰期 4~6 小时,出血并发症相对少,是一种很有应用前景的溶栓药物。

3. 兰替普酶(lanoteplase,NPA) 是采用基因工程 DNA 重组技术使 t-PA 突变而得到的中间缺失体的衍生物,从而在保持原有溶栓能力的基础上减少了副作用。与甘露糖合用可延长其半衰期。但是,有相关报道指出,在 NPA 的使用病例中脑出血比率较高,因此认为不适用于老年人及女性患者。

4. 靶向溶栓剂 靶向溶栓剂是新型溶栓剂的研发热点,它是利用化学耦联法将传统溶栓药与抗纤维蛋白抗体或抗血小板表面抗原结合成的复合物,既具有血栓特异的结合位点,又具有溶解血栓的效应位点,从而使溶栓药物导向性浓集于血栓部位而发挥更强的溶栓作用。以抗纤维蛋白单克隆抗体与 t-PA 的结合体(t-PA-MA-59D8)为代表。MA-59D8SHl 是抗纤维蛋白 Bβ 链 N-末端的氨基酸单抗,它不与纤维蛋白原发生交叉反应,能与纤维蛋白特异性结合,具有溶栓导向性。结合体的溶栓能力增强 3~10 倍。近年来有研究用精-甘-天冬-丝氨酸(Arg-Gly-Asp-Ser,RGDS)肽修饰的脂质体作为载体包裹溶栓剂而实现导向溶栓,有较好的临床前景。RGDS 肽与活化的血小板膜糖蛋白Ⅱb/Ⅲa受体相结合,利用占位效应阻止血栓形成的最后通路。RGDS 肽是机体内同源存在的物质,因此无免疫原性,对身体无明显毒副作用,是目前用于构建靶向溶栓分子复合物的优良选择。

5. 嵌合体溶栓剂　嵌合体溶栓剂是指将两种溶栓剂的不同结构区域用人工选择性地进行分子嵌合而构建成的新型溶栓剂,它兼具了两种溶栓剂的优点而提高溶栓效能,并减少或消除了不良反应,是研制新型溶栓药物的新方向。现已比较成熟的代表药为 K1-K2Pu 嵌合体。K1-K2Pu 嵌合体是由 t-PA 分子上的 K1 三角域和 K2 三角域与尿激酶(scu-PA)分子上的丝氨酸蛋白酶域(serl38-leu411)构建而成的嵌合体,兼有 t-PA 和 scu-PA 两种分子的优点,半衰期延长 6~20 倍,溶栓活性增强 3~16 倍,而且不溶解纤维蛋白原,不激活全身溶栓系统。目前部分已进入Ⅱ期临床试验阶段。

(四) 第四代溶栓药物

主要为 PAI-l 抑制剂,包括从海洋微生物中提取出的小分子 PAI-1 抑制剂 XR5118 和从植物中提取出的 PAI-1 抑制剂 PUW。它们均可以抑制血小板 a 颗粒合成 PAI-1 来降低 PAI-1 浓度,使血浆中 t-PA 浓度升高,增强溶栓活性。此类药可以口服给药、半衰期长、副作用小、价格低廉,目前仍处于试验阶段,尚未用于临床。

二、抗凝药物

1. 普通肝素　肝素是一种硫酸化的糖胺聚糖混合物,分子量为 3~15kD,通过增加抗凝血酶Ⅲ(AT-Ⅲ)与凝血酶的亲和力而发挥抗凝作用,体内外均有强大的抗凝作用,静脉注射后立即起效,半衰期 30~150 分钟。普通肝素有以下独特的优点:①起效快,可完全被鱼精蛋白中和,目前它仍是体外循环抗凝的首选药物;②通过非肾脏途径代谢,肾功能不全相对安全;③肝素可钝化Ⅸa、Ⅺa、Ⅻa 因子,进而阻滞内源性凝血激活通路。所以,在理论上,肝素对导管、支架、瓣膜抗凝效果更佳。

肝素的缺点也很明显,由于其分子量不均一,与血浆蛋白的结合及对Ⅹ因子选择性差,导致其安全性差,抗凝效果不稳定;其次需依赖 AT-Ⅲ而起作用,在 AT-Ⅲ活性不足或缺乏的情况下其作用受影响。剂量个体差异较大,使用时必须监测。一般静脉持续给药。起始剂量为 80~100U/kg,静脉注射,之后以 10~20U/(kg·h) 静脉泵入,以后每 4~6 小时根据激活的部分凝血酶原时间(APTT)再做调整,使其延长至正常对照值的 1.5~2.5 倍。普通肝素可引起血小板减少症(heparin induced thrombocytopenia,HIT),在使用的第 3~6 天需复查血小板计数,HIT 诊断一旦成立,应停用。

2. 低分子肝素　低分子肝素(Low-molecular-weight heparin,LMWH)是肝素裂解出来的小片段,平均分子量为 4~5kD,这些小分子片段与血浆蛋白亲和力不高,故其抗凝效果相对稳定,且对抗Ⅹa 因子选择性增高,而对Ⅱa 作用降低。其生物半衰期明显长于普通肝素,约110~180 分钟,皮下注射 3 小时药物作用可达高峰。使用时大多数患者不需要监测凝血功能。临床按体重量给药,每次 100U/kg,每 12 小时 1 次,皮下注射。由于经肾脏排泄,肾衰竭患者半衰期延长,肾功能不全的患者慎用;仍需依赖 AT-Ⅲ起作用及存在部分抗Ⅱa 活性;需注射用药。

低分子肝素皮下注射吸收迅速,生物利用度高,对血小板计数、D- 二聚体定量、纤维蛋白原定量和凝血酶原时间影响很小,防治深静脉血栓优于普通肝素,尤其在降低病死率、减少严重出血并发症等方面受到关注,现已被 ACCP 和 ACP/AAFP 等多家权威机构推荐作为防治深静脉血栓的首选抗凝药物。临床研究发现低分子肝素出血并发症不随着年龄增加而增多,对高龄患者没有明确禁忌。低分子肝素的注射部位一般选择腹壁脐周皮下,药液应注入脂肪层。因为腹壁脂肪层较厚,皮下疏松组织对药物的渗透吸收好,同时不易误入肌层导致出血。但如果在同一部位反复注射导致药物浓度过高,也易引起出血。

3. 华法林　华法林是香豆素的衍生物,通过影响维生素 K 与其环氧化物的循环转化而影响维生素 K 依赖凝血因子活性。华法林在胃肠道吸收迅速,生物利用度高,口服后 90 分钟达血药浓度高峰,半衰期为 36~42 小时,与血浆清蛋白结合,在肝脏中蓄积。是目前临床应用最多的口服抗凝药,治疗首日即可与低分子肝素或普通肝素联合使用,建议剂量为 2.5~6.0mg/d,2~3 天后开始测定 INR,当 INR 稳定在 2.0~3.0 并持续 24 小时后停低分子肝素,继续华法林治疗。

4. 新型抗凝药物

(1) 阿加曲班:是一种直接凝血酶抑制剂,静脉给药,通过阻断凝血酶的催化位点发挥抗凝作用,因其分子量小,能进入血栓内部,故对凝血块中的凝血酶的抑制明显强于肝素及其他直接凝血酶抑制剂。阿加曲班抗凝效果与剂量呈线性关系,治疗窗宽,安全性佳,无明显出血、血小板减少等不良反应。小剂量时可监测 APTT,大剂量时监测活化凝血时间(ACT),停药 2~4 小时后 APTT 即可恢复正常。因阿加曲班经肝脏而不是肾脏排泄,故尤其适用于肾功能不全及血液透析患者。在美国,阿加曲班已被批准用于 HIT 及存在 HIT 危险的患者。

(2) 磺达肝癸钠:为间接 Xa 因子抑制剂,体外研究显示,其选择性地与其作用靶位——抗凝血酶Ⅲ结合,由于磺达肝癸钠与血液中的其他蛋白质或细胞结合很少,所以其药代动力学是可以预测的,其抗凝作用也比较恒定。因此,使用磺达肝癸钠时,不会引起肝素诱发的血小板减少,无需监测血小板。ACCP 第 8 版《抗栓和溶栓临床实践指南》对于高度怀疑或已确诊为 HIT 的患者,将磺达肝癸钠列为可供选择的抗凝药之一(推荐级别 2C),并且给予磺达肝癸钠与低分子肝素同样强度的推荐力度。

(3) 利伐沙班:为直接 Xa 因子抑制剂,口服给药,通过高选择性阻断游离及结合的 Xa 因子的活性部位、抑制凝血酶的产生,从而发挥抗凝作用。其生物利用度为 60%~80%,口服后 2~3 小时达最高血药浓度,半衰期为 6~9 小时,2/3 在肝脏中代谢,1/3 以原形通过,严重肝、肾功能不全者应慎用。利伐沙班对 Xa 因子活性及凝血酶生成的抑制呈剂量相关,随剂量增加,凝血酶原时间逐渐延长。然而,此效应持续时间较短,一般只出现在药物峰浓度时。推荐通过检测 Xa 因子来监测其血药浓度。利伐沙班的优点是其药代动力学及药效动力学不受年龄、性别、体重、药物、食物的影响,使用剂量相对固定,无需监测。早期研究显示服用利伐沙班后 Xa 因子活性受抑约 12 小时,故最初推荐每天 2 次服用。但后续研究发现凝血酶活性在服药 24 小时后仍被抑制,说明每天 1 次给药即可,基于疗效及安全性考虑,推荐利伐沙班预防 VTE 的最佳给药剂量为 10mg,每天 1 次。

三、溶栓途径

1. 全身用药途径　通过上肢浅静脉途径给药,溶栓药物随血液流遍全身,溶解血栓。尿激酶在体内半衰期只有 15~20 分钟,所以常规采用全身浅静脉滴入尿激酶后,尿激酶至深静脉血栓部位的有效浓度明显降低,很难达到好的治疗效果。

2. 深静脉用药途径　即采用足背浅静脉穿刺,在患肢踝上或小腿中上段扎一根橡皮管止血带,溶栓药物通过交通静脉进入深静脉内直接与血栓接触。其价值在于,经远端浅静脉给药,辅以近端浅静脉压迫,可以使溶栓药物进入深静脉病变部位。一方面缩短了溶栓药物到达作用部位的时间,另一方面提高了病变部位溶栓药物的浓度,使高浓度药物在最短的时间内达到血栓部位,发挥最佳的溶栓效果,降低出血等并发症的发生率。如果溶栓时机选择恰当,溶栓效率还是很高的,同时可以降低 PTS 的发生率。此方法操作简便易行,节省介入治疗的费用。但在临床使用时,在深静脉主干完全阻塞时,大量的药物常常经过侧支回流,溶栓效果并不十分理想。

3. 股动脉用药途径　对于下肢尤其是足背肿胀浅静脉穿刺困难的患者,可在患肢股动脉部位穿刺,置入 4F 鞘,将溶栓药物缓慢灌注,通过动脉进入毛细血管,再进入肢体静脉回流,进而提高患肢溶栓药物浓度。该方法有以下优点:①由于局部溶栓药浓度高,提高溶栓效果;局部溶栓药物剂量较全身溶栓较小,故其出血并发症亦少,应用安全。②选择性强,药物可直达血栓所在部位。③由于患侧肢体肿胀导致从患侧静脉注入溶栓药常常较困难或造成局部水肿加重,故经患侧股动脉注入溶栓药不易引起局部水肿。此种方法的不足之处在于,一是在深静脉主干完全阻塞时,大量的药物常经侧支回流,溶栓效果并不理想;二是常会出现动脉损伤后的严重并发症,应慎重应用。

4. 导管接触性溶栓　与抗凝相比,上述溶栓方法在血栓清除率和静脉通畅率方面有所提高,但多数患者仍做不到完全溶解或大部分溶解,血栓清除率仍维持在较低水平,溶栓的效率并不高,PTS 的发生率仍较高,且严重出血事件发生率较高,限制了溶栓药物的应用。导管接触性溶栓(catheter-directed thrombolysis,CDT)是在 DSA 透视下或超声引导下将溶栓导管经深静脉直接插入血栓,从而加速血栓溶解的一种接触性溶栓方法,在减少出血风险的前提下进一步提高血栓清除率。其原理是通过溶栓导管把高浓度的溶栓药物直接注射到血栓形成的部位,并使药物与血栓充分接触以取得最大的溶栓效果。与系统溶栓相比,导管接触性溶栓在快速溶解急性深静脉血栓的同时,可以减少药物的灌注时间、减少溶栓药物的总量,以达到降低出现全身纤溶状态、减少出血等并发症,由于快速开放受阻的静脉从而避免或减少了静脉性肢体坏疽等严重的并发症,所以溶栓效率显著提高。正因为具备了上述以往溶栓方法所无法比拟的优势,近年来导管接触性溶栓得到了迅速发展。1994 年,Semba 首次报道了运用 CDT 治疗 35 例下肢 DVT 的成功经验,揭开了国际上运用 CDT 治疗急性动静脉血栓的篇章。Mewissen 等于 1999 年进行了 CDT 治疗下肢 DVT 的多中心研究,结果提示溶栓成功率达到 84.7%,从而奠定了这一方法在 DVT 治疗领域的基础。2000 年,Comerota 等曾根据生活质量调查表比较 CDT 治疗和单纯抗凝治疗的两组患者的长期疗效,提示 CDT 组在 16~22 个月后生活质量显著提高;2002 年,Elsharawy 和 Elzayat 报道了一组 35 例患者的前瞻性的 CDT 与抗凝比较的随机临床试验,随访 6 个月发现,CDT 治疗后的 DVT 患者具有较好的静脉功能保存率(72%vs12%)和较少的瓣膜反流发生率(11%vs41%);SIR 在 2006 年回顾了以 CDT 治疗急性 DVT 的 19 个临床中心共 1046 名患者的结果,显示总的溶栓成功率为 88%,其中急性期行 CDT 的成功率是 92%,经造影证实血栓溶解 95% 以上者占 44%,提示急性髂股静脉血栓形成的时间越短,溶栓的疗效越好,对 3 天以内的血栓 CDT 的效果最佳,但对 4 周以上的血栓则溶栓疗效大大降低;2007—2012 年,Enden 等在挪威进行了由 209 位患者参加的随机临床试验,确定 CDT 较低分子肝素和华法林等抗凝治疗的效果更加确切;2009 年末,在美国开始的一项关于 CDT 和标准抗凝治疗疗效比较的多中心、随机、对照的临床Ⅲ期实验入选了 30 个临床中心的 692 例急性 DVT 患者,虽然目前还没有中远期的随访结果,但预计此临床试验的结果将对未来 DVT 患者的 CDT 治疗具有重要的指导意义。以上国外关于 CDT 治疗下肢 DVT 的报道均提示了该治疗方式具有良好效果。

近年来用于临床的 Uni-Fuse 溶栓导管采用塑料外管,头端布有侧孔,该外套管可跟随导丝进入需要溶栓的血管内,使用时导管腔内填塞头端膨大的金属丝以使溶栓药物经由侧孔喷出,增加药物与血栓的接触面积,是目前广泛使用的溶栓导管。

(1) CDT 的适应证:导管溶栓的适应证,2008 年 ACCP 的静脉血栓诊治指南建议仔细选择患者进行 CDT 治疗,包括具有较广泛的的急性近端 DVT(如急性髂股、股腘静脉 DVT)、具有较好的功能状态、较低的出血风险、生活预期大于 1 年。

美国放射介入协会制定的关于 CDT 指征如下:①急性髂股静脉血栓形成:这类患者 DVT 复发率、PTS 及晚期致残率均高,有试验表明 CDT 可以降低这个亚组的 PTS 发生率;②急性股腘静脉血栓形成:症状明显者有指征,但其疗效不如髂股静脉血栓效果那么显著;③急性或亚急性下腔静脉血栓形成:严重者可能导致 PE 或布加综合征,推荐置入滤器后再行 CDT;④股青肿:临床研究证实该方法对保存患肢有益处;⑤亚急性和慢性髂股静脉血栓形成:溶栓效果差,如果患者静脉阻塞并且症状较重,可以根据情况结合球囊扩张和支架置入。目前认为 CDT 对于非卧床的年轻健康患者可能受益最大,而长期卧床、高出血风险、高龄、伴有其他严重疾病、预期寿命不长的患者应严格掌握其适应证。

中华医学会放射学分会介入学组于 2011 年制订了下肢深静脉血栓形成介入治疗规范的专家共识中把适应证列为三类:①急性期 DVT;②亚急性期 DVT;③ DVT 慢性期或后遗症期急性发作。对于急性髂股静脉血栓,无溶栓禁忌而且能够成功置管者均为 CDT 治疗的适应证。

中华医学会外科分会血管外科学组于 2012 年 7 月发布了我国第 2 版《深静脉血栓诊治指南》,就 DVT 的临床分期做了修订,其中急性期 DVT 是指病史 <14 天;亚急性期是指病史 15~30 天;慢性期是指病史 >30 天。对于急性期中央型或混合型 DVT,全身情况较好、出血风险低、预期寿命 1 年以上的患者首选 CDT 治疗。

(2) CDT 治疗的禁忌证:公认的观点有下列几种情况:①使用抗凝、溶栓药物和造影剂有禁忌或过敏者;② 3 个月内有颅脑、胃肠等活动性内出血史;③ 2 个月内有严重外伤史;④一个月内接受过大手术者;⑤妊娠;⑥严重高血压(收缩压 >160mmHg);⑦细菌性心内膜炎;⑧有心内膜赘生物或血栓附着者。

(3) 下腔静脉滤器置入:在 DSA 或超声监视下,患者平卧位,采用 Seldinger 技术,健侧股静脉入路,先行健侧髂静脉和下腔静脉造影,观察血栓情况、双肾静脉开口位置及下腔静脉分叉部位,测量下腔静脉直径。如发现血栓累及下腔静脉,改由右侧颈内静脉入路,在肾静脉开口 2cm 以下置入下腔静脉滤器,如置入的滤器为可回收性滤网,导管溶栓 5~7 天后再行下腔静脉造影,若滤器下方无大块血栓残留可将其取出。

(4) 溶栓导管的入路:有顺行和逆行两种,前者为常规入路,包括经大隐静脉、小隐静脉、腘静脉入路。如不成功或无法选择上述几种入路,可以采用逆行入路的方法。

1) 经小隐静脉入路置管:适用于混合型或中央型下肢 DVT 患者。俯卧位,在患肢外踝与跟腱中间部位,做纵切口约 2~3cm,暴露小隐静脉,穿刺入 4F 导管鞘,进入软滑泥鳅导丝,结合单弯导管的引导,在膝关节附近或其下方将导丝置入腘静脉、股静脉、髂静脉、下腔静脉。选 4F 的 Uni-fuse 溶栓导管交换至患肢髂总静脉即可。

2) 经大隐静脉置管:适用于混合型或中央型下肢 DVT。平卧位,常规采用穿刺方法,在内踝前上方的大隐静脉主干,置入 4-5F 导管鞘后,在膝关节上方扎止血带,阻断浅静脉血流,然后经鞘推入 6~10ml 造影剂,使大隐静脉、小腿深静脉及其交通支显影,观察深浅静脉交通支的走向,选择直径较粗、与大隐静脉、深静脉角度大、导丝易于进入的交通支作为进入深静脉的入路,这一步非常重要,是决定从大隐静脉入路能否成功的关键。在路径图下将导丝经交通支置入膝下深静脉或腘静脉,向上进入股静脉、髂静脉,其余操作同上。

3) 经腘静脉置管:适用于中央型 DVT。俯卧位,首先下肢顺行造影观察腘静脉的位置或在超声引导下,穿刺腘静脉,置入 4-5F 导管鞘,其余操作同上。

4) 对侧股静脉入路:于对侧股静脉穿刺,置入 5F 鞘,导管导丝经同侧髂静脉进入下腔静脉,进入对侧髂静脉、股静脉、腘静脉,交换溶栓导管即可。该方法适用于顺行入路失败的患者。易造成股静脉瓣膜的损伤。

5) 颈静脉入路:于右侧颈内静脉穿刺,导管导丝进入上腔静脉、下腔静脉、患侧髂股静脉,交换溶栓导管即可,适用于顺行入路失败的患者。缺点同方法 4)。

(5) 导管溶栓时溶栓药物的使用:尿激酶、rt-PA 是目前临床上常用的溶栓药物,两者均有较好的溶栓效果、较低的出血发生率等共同特点,但 rt-PA 药价昂贵,所以临床仍以尿激酶较为普及。导管溶栓时尿激酶的使用剂量和方法目前尚无定论,2011 年 8 月,我国多位著名血管外科专家对此问题进行讨论,达成的共识是:首先 25 万 U 尿激酶加入 50ml 生理盐水中经溶栓导管快速推注(10 分钟),然后常规按照以下两种方法进行选择使用:①经导管持续匀速泵入尿激酶,24 小时总量 60~80 万 U,同时给予患者皮下注射低分子肝素 5000U,每 12 小时一次;②经溶栓导管注入,每天 60~80 万 U,分两次注入,每次注入时间 30~60 分钟,其余的时间泵入普通肝素(生理盐水 + 肝素 12 500U),肝素的量根据测得的 PT、APTT 确定。

导管溶栓期间,每天复查凝血指标,如血纤维蛋白原水平 <1.0g/L 则立即停用。

(6) 造影复查和置管时间:置管溶栓后每隔 48 小时行深静脉造影复查,观察溶栓效果,若显示导管溶栓段血栓大部或全部溶解,可将导管后撤 20~30cm,进行远端的接触性溶栓。导管溶栓的时间取决于血栓的新鲜程度或病史的长短,根据我们的经验,病史在 7 天以内的血栓溶栓效果良好,3~5 天血栓即可溶解,溶栓时间 4~6 天已经足够,对于病史 7~14 天的血栓,4~6 天即可以将血栓大部或完全溶解,溶栓时间 5~7 天已经足够。

导管溶栓的终止指标:①溶栓过程中发生出血或严重感染并发症时;②纤维蛋白原水平 <1.0g/L;③腘静脉以上主干静脉恢复通畅;④连续 4~5 天溶栓后造影见溶栓结果无进展。

(7) CDT 的并发症与处理:

1) 出血:穿刺点周围出血。可表现为渗血或血肿。文献报告,CDT 术后出血发生率为 5%~11%,其中颅内出血 <1%,腹膜后出血为 1%,肌肉骨骼系统、泌尿系统及胃肠道约 3%,出血可发生在穿刺局部或远处组织、器官。因严重出血需输血的患者为 0~25%,其与溶栓药物的剂量及用药时间长短有关,也与同时抗凝的程度和个体差异有关。因此,所有导管溶栓患者需密切监测生命体征。选择合适的鞘管、尽量避免多次穿刺、切开的皮下组织应妥当止血,对于小的毛细血管出血应确切结扎或缝扎,适当加压包扎等措施可减少该并发症的发生。同时,穿刺点周围渗血也常常是溶栓药物剂量过量的征象。

2) 导管周围血栓形成:导管周围血栓形成的原因为导管置入后致静脉回流受阻和(或)抗凝治疗不充分。避免该并发症的要点包括:①选择适合尺寸的溶栓导管,如经大隐静脉和小隐静脉置管时应选用 4F 的导管,避免导管过粗干扰大、小隐静脉的回流;②可以从外鞘管内滴注肝素;③充分抗凝治疗:如低分子肝素 5000U,每 12 小时一次,一般连续应用 7 天或注射尿激酶间歇期经导管滴注肝素 100~150mg/24h。

3) 导管继发的感染:多表现为导管置入途径的浅静脉炎症状,可伴有发热。处理时可先应用硫酸镁湿热敷患处,同时给予青霉素抗感染治疗,如 3 天后症状仍不能改善时拔除导管,终止溶栓。如患者有菌血症症状,还需行血培养加药敏试验,选用敏感抗生素治疗。

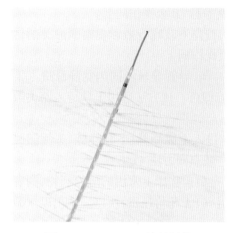

图 2-7-1 Uni-Fuse 溶栓导管

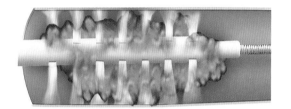

图 2-7-2 Uni-Fuse 导管溶栓模式图

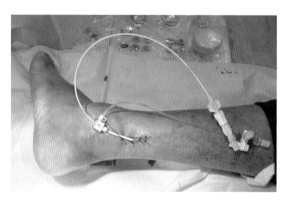

图 2-7-3 外踝上方切口,经小隐静脉入路

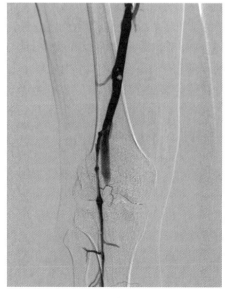

图 2-7-4 小隐静脉汇入腘静脉

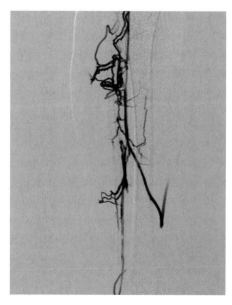

图 2-7-5 小隐静脉入路

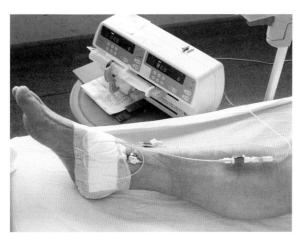

图 2-7-6 内踝上方大隐静脉穿刺置鞘

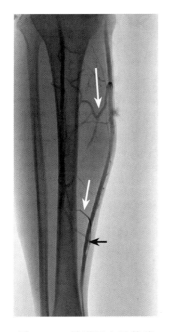

图 2-7-7 造影见大隐静脉
与深静脉之间交通支

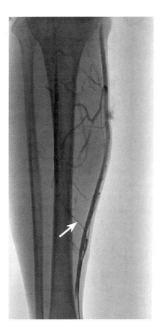

图 2-7-8 导丝经交通支入
深静脉

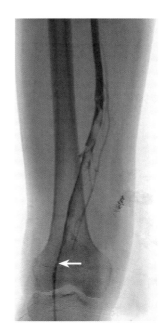

图 2-7-9 导丝入腘静脉

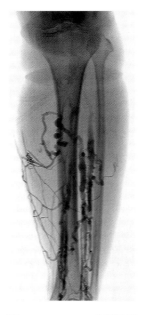

图 2-7-10 DVT 病例造影

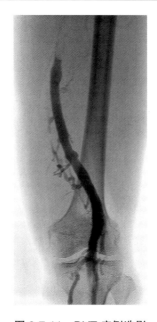

图 2-7-11 DVT 病例造影
见股静脉上端血栓

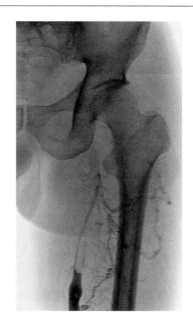

图 2-7-12 股静脉上端血栓

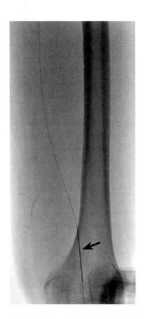

图 2-7-13 经胫静脉穿刺

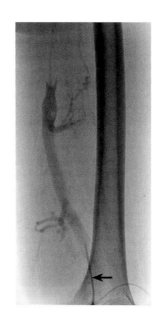

图 2-7-14 穿刺后置鞘造影

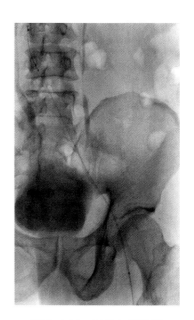

图 2-7-15 导管入髂静脉

(李晓强 段鹏飞)

参 考 文 献

1. 王贵鑫,吕莉.溶栓药物的药理学研究进展.血栓与止血学,2011,17(5):234-236

2. Fareed J,Jeske WP. Small-molecule direct antithrombins:argatroban. Best Pract Res Clin Haematol,2004,17(1):127-138

3. Walenga JM, Bara L, Petitou M, et al. The inhibition of the generation of thrombin and the antithrombotic effect of a pentasaccharide with solde anti-factor Xa activity. Thrombosis Research, 1988, 51(1):23-33

4. Eriksson BI, Borris LC, Dahl OE, et al. A once-daily, oral, direct Factor Xa inhibitor, rivaroxaban(BAY 59-7939), for thromboprophylaxis after total hip replacement. Circulation, 2006, 114(22):2374-2381

5. Elsharway M, Elzayat E. Early results of thrombolysis vs anticoagulation in iliofemoral venous thrombosis: a randomized clinical. Eur J Vasc Endovasc Surg, 2002, 24:209-314

6. Semba CP, Dake MD. Iliofemoral deep venous thrombosis: aggressive therapy with catheter-directed thrombolysis. Radiology, 1994, 191(2):487-494

7. Mewissen HW, Seebrook GR, Meissner MH, et al. Catheter-directed thrombolysis for lower extremity deep venous thrombosis: report of a national multicenter registry. Radiology, 1999, 211:39-49

8. Comerota AJ, Throm RC, Mathias SD, et al. Catheter-directed thrombolysis for iliofemoral deep venous thrombosis improves health-related quality of life. J Vase Surg, 2000, 32(1):130-137

9. Elsharawy M, Elzayat E. Early results of thrombolysis vs anticoagulation in iliofemoral venous thrombosis. A randomised clinical trial. Eur J Vasc Endo-vasc Surg, 2002, 24:209-214

10. CIRSE and SIR Standards of Practice Committees. Quality improvement guidelines for the treatment of lower extremity deep vein thrombosis with use of endovascular thrombus removal. J Vase Interv Radiol, 2006, 17(3): 435-448

11. Enden T, Haig Y, Kløw NE, et al. Long-term outcome after additional catheter-directed thrombolysis versus standard treatment for acute iliofemoral deep vein thrombosis(the CaVenT study): a randomised controlled trial. Lancet, 2012, 379(9810):31-38

12. 赵军,董国祥. 左髂总静脉狭窄与急性下肢深静脉血栓形成. 中华外科杂志,1998,36:12-14

13. 李晓强,余朝文,聂中林,等. 左髂静脉受压综合征的外科治疗. 中华医学杂志,2002,82:135-136

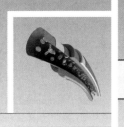

第八章

急性下肢深静脉血栓形成的导管接触性溶栓治疗

DVT 的经典治疗包括发病初始的肝素或低分子肝素抗凝治疗,紧接持续长期的维生素 K 拮抗剂,如华法林。该治疗在临床上显示出能有效地减少血栓蔓延与复发,减少 PE 与死亡的危险,然而,抗凝药物对于减小血栓范围与病程的效果还不十分理想,抗凝药物由于不能溶解血栓,故一般情况下不能有效阻止血栓后综合征的发生(the post-thrombotic syndrome, PTS)。

近年来,以减少血栓负荷为目标的侵入性技术越来越多地被关注与应用。20 世纪 80 年代,全身系统性溶栓(尿激酶、链激酶或组织纤溶酶原激活物)被证实可以使血栓溶解,溶栓率虽较抗凝治疗提高 4 倍以上,但过敏反应、颅内出血与腹膜后出血大血肿不良副作用增加。20 世纪 90 年代初,"经皮导管灌注直接溶栓术"开始用于临床,导管直接溶栓(catheter-directed thrombolysis,CDT)直接将纤溶酶原激活物集中输入血栓中,这可能更有效地局部溶栓并恢复静脉的通畅,同时减少系统溶栓相关的出血危险,越来越多地在临床上被得到应用与关注。2000 年后,仁济医院张纪蔚、黄晓钟在国内首先系统地采用 CDT 技术,选用尿激酶治疗急性 DVT,做了成功经验的报道,而后又做了 217 例治疗的中期报道。

一、导管接触性溶栓治疗深静脉血栓形成

CDT 的优点是使高浓度的溶栓药物经导管直接灌注入血栓中,达到最佳溶栓效果,而全身溶栓药物的浓度很低,显著降低全身出血等并发症。如果时机选择得当,血栓完全溶解率可达 85%~90%,从而能保护静脉管壁、瓣膜和小腿肌肉泵的正常结构和功能,减少静脉高压造成 PTS 的发生率。1994 年,Semba 等首先报道治疗 21 例(27 条患肢)的经验,认为这是治疗髂 - 股静脉血栓安全而有效的方法。1999 年,Mewissen 等在总结了北美 63 所医疗机构 CDT 治疗 287 例(303 侧肢体)髂 - 股和股 - 腘静脉 DVT 的结果后,认为这是个值得推广的治疗方法。导管溶栓技术,在恢复深静脉主干通畅性、保存深静脉瓣膜方面取得了令人鼓舞的结果,随访报道改善健康相关生活质量显著,导管溶栓治疗已被列入 2008 年 ACCP 指南推荐治疗急性深静脉血栓形成的方法之一,正逐渐成为临床上治疗急性下肢深静脉血栓的重要手段。此外,在 PCD 治疗上,CDT 治疗虽然缺乏一系列严格的对照性随机研究得出其明确有效的结论,但是,鉴于有限的治疗 PCD 手段和其 20%~40% 的死亡率,临床上发现手术取栓后进行 CDT 治疗可降低截肢与死亡。目前文献报道一般都支持 CDT 作为急性肢体抢救的方法。

二、CDT 治疗的推荐指征

(一) CDT 治疗的指征

ACCP-8 指南建议 CDT 应用于下列患者:估计生存期 >1 年,有比较广泛的髂股静脉血栓,有明确的急性发作症状(<14 天)。指南同时主张在血栓可能复发部位与发病部位使用静脉内成形与支架置入以提高 CDT 的效果,最新的中华医学会相关指南的观点也与此基本一致。这意味着 CDT 治疗是为了减轻 DVT 的症状,对可能造成肢体血栓形成的原因有效处理,防止发展成为 PTS,并取得以后良好的生活质量(表 2-8-1)。

表 2-8-1　DVT 溶栓的可能指征

(1) 可能发生肺栓塞危险的广泛血栓	(6) 期望寿命大于 6 个月
(2) 髂股静脉或下腔静脉血栓形成	(7) 发生症状小于 14 天
(3) 急性危及肢体的安全的静脉血栓	(8) 标准 LMWH 治疗失败
(4) 解剖原因造成的 DVT	(9) 没有溶栓反指征
(5) 良好的生理储备(20~70 岁)	

(二) CDT 应用时机选择

急性深静脉血栓形成的早期治疗与预后密切相关,尽快及时治疗有利于症状缓解,瓣膜功能保留,最大限度地减少 PTS 的危险。众所周知,急性血栓的溶栓效果明显优于陈旧机化的血栓(二级与三级为 86% 对比 68%,二级与三级 34% 对比 19%),研究结果认为 DVT 溶栓的最佳治疗窗为症状发生的 10 天内,过了这个时间窗,血栓出现机化且患肢静脉持续高压,使得溶栓期望效果降低。但是,10 天的治疗窗期并不是区分急性或慢性 DVT 的确定定义,还受一定人为因素的影响。

(三) 溶栓禁忌证

溶栓排除标准仅限于那些多发性损伤或手术以后形成 DVT 的患者,当然必须排除严重感染(如脓毒血症)造成的 DVT、肿瘤浸润或压迫静脉以及转移癌栓造成的 DVT,以及新近发生重要器官出血和凝血系统有问题的患者(表 2-8-2)。

表 2-8-2　溶栓禁忌证

(1) 出血素质 / 血小板减少
(2) 器官特异性出血危险(新近的心肌梗死、脑血管意外、胃肠道出血、手术或创伤)
(3) 肾衰竭或肝功能衰竭
(4) 恶性疾病(增加转移机会)
(5) 妊娠

三、方法

根据静脉造影显示血栓的部位、范围,选择不同的穿刺部位与不同口径和长度的溶栓导管,用普通穿刺针或超声引导的静脉穿刺置管成功后,将溶栓导管直接置入血栓闭塞的静脉腔内,经溶栓导管灌注溶栓药物使闭塞部位纤溶酶原最大限度地激活,而发挥溶解血栓作用。具体操作如下:

1. 下肢深静脉顺行造影　患者平卧位,患肢踝关节上扎止血带以阻断浅静脉血流。头皮针穿刺足背浅静脉,弹簧推注器持续注入造影剂 60~120ml,在透视下,连续摄取小腿正侧位、膝关节正侧位、大腿正位以及骨盆正位静脉像,以判断血栓形成的部位与范围。造影剂注完后,挤压小腿腓肠肌数次,可以促使造影剂回流,使近心端深静脉显影更清晰。

2. 下腔静脉造影与滤器置入　在 DSA 下,患者平卧位,采用 Seldinger 技术,健侧股静脉穿刺入路置鞘,首先行健侧髂静脉、下腔静脉造影,观察血栓蔓延情况、双肾静脉开口位置及下腔静脉分叉部位,测量下腔静脉直径,由导丝导入输送器至双肾静脉与下腔静脉分叉之间的腔静脉段释放滤器,尽量使滤器顶端恰在肾静脉下 1.0~2.0cm。如果发现血栓蔓延累及下腔静脉,则改由右颈内静脉入路,明确下腔静脉血栓位置,释放滤器必须避免与血栓接触,之间最好保持 2cm 以上。除非年龄在 60 岁以上或者有肺栓塞病史,一般建议使用临时滤器或可回收滤器。

3. 腔内导管接触性溶栓　穿刺置鞘入路根据静脉造影显示血栓的部位、范围决定,以置鞘尽量远离血栓、溶栓中导管位置便于调节为原则。对于大多数髂股静脉血栓而言,经患侧腘静脉穿刺插管溶栓为主流路径;对于部分局限于髂静脉的血栓,经患侧股静脉穿刺或大隐静脉穿刺插管溶栓也不失为一种简便的路径;另外,对于蔓延至腘静脉的血栓,经患侧小隐静脉切开插管溶栓既避免了置鞘接触血栓,也可以达到良好的溶栓效果。美国静脉协会总结各类报道穿刺进路为:腘静脉进路(42%)、股总静脉进路(28%)、颈内静脉进路(21%)与小腿浅静脉进路(19%)。常用溶栓导管是一种前灌注段多侧孔,中央导丝堵住头端孔的溶栓导管,侧孔段长度有不同尺寸。操作时,根据血栓长度选择合适侧孔长度段溶栓导管,在导丝引导下完全插入血栓中,直至导管头端插过血栓近心端,退出导丝换入溶栓导管自带封堵导丝旋紧尾部,使导丝头部堵住溶栓导管头部,缓慢外拉导管至侧孔段完全埋入血栓中。

溶栓治疗时,溶栓导管末端连接微量推注泵推注尿激酶,间隙性泵入优于持续推注,建议尿激酶剂量 4 万~8 万 IU/h。溶栓药链激酶(SK)由于抗原性高、出血危险性大,被内源性丝氨酸蛋白酶抑制剂如尿激酶(UK)与组织凝血酶原激活物(tPA)取代。美国联邦静脉委员会前瞻性研究支持 UK 与 tPA 可合适地应用于临床,UK 有溶栓速度快的优点,而 tPA 有纤维蛋白特异性强的长处。溶栓期间,每 6~8 小时测定血浆纤维蛋白原浓度,12~24 小时重复静脉造影观察,并与前次静脉造影相比较,同时调节导管头段位置。如血浆纤维蛋白原 <1.00g/L、血栓完全溶解或前后两次静脉造影血栓范围无变化时,导管溶栓不再继续(图 2-8-1、2-8-2)。

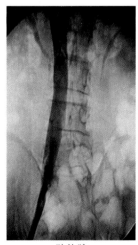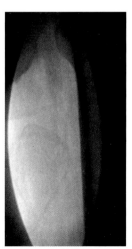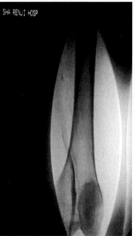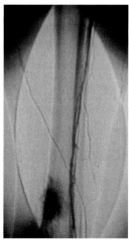

髂静脉　　　　　　　股静脉　　　　　　　腘静脉　　　　　　小腿静脉

图 2-8-1　溶栓前造影片

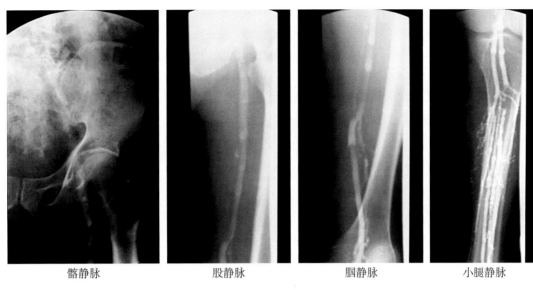

| 髂静脉 | 股静脉 | 腘静脉 | 小腿静脉 |

图 2-8-2　溶栓后造影片

4. 抗凝治疗　腔内导管溶栓同时,予低分子肝素 5000IU 皮下注射,每 12 小时一次,连续 7 天。随后口服华法林抗凝,持续 6 个月~2 年。控制 PT 较正常参照延长 1.5~2.5 倍,INR 在 1.5~2.5。

四、溶栓后静脉残留狭窄的治疗

导管溶栓后造影常可以发现同侧的髂静脉流出道存在节段性的狭窄,特别是左髂总静脉(May-Thurner 综合征),尤以东方人(中国、日本)好发,并在深静脉血栓形成原因中扮演重要角色,也是血栓复发的重要因素。溶栓结束后对发现的狭窄段静脉,施行球囊扩张成形支架置入治疗,是保证静脉流出道通畅、防止血栓复发和减少深静脉血栓形成后遗症的重要手段。对于这些患者,我们建议经股静脉或腘静脉穿刺途径施行球囊扩张成形与支架置入,球囊直径 8~14mm,支架直径 10~14mm,长度 6~12cm。治疗以髂静脉管腔通畅、狭窄消除、周围扩张的代偿侧支明显减少或消失为标准(图 2-8-3)。

五、CDT 的近期结果与通畅率

Protack 与 Bakken 按溶栓后静脉管腔通畅情况进行分级(表 2-8-3)。溶栓后管腔通畅大于 50%(2~3 级)即认为治疗满意。最近报道显示:CDT 与肝素 - 华法林抗凝治疗相比,取得良好的 6 个月通畅率(72% 比 12%),急性髂股静脉 DVT 与急性股腘静脉 DVT 的 CDT 治疗分别可以取得 87% 与 79% 的 2 级与 3 级溶栓效果,这意味着其不仅可以治疗近段血栓,也能治疗远端的血栓,而且近期通畅率显著优于单纯抗凝治疗,同时,1/3 的血栓完全溶解,进而减少了残留血栓与血栓复发的危险。

表 2-8-3　DVT 溶栓分级

一级	<50% 血栓溶解	三级	血栓完全溶解
二级	50%~99% 血栓溶解		

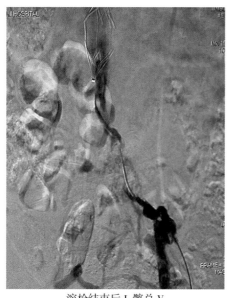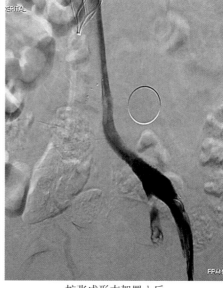

溶栓结束后 L 髂总 V　　　　　　　　　　扩张成形支架置入后

图 2-8-3　CDT 后髂 V 狭窄处理

六、CDT 的耗费效益与生活质量

有观点认为 LMWH 抗凝治疗是一种快速、便利与廉价的治疗方式,能在各医疗机构起始治疗后由社区护士或患者自己注射维持治疗;相反,CDT 需要反复地静脉造影以及侵入性治疗,可能要在监护病房 12~48 小时,显著增加了住院费用。但是,这并不能与发生 PTS 和静脉性溃疡所产生的费用相比。资料证明接受 CDT 患者健康恢复为 16 周,而相比标准抗凝为 22 周,以后 81% 的患者丧失赚钱能力,接受 CDT 治疗的髂股静脉 DVT 的患者与接受标准抗凝治疗相比,生理功能与健康恢复快,PTS 发生率低,对于患者长期的效费比与生活质量的改善有益。

七、CDT 的并发症

尽管文献报道认为 CDT 在 DVT 的溶栓治疗上有良好疗效与低的并发症率,但是,溶栓药物在血管内传输仍然被认为有一定的风险,与局部和全身并发症发生率与死亡率有关。

1. 出血　与 CDT 最相关的并发症是局部或全身的出血。CDT 治疗患者相关出血的报道为 5%~11%,发生率与溶栓药物剂量、药物灌注持续时间长短有关。文献报道,与 CDT 相关的主要并发症包括:颅内出血(<1%),后腹膜出血(1%),骨骼肌、泌尿生殖系统和胃肠道出血(3%)。除了这些可能的出血并发症,报道最多的是穿刺部位血肿事件,常规使用超声引导定位下的静脉穿刺插管可以避免多次穿刺造成的血肿危险。合适的溶栓药物剂量与持续灌注时间,严格掌握溶栓患者的条件,坚决执行患者的排除标准(表 2-8-2),是进一步减少并发症发生的关键,特别要排除由于外科手术与损伤而发生的 DVT 等是溶栓的禁忌证。

2. 肺栓塞　CDT 在溶栓过程中是否会增加肺栓塞的危险是有争议的。急性 DVT 的患者中 PE 的发生率大于 30%,许多呈现亚临床状态,CDT 治疗 DVT 患者中,虽然也有 PE 发生的报道,但大多数研究认为 PE 的发生比例接近 1%。与之相比较,近来资料表明急性

DVT 接受 LMWH 抗凝治疗中,症状性 PE 的发生率小于 2%。

3. 死亡率　目前认为 CDT 相关的死亡率是 0~0.4%,相比单独抗凝治疗,极少有确定与 CDT 相关的死亡资料报道。可是,有研究报道了 CDT 后 90 天的所有原因死亡率为 4%,但是没有足够的证据显示其与 CDT 并发有关。这似乎表明这个治疗方法的死亡率是很低的,作为改善 PTS 发生也是比较可靠的。

八、关于下腔静脉滤器的置入问题

下腔静脉滤器的使用减少了 DVT 患者发生 PE 的危险。也有文献指出,放置下腔静脉滤器与不放滤器的 DVT 患者,血栓复发率分别为 20.8% 和 11.6%。虽然许多 DVT 患者本来就存在血栓反复发作的危险,血栓复发未必一定与下腔静脉滤器放置有关,但是,滤器置入与捕取过程被认为对血栓的复发确有影响。目前,下腔静脉滤器减少 PE 的发生率尚未被明确,许多报告显示 CDT 治疗,患者不放置滤器,3 年内 PE 发生率并未增加,从而对于 CDT 治疗是否需要放置下腔静脉滤器严重质疑。然而,很难区别 CDT 治疗过程中发生的 PE,是由于 CDT 而使原发血栓崩解脱落,或是复发血栓发生脱落,还是滤器上捕捉到的血栓或滤器上的继发血栓脱落的结果。因此,CDT 治疗过程中下腔静脉滤器放置的原则是基于减少与 CDT 相关的 PE 发生,虽然目前尚缺乏对此的一致认识。在得出最终结论前,CDT 治疗合并放置下腔静脉滤器的短期与长期并发症还需要进一步的研究。此外,滤器取出必须恰当,因为它既为 CDT 围治疗期发生 PE 的危险提供了保护,同时也避免了 DVT 复发血栓发生 PE 的危险。

九、静脉解剖结构异常的处理与支架放置

继发于解剖结构异常的 DVT,CDT 中静脉造影提供了一个独特的机会,以区分有重要血流动力学意义的髂静脉受压,还是无临床意义的正常解剖变异。发生率较高的髂静脉受压综合征,一旦明确诊断,进行治疗就可减少血栓再发。造成髂静脉受压的原因包括盆腔肿瘤、骨质增生、慢性尿潴留、髂动脉瘤、子宫内膜异位症、妊娠与其他泌尿系统肿瘤,最普遍报道的是 May-Thurner 综合征,是由于左侧髂静脉被前面走过的右侧髂动脉压迫。静脉阻塞不但由于腔外的直接压迫,而且由于不断搏动的压迫动脉造成的腔内改变。CDT 治疗时伴随了静脉造影,为 DVT 合并髂静脉受压的诊断提供了明确这些解剖异常的额外诊断优势。在 CDT 后采用球囊扩张与支架置入治疗,其成功率 95% 以上并取得了良好的 2 年随访通畅率。报道显示明确存在解剖异常时,CDT 无支架置入一年通畅率为 53%~75%,支架置入一年通畅率为 54%~89%。有统计 DVT 合并 May-Thurner 综合征患者的溶栓治疗资料,随访静脉造影显示,CDT 后同时支架置入治疗 11% 病变段再次血栓形成,而单独 CDT 病变段全部血栓形成,取栓术后抗凝治疗病变段 3/4 再次血栓形成,这个结果表明 CDT 溶栓不完全达到目的时行静脉扩张成形置入腔内支架将可以保持通畅率。

小结

选择患者接受 CDT 治疗无论是否伴随使用静脉支架,都有利于近段 DVT 患者的短期与中期疗效。这些技术对于解剖异常而引起的 DVT、肢体肿胀已经危害其保存时非常有用。患者的选择对此技术的成功很重要,需要进一步控制性的随机研究来确立 DVT 的溶栓

治疗规则。最后,我们的关注必须从 CDT 治疗 DVT 令人鼓舞的临床结果,逐渐转移到所有 DVT 高危患者的预防上面。

(黄晓钟　张纪蔚)

参 考 文 献

1. Meissner MH,Wakefield TW,Ascher E,et al. Acute venous disease:venous thrombosis and venous trauma. J Vasc Surg,2007,46(Suppl S):25-53

2. Menon J,Hamilton G. Deep venous thrombosis. Surgery,2007,25:323-326

3. Tripodi A,Mannucci PM. Laboratory investigation of thrombophilia. Clin Chem,2001,47:1597-1606

4. Nicolaides AN,Breddin HK,Fareed J,et al. Prevention of venous thrombolism:International Consensus Statement Guiedlines Compiled in accordance with the scientific evidence,Int Angiol,2001:2021-2039

5. Weaver FA,Meacham PW,Adkins RB,et al. Phlegmasia cerulean dolens:therapeutic considerations. South Med J,1988,81:306-312

6. Kahn SR,Ginsberg JS. The post-thrombotic syndrome:current knowledge,controversies,and directions for future research. Blood Rev,2002,16:155-165

7. Segal JB,Streiff MB,Hofmann LV,et al. Management of venous thromboembolism:a systematic review for a practice guideline. Ann Intern Med,2007,146:211-222

8. 张纪蔚,黄晓钟,梁卫,等.经导管直接溶栓治疗急性下肢深静脉血栓形成.外科理论与实践,2005,10(1):27-29

9. 黄晓钟,梁卫,薛冠华,等.急性下肢深静脉血栓形成导管直接溶栓治疗.中国实用外科杂志,2010,30(12):1035-1037

10. Semba CP,Dake MD. Iliofemoral deep venous thrombosis:aggressive therapy with catheter-directed thrombolysis. Radiology,1994,191:467-494

11. Wewissen HW,Seebrook GR,Meissner MH,et al. Catheter-directed thrombolysis for lower extremity deep venous thrombosis:report of a national multicenter registry. Radiology,1999,211:39-49

12. Laiho MK,Oinonen A,Sugano N,et al. Preservation of venous valve function after catheter-directed and systemic thrombolysis for deep venous thrombosis. Eur J Vasc Endovasc Surg,2004,28(4):391-396

13. Sillesen H,Just S,Jorgensen M,et al. Catheter directed thrombolysis for treatment of ilio-femoral deep venous thrombosis is durable,preserves venous valve function and may prevent chronic venous insufficiency. Eur J Vasc Endovasc Surg,2005,30(5):556-562

14. Comerota AJ,Throm RC,Mathias SD,et al. Catheter-directed thrombolysis for iliofemoral deep venous thrombosis improves health-releted quality of life. J Vasc Surg,2000,32(1):130-137

15. Kearon C,Kahn SR,Agnelli G,et al. Antithrombotic therapy for venous thromboembolic disease:American College of Chest Physicians evidence based clinical practice guidelines(8th edition). Chest,2008,133(Suppl 6):454S-545S

16. Comerota AJ,Assi ZI. Catheter-Based interventions for acute deep venous thrombosis ,Rutherford RB. Vascular Surgery.6th ed. Philadelphia:WB Saunders,2005:2181-2183

17. Mewissen MW,Seabrook GR,Meissner MH,et al. Catheter-directed thrombolysis for lower extremity deep venous thrombosis:report of a national multicenter registry. Radiology,1999,211:39-49

18. Elsharawy M,Elzayat E. Early results of thrombolysis vs. anticoagulation in iliofemoral venous thrombosis. A randomized clinical trial. Eur J Vasc Endovasc Surg,2002,24:209-214

19. 黄晓钟,梁卫,张纪蔚.经小隐静脉插管导管溶栓治疗下肢深静脉血栓形成.中华普通外科杂志,2008,23(3):P63-67

20. Kim JY, Choi D, Guk Ko Y, et al. Percutaneous Treatment of Deep Vein Thrombosis in May-Thurner Syndrom. CardioVasc Intervent Radiol, 2006, 29(4): 571-575

21. 梁卫, 黄晓钟, 薛冠华, 等. 髂静脉狭窄腔内治疗的近期疗效. 上海医学, 2009, 32(8): P676-679

22. Protack CD, Bakken AM, Patel N, et al. Long-term outcomes of catheter directed thrombolysis for lower extremity deep venous thrombosis without prophylactic inferior vena cava filter placement. J Vasc Surg, 2007, 45(5): 992-997

23. Mewissen MW. Catheter-directed thrombolysis for lower extremity deep vein thrombosis. Tech Vasc Interv Radiol, 2001, 4: 111-114

24. Janssen MC, Wollersheim H, Schultze-Kool LJ, et al. Local and systemic thrombolytic therapy for acute deep venous thrombosis. Neth J Med, 2005, 63: 81-90

25. Comerota AJ, Schmieder FA. Intraoperative lytic therapy: agents and methods of administration. Semin Vasc Surg, 2001, 14: 132-142

26. 牛鹿原, 张福先, 梁刚柱, 等. 腔静脉滤器临床使用现状. 中华外科杂志, 2008, 46(10): P973-795

27. Eight-year follow-up of patients with permanent vena cava filters in the prevention of pulmonary embolism: the PREPIC(Prevention du Risque d'Embolie Pulmonaire par Interruption Cave)randomized study. Circulation, 2005, 112: 416-422

28. 张福先, 胡路, 张昌明. 腔静脉滤器置入并发症的预防与处理. 中华普通外科杂志, 2005, 20(9): P566-567

29. Kibbe MR, Ujiki M, Goodwin AL, et al. Iliac vein compression in an asymptomatic patient population. J Vasc Surg, 2004, 39: 937-943

30. Kim JY, Choi D, Guk Ko Y, et al. Percutaneous treatment of deep vein thrombosis in May-Thurner syndrome. Cardiovasc Intervent Radiol, 2006, 29(4): 571-575

31. Comerota AJ. Quality-of-life improvement using thrombolytic therapy for iliofemoral deep venous thrombosis. Rev Cardiovasc Med, 2002, 3(Suppl2): S61-67

32. 中华医学会外科学会血管外科学组. 深静脉血栓形成的诊断和治疗指南(第2版). 中华外科杂志, 2012, 50(7): P611-614

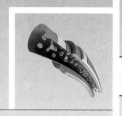

第九章
急性下肢深静脉血栓形成的腔内机械性消栓

急性 DVT 治疗首要任务是去除血栓，经皮机械去除血栓装置（percutaneous mechanical thrombectomy，PMT）可以减少去除血栓的时间，是目前导管溶栓治疗最重要的辅助手段。PMT 装置经过近十年的临床应用，因其可以显著缩短溶栓时间和溶栓药物的使用量，中期治疗效果已得到广泛的认同。已有报道将 PMT 装置单独使用作为急性 DVT 的治疗方法，但目前普遍认为，PMT 最好与导管直接溶栓（catheter directed thrombosis，CDT）结合使用，其残留血栓率可以显著降低。

一、PMT 主要类别

PMT 装置根据使用原理不同，主要分为以下几类：旋转型、流变型和超声增强型。

1. 旋转型装置　主要有 ATD 或 Helix（Amplatz Thrombectomy Device，美国）、Straub Rotarex（Straub Medical，瑞士）、Trerotola（Arrow International，美国）和 Trellis（Santa Clara，美国）。Trerotola 装置（图 2-9-1）有一个高速转篮，每分钟转速达 3000 转，而粉碎后的血栓可以通过血管鞘吸出。目前，该装置最细可通过 5F 鞘，有较好的柔韧性，可以用于人工血管动 - 静脉瘘陈旧性血栓的去除。Trellis 是一个四芯同轴导管装置（图 2-9-2），通过导丝可以将导管近远端球囊定位于血栓两端，打开球囊阻断邻近血管，防止血栓脱落造成肺栓塞，再用震荡驱动器（oscillation drive unit，ODU）经其中一个管径注入血栓溶解药物。所有旋转型

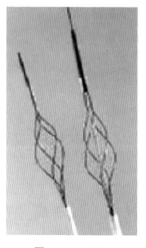

图 2-9-1　ATD

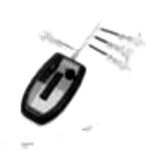

图 2-9-2　Trellis

血栓去除装置都与血管壁接触,因此都有可能导致血管内皮细胞损伤,造成再次血栓形成的危险。

2. 流变型血栓去除装置　主要通过动力造成一个"脉冲流",类似与草坪的"喷灌"装置,可以均匀喷洒溶栓药物,然后注入高压生理盐水,将松动的血栓吸入血管鞘。Angiojet(Possis,美国)是其主要代表(图2-9-3)。这种装置的最大优点是不与血管壁接触,从而减少了血管损伤的机会。但由于使用高压水流溶栓,可能有溶血症的危险,并能导致血钾和腺苷浓度升高,已有报道使用该装置后出现心率减慢和血红蛋白尿,也有个别报道提示长时间使用可能会出现胰腺炎和肾衰竭。因此,为降低溶血等并发症,一般建议使用Angiojet通过单处病变时间不超过5秒。

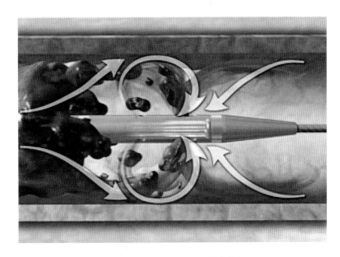

图 2-9-3　Angiojet 示意图

3. 超声增强型装置　主要利用超声换能器,通过导管将产生的高频低能射频松化致密的血栓,暴露血栓中纤溶酶原受体位点,增强溶栓药物的血栓溶解能力。主要产品有 EKOS Endowave(EKOS Corporation,美国)和 Omniwave(Omnisonics Medical Technologies,美国)。超声增强型溶栓装置主要优点是血管内皮细胞损伤较旋转型装置少,溶血几率也较流变型装置低,但血栓溶解时间较以上两类装置长,髂股静脉血栓溶解时间一般是 16~25 小时,但与传统导管溶栓 40~60 小时相比,溶栓时间还是显著缩短。

二、治疗指征

PMT 装置使用同时还要考虑内皮细胞损伤导致的血栓复发、溶栓导致的心脏和其他脏器可能发生的并发症以及各类装置溶栓时间的差异。可以根据血栓特点单独选用某一类型装置或组合使用。PMT 装置使用指征主要有以下几点:

1. 患者具有较长的生存预期(超过 6 个月)。
2. 大量血栓或有股青肿。
3. 髂股静脉血栓。
4. 患者虽经过抗凝治疗但仍有明显症状。
5. 血栓发生时间小于 14 天。
6. 以往没有 DVT 病史。

7. 年龄小于 70 岁, 全身并发症较少。

8. 没有溶栓治疗禁忌证。

三、治疗效果

回顾性分析报道 PMT 早期治疗效果很好, 技术成功率在 82%~100% 之间, 显示了 PMT 治疗的可行性。定量分析 PMT 或 CDT 治疗效果采用了静脉通畅率三级评估方法, 虽然这种方法不能衡量残留血栓的潜在风险, 但 Mewissen 在 1999 年报道溶栓后静脉通畅率 2 级或 3 级, 表明至少有 50% 的静脉管腔通畅, 这与 1 年通畅率改善还是有显著关系。表 2-9-1 是 2011 年欧洲腔内血管外科杂志发表的最近几年 PMT 和 CDT 联合使用的中期临床结果, 尽管采用的治疗方法有很大差异, 分析方法也迥然不同, 但罗列的详尽信息还是能表明 PMT 治疗有效性。

表 2-9-1 PMT 治疗中期临床分析

作者, 年份	随访结果	影像结果
Gandini, 1990	75%(6/8)24 个月症状缓解	CT 静脉造影显示无血栓
Delmez, 2001	93%(14/15)症状消失平均时间 29.6 个月, 3/18 失随访: 死于心肌梗死或癌症, 与 PMT 无关	超声检查 93%(14/15)无血栓
Kasirajan, 2001	11 个月无复发率 51.8%	超声检查 77%(13/17)静脉通畅率累计平均(8.9±5.3)个月
Lin, 2006		队列分析 1 年 PMT 首次通畅率 68%
Lee, 2006	1 年临床治疗成功率 92%	队列分析 1 年 CDT 首次通畅率 64%
Arko, 2007		超声检查平均通畅率 6.2 个月
Bush, 2004	82% 病例症状改善, 平均时间(10.2±0.3)个月	
Cynamon, 2006	90%(19/21)平均时间 5.3 个月	
Gasparis, 2009	93%(13/14)症状缓解或消失, 平均时间 24 个月	超声检查 74% 无节段静脉反流, 平均 24 个月
Jackson, 2005		超声检查累计通畅率 80%, 平均 15.5 个月
Rao, 2009	98% 症状显著缓解或消失, 平均时间(5±4.8)个月	Kaplan-Meier 分析 9 个月内 95% 无复发
Shi, 2009		13 个月静脉造影通畅率 75%

(Karthikesalingam A, et al. Eur J Vas Endovasc Surg, 2011, 41: 554-565)

早期报道中, Gandini 和 Delomez 采用 PMT, 没有同时采用 CDT, 而 Lee 和 Lao 的报道中, 针对有溶栓禁忌证的患者单独采用机械溶栓获得很好的结果, 但同时也指出, CDT 与 PMT 联合使用比 PMT 单独使用具有更好的血栓清除率。Protack 在 2007 年报道 CDT 联合使用 PMT 比单纯使用 PMT, 血栓清除率有很大差异(62.4%±24.9% vs 26%±24.1%, $P=0.06$)。目前, 对 PMT 与 CDT 联合使用已基本达成共识。需要指出的是, 超声增强溶栓装置必须与导管溶栓同时使用, 因为此类装置不能把血栓机械性去除, 只能增加溶栓药物透过血栓的能力。

四、安全评价

目前临床使用情况表明,PMT 没有与使用相关的死亡、卒中等并发症,而出现有症状性的 PE 几率也小于 1%。大部分 PMT 使用者会采用预防性下腔静脉滤器,但是否都应采用下腔静脉滤器,回顾性分析结果的证据还有一定的分歧。表 2-9-2 是 PMT 使用的安全性分析。

表 2-9-2 PMT 使用安全性分析

作者,年份	PE	死亡	下腔静脉滤器	卒中	出血
Gandini,1999	0	12.5%(1/8)心肌梗死与 PMT 无关	6/8 临时滤器 2/8 永久滤器	0	0
Delomez,2001	0	37.5%(3/8)癌症或心肌梗死与 PMT 无关	16/18 临时滤器 2/18 永久滤器	0	0
Kasirajan,2001	0	17.6%(3/17)癌症与 PMT 无关	无	0	0
Vedantham,2002	0	0	无	0	3/22(14%)
Vedantham,2004	0	25%(2/8)与 PMT 无关	无	0	1/18(6%)
Lin,2006	0	0	18/52 临时滤器 15/52 永久滤器	0	PMT 组用血与 CDT 组相比(0.2 vs1.2,P<0.05)
Lee,206	0	0	选择性使用于导管溶栓禁忌患者	0	0
Arko,2007	17%(5/30),CT 显示但无症状	0	21/25 临时滤器	0	0
Bush,2004	0	0	4/23 临时滤器 3/23 永久滤器	0	0
Cynamon,2006	0	0	19/24 临时滤器	0	0
Gasparis,2009	0	0	用于下腔静脉有漂浮血栓,6/23 临时滤器	0	0
Jackson,2005	0	0	无	0	0
Kim,2006	PMT/CDT 4%/3% P=0.818	0		0	PMT/CDT 5.3%/7.7%,P=0.749
Rao,2009	0	0	如果腔静脉累及使用临时滤器	0	9.3%(4/43)输血
Shi,2009	0	1/18 恶性肿瘤与 PMT 无关	所有患者使用临时滤器	0	0
Parikh,2008	0	0		0	4.2%(2/47)输血

PMT 等腔内治疗技术注重采用微创技术去除下肢深静脉血栓。年轻患者急性发病,伴有广泛的血栓沉积,导致的肢体功能障碍最可以从此项技术中获益。而有些患者因为溶栓禁忌,不能采用 CDT 治疗,如出血并发症(11%)和较长溶栓时间(平均 53.4 小时),可以通过PMT 治疗改善症状。国外由于住院和导管溶栓期间 ICU 监护费用较高,采用 PMT 可以降低治疗成本。但在中国,因为腔内治疗采用专用导管费用较高,而且医疗保险支出政策有地方差异,采用 CDT 辅助 PMT 治疗需要更多考虑患者经济承受能力。但对于早期静脉功能恢复所带来的益处,无疑 PMT 具有非常好的临床应用前景。

五、下腔静脉滤器

下腔静脉滤器可以减少 DVT 患者发生肺动脉栓塞的几率,但是,2005 年一项 8 年的随访报告指出,下腔静脉滤器使用同时也伴有 DVT 复发增高(20.8% vs 11.6%)。而且,现在也越来越注意滤器置入和其远期并发症,如穿孔和移位所伴随的风险。所以,并非所有 CDT 和 PMT操作一定需要置入下腔静脉滤器,应该根据患者的血栓位置和特点,如有下腔静脉漂浮血栓等情况,可以考虑采用临时滤器。已有一些回顾性研究报道,CDT 治疗不采用预防性滤器,3年随访并无 PE 发生。需要指出,滤器可以减少 CDT 和 PMT 操作相关的 PE 发生,但残留血栓松动脱落仍是晚期 PE 发生的重要原因。因此,下腔静脉滤器使用与否还是要根据操作者所在治疗中心的既往经验和患者的具体临床表现而定,目前各种治疗指南没有一致的意见。

六、小结

下肢深静脉血栓是临床常见病症,如果不及时治疗将产生严重的血栓后遗症和溃疡,会带来很大的社会和个人经济负担。目前,系统抗凝治疗已逐渐被 CDT 代替,而作为最重要的 CDT 辅助治疗措施,其中期临床有效性和安全性结果还是非常令人满意的。希望今后设计的长期队列研究能加入生活质量评估和残留病变腔内成形术对预后的影响,但可以相信PMT 治疗是 DVT 治疗今后发展的重要方向。

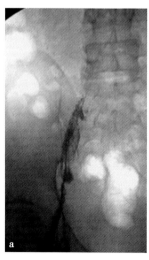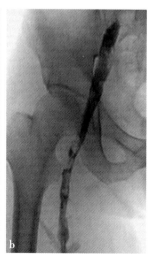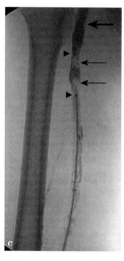

图 2-9-4　37 岁男性左下肢急性深静脉血栓(a),采用尿激酶(总量约 72 万单位)导管直接溶栓 1 天后复查静脉造影,显示仍有 30% 血栓残留(b),采用 PTD(Trerotola 装置,两个放射标记,箭头方向是高速转篮,细箭头所指为在两个放射标记之间的血栓充盈缺损,粗箭头所指是股静脉近端已清除的血栓,血栓碎片通过8F 鞘吸除(c)

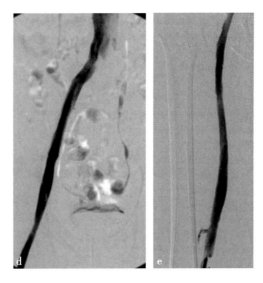

图 2-9-4(续)　最后造影显示髂股静脉血流重建,管腔通畅(d,e)

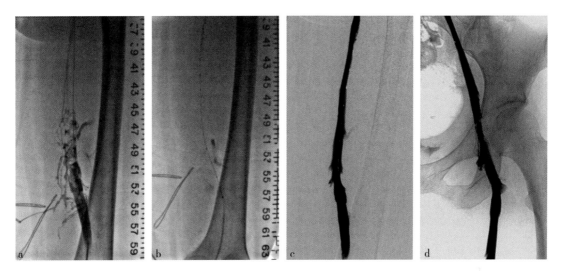

图 2-9-5　(a)29 岁女性右下肢急性深静脉血栓;(b)EKOS 50cm 长导管深入血栓;(c)静脉造影随访显示,经过 24 小时治疗血栓完全溶解;(d)管腔通畅,没有静脉狭窄病变。溶栓药物采用 alteplase(0.5~1.0mg/h)

（周兆熊　张纪蔚）

参 考 文 献

1. Rutherford. Vascular Surgery, Acute Deep Venous Thrombosis. 7th ed. Saunders Elsevier, 2010, Chapter 51.

2. Gogalniceanu P, Johnston C, Khalid U, et al. Indications for Thrombolysis in Deep Venous Thrombosis. Eur J Vasc Endovasc Surg, 2009, 38: 192-198

3. Mewissen MW, Seabrook GR, Meissner MH, et al. Catheter-directed thrombolysis for lower extremity deep venous thrombosis: report of a national multicenter registry. Radiology, 1999, 211(1): 39-49

4. Karthikersalingam A, Young EL, Hinchliffe RJ, et al. A systematic review of percutaneous mechanical thrombectomy in the treatment of deep venous thrombosis. Eur J Vas Endovasc Surg, 2011, 41, 554-565

5. Eight-year follow-up of patients with permanent vena cava filters in the prevention of pulmonary embolism:the PREPIC(Prevention du Risque d'Embolie Pulmonaire par Interruption Cave)randomized study. Circulation, 2005,112:416-422

6. Nazir SA,Ganeshan A,Nazir S,et al. Endovascular treatment options in the management of lower limb deep venous thrombosis. Cardiovasc Intervent Radiol,2009,32(5):861-876

7. Protack CD,Bakken AM,Patel N,et al. Long-term outcomes of catheter directed thrombolysis for lower extremity deep venous thrombosis without prophylactic inferior vena cava filter placement. J Vasc Surg,2007,45(5):992-997

8. Kwang-Hun lee,Heon han,Kyo joon lee,et al. Mechanical thrombectomy of Acute Iliofemoral deep vein thrombosis with Use of an arrow-trerotola percutaneous thrombectomy device. JVIR,2006,17(3):487-495

9. Rodany DR. Ultrasound-accelerated Thrombolysis in Arterial and venous peripheral occlusions:Fibrinogen Level Effects. JVIR,2010,21(8):1165-1172

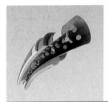

第十章

下肢深静脉血栓的护理

下肢静脉血栓形成（deep venous thrombosis，DVT）是由于血液在深静脉腔内不正常凝结，阻塞静脉腔，导致静脉回流障碍所致。其发病率约占周围血管疾病的 40%，并呈逐年上升的趋势。下肢肿胀、疼痛和浅静脉曲张是下肢深静脉血栓的三大症状。下肢静脉血栓主要见于以下高危人群：①长时间制动、卧床者：如术后患者，长期卧床可引起血流缓慢、血液黏稠度升高而发生血栓；②静脉壁损伤：如静脉输注刺激性药物、外伤和感染均可造成静脉壁损伤，损伤的血管壁有利于凝血因子形成，促使血栓形成；③血液高凝状态：肿瘤、口服避孕药、妊娠都可导致血液高凝状态，引起血栓形成。

一、临床特点

最常见的症状是突然发生的单侧肢体的肿胀，局部疼痛，行走时加剧，轻者局部仅感沉重，站立时症状加重。体检有以下几个特征：①患肢肿胀：须每天用卷尺精确测量肢体周径的大小，并与健侧比较；②压痛：静脉血栓部位常有压痛，体检时动作应该轻柔，以免血栓脱落而引起肺动脉栓塞（pulmonary embolism，PE），后者主要表现为咳嗽、咯血和胸痛等三联症；③浅静脉曲张：深静脉阻塞可引起浅静脉压力增高，从而引发浅静脉曲张。如突然出现剧烈疼痛，患肢广泛性明显肿胀，肌张力升高，皮肤发绀，可发生水疱，皮温降低，足背、胫后动脉搏动消失，全身反应明显，体温大多超过 39℃，常常伴随有肢体静脉性坏疽及休克，称为股青肿或股白肿。

二、护理特点

（一）卧床休息

早期卧床休息非常重要。患肢抬高 20°~30°，高于心脏水平，腘窝处避免受压。活动踝关节。严禁按摩，避免血栓脱落。急性期后（一般 2~3 周）鼓励患者逐渐下床活动，但仍应避免剧烈活动。

（二）用药观察

1. 肝素及尿激酶的联合应用 溶栓及抗凝治疗特别是剂量较大时易致出血并发症，在治疗前后应注意以下问题：①用药前了解患者有无出血性疾病或活动性消化性溃疡、咯血等病史，此类患者不宜抗凝溶栓治疗。②用药后观察有无出血发生，如牙龈、皮肤黏膜的自发或穿刺后出血；观察大小便颜色并及时作常规及潜血检查；有无不明原因关节肿痛或痰中带血；因静脉注射溶栓剂可致脑出血发生，要特别注意有无头痛、呕吐、意识障碍、肢体瘫痪麻木等颅内出血迹象。③抗凝溶栓治疗时剂量及疗程的调整主要依赖出凝血功能检查,要密切监测凝血功能,一般保持 INR、PT 在正常的 2 倍左右,若超出正常的 2.5 倍应考虑停药。穿刺时力争一针到位,避免过多损伤组织及血管壁而影响治疗结果。

2. 重组组织型纤溶酶原激活剂(rt-PA) rt-PA 是一种重组组织型纤维蛋白溶解酶原激活剂,它在已沉积的纤维蛋白内的活性较流动血液内的活性高 1000 倍。给药途径有两种:①局部置管溶栓:药物可直接作用于血栓,溶栓效果好,不良反应少;②静脉给药:通过全身血液循环后间接经过血栓部位。用药后的观察要点:①用药后主要观察患肢肿胀程度、皮肤温度及足背动脉搏动的变化,对病情仍加剧者,应立即向医生汇报,及时处理;②并发症的观察:由于该药对全身凝血功能影响较大,用药过程中和用药以后需严格观察全身皮肤、黏膜有无出血点,有无齿龈出血、鼻出血及血尿,并且在用药期间每天检测凝血功能。此外,抬高患肢 20°~30°,以利静脉回流,减轻患肢肿胀。如出现患肢酸胀、麻木或其他感觉不适,切不可按摩患肢。同时,患者不宜过早下床活动,以免造成肺栓塞。

3. 尿激酶(或巴曲酶) 用药剂量必须准确,在使用过程中应现配现用,以免效价降低。应用输液泵使药液准确而匀速地进入体内,有利于保持有效血药浓度,严密观察病情变化,随时作相关的检验并作好记录。

(三)深静脉血栓形成取栓术后护理

1. 按外科一般护理常规及麻醉后常规护理。

2. 深静脉血栓形成取栓术后,观察患肢周径的变化以了解治疗效果。

3. 在使用溶栓抗凝剂纤溶剂治疗期间需观察药物的过敏反应、出血倾向等副作用,对胃黏膜有刺激性的药物予以饭后服。

(四)心理护理

临床工作中,我们发现 DVT 患者大多出现不同程度的精神紧张、恐惧、抑郁或烦躁等情绪。我们对不同患者采取不同护理措施:主要是主动关心患者病情变化,使其消除思想压力,树立战胜疾病的信心;对忧郁型患者反复进行开导安慰、耐心说服,向其讲解下肢深静脉血栓是一种可防、可治的疾病,以使其配合治疗。

(五)并发症的护理

1. 出血 出血是下肢深静脉血栓最常见并发症。在治疗护理过程中,严密观察生命体征变化,局部有无出血、渗血及全身出血倾向。严格执行医嘱,用药剂量准确。定时查出凝血功能、尿常规、大便潜血试验。护士应及时发现出血并报告医师,避免大出血的可能。采血或静脉注射后按压时间不少于 5 分钟。

2. 肺栓塞 是下肢深静脉血栓最严重并发症。临床护理时若发现患者有咳嗽、胸闷、胸痛、口唇发绀、咳痰带血等应引起高度重视。除严密观察患者病情变化外,还应及时将情况通知医生并进行相关检查以便对症状明确诊断。

(六)饮食及健康指导

1. 饮食调理 下肢深静脉血栓患者应多食新鲜蔬菜、水果、适量的蛋肉,以低脂肪、低热量为宜。要清淡并减少食盐摄入,多食纤维素及黑木耳等降低血液黏滞度的食物。

2. 患肢的保护与保温 下肢深静脉血栓患者要避免劳累、撞伤、砸伤及冻伤;鞋袜要宽松;要保暖防寒。冬季需特别保护患肢并保持室内一定温度,以免在缺血状态下增加组织的耗氧量。保持患肢清洁卫生,避免刺激损害皮肤。

3. 预防压疮和溃疡 下肢深静脉血栓患者要长时间卧床,容易形成压疮。要患者多翻身,患肢要经常变换体位,活动膝及踝关节,易压部位可用滑石粉按摩或用生理盐水清洁局部,可预防压疮的发生。每天清洗足部,一旦有溃疡可采用对皮肤刺激性小的液体清洗并用纱布间隔足趾。有湿疹、足癣等应尽早去皮肤科就诊。

4. 加强肢体功能的锻炼　下肢深静脉血栓患者应坚持适当的活动,促进下肢血液循环,防止关节的挛缩和肌肉的萎缩;若患血栓性静脉炎,应抬高床脚 15cm,局部热敷,压迫刺激腓肠肌,加速回心血量,可减少下肢的肿胀。每天适量运动避免长时间保持同一个姿势,原则上每天至少有 10 分钟连续运动。步行时出现疼痛即刻休息,疼痛减轻再继续活动直到预定目标,鼓励逐日增加活动量。

5. 精神护理　由于血管病的病程长、痛苦大,下肢深静脉血栓患者容易失去治疗的信心,所以要多鼓励患者,树立战胜病魔的信心,要有乐观精神,心情要舒畅,生活要有规律,解除思想负担,积极配合治疗,争取使病情早日治愈。

6. 其他　应严格禁烟,烟中尼古丁可使末梢血管收缩、血流减少、血管内膜变化,引起胆固醇沉着和静脉血栓复发;此外,需遵医嘱服药,并观察药物的不良反应。

(七) 出院指导

出院后仍应给予清淡、高纤维、高热量饮食;穿弹力袜 6~12 个月或更长时间。做好弹力袜保养,必要时更换以维持循序渐进式压力。卧床时抬高患肢;坚持适量活动,不可长时间保持同一姿势,以防复发;禁烟;定期门诊复查,随诊,如有不适及时就诊。做好出院后药物服用指导及注意事项的宣教,告之患者持续应用抗凝药对预防血栓形成的重要意义,但过量可增加皮下出血、脑出血等危险,嘱患者严格按医嘱剂量按时服药,定期复查凝血酶原时间。

(尹芳　李黎　王芷　陶琳　张雪)

参 考 文 献

1. 吴洪波. 下腔静脉滤过器置入加静脉溶栓术患者的护理. 护理学杂志,2002,17(3):177
2. 叶碧云,潘小华. 脑卒中并发深静脉血栓形成的预防及护理. 护理与康复,2004,3(4):239
3. 钭国英,钟爱武,陈玉叶,等. 意识障碍患者并发深静脉血栓的护理. 上海护理,2006,6(2):30
4. 黄红健. 下肢深静脉栓塞的预防和护理. 护理学杂志,2002,17(5):339
5. 张琳,白燕. 恶性肿瘤患者合并深静脉血栓的护理观察. 临床肿瘤学杂志,2005,10(6):655

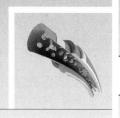

第十一章

急性肺栓塞的临床表现与诊断

急性肺动脉栓塞是临床上难于早期发现、发病急促、死亡率很高的疾病。尽管目前我们已经对它的发病机制、诊断、治疗与管理都有了很大的发展和进步,但它依然是住院患者发生严重并发症和死亡的主要原因。早在20世纪70年代,美国就报告每年诊治肺动脉栓塞600 000例,其中死亡200 000例。在住院死亡患者40岁以上的常规尸解中发现,约2/3病例存在着或大块或微小的肺动脉栓塞。因此,它已被列为临床上常见致死原因的第三位。

定义:肺动脉栓塞(pulmonary embolism,PE)——内源性或外源性栓子(脱落的血栓、脂肪栓塞、羊水栓塞、空气栓塞、肿瘤栓塞和细菌栓塞等)堵塞肺动脉引起肺循环障碍的临床和病理生理综合征。肺梗死(pulmonary infarction)——肺动脉栓塞后发生肺出血或坏死。

一、历史回顾

1819年,Laennec首先报告了一种突然导致患者死亡的肺部疾病,当时被称之为肺卒中(pulmonary apoplexy)。1829年,Cruveilhier报告该种疾病是由于肺动脉内存在凝固的血块所致,称之为肺血栓症(pulmonary thrombosis)。1842年,Rokitansky进一步证实了Laennec的发现,并提出了肺梗死的概念。1872年,Cohnheim通过研究发现,这种疾病的发展可以导致肺内淤血、左心室衰竭。1908年,Trendelenburg在世界上首次进行了肺动脉栓子切除手术(pulmonary embolectomy),但遗憾的是患者于术后37小时死于乳内动脉出血。随后Kirschner于1924年成功地进行了肺动脉栓子切除术,并使患者得到长期存活。1958年,Virchow通过实验研究证明该种疾病是由于肺动脉内栓子阻塞所致,由此提出肺动脉栓塞的概念(pulmonary embolism)。Virchow如此描述栓塞概念:①首先是血管出现损伤,这种损伤主要来自小分支,非均匀的而少见广泛阻塞。但由于阻塞造成的血液凝集,新的血栓会不断形成并延伸,由末梢进入分支,由分支进入主干。②肺动脉栓子是由于人体某部位的静脉血栓脱落通过心脏进入肺动脉的。为证明这种理论的正确,Virchow将从人体尸解中取出的血栓通过一个胶管注入狗的颈静脉内,几小时后将狗处死,在其肺动脉内找到血栓。1962年,Sharp通过体外循环完成了肺动脉栓子切除手术。从此,人们对肺动脉栓塞疾病的认识和诊治得到了科学系统的确立。另外,在肺动脉栓塞的诊治发展过程中,我们更要铭记和感谢Mclean在1916年发现了肝素和Murray与Co-workers在1937年阐述了肝素在治疗血栓栓塞性疾病中的重要作用与意义。

二、临床表现

PTE 的临床表现主要取决于以下三个方面：

1. 肺动脉被堵塞的部位、程度和栓子大小、多少　一旦管腔狭窄堵塞，血流减少或中断，引起不同程度的血流动力学和呼吸功能改变。轻者可无任何变化，重者肺循环阻力突然增加，肺动脉出现高压，心排血量下降，脑血管和冠状动脉供血不足，导致晕厥、休克甚至死亡。

2. 发生速度的快慢　急性肺栓塞导致肺血管床血流急剧减少。通常情况下，一次肺动脉栓塞阻塞肺血管的范围 20% 以下，患者可以无任何临床症状和表现。若肺血流减少40%~50%，右心室充盈压增加，心脏指数下降，肺动脉平均压可达 5.3kPa（40mmHg），患者可以有不同程度的临床症状与表现。一次造成肺血管床急性堵塞 50% 以上的患者可发生右心功能不全，颈静脉扩张，右心排血量下降，继发引起左心排血量减少，血压下降，多见发生在肺动脉干的血栓累及两个肺叶。堵塞达 85% 可立刻发生猝死。

3. 患者平时的心、肺功能基础情况　肺栓塞后可引起反射性支气管痉挛，增加气道阻力，肺通气量减少。肺栓塞后肺泡表面活性物质减少，肺顺应性下降，促进肺泡上皮通透性增加，引起局部或弥漫性肺水肿，通气和弥散功能进一步下降。肺栓塞后栓塞部分形成无效腔样通气，不能进行气体交换，未栓塞部分肺血流量相对增加，肺不张、肺血管收缩导致肺血分流，引起肺通气 / 灌注比例严重失衡，患者发生不同程度的低氧血症和酸碱紊乱。由此可见栓塞前有心、肺疾病的患者，肺栓塞发生后更易引起心肺衰竭和死亡。肺动脉栓塞发生后，临床上之所以无特异性表现，是因可能会出现三种情况：栓子可以自溶或被肺组织溶解，对人体无影响；较小栓子栓塞范围较小不产生任何临床症状；较大栓子栓塞范围较大才可出现如呼吸困难、咯血、胸痛等症状。总之，发生肺栓塞的状况不一致导致临床表现多种多样且无特异性。

（一）临床症状

1. 呼吸困难　是肺动脉栓塞最常见症状，占 84%~90%，多表现为劳力性呼吸困难。临床医生应注意呼吸困难的诱因、性质、程度和持续时间。尤以活动后明显，可能与呼吸、循环功能失调有关，呼吸频率可高达 40~50 次 / 分。

2. 胸痛　约占 88%。突然发生，多与呼吸有关，呈胸膜性疼痛者 75%，较小的栓子常位于周边，更易累及胸膜。胸膜性疼痛的原因尚有争论，但是认为这种性质的胸痛发作，不管是否合并有咯血，均提示可能有肺梗死存在。较大的栓子可呈剧烈的挤压痛，位于胸骨后，难以耐受，向肩和胸部放射疼痛，酷似心绞痛发作，约占 4%，也可能与冠状动脉痉挛、心肌缺血有关。胸痛除需与冠心病心绞痛鉴别外，还需要与动脉夹层鉴别。

3. 咯血　是提示肺栓塞的症状，多在梗死后 24 小时内发生，量不多，鲜红色，数天后可变成暗红色，发生率约占 30%。慢性栓塞性肺动脉高压的咯血多来自支气管黏膜下，支气管动脉系统代偿性扩张破裂出血。

4. 惊恐　发生率约为 55%，原因不明，可能与胸痛或低氧血症有关，出现忧虑和呼吸困难，不要轻易诊断为癔症。

5. 咳嗽　多为干咳，或少量白色泡沫痰，也可伴有喘息，发生率为 50%。

6. 晕厥　约占 13%。较小的肺栓塞可因一过性脑缺血发作引起头晕，晕厥的最主要原因是由大块肺栓塞（栓塞血管达 50%）引起的脑供血不全，也可能是慢性栓塞性肺动脉高压唯一或最早的症状,应引起重视,多数伴有低血压、右心衰竭和低氧血症。

7. 腹痛　肺栓塞有时有腹痛,可能与膈肌刺激或胃肠缺血有关,巨大肺栓塞可能引起休克,常伴有烦躁、恶心、呕吐、出冷汗等。

90% 以上的肺栓塞患者可能有呼吸困难,70% 有呼吸困难、呼吸频速和胸膜性疼痛三联症状。典型的肺梗死表现为胸膜性胸痛,呼吸困难和咯血者仅占 28%。慢性反复性肺栓塞起病缓慢,发现较晚,主要表现为重症肺动脉高压和右心功能不全,是一种临床进行性加重表现。

国外有学者根据肺栓塞的分型总结会出现的临床症状,如 MaXwell 分型。

表 2-11-1　MaXwell 分型

分型	症状	动脉栓塞面积(%)	肺动脉压(mmHg)
I	无症状	<20	正常
II	焦虑、过度换气	25~30	<20
III	虚脱、呼吸困难	30~50	>20
IV	休克、呼吸困难	>50	>25~30
V	晕厥、呼吸困难	>50	>40

此外,有学者根据栓塞后出现的临床表现将肺动脉栓塞大致分为 5 类:①肺梗死:常见于血栓累及肺动脉主干及其大分支时,患者突然出现呼吸困难、剧烈咳嗽、咯血、血压下降、休克甚至死亡,病变累及胸膜时可出现胸痛,由于肺栓塞多发生于肺下叶,故胸痛以下胸部为多见。②急性肺心病:当肺栓塞面积达 50%~60% 时可导致肺动脉压明显增高,临床上出现类似心绞痛的剧烈胸痛;肺动脉压持续增高者多伴有右心衰竭;由于心排血量的急剧下降,患者出现烦躁不安、恶心、呕吐、心慌、发绀、出冷汗及血压下降等休克的表现。③呼吸困难:肺栓塞导致的呼吸困难主要表现为气短和呼吸频率加快,超过 25 次 / 分;在以往无心肺病的肺栓塞患者中出现呼吸困难、咯血或胸痛等症状者占 94%,但以上 3 种症状同时出现者仅占 22%。④慢性反复性肺栓塞:发病隐匿、缓慢,发现较晚,主要表现为重度肺动脉高压和右心功能不全,是临床进行性的一个类型。⑤猝死型:1/3 死于发病后 1 小时。

(二)临床体征

1. 一般体征　常有低热,占肺栓塞的 43%,可持续 1 周左右,也可发生高热达 38.5℃以上。发热可因肺梗死、肺出血、血管炎(肺动脉或周围静脉)、肺不张或继发感染等引起。因此,发现肺部浸润阴影,不一定都是肺部炎症,要想到肺栓塞的可能。92% 的肺栓塞患者呼吸频率增快,19% 出现发绀,这既可能因肺内分流,也可能由卵圆孔开放引起,44% 有窦性心动过速,低血压虽然不常见,但是通常提示为大块肺栓塞。

2. 心血管系统体征　主要是急、慢性肺动脉高压和右心功能不全的表现。除心率加快外,也可出现心律失常(如期前收缩),胸骨左缘第二、三肋间可有收缩期搏动,触及肺动脉瓣关闭性振动。53% 有肺动脉第二音亢进,23% 闻及喷射音或收缩期喷射性杂音,吸气时增强,当右心室明显扩大占据心尖区时,此杂音可传导至心尖区甚至腋中线,易与风湿性心脏病二尖瓣关闭不全相混淆。也可听到右心房性奔马律(34%),分别反映右心顺应性下降(如右心室肥厚)和右心功能不全。右心衰竭时可出现颈静脉充盈,搏动增强,第二心音变为正常或呈固定性分裂,肝脏增大,肝颈静脉反流征(+),下肢水肿。急性肺梗死或重症肺动脉高压可出现少量至中等量心包积液,肺栓塞后,也可能发生类心肌梗死后综合征,出现心包积液和心包摩擦音。

3. 呼吸系统体征　一侧肺叶或全肺栓塞时可出现气管移位向患侧,膈上移,病变部位叩诊浊音,肺野可闻及哮鸣音和干、湿性啰音(15%),也可闻及肺血管性杂音,其特点是吸气过程杂音增强,部分患者有胸膜摩擦音和胸腔积液的相应体征。除肺栓塞本身引起的心、肺体征外,静脉炎和诱发肺栓塞的其他慢性疾病的体征,亦应积极地去发现。

三、诊断

(一)诊断的方法

PTE 误诊、漏诊颇多,原因在于缺乏足够的意识和利用必要的检查手段。肺栓塞并非少见,在西方是一种常见的疾病,为了得到及时、正确的诊断,尽可能使患者能获得准确有效的治疗,避免影响预后,早期诊断显得尤为重要。

1. 提高对肺栓塞的认识,特别在我国,当流行病学资料尚不清楚的情况下,不能认为肺栓塞"少见",临床上应给予足够的重视和意识。

2. 尽管肺栓塞临床表现无论症状和体征都无特异性,但对下列情况要充分重视,有助于提高肺栓塞的诊断率。①原因不明的呼吸困难;②与肺部体征不相称的、难以用基础肺部疾病解释的呼吸困难;③原有疾病发生突然变化,呼吸困难加重或创伤后出现呼吸困难伴胸痛、咯血者;④突发的昏厥或不能解释的休克;⑤不明原因低热、发绀;⑥急性右心室负荷增加伴心力衰竭对洋地黄制剂反应不好;⑦心电图提示有明显的右心室负荷过重的表现;⑧超声心动图提示肺动脉高压及右心肥大,尤其是左心室功能正常;⑨长期卧床有下肢深静脉血栓形成危险因素存在,出现肺部症状者。

3. 充分利用相关检查手段和方法　现代医学的发展提供帮助诊断与鉴别的依据,常用的检查方法有如下几项:

(1)动脉血气分析:是诊断 APTE 的筛选性指标。应以患者就诊时卧位、未吸氧、首次动脉血气分析的测量值为准,特点为低氧血症、低碳酸血症或正常、肺泡动脉血氧分压差 $[P_{(A-a)}DO_2]$ 增大及呼吸性碱中毒。因为动脉血氧分压随年龄的增长而下降,所以血氧分压的正常预计值应按照公式 $PaO_2(mmHg)=106-0.14×$ 年龄(岁)进行计算。急性肺栓塞是以通气 - 血流灌注不匹配和高通气综合征为特征的,通常伴有氧分压正常和降低或二氧化碳下降。当肺血管床堵塞 15%~20%,可出现低氧血症 $PaO_2<80mmHg$,但当 $PaO_2>80mmHg$ 时,可除外较大面积肺栓塞。另外,肺栓塞患者存在低碳酸血症,$PaCO_2<35mmHg$,并可出现呼吸性碱中毒。患者肺泡动脉血氧分压差增大、低碳酸血症,有助于肺栓塞的诊断,而两者正常则可基本排除肺栓塞。值得注意的是,约 20% 确诊为 APTE 的患者血气分析结果正常。

(2)血浆 D- 二聚体:是交联纤维蛋白在纤溶系统作用下产生的可溶性降解产物。在血栓栓塞时,因血栓纤维蛋白溶解使其血中浓度升高。血浆 D- 二聚体对 APTE 诊断的敏感度达 92%~100%,但其特异度较低,仅为 40%~43%,手术、外伤、感染和急性心肌梗死时 D- 二聚体也可增高,因此血浆 D- 二聚体测定的主要价值在于能排除 APTE。需注意,我国仍有很多三级甲等医院使用中度敏感的定量乳胶凝集法测定 D- 二聚体,敏感性和特异性均较低,用于排除 APTE 存在误诊的可能性。因此,建议仍然使用定量乳胶凝集法检测 D- 二聚体的单位及时改用酶联免疫荧光法。低度可疑的 APTE 患者首选快速定量 ELISA 法定量测定血浆 D- 二聚体,若低于 $500\mu g/L$ 可排除 APTE;高度可疑 APTE 的患者此检查意义不大,因为对于该类患者,无论血浆 D- 二聚体检测结果如何,都不能排除 APTE,均需进行肺动脉造影等手段进行评价。另外,最近研究发现,D- 二聚体另一重要价值在于可以帮助我们判断初次 VTE 患者复发栓塞事件的风险程度。

(3) 心电图:对 APTE 的诊断无特异性。心电图早期常常表现为心前区导联 $V_1\sim V_4$。及肢导联 II、III、aVF 的 ST 段压低和 T 波倒置,部分病例可出现 $S_1Q_{II}T_{III}$(即 I 导联 s 波加深,III 导联出现 Q/q 波及 T 波倒置),这是由于急性肺动脉堵塞、肺动脉高压、右心负荷增加、右心扩张引起。应注意与非 ST 段抬高的急性冠状动脉综合征进行鉴别,并观察心电图的动态改变。

(4) 超声心动图:由于超声心动图相对安全、非侵入性,可直接在床旁进行,并且有助于直接获得其他可能病变的证据,近十年来得到广泛的应用,最主要用于病情不稳定的患者。在提示诊断、预后评估及除外其他心血管疾患方面有重要价值。超声心动图可提供 APTE 的直接征象和间接征象。直接征象可看到肺动脉近端或右心腔血栓,但阳性率低,如同时患者临床表现符合 PTE,可明确诊断。间接征象多是右心负荷过重的表现,如右心室壁局部运动幅度下降、右心室和(或)右心房扩大、三尖瓣反流速度增快以及室间隔左移运动异常、肺动脉干增宽等。对于临床症状很重的患者,若无右心高负荷的表现,多提示其有 PE 以外的病变如急性心肌梗死等,而且超声心动图常能提供相应证据。经食管超声心动图尚能直接看到较大的栓子。经食管超声心动图是唯一能在床旁提供直接证据的 PE 诊断方法。对于较大肺动脉分支的栓塞,其敏感性及特异性分别达到 80% 和 100%;但左侧肺动脉的栓塞常由于支气管的干扰而易被漏诊。对于临床特征介于中间的可疑患者,超声心动图结果常具有决定性的意义。

(5) 胸部 X 线平片:肺动脉栓塞胸部 X 线平片可出现局部肺缺血征象如肺纹理稀疏、纤细,肺透过度增加,未受累部分可呈现纹理相应增多;如果引起肺动脉高压,表现为肺动脉段突出或瘤样扩张,右下肺动脉干增宽或呈截断征,右心(房室)扩大。如果发生肺梗死,表现为局部肺野呈楔形浸润阴影,尖端指向肺门;盘状肺不张;患侧膈肌抬高;少量胸腔积液;胸膜增厚粘连等。肺梗死检出率仅为 30%。需强调,X 线胸片不能直接诊断 PTE,仅能提示肺动脉栓塞的可能,对临床典型的病例可提示诊断。虽然其敏感性、特异性较低,但是,X 线胸片可以提供心胸全貌,有助于对其作出全面评价,并有助于鉴别诊断,是重要的检查手段。

(6) CT 肺动脉造影:CT 具有无创、扫描速度快、图像清晰、较经济的特点。PTE 的直接征象为肺动脉内低密度充盈缺损,部分或完全包围在不透光的血流之内(轨道征),或者呈完全充盈缺损,远端血管不显影(图 2-11-8)。即可以表现为中心的、偏心的或附壁的充盈缺损,造成管腔不同程度的狭窄或完全性梗阻(图 2-11-9)。中心型充盈缺损多为急性肺栓塞的征象。CT 间接征象指肺组织、心脏(特别是右室)和体循环的继发改变。在软组织窗或肺窗观察到肺栓塞的间接征象包括"马赛克"征、肺出血、肺梗死及继发的肺炎陈旧瘢痕及索条、伴发的胸腔积液。主肺动脉扩张、右心房室增大、心包积液、腔静脉扩张,提示肺动脉高压和(或)右心功能不全。仅有间接征象不足以诊断肺栓塞,但在某些病例仅能看到管腔内的少量直接征象时,间接征象有助于帮助确定诊断。CTA 是技术依赖性很强的诊断检查方法,直接影响诊断准确率。肺栓塞准确诊断的基础是成功的检查:①对造影剂过敏不能进行增强检查、肾衰竭者应慎重;②重度肺动脉高压、右心衰竭并非是增强检查的绝对禁忌证,但是,对增强检查技术要求高,会直接影响检查效果;③容积数据采集是肺动脉能否充分显影的决定性要素。有的检查中出现肺动脉显影不充分,多因为肺血管阻力、右心衰竭、肺动脉高压引起的卵圆孔开放等影响选择延迟时间。如果肺动脉显影充分,那么可确诊或排除累及段以上的肺栓塞。对发生在亚段的肺栓塞的诊断并不可靠,其原因主要是空间分辨力的限度、小血管直径小、增强不充分以及血管和栓子的空间走行方向、呼吸运动和人工伪影均会影响诊断结果。CT肺动脉造影是诊断PTE的重要无创检查技术,敏感性为90%,特异性为78%~100%。其局限性主要在于对亚段及以远端肺小动脉血栓的敏感性较差。需注意鉴别肺动脉原位肿瘤与PTE的CT表现。在临床应用中,CT肺动脉造影应结合患者临床可能性评分进行判断。低危患者如果CT结果正常,即可排除PTE;对临床评分为高危的患者,CT肺动脉造影结果阴性并不能除外单发的亚段PTE。如CT显示段或段以上血栓,能确诊PTE,但对可疑亚段或远端血栓,则需进一步结合下肢静脉超声、肺通气/灌注扫描或肺动脉造影等检查明确诊断。肺动脉CT血管成像现已公认为无创、快捷、可靠、实用的PE诊断手段,并已得到广泛应用。

(7)放射性核素肺通气/灌注扫描:典型征象是肺段灌注扫描缺损与通气显像正常不匹配。其诊断PTE的敏感性为92%,特异性为87%,且不受肺动脉直径的影响,尤其在诊断亚段以下PTE中具有特殊意义。肺灌注已作为疑有肺栓塞的标准筛选检查。但任何引起肺血流或通气受损的因素如肺部炎症、肺部肿瘤、慢性阻塞性肺疾病等均可造成局部通气血流失调,因此单凭此项检查可能造成误诊,部分有基础心肺疾病的患者和老年患者由于不耐受等因素也使其临床应用受限。此检查可同时行双下肢静脉显像,与胸部X线平片、CT肺动脉造影相结合,可大大提高诊断的特异性和敏感性。肺通气/灌注显像的常见结果:①肺通气显像正常,而灌注呈典型缺损,高度可能是PE;②病变部位既无通气,也无血流灌注,最可能的是肺实质性疾病,不能诊断PE(肺梗死除外);③肺通气显像异常,灌注无缺损,为肺实质性疾病;④肺通气与灌注显像均正常,可除外症状性PE。高度可能的结果应早期治疗,其阳性预测值可达90%;而正常扫描结果足以排除PE。遗憾的是,约有50%~70%的肺扫描结果并不确定,需要进一步检查。肺灌注显像正常时基本可排除PE,但仍有个别病例中肺动脉血栓附壁,血管腔未完全堵塞,仍有血流通过时,灌注显像可基本正常导致假阴性。有学者比较肺通气/灌注成像与单排螺旋CT肺动脉造影,认为通气/灌注成像优于CT,其主要原因是单排螺旋CT对亚肺段水平PE诊断局限性所致。由上可见,核素肺通气/灌注成像是诊断PE的一种重要方法,但因其只能提供间接征象,不能根据血栓进行分型以指导临床治疗,且特异性亦有待进一步的提高,其应用未能广泛开展。

(8)磁共振肺动脉造影(MRPA):在首次屏气下(20秒内)完成MRPA扫描,可确保肺动脉内较高信号强度,直接显示肺动脉内栓子及PTE所致的低灌注区。该方法对肺段以上PTE诊断的敏感度和特异度均高,适用于碘造影剂过敏者。但目前大多数专家和文献并不推荐此法在PTE常规诊断中使用。

(9)肺动脉造影:是诊断PTE的"金标准",其敏感性为98%,特异性为95%~98%,PTE的直接征象有肺动脉内造影剂充盈缺损,伴或不伴轨道征的血流阻断;间接征象有肺动脉造影剂流动缓慢,局部低灌注,静脉回流延迟,在其他检查难以肯定诊断时,如无禁忌证,可进行造影检查,造影往往会给临床带来更直观的印象从而更好指导治疗。但对于小分支栓塞的诊断,由于解剖变异、互相重叠等因素仍有限度,且属有创性检查,在临床上应用较少。尤其是伴有中度以上肺动脉高压和病情较重的急性PE,更应严格掌握适应证。目前主要用于

PE 的介入治疗过程中。

（10）下肢深静脉检查：PTE 和 DVT 为 VTE 的不同临床表现形式,90%PTE 患者栓子来源于下肢 DVT,70%PTE 患者合并 DVT。由于 PTE 和 DVT 关系密切,且下肢静脉超声操作简便易行,因此下肢静脉超声在 PTE 诊断中的价值应引起临床医师重视,对怀疑 PTE 患者应检测有无下肢 DVT。除常规下肢静脉多普勒超声检查外,对可疑者推荐行加压静脉多普勒超声（compression venous ultrasonography,CUS）检查,即通过探头压迫观察等技术诊断下肢 DVT,静脉不能被压陷或静脉腔内无多普勒血流信号为 DVT 的特定征象。CUS 诊断近端血栓的敏感性为 90%,特异性为 95%。

（11）心肌肌钙蛋白检测：除了白细胞计数、血沉、血清胆红素升高外,德国大学医学院等报告心肌肌钙蛋白 T 有助于患者的危险分层。心脏肌钙蛋白是检测心肌细胞即使微小损伤的敏感及特异指标。在严重患者,心肌细胞缺血可导致进行性右心室功能障碍。重度和中度患者中含量升高,但在轻度患者中不升高。升高患者院内死亡为低血压和心源性休克,阳性患者常需要使用正性肌力药、机械通气治疗,心肌肌钙蛋白 T 可作为病死率的独立预测因素。

（二）诊断的流程

为了不断提高急性肺栓塞的诊断率,便于及早治疗,降低病死率,国际上对急性肺栓塞的诊疗程序进行了完善和更新,提出了新观念和新思维。

英国于 2006 年制定的急性肺栓塞规范化诊疗流程为：①对于任何呼吸困难、胸痛、咳嗽和咯血的患者,都要考虑可能是急性肺栓塞,增强对急性肺栓塞的诊断意识,只有这样才能减少漏诊和误诊。②对于被怀疑急性肺栓塞的患者,都要根据其病史、症状和体征,进行临床可能性评分,根据评分结果再按照相应的流程进行诊疗。③急性肺栓塞临床可能性评分：深静脉血栓的临床症状和体征评 3.0 分;不能以其他疾病解释评 3.0 分;心率 >100 次 / 分评 1.5 分;4 周内有制动或外科手术史评 1.5 分;既往深静脉血栓或肺栓塞病史评 1.5 分;咯血评 1.0 分;恶性肿瘤评 1.0 分。这是国际上通用的急性肺栓塞临床可能性评分表,临床医生要对患者按表逐项进行评分,如果临床评分 <2.0,则认为肺栓塞临床可能性小;评分结果 >6.0,则肺栓塞临床可能性大;评分结果为 2.0~6.0,考虑肺栓塞临床可能性为中度,有可能是,也可能不是,需要临床医师进一步排查。在英国,临床上首先按照 PTP 评分,对每一位可疑患者进行评分和排查,此方法简便易行,深受大家欢迎。

中华医学会心血管病学分会肺血管病学组、中国医师协会心血管内科医师分会于 2010 年 1 月在中华内科杂志发表了《急性肺血栓栓塞症诊断治疗中国专家共识》,旨在提高我国临床医师对肺栓塞的诊断意识,规范临床诊治行为,采纳了 Dutch 研究临床诊断评价评分表对临床疑诊 PTE 患者进行评价（表 2-11-2）,该评价表具有便捷、准确的特点。其中低度可疑组中仅有 5% 患者最终诊断为 PTE。

表 2-11-2　临床诊断评价评分表

临床情况	分值	临床情况	分值
DVT 症状或体征	3.0	既往有 DVT 或 PTE 病史	1.5
PTE 较其他诊断可能性大	3.0	咯血	1.0
心率 >100 次 / 分	1.5	6 个月内接受抗肿瘤治疗或肿瘤转移	1.0
4 周内制动或接受外科手术	1.5		

注：>4 分为高度可疑;≤4 分为低度可疑

临床评分的同时进入急性肺血栓栓塞的诊断流程(图 2-11-1)。

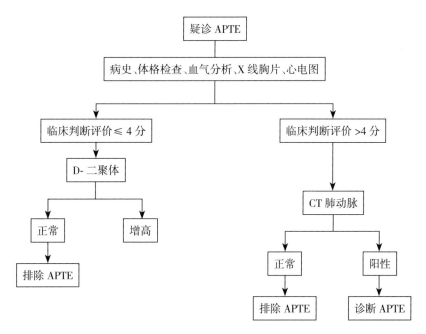

图 2-11-1　急性肺动脉栓塞的诊断流程图

(三) 鉴别诊断

肺栓塞的临床类型不一,以肺部表现为主者常被误诊为其他胸、肺疾病,以肺动脉高压和心脏病为主者,则易误诊为其他心脏疾病,临床最易误诊的重要疾病是肺炎、胸膜炎、冠状动脉供血不足、急性心肌梗死和动脉夹层等。

1. 肺炎　发热、胸痛、咳嗽、白细胞增多,X 线胸片示浸润阴影等,易与肺栓塞混淆,是肺栓塞最多误诊的疾病。如果能注意比较明显的发热、呼吸困难、下肢静脉炎、X 线胸片显示反复浸润阴影、部分肺血管纹理减少、血气分析异常等,应怀疑有肺栓塞,进一步做肺通气 /灌注扫描等检查,多可鉴别。

2. 胸膜炎　约 1/3 肺栓塞患者可发生胸腔积液,易被误诊为病毒性或结核性胸膜炎,后者给予长期抗结核治疗。并发胸腔积液的肺栓塞患者缺少结核病全身中毒症状,胸腔积液多为血性、量少、吸收较快(1~2 周内自然吸收),动脉血气分析和下肢静脉功能不正常,X 线胸片可同时发现吸收较快的肺浸润或梗死等阴影,与结核性胸膜炎不同。

3. 肺不张　术后肺不张可能与肺栓塞混淆,动脉血气分析通常也不正常。周围静脉功能正常有助于鉴别,必要时可做放射线核素肺灌注扫描或肺动脉造影,以资鉴别。

4. 支气管哮喘　继发于肺栓塞的支气管痉挛,有时需与喘息性哮喘鉴别。肺栓塞患者发生哮鸣音虽然可以,但是不多见,当其出现时只是一过性发作,缺少哮喘既往史。支气管哮喘患者动脉血气分析也可异常,但是放射性核素肺灌注扫描多正常,如果临床怀疑合并肺栓塞时,可以行肺动脉造影。

5. 冠状动脉供血不足　在年龄较大的急性肺栓塞或复发性肺栓塞患者,心电图可出现 II、III、aVF,导致 ST 段、T 波改变,甚至 V_1~V_4 导联呈现冠状 T 波,同时存在胸痛、气短,容易诊断为冠状动脉供血不足或心内膜下心肌梗死。通常肺栓塞心电图除 ST、T 改变外,心电轴右偏明显或出现 S_I、Q_{III}、T_{III} 及"肺型 P 波"心电图改变常在 1~2 周内明显好转或消失,与冠心病不同,放射线核素心肌显像两者截然不同,肺栓塞缺少典型的心肌灌注缺损或再灌注表现。

6. 急性心肌梗死　急性肺栓塞可出现剧烈胸痛,心电图酷似心肌梗死图形,需与急性心肌梗死鉴别,鉴别要点如表 2-11-3。

表 2-11-3　肺栓塞与急性心肌梗死的鉴别

鉴别要点	急性心肌梗死	肺栓塞
年龄	中年以上	青年～老年
基础性疾病	冠心病	心脏疾病、充血性心力衰竭、血栓性静脉炎等
胸痛	剧烈、持久,伴休克征象	剧烈(少数胸膜炎样痛,多数似心肌梗死),持续时间不定,常伴休克样症状,随呼吸加重
呼吸系统症状	无	常有明显呼吸困难、呼吸频率快、咳嗽、血痰及哮鸣音等
发绀	轻度,多数没有	开始比较明显
血压	下降较轻,缓慢(休克除外)	下降剧烈,严重
心电图	特征性改变及演变过程	无特征,早期多有右心室负荷增加的改变,变化快,易恢复
实验室检查	WBC↑SGOT↑LDH↑CPK↑	WBC↑SGOT 正常或↑,LDH↑CPK 正常,血胆红素↑
确诊方法	ECG、血清酶学改变	选择性肺动脉造影、肺扫描

7. 主动脉夹层　急性肺栓塞患者剧烈胸痛、上纵隔阴影增宽(上腔静脉扩张引起)伴休克者需要与主动脉夹层鉴别,后者多有高血压病史,疼痛部位广泛,与呼吸无关,发绀不明显,超声心动图检查有助于鉴别。

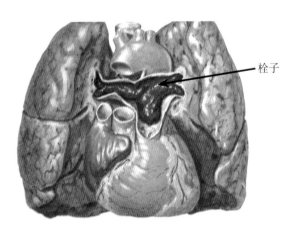

栓子

图 2-11-2　肺动脉主干栓塞

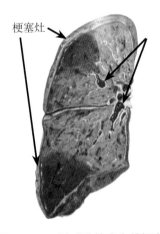

梗塞灶

图 2-11-3　肺动脉栓塞合并梗塞

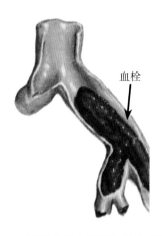

图 2-11-4　下肢静脉血栓是栓子的主要来源

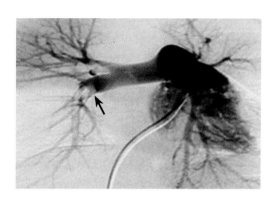

图 2-11-5　DSA 血管造影示右肺动脉栓塞

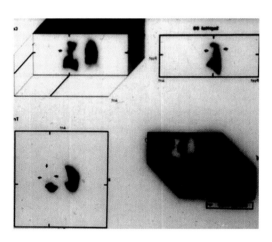

图 2-11-6　肺动脉栓塞的核素肺显像

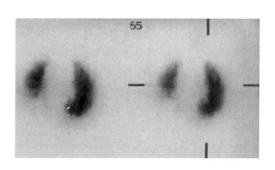

图 2-11-7　肺动脉栓塞的核素肺显像

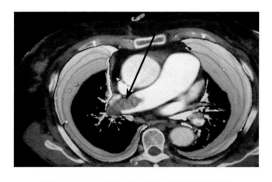

图 2-11-8　CTA 检查提示肺动脉栓塞

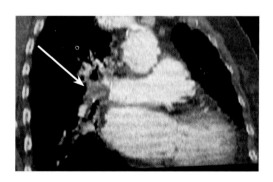

图 2-11-9　CTA 检查提示肺动脉栓塞

（苏宏斌　郭曙光　张福先）

参 考 文 献

1. Dalen JE, Alpert JS. Natural history of pulmonary embolism. Prog Cardiovasc Dis, 1975, 17: 259

2. 大城孟. 图说血管外科. 日本アクセル. シュプリンガ－出版株式会社, 1992: 3

3. Sharp EH. Pulmonary embolectomy. Successful removal of a massive pulmonary embolus with the support of cardiopulmonary bypass-a case report. Ann Surg, 1962, 156: 1

4. Murray GD, Jacques LB, Perrett TS, et al. Heparin and thrombosis of veins following injury. surgery, 1937, 2: 163

5. Crafoord C, Jorpes. Heparin as a prophylactic against thrombosis. JAMA, 1941, 116: 28-31

6. 汪忠镐. 肺栓塞临床表现及鉴别诊断. 见汪忠镐主编. 汪忠镐血管外科学. 杭州: 浙江科学技术出版社, 2010, 8: 1145-1153

7. 程显声. 急性肺栓塞的现代诊断与治疗(1). 中国临床医生, 2003, 205: 12-14

8. 程姥声. 进一步提高肺动脉栓塞诊断与处理水平. 中华结核和呼吸杂志, 2000, 23: 517-518

9. Richman PB, Loutfi H, Lester SJ, et al. Electrocardiographic findings in emergency department patients with pulmonary embolism. J Emerg Med, 2004, 27: 121-126

10. Chan TC, Vilke GM, Brady WJ, et al. Electrocardiographic manifestations: pulmonary embolism. J Emerg Med, 2001, 21: 263-270

11. Kearon C. Diagnosis of pulmonary embolism. CMAJ, 2003, 168: 183-194

12. Moores LK, Collen JF, Woods KM, et al. Practical utility of clinical prediction rules for suspected acute pulmonary embolism in a large academic institution. Thromb Res, 2004, 113: 1-6

13. Miniati M, Prediletto R, Formichi B, et al. Accuracy of clinical assessment in the diagnosis of pulmonary embolism. Am J Respir Crit Care Med, 1999, 159: 864-871

14. Perrier A, Desmarais S, Goehring C, et al. D-dimer testing for suspected pulmonary embolism in outpatients. Am J Respir Crit Care Med, 1997, 156: 492-496

15. Galle C, Papazyan JP, Miron MJ, et al. Prediction of pulmonary embolism extent by clinical findings, D-dimer level and deep vein thrombosis shown by ultrasound. Thromb Haemost, 2002, 86: 1156-1160

16. Mountain D. Diagnosing pulmonary embolism: A question of too much choice. Emerg Med, 2003, 15: 250-262

17. Mansencal N, Redheuil A, Joseph T, et al. Use of transthoracic echocardiography combined with venous ultrasonography in patients with pulmonary embolism. Intern J Cardio, 2004, 96: 59-63

18. Cueto SM, Cavanaugh SH, Benenson RS, et al. Computer tomography scan versus ventilation-perfusion lung scan in the detection of pulmonary embolism. JEmergMed, 2001, 21: 155-164

19. Chunilal SD, Ginsberg JS. Strategies for the diagnosis of deep vein thrombosis and pulmonary embolism. Thromb Res, 2000, 97: 33-48

20. Charles LA, Edwards T, Macik BG. Evaluation of sensitivity and specificity of six D-dimer latex assays. Arch Pathol Lab Med, 1994, 118: 1102-1105

21. Stein PD, Hull RD, Patel KC, et al. D-dimer for the exclusion of acute venous thrombosis and pulmonary embolism. Ann Intern Med, 2004, 140: 589-602

22. Burkill GJC, Bell JRG, Chinn RJS, et al The use of a D-dimer assay in patients undergoing CT pulmonary angiography for suspected pulmonary embolus. Clin Radio, 2002, 57: 41-46

23. Bounameau XH, Perrier A. Diagnostic approaches to suspected deep vein thrombosis and pulmonary embolism. Hemato J, 2003, 4: 97-103

24. Risch L, Monn A, Luthy R, et al. The predictive characteristics of D-dimer testing in outpatients with suspected venous thromboembolism: a Bayesian approach. Clin Chim Acta, 2004, 345: 79-87

25. Perrier A. D-dimer for suspected pulmonary embolism: Whom should we tes. Chest, 2004, 125: 807-809

26. Masotti L, Ceccarelli E, Cappelli R, et al. Plasma D-dimer levels in elderly patients with suspected pulmonary embolism. Thromb Res, 2000, 98: 577-579

27. Hartmann IJC, Wust AFJ, Melissant CF, et al. Normal perfusion scintigraphy in pulmonary embolism：Causes and diagnostic alternatives. Nethe J Med, 2000, 57：157-164

28. Musset D, Parent F, Meyer G, et al. Diagnostic strategy for patients with suspected pulmonary embolism：a prospective multicentre outcome study. Lancet, 2002, 360：1914-1920

29. 中华医学会心血管病学会肺血管病学组，中国医师协会心血管内科医师分会. 急性肺血栓栓塞症诊断治疗中国专家共识，中华内科杂志，2010, 1：74-81

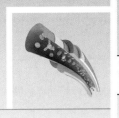

第十二章

肺栓塞的治疗

一、一般处理

对高度怀疑或确诊的患者,应该收入 ICU 房,进行严密的监护。监护呼吸、心率、血压、静脉压、心电图及血气变化。为了防止栓子再次脱落,患者要绝对卧床,保持大便通畅,避免用力。同时给予镇静、止咳、止痛。

二、呼吸与循环支持

良好、有效的呼吸循环支持是保证抢救成功和有效治疗的关键。这其中包括:吸氧,机械通气,降低肺动脉压,纠正右心衰。

三、抗凝

McLean 和 Howell 分别在 1916 年和 1928 年在狗的肝脏组织内分离出一种被称为磷脂类的物质,具有强力的抗凝作用,后被称为肝素。1937 年,世界上首次报告了应用肝素可以有效预防血栓形成。1940 年,Murray 首先将肝素应用于血管外科。抗凝在肺动脉栓塞的治疗中是非常重要的,通常在诊断一旦确立,应当立刻进行。肝素的应用不但可以改善循环,同时可以预防继发性血栓形成。而在溶栓过程中是否同时应用抗凝药物,目前尚未达到共识。我们通常在溶栓前、后进行抗凝。抗凝药物主要有普通肝素和低分子肝素。普通肝素:分子量 1 万 ~1.5 万以上。低分子肝素是在 20 世纪 80 年代后出现的抗凝药物,比普通肝素晚了 60 余年,分子量在 3200~6500 左右,虽然作用强度不如普通肝素,但出血的副作用明显低于普通肝素,是目前国际上推荐使用的药物。肝素的作用是:抑制凝血因子,抑制凝血酶,抑制血小板聚集,促进纤溶活动,抗血栓。其抗凝的主要原理是与血浆中抗凝血酶(AT)结合,使其活性增强 2000 倍,AT 具有灭活凝血酶等丝氨酸蛋白酶活性作用。然而,肝素的抗凝效果却受 AT 影响,个体差异大,如果 AT 在血浆内含量少,肝素抗凝作用明显减弱。因为肝素进入血液后要与多种血浆蛋白结合,由此会导致抗凝作用的不可预测和肝素的抵抗,诱发血小板减少症(HIP)、血栓形成综合征(HITTS)和骨质疏松症。美国每年有近 1200 万人因心血管原因需要接受肝素治疗,其中 36 万人将出现 HIP,并有 12 万人可能发生血栓并发症,如卒中、截肢,3.6 万人死亡。因此,我们要注意 HIP 的发生,当既往没有接受肝素治疗的患者在使用肝素 5 天后,血小板下降了 50% 即可以诊断,一旦诊断立即停药,改用直接凝血酶抑制剂替代,如阿加曲班等。

无论是哪种肝素,通常在应用 1 周后停用,而改用华法林和阿司匹林口服,时间至少为 6 个月。

四、溶栓

1885 年,Shiali 提出人尿有溶解血块的作用。1947 年,Macfarlance 等首次报告尿内含有纤维活性物质。1952 年,Sobel 将之命名为尿激酶。1958 年,Sokal 把尿激酶应用于临床。1933 年,Tillentt 和 Garne 在 Johns Hopkins Medical School 发现了溶血性链球菌的培养滤液有溶解纤维蛋白原的作用,这就是链激酶(SK)的前身。1940 年,Tillett 和 Sherry 应用链球菌激酶局部溶解机化分隔的胸腔积血。1955 年,Tillett 首次在世界上将这种溶栓药通过血管内给药应用于 11 例患者。除了获得相应的溶栓疗效,同时也出现了发热与低血压的不良反应。1956 年,EE Clifftion 在纽约确认了血管内给予 SK 的溶栓作用,次年报告了 40 例的临床应用经验,从此被广泛应用于临床。

对于诊断为急性肺动脉栓塞患者,在保证生命指征的同时,通过积极的溶栓治疗可以迅速溶解部分或全部血栓,恢复肺组织再灌注,减小肺动脉阻力,降低肺动脉压,改善右心室功能,减少严重肺动脉栓塞患者的死亡率和复发率。溶栓的时间应该是越早效果越好,但超过 14 天后因血栓机化而溶栓效果较差。溶栓的最大并发症是出血,为了避免并发症的出现,应该严格掌握绝对禁忌证和相对禁忌证,同时做好血液监测。绝对禁忌证:有活动性内出血;近期自发性脑出血。相对禁忌证:①2 周内有大手术;②分娩;③器官活检或有无法进行压迫的血管穿刺部位;④2 个月内有缺血性脑卒中;⑤10 天内的胃肠道出血;⑥15 天内严重的创伤;⑦一个月内的神经外科或眼科手术;⑧难于控制的高血压;⑨血小板计数低于 $100 \times 10^9/L$;⑩糖尿病出血性视网膜病变、感染性心内膜疾病、严重的肝肾功能不良、出血性疾病。

临床常用的溶栓药物有第一代制剂:①链激酶(SK):它是由 β-溶血性链球菌培养液中提出的一种非酶性单链蛋白质,现临床上应用为重组链激酶(rSK),商品名叫"思凯通"。SK 通过间接方式激活纤溶酶原转变纤溶酶,从而溶解血栓。②尿激酶(UK):是从人尿或肾细胞组织培养液中提出的一种丝蛋白酶,它通过直接方式激活纤溶酶原转变纤溶酶。第二代制剂:①组织型纤溶酶原激活剂(t-PA,重组型 rt-PA):商品名叫"艾通立",直接激活纤溶酶原转变纤溶酶;②乙酰化纤溶酶原-链激酶激活复合物(APSAC)。③前尿激酶(pro-UK0);④葡激酶(SaK)。第三代制剂:有许多种,如溶栓药物的突变体、溶栓药物的嵌合体等,第三代制剂目前正在研究和临床试用阶段。尿激酶、重组链激酶、rt-PA 这三种溶栓药物,我们体会 rt-PA 效果最好。关于用法,各家都有自己的经验。我们通常采用 rt-PA 50~100mg 静脉输入,首先 10mg 在 10 分钟内输入,其余剂量在 3~4 小时内输入(图 2-12-1)。

五、抗凝、溶栓治疗的监测

抗凝溶栓治疗应该在规范、科学的监测下进行,既不能因剂量不足而达不到应有的效果,也不能因剂量过大而发生出血。临床上常用的监测有如下几种:

1. APTT(活化的部分凝血活酶时间)　要求较正常对照组延长 1.5~2.5 倍(国人可以控制在 1.5~2.0 倍)后可以达到最佳的抗凝效果而出血风险最小。APTT 达到 1.5 倍时被称为肝素起效阈值,APTT 应该 6 小时检测一次。

2. ACT(活化凝血时间)　正常参考值为 74~125 秒,在体外循环下维持为 360~450 秒。

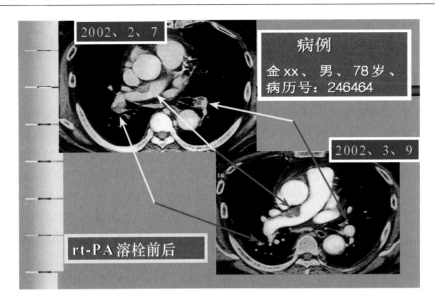

图 2-12-1 肺动脉栓塞应用 rt-PA 溶栓前后对比

当大于 500 秒或出现出血现象时,可以用鱼精蛋白中和,使之达到 80~120 秒内。

3. PT(凝血酶原时间) 正常为 11~13 秒,在治疗期间应该维持在 25 秒内。

4. 纤维蛋白原测定 是溶栓治疗的主要监测指标,正常为 200~400mg/100ml。如低于 100mg/100ml 可导致出血。

六、介入治疗

介入方法对急性肺动脉栓塞的治疗是非常有效的,特别是在紧急情况下,将导丝或导管送到被栓塞的肺动脉内,通过搅拌,通常会将被完全栓塞的血管开通一个小通道,患者症状会立即得到好转,我们称之为:"有点阳光就灿烂"。通过的导管还可以用做局部溶栓,其效果明显好于全身溶栓。也可以利用导引导管将局部小的血栓吸出。

1. 导管内溶栓 理论上,肺动脉内局部用药比经静脉全身用药有优势,其起效迅速、剂量较小、出血可能性小。导管内溶栓是通过肺动脉造影确定堵塞的肺动脉部位,然后导管尖端置于血栓处,将尿激酶、链激酶或组织纤溶酶原激活物(t-PA)直接注入血栓处,新鲜血栓在足够的溶栓药作用下大多在 30 分钟内溶解。目前,除使用普通右冠状动脉 PTCA 导管和猪尾导管外,还使用专用顶端多孔溶栓导管。这种方法多在已确定诊断又无溶栓禁忌证时使用。

2. 导管血栓吸除术 肺动脉造影完成后,用 8F 右冠状动脉导管置于肺动脉内血栓部位,用 10ml、20ml 或 50ml 注射器负压抽吸,吸住血栓后抽出导管,然后从导管推出血栓,需要反复数十次才能完成吸栓。特点是使用常规导管、方法简单、易于普及,不足之处是所需时间长。国外使用专用血栓抽吸装置可迅速吸除血栓,但同时过多地吸出血液。

3. 导丝引导下行导管血栓捣碎术 导管、导丝碎栓是将堵塞肺动脉的血栓破碎,使肺动脉血流再通。导丝首推泥鳅导丝,前端角度小,柔软且支撑强度大,便于旋转、进退和深入肺段动脉以下水平。同时,可用猪尾导管、Clotbuster 导管、hydrolyser 导管及改良的 hydrolyser 导管碎栓。

4. 局部机械消散术 ATD 血栓消融器是一种机械性血栓切除装置,利用再循环式装置可将栓块溶解成 13μm 的微粒。该方法最适于中心型栓子,对新鲜血栓有较好疗效且不需要完全溶解血栓。血栓消融器(ATD)的工作原理:ATD 是 6~8F 的聚脲酯导管,其内为纤细可弯曲旋转的金属主轴,尾端通过气动马达产生气流驱动涡轮带动旋转,转速可经气压阀调控控制,其转速最高达 15 000r/min。导管内主轴的头端固定两片稍倾斜微小扇形金属刀片,外有 1cm 长金属管以避免其内刀片旋转时损伤血管内膜。金属管头端开口,侧面有两侧孔,可在刀片旋转时形成循环负压,将血栓吸引到管内经内置式高速刀片切割粉碎成小颗粒,通过侧孔排出,经头端孔吸入再循环切割成 13μm 的微粒,以达到安全快速地将血栓浸软粉碎的目的。其优点为碎栓能力强,安全性和有效性好,配合综合介入治疗溶栓,确能取得较满意的疗效。消融过程中一直注入生理盐水为高速旋转刀片降温,以避免高温对血管壁的损伤。并间断注入造影剂,了解血栓消融情况。反复多次,至血栓清除血管通畅为止(每次消融的时间总计≤10 分钟)。有报道新鲜血栓 48 小时后开始机化,10 天左右完全机化,能造成血管堵塞的血栓多是机化与未机化的血栓反复形成的慢性过程。因此,对肺栓塞行局部机械消散术后,留置导管溶栓联合经静脉抗凝治疗才能确保疗效(图 2-12-2、2-12-3)。

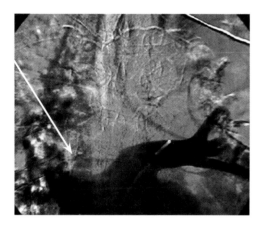 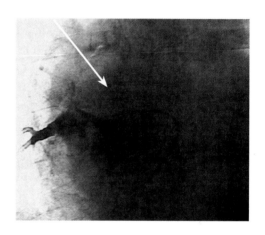

图 2-12-2 造影示右肺动脉栓塞　　　　　　图 2-12-3 血栓消融后,右肺动脉显影

5. 球囊扩张碎栓术 球囊扩张碎栓术一般应用于急性或亚急性肺栓塞,血栓位于肺段动脉水平,通过球囊扩张挤压血栓使血栓碎裂成细小血栓,利于吸栓和溶栓。若急性肺栓塞合并肺动脉狭窄,球囊扩张还能使管腔扩大,必要时行支架置入术。

6. 导管碎栓和局部溶栓联合应用 有报道用旋转猪尾导管破碎巨大血栓同时局部用溶栓剂方法能显著改善患者临床症状。

七、手术治疗

急性 PE 手术治疗主要是肺栓子取出术。手术指征:肺扫描和肺动脉造影明确的大块 PE,经溶栓治疗无效,且超过 1 小时,或对溶栓治疗有禁忌者。在行肺动脉血栓摘除术前必须进行肺动脉造影,以明确肺动脉堵塞的部位和范围。目前,手术病死率为 11.6%,手术创伤大,病死率高,主要死因有神经系统损伤心源性休克、肺出血、感染、血栓复发等,目前在临床上已很少应用。

笔者认为,根据目前肺栓塞诊治情况,我们可以在肺栓塞诊治的临床工作中做到以下几点:①加强原有技术的应用(如腔滤器置入术、导管血栓吸除术等);②在严格掌握适应证的情况下推广新技术(导管内溶栓、局部机械消散术、球囊扩张碎栓术或加支架置入术及导管碎栓和局部溶栓等的联合应用等);③在临床的应用过程中,不断开拓新的治疗技术。只有这样,才能降低肺栓塞的致死率、减少肺栓塞的并发症的发生率并最终使广大的肺栓塞患者受益。

(王茂华 金 星 张福先)

参 考 文 献

1. McLean J. The thromboplastic action of cephalin. Am J Physiol, 1916, 41:250

2. Craoord C. Preliminary report on postoperative treatment with heparin as preventive of thrombosis. Acta Chir Scand, 1937, 79:407

3. Jack Hirsh, Sonia S Anand, Jonathan L Halperin et al. Guide to anticoagulant therapy: Heparin a statement for healthcare professionals from the american heart association. Circulation, 2001, 103:2994-3018

4. Warketin, Levine, Hirsh, et al. Heparin-induced thrombocytopenia in patients treated with low-molecular-weight heparin or unfractionated heparin. N Engl J Med, 1995, 332:1330-1335

5. Tillett Ws, Garner RL. The fibrinolytic activity of haemolytic streptococci. J Exp Med, 1933, 58:485-502

6. Tillett Ws, Sherry S. The effect in patients of streptococcal fibrinolysin(streptokinase)and streptococcal desoxyribonuclease on fibrinous, purulent, and sanguinous pleural exudations. J Chin Invest, 1949, 28:173

7. 王玉琦, 叶建荣. 血管外科治疗学. 上海: 上海科学技术出版社, 2003

8. Tillett Ws, Johnson AJ, McCarty WR. The intravenous infusion of the streptococcal fibrinolytic principle (streptokinase)into patients. J Clin Invest, 1955, 34:169-185

9. Clifftion EE. The use of plasmin in humans. Ann NY Acad Sci, 1957, 68:209-229

10. 中华医学会呼吸病学分会. 肺血栓栓塞症的诊断与治疗指南(草案)

11. 王鸿利. 抗血栓药物和溶血栓药物的血液学原理. 中华医学杂志, 2003, 增刊(83):13-19

12. 王振义, 李家增, 阮长耿, 等. 血栓与止血. 第3版. 上海: 上海科学技术出版社, 2004

13. 周新福, 岳淑英, 王大勇, 等. 静脉溶栓加下腔静脉滤器治疗急性肺动脉栓塞2例. 临床心血管病杂志, 2002, 18(5):236

14. 张维君, 温绍君, 马涵英, 等. 急性肺栓塞的介入治疗. 中华心血管杂志, 2001, 29(5):268-269

15. 樊济海, 刘宏鸣, 顾秀莲, 等. 紧急肺动脉内介入治疗急性中/大块肺栓塞初步经验. 中华心血管病杂志, 2004, 32(5):409-411

16. 王乐民, 魏林, 艾银红, 等. 急性肺栓塞导管介入碎栓术一例. 中国介入心脏病学杂志, 2000, 8(4):212

17. 柳志红, 赵彦芬, 陈白屏, 等. Amplatz血栓消融器治疗大块肺栓塞的临床应用. 中华心血管病杂志, 2003, 31(9):657-660

18. 高建华, 张迎光, 张瑞平, 等. 血栓消融器(ATD)在下肢深静脉血栓形成治疗中的应用. 实用放射学杂志, 2004, 20(9):811-814

19. 刘汉书, 张红雨. 肺栓塞的治疗进展-血管内介入治疗. 医学综述, 2011, 17(22):3426-3428

20. 张学彬, 吕维富, 孙一兵, 等. 经皮介入碎栓及溶栓治疗大面积肺栓塞. 介入放射学杂志, 2005, 14(1):39-42

21. 张汉东. 肺栓塞的临床治疗进展. 临床和实验医学杂志, 2010, 9(12):953-954

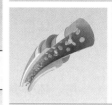

第十三章

肺栓塞的手术治疗

一、概述

近年来,肺动脉栓塞诊治水平已有长足进步,但依然是住院患者发生严重并发症和死亡的主要原因之一。据文献报道,高达近50%的肢体静脉血栓形成可发生肺动脉栓塞。严重的大块急性肺栓塞可导致猝死,而慢性肺栓塞则必然将导致肺动脉高压和后期的右心衰竭。对于轻症者多采用保守治疗,对于重症者可行肺动脉溶栓治疗和抗凝治疗或手术治疗。本章节仅就肺动脉栓塞的手术治疗进行探讨。

二、手术指征

1. 急诊手术指征　对于大块肺栓塞累及肺动脉主干或累及多处肺动脉一、二级分支者,尤其已经并发循环不稳定者均可采取急诊手术行肺动脉取栓术。

2. 对于慢性肺栓塞者,如病变仅累及主干者或累及肺动脉主干及其主要分支者,可行手术取栓。

三、手术禁忌证

1. 全身状况极其差,无法耐受手术者。

2. 已属右心衰竭晚期者,术后不易脱离体外循环机者。

3. 肺动脉病变仅累及肺动脉二级以下分支者,基本不采用手术治疗。

四、术前准备

1. 术前必须通过 CT 或肺动脉造影明确诊断肺动脉栓塞位于肺动脉主干或其主要分支。

2. 备血　该手术多不需要输血,但为以防万一,有条件者则可在准备急诊手术同时备一定量库血,或先将患者送至手术室后再备血。多数急性肺动脉大块肺动脉栓塞者因病情紧急,不能因为备血而延误手术。

五、麻醉

全身麻醉。

六、体位

平卧位。

七、体外循环

肺动脉取栓术必须在体外循环下方可完成,一般主要有两种体外循环方式。循环不稳定者可先立即游离出一侧股动脉和股静脉,迅速插管,即从股静脉插管引出静脉血后经膜肺氧合,再经股动脉插管泵入动脉,如此可尽快改善患者氧合情况。第二种体外循环方式则为开胸后分别将腔静脉插管插入上、下腔静脉引出静脉血,再从升主动脉插入动脉插管灌注全身。可以在心脏不停跳情况下行取栓操作,如发生心脏停搏则也应从右侧肺静脉插入左心减压管进左心。尽量不要心脏停搏,以免术后因心功能不佳(尤其是右心功能不佳)而导致心脏复跳困难。

八、手术操作

1. 消毒铺消毒巾后,行胸部正中切口。正中开胸后打开心包,分别游离出上、下腔静脉和升主动脉并置带备用,也应该游离出右上肺静脉备用。

2. 按体外循环要求行全身肝素化。

3. 分别在升主动脉、右心耳和右心房做荷包缝线,其中对主动脉我们一般习惯做两道荷包缝线。选择合适口径的腔静脉插管和主动脉插管。插管顺序为:先行上腔静脉或下腔静脉中的一根腔静脉插管,然后插入主动脉插管,转机。最后再插入剩下的上腔静脉或下腔静脉。因为如果直接先插上、下腔静脉的话,此时回心血量大量减少易导致心脏停搏。如果先前已有股动脉和股静脉插管者,此时可予以拔除。

4. 切开肺动脉主干,对于肺动脉主干的大块血栓很容易在直视下取出。如果肺动脉血栓已广泛进入肺动脉分支的话,首先将切口延向左右肺动脉,然后取出血栓,而对于更远处的血栓则不易在直视下取出,此时可用取栓导管轻柔地向远处探索取栓,但不能强行向远处取栓,以免损伤肺动脉分支;也可以将普通软尿管剪去头端后连接吸引器向远处吸出血栓,反复多次取栓或吸栓,尽量取干净。

5. 取栓或吸栓后继续用注射器连接剪去头端的尿管向肺动脉远端用力冲洗,最好用肝素盐水冲洗,以冲出残留的血栓。也可向远端留置含尿激酶的生理盐水,溶解残留的血栓。

6. 用4-0的Prolene线连续缝合关闭肺动脉切口,最后一针不收紧,松开捆扎下腔静脉或上腔静脉的线绳,使部分腔静脉血能回流进肺动脉,排气后收紧血管缝合线并打结。

7. 体外循环辅助适当时间后,逐步停止转机。

8. 用鱼精蛋白中和肝素,止血后,留置心包和纵隔引流管,关闭胸腔结束手术。

九、术后处理

1. 术后需用肝素或低分子肝素抗凝治疗,随后逐步过渡到口服抗凝药治疗,以防再次发生静脉血栓形成和肺栓塞。

2. 对于有残留肢体静脉血栓者,也可放置上腔静脉或下腔静脉滤器,以防止再次发生肺栓塞。

3. 多数患者术后需用一段时间加强心脏收缩药物以预防心功能不全。

4. 术后需严密观察引流量。

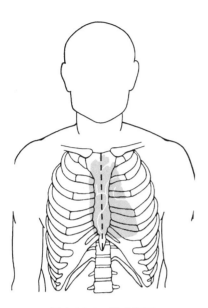

图 2-13-1　手术切口

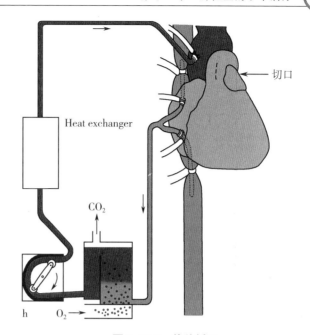

图 2-13-2　体外循环

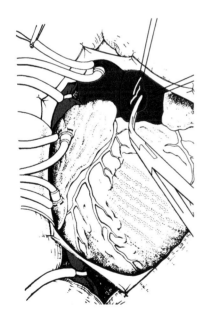

图 2-13-3　动脉切开取栓

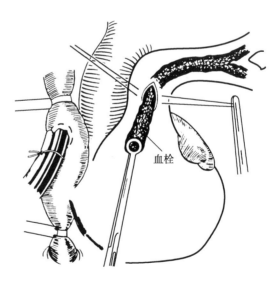

图 2-13-4　切出机化的血栓

（张小明）

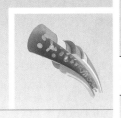

第十四章

非永久性（临时性）腔静脉滤器的临床应用

　　腔静脉滤器的诞生大大降低肺栓塞的死亡率,其广泛使用的远期并发症亦日渐显现,因此,临时性滤器的应用逐渐获得临床医生的青睐。临时滤器的合理应用既能有效地预防致命性肺栓塞的发生,又能最大程度地减少滤器所带来的并发症。但由于其为满足"临时"需求的设计特点,临床应用及管理相对永久滤器而言要复杂,以至于许多临床医生望而却步或把大量的可回收滤器转换为永久性使用。本章节通过对现市场常见的临时性滤器特点的分析,介绍其应用指征、选择使用、管理措施、相对禁忌以及常见并发症的防治。目前常见临时性滤器包括两大类:临时滤器及可回收滤器,其中临时滤器为德国贝朗公司生产 Tempofilter Ⅱ,可回收滤器常见为美国强生公司生产 Optease、国产 Aegisy 滤器、美国库克 Gunther Tulip 滤器等,另有巴德公司及法国 ALN 生产滤器及贝朗可转换滤器,由于国内鲜见使用,本文不作介绍。

一、临时滤器 Tempofilter Ⅱ

　　Tempofilter Ⅱ(图 2-14-1)是一款真正意义的临时滤器,其设计特点决定了必须适时取出。

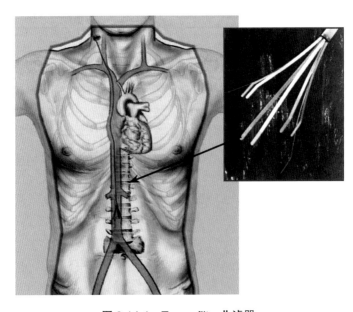

图 2-14-1　Tempofilter Ⅱ 滤器

（一）主要特征

1. 导入系统 12-F 鞘。

2. 材料 Phynox 合金。

3. 入路右侧颈内静脉。

4. 置入期最长 12 周。

5. 下腔静脉的直径 18~28mm。

6. 独特留置导管及皮下锚锁装置。

7. 取出非常简单而不需要额外的花费。

（二）适应证

1. 明确 PE 的风险是暂时的(如下肢创伤、骨科手术前诊断 DVT 患者,如图 2-14-2)。

2. 年龄小于 65 周岁。

3. 急性 DVT 限期拟介入溶栓、取栓手术。

4. 预定一个月内结束肢体有创治疗。

5. 同意接受临时滤器置入。

（三）相对禁忌证

1. 预期患者短期(3 个月内)不能摆脱高凝或 PE 风险。

2. 各种原因导致的右侧颈内静脉穿刺受限。

3. 合并有严重心律失常。

4. 超高龄患者或诱发心肌梗死可能性较大者。

5. 右侧颈内静脉狭窄血栓或胸出口狭窄。

6. 有长期抗凝禁忌者。

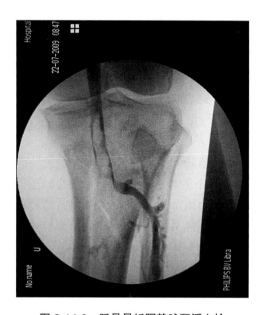

图 2-14-2　胫骨骨折腘静脉飘浮血栓

（四）临时滤器取出或终止条件

1. 血栓抗凝治疗已逾 2~3 周。

2. 动态监测 D- 二聚体大幅降低或基本恢复正常。

3. 彩超提示下肢血栓已机化或溶解。

4. 未发现明确下腔静脉阻塞或下腔静脉造影未拦截大于 1cm 的血栓。

5. 肢体 DVT 发生机会已减少。

6. 监控发现滤器主体严重移位(肾静脉以上)。

（五）临床应用常见问题及处理对策

1. 置入滤器前应详尽了解下腔静脉情况　精确了解下腔静脉是否通畅、直径、有无附壁血栓、左右髂静脉汇合部位,尽可能将滤器主体释放在下腔静脉最远端。如髂静脉直径小于 18mm 或大于 28mm 时一定慎重释放。注意髂静脉畸形(1%~4%)的可能,常见畸形:下腔静脉缺如、左侧下腔静脉、双下腔静脉(肾前段重复畸形、肾后段重复畸形、完全重复畸形)。如发现畸

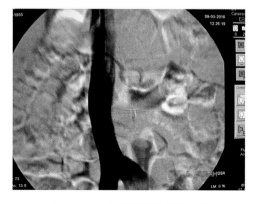

图 2-14-3　造影示下腔静脉正常

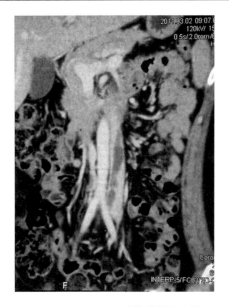

图 2-14-4 左侧下腔静脉并发血栓

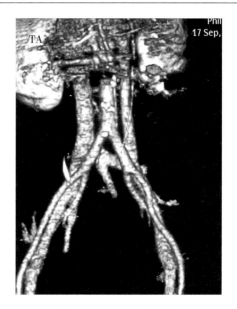

图 2-14-5 双下腔静脉

形的腔静脉应全面评估,选择合适的滤器。

2. 下腔静脉狭窄或阻塞 临时滤器置入后下腔静脉血栓阻塞是常见的滤器不能顺利取出的原因。其发生原因主要为:滤器拦截大量血栓、滤器置入期抗凝不足或抗凝缺失。通过手术取栓及溶栓治疗,大部分血栓可以清除从而顺利取出滤器。应该注意的是,置入滤器后进行常规抗凝是必要的,如发现滤器远端已有血栓阻塞,早期溶栓是必要的,否则即便溶栓成功,腔静脉炎性狭窄是不可避免的。

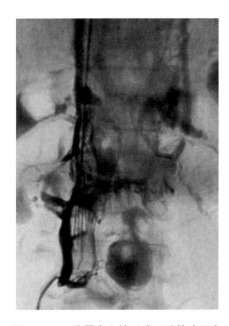

图 2-14-6 滤器内血栓形成下腔静脉阻塞

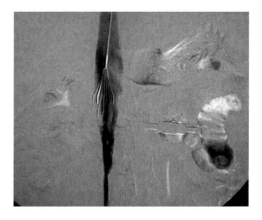

图 2-14-7 经股静脉插管溶栓后,血栓溶解

图 2-14-6、2-14-7 女性,26 岁。产后急性左下肢 DVT,置入 TempofilterⅡ滤器后出院哺乳,无抗凝措施。60天后再次住院拟行滤器取出,造影发现下腔静脉阻塞。经股静脉插管溶栓后,滤器张开满意后取出

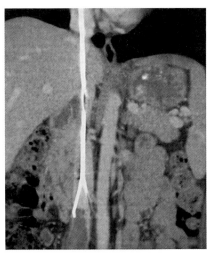

图 2-14-8　CT 表现

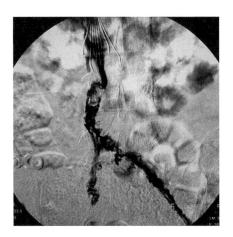

图 2-14-9　造影表现

滤器插入后,滤器内血栓形成,下腔静脉阻塞

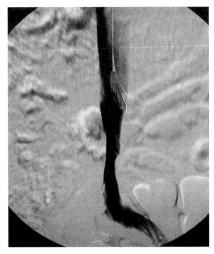

图 2-14-10　经静脉插管溶栓后,下腔静脉无残留血栓

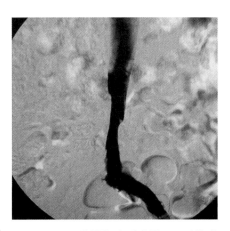

图 2-14-11　滤器取出后造影示下腔静脉通畅

图 2-14-8~2-14-11　男性,29 岁。髋臼骨折术前发现 DVT,置入滤器后行骨科手术,术后下腔静脉阻塞,髂静脉插管溶栓 2 周后,下腔静脉无残留血栓后拔出滤器(滤器置入期 29 天)

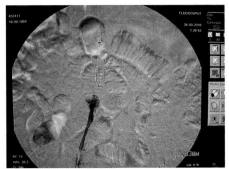

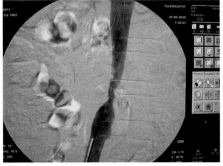

图 2-14-12　临时滤器使用后 35 天下腔静脉血栓阻塞,r-tPA 80mg 溶栓成功,血栓消失,滤器取出,下腔静脉狭窄

3. 滤器远端下腔静脉残留血栓　尽管通过手术取栓或有效的溶栓治疗可以消除大部分血栓,但仍有部分患者在滤器远端会有残余血栓。通常情况下可以置换永久型腔静脉滤器,如此便失去"临时"的初衷。合理的选择是:对于滤器远端的残余血栓只要能确定已机化(与髂静脉粘连),可以适时取出滤器,持续标准化抗凝治疗 3~6 个月。不能确定血栓是否机化,持续抗凝直至条件成熟时取出滤器。一般情况,在抗凝 2~3 周后,D- 二聚体趋于或恢复正常表明残余血栓已经机化。

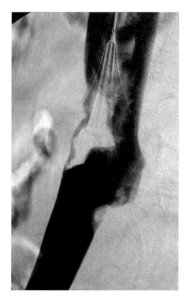

图 2-14-13　滤器远端拦截血栓

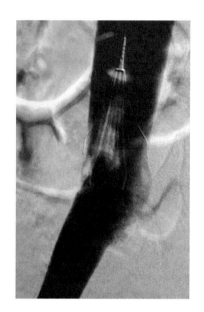

图 2-14-14　溶栓后残留血栓

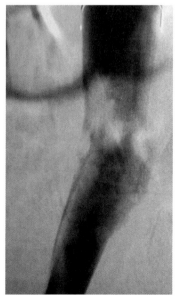

图 2-14-15　确定血栓机化后取出滤器

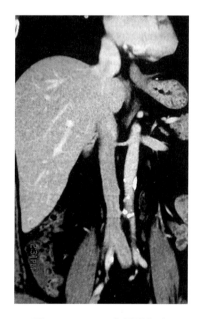

图 2-14-16　三个月后复查

4. 滤器变形　1%左右的滤器在置入期间会有严重变形,变形原因:滤器主体随呼吸向上移位支脚进入静脉分支而嵌顿,拦截血栓后血流冲击或躯体剧烈运动均有可能致滤器变形。严重的变形一则使滤器降低或丧失拦截作用,二则可能出现类"疲劳骨折"的支脚折断。处理:置入期严密监控,出现严重变形立即终止。如PE风险不能排除,向上提高1~2cm使滤器形态恢复重新固定。

5. 严重移位　Tempofilter Ⅱ置入体内后由于尾导管要顺应正常人体解剖,滤器主体会向上有1~2cm的移位。北京积水潭医院在最初使用的178例中有2.5%的病例有重大移位至肾静脉开口上,其中2例移位至右心房入口。此

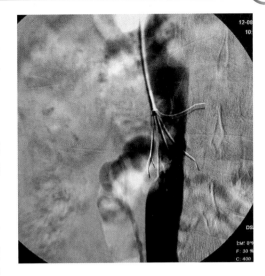

图2-14-17　滤器变形

后的200余例均未发生严重移位。根据经验移位发生时间常见在置入后第一周,可能与躯体剧烈活动有关。预防重大移位的具体措施是:置入后卧床并限制肢体剧烈活动24小时,建议置入后1、3、5天及每周腹部X线检查。

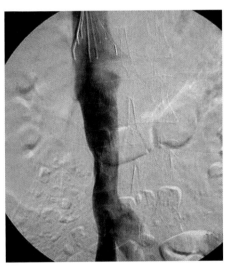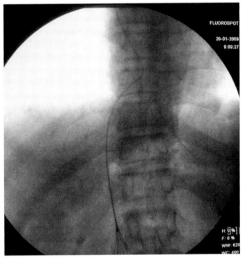

图2-14-18　滤器主体移位至肾静脉上,原因为导管弯曲

6. 取出后处理　滤器取出后的抗凝尤为重要,普遍接受的是中等标准化抗凝治疗至DVT发生几率等同正常人,即华法林治疗维持INR1.8~2.5至6个月左右,或患者能正常生活、工作(WELL评分<3)。目前,北京积水潭医院使用并随访400余例,仅有1例因连续5小时乘车未活动而复发。

二、可回收滤器强生Optease及国产Aegisy滤器

强生Optease及国产Aegisy滤器是目前市场常见的两款可回收滤器,其滤器主体设计类似,在此一并讨论。此两款滤器的设计可谓用心良苦,临床判断PE风险大时置入体内,风

险较小时可取出,如 PE 风险长期威胁患者则变为永久性使用。但由于可回收滤器起初通过钩、倒刺或放射状压力固定在腔静脉壁上。随着时间推移,滤器的一些组件由于内皮过度生长而粘连在腔静脉壁上而无法回收,70% 左右的滤器最终永久置入体内。尽管临床医生在取出技巧方面成熟和努力大大提高了取出率,但不可回避的是仍有不少患者需带滤器生存。

(一) 主要特征

以强生 Optease 滤器为例,国产 Aegisy 滤器主要特点相似,详细内容请见该产品使用说明,此处不再赘述。

1. 6-F 输送系统。

2. 55cm 经颈或经股。

3. 90cm 经肘、颈、股。

4. 适用于 30mm 以下直径的下腔静脉。

5. 需要回收系统　10F 回收导管及鹅颈抓捕器。

6. 推荐取出时间 12 天。

(二) 适应证

1. 年龄大于 65 岁。

2. 有严重的心肺疾患不适合心房留置导管。

3. 预期患者 2 周内基本摆脱 PE 高危风险。

4. 患者有强烈取出意愿。

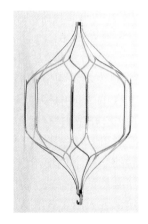

图 2-14-19　Optease 滤器法取出(概率较小)

(三) 不能按计划回收的原因

1. 滤器拦截较大血栓,即时处理后仍有大块血栓残留。

2. 各种原因导致时间窗内下肢血栓不能稳定而错过滤器的回收机会。

3. 由于技术原因无法取出(几率较小)。

(四) 如何提高可回收滤器取出率

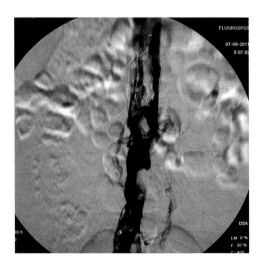

图 2-14-20　滤器内存在血栓,但尽管做了溶栓、取栓仍有大量血栓残留

Optease 滤器与国产 Aegisy 滤器相似,技术上取出的主要点为回收钩贴壁,随着临床的广泛使用已不是难点,利用导丝、球囊、导管的各种方式均有报道。图 2-14-21 为常见的"辅助导丝"法,其余方法此处不再介绍。

滤器远端拦截血栓及滤器内血栓形成是导致滤器不能正常取出的主要原因之一,尽管一部分患者可以通过溶栓导管或介入取栓消除血栓后成功取出滤器,但仍有相当多的患者因血栓不能彻底清除而转换为永久性滤器。北京积水潭医院 2010 年取出率为 37.5%,接近国外报道,2011 年 121 例取出率为 83.2%,从绝对数来看有 21 例转换为永久使用。有效取出时间窗内血栓不能彻底清除或不能稳定是影响取出率的另一个重要原因。虽然有倒钩辅助此款滤器的设计主要靠放射张力固定于静脉壁,但不可避免的上皮增生大大影响了滤器的取出,故而其推荐的取出时间窗为 12 天,而 12 天内下肢的血栓是很难彻底清除或稳定(机化)的。有零星报道滤器"原位搬家"以避免内膜增生,笔者认为尚不成熟,以待后续临床验证。提高取出率应注意以下几点(图2-14-22):

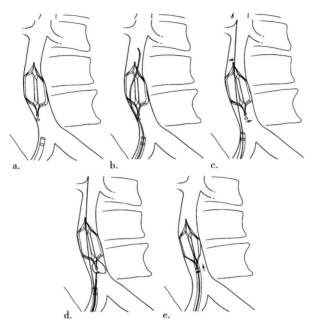

图 2-14-21 Optease 滤器取出的技巧

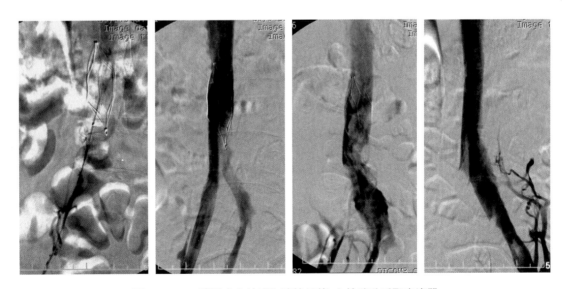

图 2-14-22 滤器内血栓置入溶栓导管,血栓消除后取出滤器

1. 置入滤器后足量抗凝。
2. 尽快消除原发血栓、溶栓或手术取栓。
3. 滤器远端拦截血栓后及时消除。
4. 合理使用有效的介入器材提高抓捕成功机会。

5. 合理选择适合患者群体,如超高龄等预期生存期。

三、可回收滤器:Tulip 郁金香滤器

COOK 可回收滤器值得单独一提,因其独特的支撑设计靠支脚固定,从而避免了大面积内膜增生包埋滤器,虽然其推荐最佳取出时间窗为 14 天,从理论上来说,延迟取出有一定的可能性。临床见到 6 个月甚至置入 3 年取出的滤器均为此款滤器。包含了所有可回收滤器的其他特点。笔者认为作为一款中长期(3~6 个月)使用的滤器无疑是较好的选择。

(刘建龙)

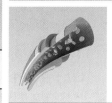

第十五章

非永久性腔静脉滤器取出的时机选择、技巧及并发症的预防与处理

腔静脉滤器（vena cava filter，VCF）的唯一功能是通过捕获游离血栓从而预防具有临床意义的肺梗死（pulmonary embolism，PE）。商品化的永久性腔滤器在临床应用已超过40年，近年虽有增加应用的趋势，但非永久性滤器因具有短期内去除对血流干扰的优点而应用逐渐增多。后者因结构、体内存留时间变化较大，临床应用流程的规范化程度尚有不足，各种相关并发症和远期效果也有待进一步观察和处理。为此，本篇着重总结非永久性腔静脉滤器取出的时机、技巧和并发症的防治问题。

一、腔静脉滤器的分类

按置入后体内的存留时间分为永久性滤器（permanent VCF）和非永久性滤器（nonpermanent VCF）。根据功能的可变性，非永久性滤器又分为临时性滤器（temporary VCF）和可变化滤器（optional VCF）。临时性滤器是指，滤器连带杆状或索状用于取出的结构部件，置入腔静脉一定时间后，必须通过该部件将滤器从体内取出，不能永久存留。可变化滤器是指，滤器的结构具有可永久存留于血管内的特点，但可以在特定时间段通过导管介入手段或操控控制装置中断其过滤和拦阻血栓的功能。可变化滤器又分为可回收滤器（retrievable VCF）和可转化滤器（convertible VCF）。可回收滤器是指，滤器置入后，经过特定时间段，再次采用导管技术将其从腔静脉内取出体外。可转化滤器是指，滤器置入后，经过特定时间段，用于过滤、拦阻血栓的部件的功能被中断，滤器内部完全开通，但滤器留置于原位，相当于一个贴壁的支架，亦即功能得到了转化（图2-15-1）。

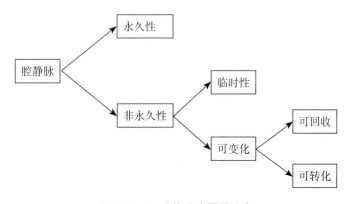

图 2-15-1　腔静脉滤器的分类

二、非永久性滤器终止过滤功能的时机选择

（一）非永久性滤器终止过滤功能的含义

对于临时性滤器和可回收滤器，将其从体内取出即为终止其过滤功能；对于可转化滤器，将其结构进行改变，滤器变为支架，即为终止过滤功能。

（二）一般原则

腔静脉滤器的唯一目的是预防具有临床意义的肺梗死，更进一步讲，是预防致命性肺梗死。因而，当临床出现肺梗死的风险降低，包括血栓已机化、已开始严格抗凝治疗、度过围术期、创伤恢复期、已经正常下床活动、血栓指标正常或趋于正常、影像学指标显示无新鲜肺梗死、临床无明显肺梗死症状，即可考虑终止滤器过滤和拦阻血栓的功能，或取出体外，或转化留置于体内。部分患者仍有远期再发血栓和再发肺梗死的风险。此时应该仔细评估并权衡取出或转化滤器后所带来的腔静脉血流开通的益处以及失去腔静脉过滤拦阻血栓功能后再发肺梗死的风险，不能以追求回收率为目的。但这种评估需针对不同患者、不同病情、不同质量、不同时段进行个体化分析，无法一概而论。例如，一例髂静脉漂浮血栓患者，因需髋部手术而于术前置放了可回收滤器。术后2周可以开始抗凝时即可将滤器回收。但如果髋部手术效果不满意，2周后进行了2次手术，待到可以抗凝时，滤器取出的时机已超过，即放弃回收。又如果该例患者术中对髂静脉造成了损伤或压迫，则将来有产生新发血栓的风险，该滤器即可放弃回收。但腔静脉内长期存留的滤器必然有长期抗凝的需求，以预防新发、复发血栓，尤其是滤器诱发的血栓形成，长期抗凝又有一定的出血风险，常见的出血部位有消化道、口鼻腔、颅内等。单纯深静脉血栓抗凝的需求通常为3~12个月。当临床发现血栓状况满意、允许停用抗凝药物时，如果腔静脉内仍存留VCF，则抗凝就不能停止。此时，滤器已经成为负面因素，应尽可能终止其过滤拦阻功能，要么将可回收滤器取出，要么将可转化滤器开通。可回收滤器的体内留置期限一般不超过4周。经实验观察，腔静脉内金属支撑物存留超过2周即已发生或多或少的与血管壁的粘连，提示通常需在2~3周内取出。如超过4周未能回收，通常将其留置在腔静脉内成为永久滤器。但也有个别滤器产品最长在体内存留达1年以上尚能回收，体现了一定的临床实用优势。以下将滤器终止过滤功能的时机和条件进行归纳。

（三）终止滤器过滤功能的条件和时机

1. **永久性滤器指征消除** 当不存在抗凝禁忌、不配合或无法实施；不存在抗凝治疗过程中发生肺梗死；不存在预期生命短于6个月的情况，可终止滤器过滤功能。

2. **肺梗死风险降低** 无论是否发生过PE，抗凝治疗持续一定时间后，如各项血液指标以及临床症状恢复正常，可视为肺梗死风险降低。抗凝治疗的具体方案要根据VTE的具体情况个体化实施。还要保证患者具备长期服用抗凝药物的条件和依从性。

3. **预计患者不会再次出现肺梗死高危状况** 经抗凝治疗以及临床状况的改善（度过围术期、创伤恢复、下肢深静脉血栓被溶解等），预计患者短期内不会再发生具有临床意义的肺梗死，即可终止滤器功能。

4. **预期生命超过6个月** 永久性滤器的并发症可能几年后才表现出来。如果尽早将血管内的滤器消除，可能会防止这些并发症的出现，从而给患者带来益处。而如果患者预期寿命短于6个月，则不必考虑回收或转化滤器。

5. **具备滤器安全取出或转化的条件** 技术条件不够好、经验不够丰富、器械设备不足

等均可影响可回收滤器的取出率。通常滤器回收的技术要求比置入的要求略高,故部分医师在尝试回收滤器时常常觉得比较困难,或出现了并发症,从而放弃回收。另外,患者本身状态不允许取出或转化,例如:仍存在高凝状态、新发血栓、滤器捕获了大血栓、双侧无入路静脉通道等。

6. 征得患者或代理人同意　临床确实经常出现患者或代理人因担心后续复发血栓等原因而拒绝终止滤器过滤功能的情况。

三、非永久性滤器终止过滤功能的操作原则

(一) 术前评估

在取出临时性、可回收滤器或转化滤器前进行病情评估是为了确认具有临床意义的肺梗死风险已经降到可接受的低限,确认具备取出或转化滤器的条件且能保证安全。具体内容包括再次体检、影像学检查(超声、CT、MR、放射性核素等)以及凝血指标连续监测。了解滤器位置、形态、尤其注意综合判断是否有新发血栓、复发血栓、进展血栓、滤器捕获的血栓。如发现上述血栓存在,需重新调整抗凝方案,延迟终止滤器的时机。必要时考虑将可回收滤器和转化滤器改为永久存留。临时性滤器已到标定取出时限时,可在其近心端置入永久滤器,再将临时滤器取出。除抗凝外,经导管接触性溶栓是有效溶解滤器内捕获血栓的方法。采用导管技术将特制的多孔导管穿入血栓内部,外接注射泵持续灌注溶栓药物,可在短期内溶解滤器内捕获的血栓,获得如期开通腔静脉的机会。如没有条件进行导管接触性溶栓,也可尝试外周溶栓,但效果稍逊。如仅进行了抗凝,则需经过至少 2~3 周抗凝期,此时常常超过滤器回收时限,变为永久留置。

(二) 术中处理

1. 腔静脉造影　回收或转化滤器的操作中,需首先进行至少两个方向投照的腔静脉造影,了解滤器形态、位置、角度、是否有充盈缺损、是否导致腔静脉变形或穿孔等信息,判断是否捕获了血栓、捕获的血栓大小、是否是血栓蔓延,必要时置管对病变侧患肢及肺动脉进行造影,了解下肢深静脉血栓发展变化情况,评估肺梗死情况。

2. 捕获致命性血栓　致命性血栓定义为直径超过 1cm 的血栓。滤器内捕获直径超过 1cm 的血栓,则不能回收或转化滤器,需按上述方法进行导管或外周溶栓治疗,至少也需进行正规抗凝治疗。近期笔者等曾尝试以吸栓技术将大体积血栓吸出并同时回收滤器,发现大团血栓由长条状血栓盘绕而成,证实是下肢深静脉血栓脱落,是滤器体现其价值的直接证据。直接进行导管碎栓也可尝试,但有导致医源性肺梗死的伦理风险。

3. 捕获非致命性血栓　如发现滤器内捕获了小于 1cm 的血栓,可以尝试吸栓、碎栓或直接回收滤器。

4. 滤器内充盈缺损判断技巧　滤器内充盈缺损的形态对病情判断也有价值:呈团状充盈缺损常常提示下肢深静脉血栓脱落被捕获于滤器中;如充盈缺损为偏心或贴壁形态,则提示该血栓已经机化贴壁,或滤器支撑部件对管壁损伤诱发局部血栓形成且已纤维化,可能在取出或转化后遗留较小 PE 风险。但存留时间超过 4 周者往往纤维化较严重,甚至瘢痕化。强行回收滤器有导致穿孔的风险。

5. 器械准备　除了常规的造影导管、导丝、导鞘外,圈套器至少要准备 2 只以上,另需准备硬质预弯头的长鞘,如有可调控角度的长鞘更好。

6. 操作过程　不同滤器按操作说明书步骤,或取出,或转化功能。

（三）常见并发症及处理技巧

1. 腔静脉损伤或穿孔 静脉壁本身薄弱，即使没有病变，也易在腔内介入诊疗过程中导致损伤或穿孔。对于经颈静脉置入的带有硬质连杆的临时性滤器，位于腔静脉的滤器主体可随呼吸以及体位改变而产生移动，而硬质连杆不会缩短，故滤器在腔静脉内经常出现上下滑动。这是损伤静脉壁的潜在机制。严重时滤器的支脚可穿出静脉壁；更多的情况是，支脚进入腰静脉。这两种情况下，通常可正常将其取出。但有时支脚可因不断地相对运动而折断，游走进入腹膜后、腹腔甚至肠管等部位，造成严重后果。故取滤器时必须变换球管角度仔细观察滤器结构的完整性，判断支脚是否断裂、分离。置入时间超过 2 周者，滤器已经开始与腔静脉壁有所粘连，时间越长，粘连越重。另外，滤器与管腔的滑动可导致管腔炎性增生、管壁狭窄。上述所有情况下，在后撤滤器连杆时动作均需轻柔缓慢，当感觉到牵拉有阻力时，要避免蛮力拽出，导致腔静脉或腰静脉撕裂。可于股静脉穿刺置入鞘管，边造影边将滤器撤除，以同步判断腔静脉壁的完整性，及时发现损伤和穿孔迹象，免于贻误处理时机。滤器取出后勿忘正、侧位或斜位造影，观察腔静脉形态，必要时加做肺动脉造影，除外医源性肺梗死。对于可回收滤器，如果经左侧入路回收，由于左髂静脉压迫综合征发生率较高，局部血管变异较多，僵硬的回收鞘等通过时易诱发髂静脉损伤。预防措施是术前即进行超声评估，滤器置入时双向造影评估，至少在回收鞘进入前先在髂外静脉注入造影，提前发现髂静脉的解剖变异。腰升静脉是导丝容易滑入的位点，预防损伤的措施是，要在全程透视下或造影下置入导丝、导管，避免戳破该血管；另外，经左侧入路回收滤器时，回收鞘的方向朝向下腔静脉右侧壁，尤其当滤器取出困难时，不断来回推送圈套器、导管、回收鞘的过程极易损伤腔静脉管壁。此时勿忘进行造影，观察造影剂的形态和流向。如果造影剂在管壁处滞留并沿管壁缓慢弥散，表明管壁损伤形成溃疡甚至夹层。发现内膜片影像也提示腔静脉损伤。如果造影剂溢出管壁范围，表明腔静脉穿孔。出现小范围的造影剂弥散和溢出，应停止回收操作，等待数分钟再次造影进行对比。如未加重，可经对侧入路再次试行回收，或将滤器永久留置。如造影剂涌出腔静脉范围，大片弥散，提示腔静脉撕裂，要及时开腹探查。疑有后腹膜血肿时，需查腹部 CT、连续血细胞计数以及密切观察生命体征，根据病情决定是否开腹探查。经右侧入路发生上述问题较少。多数非对称性设计的可回收滤器，如蕈状、伞状滤器，其支脚通常较纤细，且带有倒钩作为支撑点，出现支脚戳出腔静脉壁而断裂的情况并不少见。断裂的滤器部件可导致腔静脉 - 主动脉瘘、腔静脉 - 十二指肠瘘、进入后腹膜、导致其他部位肠管穿孔等。有些在回收前即已表现出腹痛、便血、黑便等症状，要及时进行 X 线透视，提前发现问题。如确实发现腔静脉穿孔，要进行开腹探查。取出滤器后造影发现腔静脉内膜撕裂、翘起或漂浮在管腔内，或局部附壁血栓，或局部明显狭窄，应采用相应规格的支架置入成形并维持腔静脉通畅。

2. 滤器移位或游走 滤器可向近心或远心移位。对于带有硬质连杆、由颈静脉置入的滤器，可因呼吸运动、体位改变或颈部运动而导致向心性移位。上海第六人民医院病例组统计通常位移 1 个椎体左右，一般不会造成严重临床后果。部分滤器支脚可戳入腰静脉，偶可导致腰静脉撕裂。也有可能移位于心脏，其硬质连杆或滤器主体可诱发心律失常、心房内血栓，甚至导致心脏破裂。预防移位的措施是：置入时将滤器主体定位于下腔静脉远端，充分预留其移动的空间，置入后硬质连杆尾端妥善固定于皮下。皮肤要横向切开，皮下囊袋的袋底朝向远心端，将尾端固定装置完全包容于囊袋内部。减少弯腰、曲颈活动，防止连杆带动滤器移动。经股静脉置入的带有连杆和连线的临时性滤器理论上出现移位较少，但髋关节的活动也可牵拉导致轻度移位。如发现滤器移位、导致支脚戳破腔静脉、穿入腰静脉、越过肾静脉入口甚至进入心房,则需提前将其取出。如仍存在滤器置入的临床指征,则应先置入永久性滤器,再取出临时滤器。可回收和可转化滤器中,部分结构为伞形、锥形、蕈形,其"伞帽"部分作为过滤部件,支脚用于固定。这种构型的滤器在释放瞬间存在弹性前冲的风险,手法掌控不稳则易导致滤器向心性移位。少数张开不全者或倾斜者因固定不佳可随血流游走进入心脏甚至肺动脉。预防方法是置入前先在体外装载和释放预演,以观察滤器出鞘瞬间是否与纵轴重叠;释放最后瞬间需手法轻柔、动作均匀、推杆固定、导鞘缓慢后撤。另外一部分临床常用的对称鼓形结构的滤器,释放后半程已基本张开,故弹性移位的风险较小。近年来,一种国产可回收滤器采用了钢丝连线与滤器相连,释放后如位置不满意,可即时回收、重新释放,有效避免滤器移位和游走,做到精确定位。极少数的滤器移位发生于下腔静脉粗而滤器选择的外径较小时,张开后无法固定而向心性游走。避免办法是,每一例置入滤器前均需测量腔静脉直径。发生游走后,可尝试采用导管技术将其取出,更换滤器再次置入。无法取出者,也要在更换永久滤器置入后长期抗凝,并定期随诊观察,在早期发现临床问题并加以处理。

3. 滤器倾斜　对于带有连杆和连线的滤器,由于其接点位于滤器中轴,故通常不会出现倾斜。推出输送鞘后没有尾部连接的滤器,可由于输送鞘的角度、脊柱的推挤、腔静脉畸形等出现程度不等的倾斜。倾斜角小于 $30°$ 的情况对过滤和拦阻血栓通常影响不大。但超过 $30°$ 时,在截面上的过滤孔径可变大,导致抓捕和拦截血栓的能力降低,也容易出现移位和游走。对于可回收滤器,倾斜的后果可能是取出困难。主要原因是,倾斜的滤器用于被圈套器抓捕的构件通常位于滤器中轴的中心,倾斜后可能紧贴血管壁,导致抓捕的圈套器无法套入,难以回收。预防办法是:首先进行正侧位腔静脉造影,选择静脉直行段作为定位点,尤其注意选择将滤器回收构件定位于直行部位,预先防止其贴壁。如果发现贴壁,回收用的圈套器无法抓捕滤器,可采用双圈套器法:先将一根软导丝穿入滤器支脚或支撑杆的空隙,以圈套器抓住导丝头端,轻轻下拉滤器,使贴壁的滤器稍离开管壁。再将第二个圈套器送入,抓捕滤器回收部位,将其回收入鞘。

4. 滤器与腔静脉粘连　通常滤器置入后 2 周左右,滤器支撑部位导致的血管内膜增生即已出现;4 周左右,滤器与管壁的粘连已经相当明显。由于滤器多少会有一点倾斜角度,支脚或支撑杆在静脉壁的作用力也不平均,因而,管壁受力 - 表皮破坏 - 局部血栓化 - 局部纤维化的过程也不均匀,产生的粘连通常是偏心性的。在静脉造影下观察,局部的粘连与贴壁的血栓表现相似。血栓化粘连的临时性滤器回收时相对简单,因其构造设计时即针对了接触面积最小的原则,多数为多点固定;可回收滤器在回收时相当困难,其构造中除了多点接触,不少还有倒钩、倒刺、长杆状结构接触管壁,粘连面积较大。即使成功将其尾端抓捕成功,在收入回收鞘时,也不能丝毫大意:与滤器粘连在一起的管壁可能受牵拉而形成夹层分离、局部撕裂甚至折叠拉入回收鞘中。如用力过猛,将导致腔静脉撕裂的严重后果。预防措施是:回收时不仅要回拉滤器,还要前推回收鞘;用力适度,感觉到阻力时,立即通过鞘管造影,观察腔静脉通畅情况。如发现腔静脉呈锥形甚至平头截断状,立即放弃回收,复位后再造影观察评估是否可以取出。

5. 腔静脉狭窄或闭塞　该并发症有以下原因:滤器捕获大血栓、下肢深静脉血栓蔓延、滤器诱发局部血栓形成、滤器诱发腔静脉炎性增生而致狭窄或闭塞。原有下肢深静脉血栓,术中造影发现滤器内部成团的、直径超过 1cm 的大块充盈缺损,同时下肢深静脉影像学检查未见血栓者,可确诊为滤器捕获大血栓。下肢深静脉血栓蔓延比较好判断,通常自髂静脉至滤器处静脉不显影,或连续不规则的充盈缺损,仅部分管壁处少量线状不规则显影,周围侧支丰富。滤器诱发局部血栓较难判断,一般血栓来自于滤器对腔静脉壁的损伤,未充满腔静脉者,多为偏心贴壁形态。若其充满了腔静脉,则很难与蔓延或大块捕获的血栓相鉴别,也可能是混合原因造成的。如血栓未形成,也未捕获,则下腔静脉阻塞的可能性较小。但部分硬质连杆的临时性滤器由于产生了与静脉壁的相对运动,对管壁的刺激和慢性损伤较大,可出现局部炎性增生、瘢痕化而导致腔静脉狭窄。预防上述并发症的主要措施是严格抗凝。如伴随出血性疾病、大手术等抗凝禁忌者,也应于出血停止或手术后 7 天开始抗凝治疗。如已出现腔静脉血栓阻塞,无论是何种原因,最佳处理方法是经导管接触性溶栓。上海第六人民医院统计直径超过 1cm 的血栓捕获率约占总病例的 10% 以上,经导管接触性溶栓 1~5 天可达满意效果。怀疑血栓自下肢蔓延进入腔静脉而阻塞管腔者,溶栓效果稍差。瘢痕化的腔静脉狭窄亦需抗凝,经观察多数无严重后果。

6. 滤器变形和损坏　少数用于将滤器固定于静脉壁的支脚可发生张开不全,导致过滤口径增大,降低捕捉血栓能力,增加滤器移位风险。部分滤器由于倾斜或受压不均匀而产生变形。还有的置入部位不准确,比如全部或部分进入髂静脉,导致变形严重。另一常见原因是,某些带有纤细支脚的滤器产生移位或与静脉有相对滑动,支脚戳入静脉壁或腰静脉被固定,而滤器主体随呼吸不断运动,导致支脚外展、扭曲、折叠甚至折断。有的可以出现断裂呈数块的情况。还有的滤器因设计问题,导致与静脉壁的偏心性粘连,局部收缩、受压而变形。某些滤器可以在体外释放并安装,因此可以在置入体内前于体外预演其释放过程,确保力学性能稳定。某些滤器带有连接锁,张开后观察其形态角度正常再解脱连接,可有效避免因定位、角度等问题带来的变形。如置入后立即发现滤器张开不全,可采用球囊扩张、导管或圈套器牵拉法,甚至直接取出体外进行重新置入,也可直接更换相同滤器。如果已经无法取出,则需在其近心端置入永久性滤器。

7. 其他　各种腔内方法无法取出者,可评估滤器存留风险及患者本人意愿,必要时开腹直视下取出。

(四)特殊情况下的回收技巧

腔静脉造影是各个操作步骤中的有机组成部分,任何操作均不能省略。回收、转化滤器后必须进行腔静脉造影,数字减影和单纯造影均可。不能仅限于正位投照,还应进行斜位或侧位造影。尤其操作时间长、术中术后患者诉明显疼痛者,更应及时进行造影观察,发现并处理严重并发症。

1. 双圈套器法　主要针对倾斜、不对称贴壁、部分戳入静脉管壁的滤器。以第一圈套器套住滤器的任何部件或部位,调整其方向或位置,使滤器回收钩或槽钩得到良好暴露,再用第二圈套器将其抓捕进入回收鞘内。例如,当未张开的滤器游走进入心房或肺动脉,可采用第一圈套器抓住任一端拉至髂静脉入口处。此时因角度、抓捕位置的原因,通常无法进入回收鞘,需在另一侧髂静脉置管,送入第二圈套器,抓捕回收钩,进入回收鞘,从而将滤器顺利回收。也可以采用第一圈套器抓住滤器任意位置,将其拖入心房。在心房中以第二圈套器套取抓捕钩,最终回收。

2. 圈套器联合导丝牵拉法　对于伞状、支脚呈锥形放射状排布的可回收滤器,当其支脚粘连或倾斜时,回收钩往往已经贴壁,导致无法回收。可采用软导丝绕过支脚,圈套器抓住导丝轻拉,将支脚拔出或使滤器回正,再以第二圈套器抓捕回收钩。对于呈鼓形非开放结构的可回收滤器,如果其倾斜、贴壁、粘连,也常采用导丝穿过滤器,第一圈套器抓捕导丝牵拉调整滤器角度,最终使回收钩、槽暴露,用第二圈套器抓捕回收。

3. 圈套器联合导丝捆扎法　某些锥形、伞形滤器贴壁或支脚粘连时,可将导管、圈套器共同送到滤器附近;先以导丝绕过滤器,圈套器抓住导丝后,上推导管,缓慢收束,滤器被捆扎成束,可轻易离开粘连处,再以第二圈套器抓捕回收钩,全部回收入鞘。

4. 导管法　主要针对倾斜、血栓粘连、个别支脚戳入管壁或腰静脉的情况。常用质地比较硬的弯头导管,以钩挂、推挤、牵拉、旋转等动作撬动滤器,使回收结构得以暴露,再联合回收装置将其回收。该方法对于较新鲜的局部形成的血栓或被滤器抓捕的血栓可起到碎栓的效果。术中动作要轻柔,防止加重血管损伤。

5. 其他特殊器械　支气管钳也可用来取出戳入静脉壁的滤器:先经颈静脉通路置12~14F 带有止血阀的长鞘,从支气管前经该鞘插入,头端接近滤器顶端或回收钩。该钳前段带有稍许角度,可调节方向,使更容易抓住滤器尖端。由于顶端或回收钩常已经包埋于管壁,在抓取之前还可以采用该钳进行分离,在分离成功后滤器往往自行回直许多,多数需钳夹将尖端或回收钩部分拉回管腔,离开管壁。此时可换圈套器回收入鞘。另有人采用心脏活检钳,原理与支气管钳相同,还可用来取出卡在滤器中的导管、导丝。

(五) 术后处理

取出的滤器应仔细观察其结构的完整性。转化的滤器虽存留于腔静脉,也应通过 X 线影像多角度观察其结构的完整性。如果发现滤器结构损坏或不完整,则需在 X 线下仔细观察腹部或胸部,寻找破损滤器可能移位、穿出原置入位置的部分。有报道破损的滤器可以游走至肺部、心脏、主动脉、肠道等位置,导致相应的症状。但小体积部件,如滤器的某段支脚或支杆穿入后腹膜、游走至肺部,通常不引起严重症状。进入心脏的部件可损伤心内膜、诱发血栓或心律失常,要及时取出;穿入主动脉或肠管的部分也应开腹取出,以免造成大出血或败血症而危及生命。术后继续抗凝 3~12 个月,并定期监测血液指标或下肢深静脉超声以预防新发、复发血栓以及原有血栓的进展。

(赵　珺)

参 考 文 献

1. Williams R,Schenk W. A removable intra-caval filter for prevention of pulmonary embolism:early experience with the use of the Eichelter catheter in patients. Surgery,1970,68:999-1008

2. Stein P,Kayali F,Olson R. Twenty one-year trends in the use of inferior vena cava filters. Arch Intern Med, 2004,164:1541-1545

3. Linsenmaier U,Rieger J,Schen kF,et al. Indications,management,and complications of temporary inferior vena cava filters. Cardiovasc Intervent Radiol,1998,21:464-469

4. Millward S. Temporary and retrievable inferior vena cava filters:current status. J Vasc Interv Radiol,1998,9: 381-387

5. Pieri S,Agresti P,Morucci M,et al. Optional vena cava filters:preliminary experience with a new vena cava filter. Radiol Med(Torino),2003,105:56-62

6. Neuerburg J,Günther R,Rassmussen E,et al. New retrievable percutaneous vena filter:experimental in vitro and vivo evolution. Cardiovasc Intervent Radiol,1993,16:224-229

7. De Gregorio M,Gimeno M,Tobio R,et al. Animal experience in the Günther tulip retrievable inferior vena caval filter. Cardiovasc Intervent Radiol,2001,24:413-417

8. Asch MR. Initial experience in humans with a new retrievable inferior vena cava filter. Radiology,2002,225: 835-844

9. Brountzos EN,Kaufman JA,Venbrux AC,et al. A new optional vena cava filter:retrieval at 12 weeks in an animal model. J Vasc Interv Radiol,2003,14:763-772

10. Ray CE,Mitchell E,Zipser S,et al. Outcomes with retrievable inferior vena cava filters:a multicenter study. J Vasc Interv Radiol,2006,17:1595-1604

11. Danikas D. Use of a Fogarty cathet er to open an incompletely expanded Vena Tech -LGM vena caval filter - a case report. Angiology,2001,52(4):283-285

12. LaPlante JS,Contractor FM,Kiproff PM,et al. Migration of the Simon nitinol vena cava filter to the chest. Am[J] Roentgenol,1993,160:385-386

13. William BM,Joseph B. Percutaneous Retrieval of a Greenfield Filter after Migration to the Left Pulmonary Artery. J Vasc Interv Radiol,2005,16:1013-1017

14. Yamagami T,Kato T,Nishimura T. Successful retrieval of a gunther tulip vena cava filter with the assistance of a curved sheath introducer. J Vasc Interv Radiol,2005,16:1760-1762

15. Stavropoulos SW,Dixon RG,Burke CT. Embedded inferior vena cava filter removal:Use of endobronchial forceps. J Vasc Interv Radiol,2008,19:1297-1301

16. Loehr SP,Hamilton C,Dyer R. Retrieval of entrapped guide wire in an IVC filter facilitated with use of a myocardial biopsy forceps and snare device. J Vasc Interv Radiol,2001,12:1116-1118

17. Geerts W,Pineo G,Heit J,et al. Prevention of venous thromboembolism:the Seventh ACCP Conference on Antithrombotic and Thrombolytic Therapy. Chest,2004,126(suppl):338S-400S

18. Monagle P,Chan A,Massicotte P,et al. Antithrombotic therapy in children:the Seventh ACCP Conference on Antithrombotic and Thrombolytic Therapy. Chest,2004,126(suppl):645S-687S

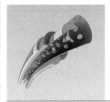

第十六章

永久性腔静脉滤器的临床应用

深静脉血栓和肺栓塞(pulmonary embolism, PE)是一种疾病发展过程中不同的两个结果。抗凝是治疗深静脉血栓栓塞患者的基本原则,目的是预防血栓形成、防止 FE 以及恢复栓塞静脉的通畅。当 VTE 患者存在抗凝禁忌证时,往往需要在下腔静脉(inferior vena cavagram, IVC)内放置滤器来防止发生血栓脱落导致 PE。滤器出现以前防止 PE 的主要方法是结扎或折叠肾静脉以下的 IVC,1934 年 Homans 提出 IVC 结扎法并在 20 世纪 50 年代初流行。1958 年 DeWeese、1959 年 Spencer 提出 IVC 格状缝合法。1959 年,Moretz 曾使用外置的夹子夹住 IVC(caval clip),该手术因术后的长期随访中有 30%~40% 的患者出现 IVC闭塞和 4%~18% 病死率,限制了其使用。1971 年,Hunter 采用 IVC 内气囊阻断法,促进了早期的微创腔内技术的发展,即切开静脉后放置一个大球囊于 IVC 中,完全阻塞 IVC,但是这种方法会导致 25% 的患者出现症状性下肢水肿。1967 年,研究开发了 Mobin-uddin 伞形滤器(Edwards Life Science)首次在临床应用,成为第一款在临床及商业上获得成功的滤器,取代了阻断 IVC 的外科手术。该滤器由带孔的硅胶网和放射性的不锈钢支架组成一个圆锥形,因会带来较高的症状性 IVC 血栓形成的发生率,虽然于 20 世纪 80 年代退出市场,但其开创了滤器预防 FE 临床使用的新篇章,引发了一场革命。之后 IVC 滤器研发不断朝着最大限度地捕获血栓、稳定、无血栓形成、生物相容性好、无腐蚀性、寿命长、小巧、易于置入、置入后不移动、不会导致 IVC 穿孔、非铁磁性可行 MRI 检查、可回收和可经股、颈、前臂静脉入路放置的方向快速发展。

一、永久性滤器类型

(一)Mobin-uddin 伞式滤器

该滤器的使用始于 1967 年并在 1973 年得到广泛使用。因为需要 27F 的输送装置,它只能通过右侧颈内静脉切开置入,临床应用存在很多并发症,如伤口出血、败血症、滤器移位、IVC 血栓形成、下肢水肿和腹膜后出血,因此 1986 年被禁止使用。

(二)Kimray Greenfield 滤器(GF)

Kimray-Greenfield 腔静脉滤器(格林菲尔德滤器,GF, Boston Scientific Inc.),1973 年面世,是早期临床上得到广泛使用的滤器。GF 由 6 个不锈钢支脚构成圆锥形,并且在每一条腿的末端都有倒挂。该滤器被加到一个 24F 的导鞘内,通过颈静脉或股静脉切口置入 IVC 中,其尖端朝向心脏(图 2-16-1)。滤器的设计使得滤器的 80% 都充满血栓后,IVC 血流有效的横断面直径仅减少 64%。GF 20 年的使用经验表明,再发 PE 的总体发生率为 4.9%,IVC 长期通畅率高达96%,因其临床效果很好,导致后来出现的腔静脉滤器都以 GF 为基准。GF 滤器现已停产。

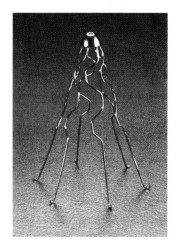

图 2-16-1　Kimray-Greenfield 滤器

(三) Greenfield 钛滤器 (TGF)

1989 年研发推出的改良型带钩 Greenfield 滤器 (TGF, Boston Scientific Inc.) 是由钛合金制成,保留了 6 个支脚的圆锥形装置 (图 2-16-2),支脚为不对称设计,在设计上与 GF 形似,临床上没有任何特殊性,经皮穿刺的输送器导鞘是 12F。由于材料的特性使之强度更高,无磁性,耐腐蚀,比不锈钢径向力更大,IVC 穿孔率较高,但长期通畅率与之前相似为 97.8%。

(四) 经皮 Greenfield 滤器 (PSGF)

该滤器于 1995 年获得 FDA 批准,是一个可通过 12F 导鞘置入的不锈钢滤器。此款滤器解决了前两款滤器支脚引起的穿孔和滤器展开问题 (图 2-16-3),适合放置的 IVC 最大直径均为 28mm。在置入过程中需使用导丝以确保中心定位效果,避免倾斜。滤器的倒钩也得到了改善,以防止滤器的移位。在 2000 年,Greenfield 等人报告了 600 例 PSGF 的使用结果,仅有 0.4% 的患者发生了滤器的倾斜,滤器移位率小于 2%,再发性 FE 为 2%,IVC 通畅率为 98%。IVC 滤器的血栓形成率为 4.3%。

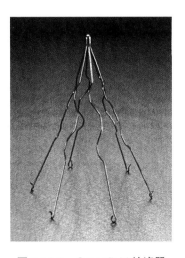

图 2-16-2　Greenfield 钛滤器

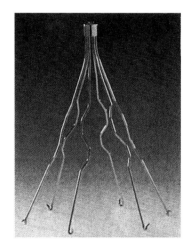

图 2-16-3　经皮 Greenfield 滤器

(五) 鸟巢滤器 (BNF)

鸟巢滤器 (Bird's Nest,Cook Inc.) 是第一款专为经皮穿刺设计的滤器 (图 2-16-4),1982 年面世,输送器外径是 14F,适合放置的下腔静脉最大直径可达 42mm。滤器由 4 根直径为 0.18mm、长为 25mm 的不锈钢构成,没有固定的形状,不规则的金属网及前后固定端由 V 形支柱连接呈锐角组成,可经颈或经股静脉放置,展开后部分网丝会脱垂到滤器锚定点的近心端,但是在心脏外时没有临床症状。据报道 IVC 血栓形成发生率为 2.9%~17%,复发性 PE 发生率为 1%~7%。

(六) Vena Tech 滤器

Tech-LGM (B. Braun Medical) 是第一代 Vena Tech 滤器,在欧洲上市后于 1989 年获准在

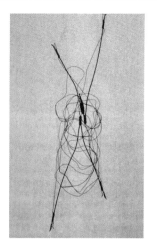

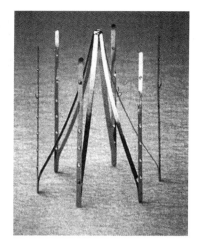

图 2-16-4　鸟巢滤器　　　　　　图 2-16-5　Vena Tech 滤器

美国使用。Tech-LGM 滤器由 phynox 合金(钴、铬、铁、镍、钼)片制成,中间是圆锥形,周围是雪花状的 6 个支脚,并互相连接固定(图 2-16-5),适合的最大直径为 28mm。滤器置入输送鞘后通过推送导管进入到预定位置,撤回输送鞘释放滤器,输送器外径是 9F。

（七）Vena Tech LP 滤器

2001 年,第二代 Vena Tech LP 滤器(B. Braun Medical)获准在美国使用,其基本设计与第一代相似,构造采用 phynox 合金线制成,支脚增加为 8 个(图 2-16-6)。该滤器输送器与第一代相同,外径是 9F,获准使用的 IVC 最大直径是 35mm。据报道使用该滤器时 PE 的发生率为 6%,2 年和 6 年的随访发现 IVC 的通畅率较低。

（八）Simon 滤器（SNF）

Simon 滤器(Simon Nitiol Filter,SNF,CR Bard)由镍钛合金制成,长度为 3.8cm,具有热记忆功能,需在体温下成形,无铁磁性。在 1990 年,美国 FDA 获准使用,这是第一个应用镍钛热记忆合金制作的滤器。SNF 是由镍钛合金丝构造的两层过滤装置(图 2-16-7),上层是七花瓣结构,下层由 6 个支脚组成,通过 7F 外径的输送器输送,可经股、颈或肱静脉穿刺置入,适合的最大直径为 28mm。因镍钛热记忆合金在室温下可被拉长,上层"花瓣"释放后,被拉长的金属丝形成"花瓣"后其长度明显缩短,故释放滤器时需先释放上层"花瓣",待重塑"花

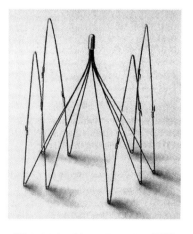

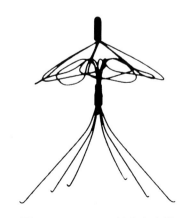

图 2-14-6　Vena Tech LP 滤器　　　图 2-16-7　Simon 钛合金滤器

瓣"后再将其输送到最终锚定部位,这种方法称为"两步输送法"。否则释放时会不稳定。Athanas Oulis 等总结了不同的滤器报道,SNF 的复发性 PE 和致命的 PE 发生率分别为 3% 和 2%,IVC 血栓形成的发生率为 3.5%,滤器的穿孔率或移位率极低。

(九) Recovery 镍钛滤器

Recovery 镍钛滤器(CR Bard)的前身是 Simon 滤器。美国 FDA 在 2002 年 11 月批准其作为永久滤器使用,并在 2003 年 7 月批准其作为可回收滤器使用,但没有增加其适应证,只是加入了"Recovery 滤器可以被取出"一句话,一项新的研究显示 Recovery 镍钛滤器在使用 180 天后取出,回收过程无并发症发生。Recovery 镍钛滤器(图 2-16-8)由镍钛合金制成,具有核磁兼容特性,它由 6 个 0.13 英寸的金属丝构成的上臂和 6 个锚定腿组成,腿部由倒钩固定,具有双层过滤功能。该滤器可通过股静脉入路使用 9F 鞘置入,推荐的 IVC 直径最大 28mm,回收装置的直径是 12F。

(十) G2 滤器

Recovery 镍钛滤器的继任者是 G2 滤器(CR Bard),这款滤器 2008 年被美国 FDA 批准作为永久滤器使用,目前正在争取获得 FDA 批准作为可回收滤器使用。G2 滤器由两个层面的锥形结构组成(图 2-16-9),能够有效拦截各种大小栓子的同时保持 IVC 通畅。其更广泛的支脚跨度和更粗的固定钩可防止静脉扩张和压力升高造成的滤器移位,使滤器安全固定在 IVC 内,推荐使用的 IVC 直径最大 28mm,股静脉入路采用 7F 输送系统,颈静脉入路也有相应的输送系统。回收滤器时,将捕捉圆锥结合于滤器上臂的顶点,衔接牢固后,滤器与捕捉圆锥一起拉入输送鞘。回收滤器中不建议使用圈套器。

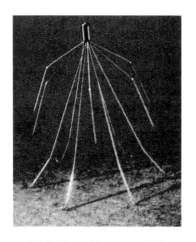
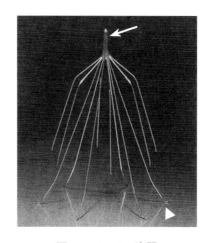

图 2-16-8　Recovery 滤器　　　　图 2-16-9　G2 滤器

(十一) Trap-Ease 滤器

Trap-Ease 滤器(Cordis Endovascular)于 2000 年获准在美国使用,滤器由镍钛热记忆合金制作,是用激光从一根镍钛管中整体切割出来的一个六角形立体结构(图 2-16-10)。滤器没有顶部和底部之分,因为它的六个平面纵向接合于两端,滤器释放后会出现缩短,血块可被阻止在两个层面的两个不同区域:尾端的周围部和头端的中央部。滤器通过 8F 外径的输送器输送,可经股及经颈静脉穿刺置入,推荐置入的 IVC 适合的最大直径为 30mm。在可用的滤器中,它的尺寸最小,具有最大的捕获血栓能力,但易导致 IVC 阻塞。

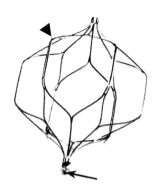

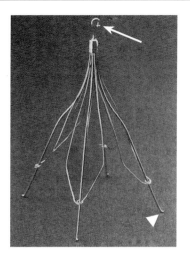

图 2-16-10　Trap-Ease 滤器　　　　图 2-16-11　Günther-Tulip 滤器

（十二）Günther-Tulip 滤器

Günther-Tulip 滤器（Cook,Inc.）于 1992 年在欧洲推出，并于 2000 年在美国获准作为永久滤器使用，到 2003 年底获准作为可回收滤器，获准的依据是临床上已经成功回收了放置 2~20 天的 Günther-Tulip 滤器，使用该滤器的适应证没有改变，而回收滤器的适应证为"患者不再需要静脉滤器"。Günther-Tulip 滤器是由一种被称为 Conichrome 的非铁磁性材料制成，它被设计成顶端带钩的锥形滤器，带有 4 个长为 44mm 带有固定用的倒钩的小腿，4 根金属丝缠绕在主支撑腿周围，以形成一个郁金香花瓣状的锥形结构（图 2-16-11），共有 12 根金属丝可用于捕捉血块。它可以用于直径达 30mm 的 IVC，可经 8F 的导引系统置入，在股静脉和颈静脉入路的置入方法不同。滤器回收时使用的是直径为 11F 的导鞘，建议回收的时间为 2 周，但滤器最多可在 4 周后取出。在滤器回收前应进行腔静脉造影检查以评估捕获的血块量，如果圆锥内捕捉的血块量超过 25%，则属于回收相对禁忌证。

（十三）Celect 滤器

新一代的 Günther-Tulip 滤器是 Celect 滤器（图 2-16-12）。Celect 滤器可以通过 7F 颈静脉或 8.5F 股静脉输送系统置入。二级的支脚首先与 IVC 壁接合，从而使滤器在释放及使用的时候均位于 IVC 中央，经过改良固定方式后，Celect 滤器即使长时间放置后也很容易回收。Celect 滤器目前获准在加拿大销售，而美国 FDA 和欧盟正在进行审批。

（十四）Opt-Ease 滤器

Opt-Ease 滤器（Cordis Endovascular）在 2000 年底被 FDA 批准作为永久性滤器使用，2004 年 FDA 又批准其作为可回收滤器使用（图 2-16-13）。在设计上与 Trap-Ease 滤器相似，但有两个重要的不同点：第一，Opt-Ease 滤器是单向的，其头部有固定倒钩，倒钩指向头端，而尾部没有倒钩；第二，钩状附属物位于尾部顶点，便于圈套器从股静脉回收滤器。其适合的 IVC 最大直径为 30mm，因可以回收，因此是两用滤器。

（十五）Aegisy™ 滤器

Aegisy™ 滤器是一款国产滤器，由先健科技有限公司

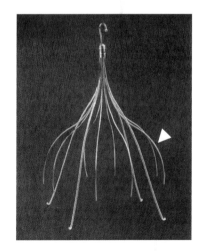

图 2-16-12　Celect 滤器

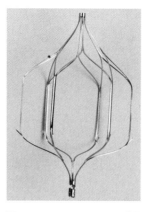

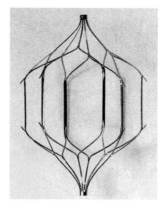

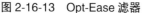

图 2-16-13　Opt-Ease 滤器　　　　图 2-16-14　Aegisy™ 滤器

生产(图 2-14-14)。它可以作为永久、可回收或临时滤器使用,由镍钛合金激光雕刻制成,采用非对称的灯笼结构,为近端单篮筐、远端为 Y 形,六梁设计。近端篮筐由 6 个菱形结构组成,近端篮筐和远端 Y 型由 6 根垂直的支柱连接,并在其远端有固定锚,远端延伸部有回收钩,回收钩内嵌螺纹,当滤器作为临时使用时,用鹅颈抓捕器抓套此钩,将滤器收入 10~12F 回收鞘内。该滤器由 6F 输送鞘、导引鞘、输送钢缆和鞘芯组成,输送钢缆与滤器由螺纹连接,是一款可控制释放的输送器。2006 年,在中华医学会外科学分会血管外科学组指导下,进行了多中心临床观察研究,现已在临床广泛应用。该滤器最大特点是创伤小,输送鞘仅 6F,定位准,因可控释放不会出现跳动,适合的 IVC 最大直径为 30mm,IVC 通畅率高。

二、永久性滤器置入指征

使用永久性滤器的目的是阻止滤过大块的血栓以保护肺动脉循环,防止致死性 PE。滤器既不能预防深静脉血栓形成,也不能增强 VTE 的治疗效果,滤器放置可能带来不良后果。因此,滤器置入需要遵循置入的适应证。

(一) IVC 滤器的适应证

1. 抗凝治疗的禁忌　有 38%~77% 需要置入 IVC 滤器的患者属于这种情况。常见的抗凝治疗禁忌包括:近期手术、出血性卒中、活动性出血、创伤、颅内肿瘤、出血倾向、血栓不稳定或有脱落趋势的患者。

2. 抗凝治疗并发症　6%~18% 的 IVC 滤器置入属于这一情况。抗凝治疗的主要并发症是出血和免疫介导的血小板减少症和肝素诱导的血小板减少症(HIT)。

3. 抗凝治疗失败　患者在标准抗凝出现以下情况:新发 PE、新发的深静脉血栓、给予最佳剂量的抗凝治疗后深静脉血栓延长。

4. 漂浮的髂股静脉血栓。

5. 不稳定的下腔静脉血栓。

6. 为预防 PE 而进行的预防性放置滤器　外伤患者存在 VTE 高危因素;手术患者存在 VTE 高危因素;治疗状况患者存在 VTE 高危因素。

2011 年,中华医学会放射学分会介入学组参照国外介入放射学会制定遵循的指征,结合国内情况达成下腔静脉滤器置入术规范专家共识,其中滤器置入术适应证如下:

1. 绝对适应证

(1) 已经发生 PE 或 IVC 及髂、股、腘静脉血栓形成的患者有下述情况之一者:

1）存在抗凝治疗禁忌证者。

2）抗凝治疗过程中发生出血等并发症。

3）充分的抗凝治疗后仍复发 PE 和各种原因不能达到充分抗凝者。

（2）PE，同时存在下肢深静脉血栓形成者。

（3）髂、股静脉或 IVC 内有游离漂浮血栓或大量血栓。

（4）诊断为易栓症且反复发生 PE 者。

（5）急性下肢深静脉血栓形成，欲行经导管溶栓和血栓清除者。

2. 相对适应证　主要为预防性滤器置入，选择须谨慎。

（1）严重创伤，伴有或可能发生下肢深静脉血栓形成，包括：

1）闭合性颅脑损伤。

2）脊髓损伤。

3）下肢多发性长骨骨折或骨盆骨折等。

（2）临界性心肺功能储备伴有下肢深静脉血栓形成。

（3）慢性肺功能高压伴有高凝血状态。

（4）高危险因素患者，如肢体长期制动、重症监护患者。

（5）老龄、长期卧床伴有高凝血状态。

3. 滤器置入术禁忌证

（1）绝对禁忌证：慢性 IVC 血栓，IVC 重度狭窄者。

（2）相对禁忌证：

1）严重的大面积 PE，病情凶险，已生命垂危者。

2）伴有菌血症或毒血症。

3）未成年人。

4）IVC 直径超过或等于所备用滤器的最大直径。

2012 年，中华医学会外科学分会血管外科学组制定《深静脉血栓形成的诊断和治疗指南（第 2 版）》，指南明确指出：IVC 滤器可以预防和减少 PE 的发生，长期置入导致 IVC 阻塞和较高的深静脉血栓复发率等并发症必须引起关注。提出下肢深静脉血栓形成诊治中 IVC 滤器置入指征：

1. 对多数下肢深静脉血栓形成患者，不推荐常规应用 IVC 滤器。

2. 对于有抗凝治疗禁忌证或有并发症，或在充分抗凝治疗的情况下仍发生 PE 者，建议置入 IVC 滤器。

3. 下列情况可以考虑置入 IVC 滤器

（1）髂、股静脉或 IVC 内有漂浮血栓。

（2）急性下肢深静脉血栓形成，拟行导管溶栓或手术取栓等血栓清除术者。

（3）具有 PE 高危因素的患者行腹部、盆腔或下肢手术。

三、永久性滤器置入中应注意的问题

精确地放置滤器是保证适当的 IVC 滤过的前提。在明确指征和选择合适的滤器后，绝大多数患者通过静脉造影来对静脉解剖、通畅度和尺寸进行评价，可以用猪尾导管来评估 IVC 直径，若 IVC 内造影不能很好了解 IVC 结构时，需要对其属支进行造影。个别存在碘造影剂或放射禁忌证的患者，可以选择超声引导下滤器置入术。另外，有文献证明，有经验的医生使用血管内超声可以对静脉解剖结构进行准确的描述。不论通过何种方法,放置滤器首先要确认最低的肾静脉开口的水平,然后将装有滤器的输送鞘送入 IVC,释放滤器时使其顶端位于或尽可能接近最低肾静脉开口的下缘水平。其目的是理论上推测肾静脉的高速血流不断冲洗,可以防止滤器顶端形成血栓,减少滤器上方潜在无效腔发生闭塞的可能。如果肾下段 IVC 过短或血栓形成,致使空间不足,可以在肾静脉和肝静脉之间的肾上段的 IVC 中放置滤器。

变异的 IVC 如双 IVC 患者,每条 IVC 均应放置滤器或在肾上段 IVC 内放置一个滤器。当 IVC 直径大于 30mm 时,可选择在肾下的 IVC 安置 Vena Tech LP 滤器(最大直径是 35mm)或者鸟巢滤器(最大直径是 40mm),或同时在两条髂静脉内置入滤器。文献报道脓毒血症患者置入滤器是安全的,不必担心滤器感染。怀孕的患者在前 3 个月内,滤器置入可以通过颈静脉入路进行,尽量减少暴露于射线。对于孕妇或育龄妇女,经典的方法是将滤器放置于肾静脉上的 IVC 处。偶尔有上肢静脉血栓形成的患者需要在上腔静脉安置滤器,这种情况下滤器应该尽量靠近心脏,滤器锚定脚置于略低于左、右头臂静脉汇合水平。

四、永久性 IVC 滤器的并发症

滤器置入相关的并发症可分为短期并发症和长期并发症,发生率与滤器种类有关。

短期并发症包括:对比剂过敏、错误置入、滤器倾斜和成角(因单伞型滤器纵轴与下腔静脉纵轴夹角超过 15° 就会明显地影响对血栓的捕获效果,滤器倾斜多见有倒勾作为固定装置的滤器。另外,有倒勾伸入腰静脉也会发生倾斜)、滤器展开不全(原因可能一是滤器置入血栓上,称之为"假性"未展开;二是因器材本身的原因而不能打开,滤器打不开多见于有倒勾作为固定装置的滤器)、对比剂引起肾功能不全、滤器血栓形成、穿刺部位血栓形成以及感染。

长期并发症有:滤器断裂、滤器移位(滤器移位发生率 3%~69%,报道结果差异大是因移位标准不一所致,滤器移位至右心和肺部为 2%~5%,原因 IVC 过粗,滤器选择不当)、IVC 穿孔、IVC 闭塞、腔静脉综合征以及增加继发性下肢深静脉血栓形成风险。

五、永久性 IVC 滤器置入后管理和随访

置入 IVC 滤器的患者通常需口服抗凝治疗,但最新美国胸科医师学院(American College of Chest Physicians,ACCP)《基于循证医学的抗栓治疗与血栓预防临床实践指南》中提到,永久 IVC 滤器置入本身并不是延长抗凝治疗指征。因此,抗凝治疗的掌握需因人、因病而异。

置入 IVC 滤器定期静脉超声检查,目的是检查有无深静脉血栓复发,同时检查 IVC 有无血栓及滤器捕获血栓的状况;X 线腹部平片定期检查有助于了解滤器有无移位及滤器展开状况;CT 扫描或 MRI 检查(注意:不锈钢材质的滤器不能行 MRI 检查),目的是检查滤器的稳定性和通畅性,可发现 IVC 的穿孔以及滤器所在平面的 IVC 直径以明确腔静脉是否狭窄或闭塞。

(周兴立 郭曙光)

参 考 文 献

1. Greenfield L. Caval interruption procedures. In:Rutherford R,ed. Vacsular Surgery.5ᵗʰ ed. Philadelphia:W. B. Saunders,2000:1968-1978
2. Hunter JA DLG. Hunter vena cava ballon:rationale and results. J Vasc Surg,1984,1:491-497
3. Mobin-Uddin KSP,Martines LO,Lombardo CR,et al. A vena cava filter for prevention of pulmonary embolus. Surg Forum,1967,18:209-211

4. Becker D, Philbrick J, Selby J. Inferior vena caval filters. Indications, safety, effectiveness. Arch Intern Med, 1992, 152 (10): 1985-1994

5. Streiff M. Vena cava filters: a comprehensive review. Blood, 2000, 95 (12): 3669-3667

6. Kinney T. Update on inferior vena cava filters. J Vasc Interv Radiol, 2003, 14 (4): 425-440

7. Greenfield LJ, Proctor MC, ChoKJ, et al. Limb asymmetry in titanium Greenfield filters: clinically significant? J Vasc Surg, 1997, 26 (5): 770-775

8. Shlansky-Goldberg R, Wing C, Le Veen R, et al. Effectiveness of a prolapsed Bird's nest filter. J Vasc Interv Radiol, 1933, 4 (4): 505-511

9. Kaufman JA, Kinney TB, Streiff MB, et al. Guidelines for the use of retrievable and convertible vana cava filters: report from the Society of Interventional Radiology multidisciplinary consensus conference. J Vasc Interv Radiol, 2006, 17 (3): 449-459

10. Greenfield L, Rutherford R. Recommended reporting standards for vena caval filter placement and patient follow-up. Vena Caval Filter Consensus Conference. J Vasc Interv Radiol, 1999, 10 (8): 1013-119

11. Grassi C, Swan T, Cardella J, et al. Quality improvement guidelines for percutaneous permanent inferior vena cava filter placement for the prevention of pulmonary embolism. SCVIR Standards of Practice Committee. J Vasc Interv Radiol, 2001, 12 (2): 137-141

12. Levy J, Duszak R, Akins E, et al. Inferior vena cava filter placement. American College of Radiology. ACR Appropriateness Criteria. Radiology, 2002, 215 (Suppl): 981-997

13. Jacobs D, Sing R. The role of vena caval filters in the management of venous thromboembolism. Am Surg, 2003, 69 (8): 635-642

14. 中华医学会放射学分会介入学组. 下腔静脉滤器置入术和取出术规范的专家共识. 中华放射学杂志, 2011, 45 (3): 297-300

15. Kaufman J, Geller S, Rivitz S, et al. Operator errors during percutaneous placement of vena cava filters. AJR, 1995, 165 (5): 1281-1287

16. Benjiamin M, Sandager G, Cohn E, et al. Duplex ultrasound insertion of inferior vena cava filters in multitrauma patients. Am J Surg, 1999, 178 (2): 92-97

17. Ebaugh J, Chiou A, Morasch M, et al. Bedside vena cava filter placement guided with intravascular ultrasound. J Vasc Surg, 2001, 34 (1): 21-26

18. Matsumura J, Morasch M. Filter placement by ultrasound technique at the bedside. Semin Vasc Surg, 2000, 13 (3): 199-203

19. Nunn C, Neuzil D, Naslund T, et al. Cost-effective method for bedside insertion of vena cava filters in trauma patients. J Trauma, 1997, 43 (5): 752-758

20. Ashley D, Gamblin T, Burch S, et al. Accurate deployment vena cava filters: comparison of intravascular ultrasound contrast venography. J Trauma, 2001, 50 (6) 975-981

21. Bonn J, Liu J, Eschelman D, et al. Intravascular ultrasound as an alternative to positive-contrast vena cavography prior to filter placemend. J Vasc Interv Radiol, 1999, 10 (7): 843-849

22. Gamblin T, Ashley D, Burch S, et al. A prospective evaluation of a bedside technique for placement of inferior vena cava filters: accuracy and limitations of intravascular ultrasound. Am Surg, 2003, 69 (5): 382-386

23. Matchett W, Jones M, McFarland D, et al. Suprarenal vena caval placement: follow-up of four filter types in 22 patients. J Vasc Interv Radiol, 1988, 9 (4): 588-593

24. Greenfield L, Proctor M. Vena caval filter use in patients with sepsis: results in 175 patients. Arch Surg, 2003, 138 (11): 1245-1248

25. Ascher E, Hingorani A, Tsemekhin B, et al. Lessons learned from a 6-year clinical experience with superior vena cava Greenfield filters. J Vasc Surg, 2000, 32 (5): 881-887

26. 王深明. 周围血管介入治疗. 北京: 人民卫生出版社, 2010: 409-424

27. 李雷. 周围血管介入学. 北京: 科学出版社, 2011: 801-808

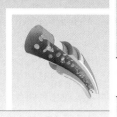

第十七章

腔静脉滤器的发展历史与置入并发症
的防治策略

　　腔静脉滤器作为肺动脉栓塞的预防手段现已在全世界广泛被应用。Stein 统计美国国家医疗中心数据库内 50 个州医院资料表明：全美滤器应用量在 1979 年为 2000 个，1999 年为 49 000 个，增长了 20 倍。2003 年，全世界滤器应用总量为 140 000 个。而 2007 年仅美国就用了 213 000 个，年增长率为 16%。我国 1995 年翟仁友教授第一次报道 3 例腔静脉滤器的临床应用，经过多年的发展，现已在全国广泛被应用，年用量约 2 万个以上。然而，伴随着临床应用数量的增加，各种相应问题不断出现，如：如何正确把握滤器临床应用的适应证；如何选择滤器的种类（永久型或非永久型）。更可怕的是一些相应的并发症相继发生，甚至造成患者死亡。因此，系统地了解腔静脉滤器置入可能发生并发症的防治策略非常必要和重要。

一、腔静脉滤器的发展

　　肺动脉栓塞是一种继发性疾病，原因多数来自于肢体静脉血栓形成后栓子脱落所致，这一观点近年来不但在国际上形成共识，同时得到了更加深刻的认识。目前，肢体深静脉血栓形成与肺栓塞症发生被认为是同一种疾病在不同阶段、不同部位的两种表现形式，通常被统称为静脉血栓栓塞症（venous thromboembolism，VTE）。张福先教授在 1998 年就提出肺动脉栓塞的预防方法为两种：主动预防——预防肢体静脉血栓形成；被动预防——对已形成的肢体静脉血栓并已经导致或可能导致肺动脉栓塞的病例进行腔静脉内脱落栓子拦截。早在 1868 年，Trousseau 就提出通过腔静脉障碍法来预防肢体静脉血栓脱落造成的肺动脉栓塞。1934 年，Homans 提出下腔静脉结扎法并在 20 世纪 50 年初流行。1958 年 DeWeese、1959 年 Spencer 提出下腔静脉格状缝合法。1959 年，Moretz 采用下腔静脉夹（caval clip）法。1971 年，Hunter 采用下腔静脉内球囊阻断法。1960 年，腔静脉滤器诞生并被证实可以应用于临床。1965 年，Mobin-U 型腔静脉滤器被设计使用，并在狗实验中获成功。1968 年，Eicheter 开始在临床上广泛采用腔静脉滤器。多年来，随着腔静脉滤器在临床广泛的应用和高科技的快速发展，滤器的制作工艺、制作材料、制作质量、输送系统的柔韧性和口径、种类等不断得到改进和提高。特别是 2003 年临时可取出性腔静脉滤器在美国被批准上市后，腔静脉滤器的应用范围得到了进一步扩大。1995 年，我国首次报告了腔静脉滤器的临床应用。1999 年，在作者的推荐下，贝朗滤器进入中国内地，并现已成为国内临床应用的主流产品。目前，世界上腔静脉滤器有两大类型：永久型和非永久型。后者又分为在相应的时间段必须取出的临时性滤器（temporary）和可选择性滤器（optional）两种。而可选择性滤器又分为可回收滤器

（retrievable）和可转换型滤器（convertible）两种。可选择性滤器特点是既可以在相应的时间段回收，也可以永久放入体内。可转换型滤器特点是当该滤器在不需要时可以转变成对血管腔内通畅情况影响较小的血管支架，无需取出。当然，我们还在攻关设计研究生物可降解药物涂层滤器等。

　　理想的腔静脉滤器应该符合下面标准：①能拦截 >3mm 的栓子；②最大限度保留下腔静脉的横断面积；③不会引起血栓，有生物相容性；④经久耐用，滤过率高，保持血流平稳；⑤可靠固定于腔静脉壁，不易移动、漂浮；⑥安置容易，无或少有并发症；⑦无铁磁性，不影响核磁成像；⑧费用合理。

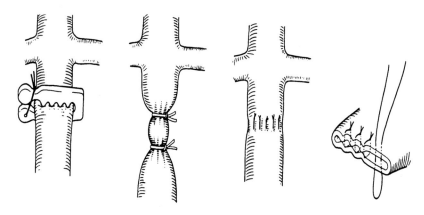

图 2-17-1　早期腔静脉障碍法，通过结扎、格状缝合、腔静脉夹等方法来预防肢体静脉血栓脱落造成的肺动脉栓塞

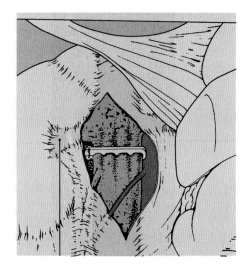

图 2-17-2　腔静脉夹置入法预防肢体静脉血栓脱落造成的肺动脉栓塞

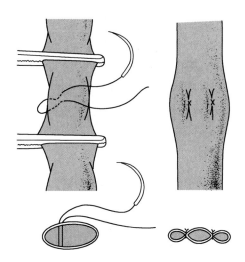

图 2-17-3　腔静脉格状缝合法预防肢体静脉血栓脱落造成的肺动脉栓塞

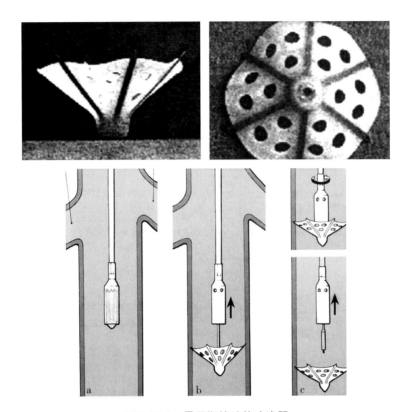

图 2-17-4 最早期的腔静脉滤器

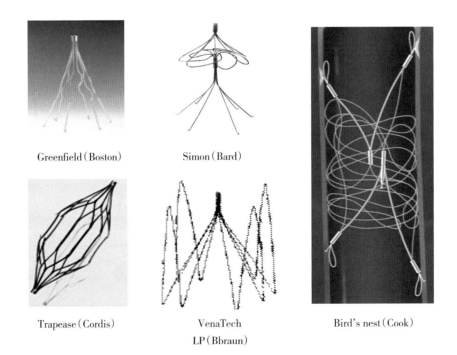

Greenfield（Boston）　　Simon（Bard）

Trapease（Cordis）　　VenaTech LP（Bbraun）　　Bird's nest（Cook）

图 2-17-5 现代常用的永久性滤器

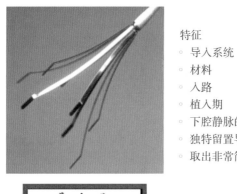

特征
- 导入系统　　　　　12-F 鞘
- 材料　　　　　　　Phynox 合金
- 入路　　　　　　　右侧颈内静脉
- 植入期　　　　　　最长 12 周
- 下腔静脉的最大直径 28mm
- 独特留置导管及皮下锚锁装置
- 取出非常简单而不需要额外的花费

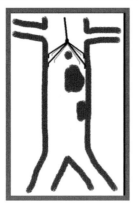

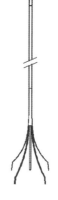

图 2-17-6　常用的临时性滤器（Tempofilter Ⅱ）

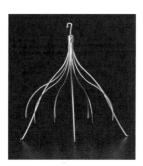

Celect™（Cook）

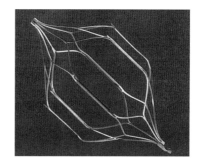

Optease（Cordis）

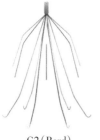

G2（Bard）

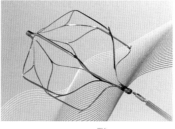

Aegisy™

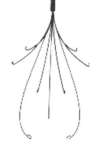

ALN（ALN）

图 2-17-7　常用的可选择性滤器

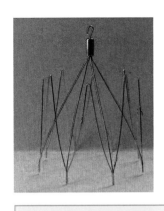

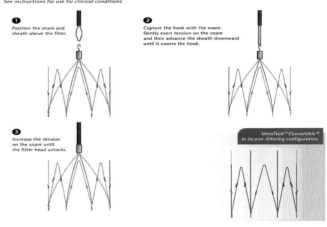

最长转换时间

| 动物实验： | 6个月 |
| 目前推荐： | 14天 |

Vena Tach Convertibal Filter(Bbraun)-2009年

图 2-17-8　可转换性滤器

二、腔静脉滤器置入指征

(一) 永久性腔静脉滤器置入的绝对指征

1. 已经发生或高度怀疑 PE 的 DVT 患者。

2. 在抗凝治疗中的 DVT 患者发生 PE。

3. 抗凝治疗 DVT 的患者发生并发症,不能进一步治疗。

4. DVT/PE 出现抗凝治疗的禁忌证。

5. 肺动脉血栓手术或血栓消融术后。

6. 腔静脉滤置入失败或发生移位、血栓等需要置入第二个滤器。

(二) 永久性腔静脉滤器置入的相对指征

1. DVT 患者伴有慢性肺动脉高压或心肺功能不良。

2. 可疑腔静脉内有游离大块血栓。

3. 难于控制的高凝状态。

4. 发生在髂静脉内的血栓。

5. DVT 发生在 35 岁以下的中青年(恶性血栓)。

6. 血液疾病、恶性肿瘤、复合外伤同时伴有肢体损伤的 DVT。

7. 发生在右下肢并有向髂静脉蔓延可能的 DVT。

8. 患者强烈要求置入腔静脉滤器或准备应用大剂量、强有力溶栓药物的 DVT 患者。

(三) 临时性腔静脉滤器置入的指征

1. 对高危险性的复合外伤,特别是伴有多处骨干和脊柱损伤患者进行预防性置入。

2. 在高危险的外科手术中预防性置入,如:膝关节、髋关节置换或大的骨盆手术、后膜肿瘤手术。

3. 儿科或年轻人因故需要预防或保护。

4. 短期内出现抗凝及溶栓禁忌证者,如:后腹膜出血、再次需要进行神经外科手术的人。

5. 准备进行大剂量药物静脉溶栓。

6. DVT/PE 出现在分娩前后的患者。

7. DVT/PE 出现在手术后的早期。

8. 有 PE 的病史或有一时性 PE 发生可能者。

9. 由于肝素诱导产生的血小板减少,进行恢复性治疗阶段。

（四）预防置入指征

1. VTE——外科大手术。

2. VTE——创伤。

3. VTE——高风险的医疗活动。

（五）腔静脉滤器置入禁忌证

1. 慢性下腔静脉闭塞。

2. 下腔静脉解剖异常。

3. 下腔静脉受压。

4. 下腔静脉无入路。

5. 下腔静脉无滤器释放部位。

（六）肾静脉上腔静脉滤器置入的指征

1. 下腔静脉血栓已扩展至肾静脉以上,其中包括:肝、肾肿瘤所产生的癌栓。

2. 在分娩后,发生在卵巢静脉血栓,需要进行腔静脉滤过者。

3. 在妊娠期间需要置入腔静脉滤器。

4. 对已置入的腔静脉滤器发生或可能发生移位者。

（七）上腔静脉滤器的置入

目前已有研究报告,来自上肢静脉血栓脱落后发生的肺动脉栓塞并非少见,特别是各种静脉内置管及监测技术的开展,增加了上肢静脉血栓形成和 PE 发生的机会,因此上腔静脉内置入滤器已引起重视。但在选择置入指征上必须更加慎重,在必须置入时一定要由经验丰富的医生来完成。国外已有很多报道提示:上腔静脉内置入滤器是安全、有效的。在滤器的类型上可选择固定好、短段的为好。Ascher 在 3 年内放入 26 例上腔静脉置入滤器,其中

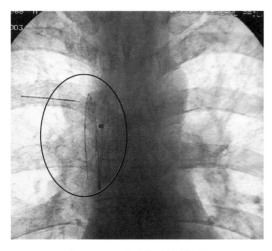

图 2-17-9　上腔静脉滤器置入

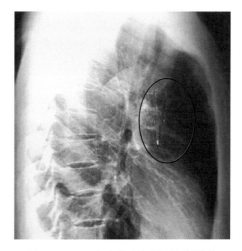

图 2-17-10　上腔静脉滤器置入侧位像

一例放入头臂静脉内。几年来作者已为多例患者置入上腔静脉内滤器,未发生并发症,效果良好。

三、腔静脉滤器置入可能发生的并发症

(一) 近期主要并发症

1. 腔静脉滤器置入位置错误 腔静脉滤器的正确置入来自滤器释放前对拟置入的腔静脉部位的准确判断、测量以及精湛的释放技术。而发生腔静脉滤器置入位置错误通常是没有进行腔静脉造影或没有很好地解读腔静脉造影。具体表现为:①滤器被误置入在髂静脉内而没有在腔静脉内,从而不能起到应有的作用。②动脉与静脉判断不清,滤器被误置入腹主动脉内,这种情况并非骇人听闻,在国内外均有发生。Kaufma 就曾报道过由于意外事故所致滤器被放入腹主动脉分叉处的病例。③滤器被误置入肠系膜上静脉,这种情况通常发生在经颈静脉入路,导丝从粗大变异的肝静脉进入门脉系统但没有引起术者注意,最终滤器被放入肠系膜上静脉内。④腔静脉畸形,但术者没有正确判断。

2. 腔静脉滤器置入后开放不良和移位 不正确的置入部位、不良的释放技术、质量不佳的材料可以导致滤器置入失败。腔静脉滤器置入后开放不良可能有以下几种情况:①载有滤器的释放导管没有在腔静脉主干内,而是进入了腔静脉分支内。如:腰静脉、生殖静脉或一些变异分支。因为这些分支管径小,释放后的滤器自然不会完全开放。②由于滤器置入前没有进行很好的血管造影检查,腔静脉内有狭窄、血栓存在,导致滤器在狭窄或血栓部位内释放,显然肯定不会开放完全。③由于释放过于急躁、粗暴,滤器释放后发生偏心、倾斜或头部卡在肾静脉内造成开放不良。④滤器自身问题,滤器与释放导管之间因某种原因卡得过紧,由于质量问题,被压缩在导管内的滤器,当被释放后不能膨开,恢复原来的形态。⑤滤器制作时多数情况下是在低温下塑型后置入到输送系统内,体内释放后在体温的作用下恢复正常形态,但体温、室温偏低时或滤器出现所谓的"金属疲劳"时,滤器可能出现开放不良现象,这种现象可以不用进一步处理,在数小时内滤器会恢复到正常形态。

当滤器大小与腔静脉口径不一致,后者大于前者时,滤器可以因固定不好发生移位。滤器置入后发生开放不完全、倾斜、尾部固定不良等情况时,不但不能发挥滤器应有的作用,反而会增加滤器移位的危险。滤器移位可以在滤器释放后立即发生,也可以在滤器释放后数天或数月内发生。可以出现部分移位,也可以出现整体移位。滤器移位可以发生在局部上下移动,也可以发生长距离移动,如进入右心房、右心室、肺动脉主干,更可怕的是它可以如同支架一般卡住三尖瓣,使之丧失功能,甚至造成患者死亡。Arjomand 报道一位 55 岁男性,外伤后被置入滤器预防肺动脉栓塞发生,遗憾的是滤器发生了移位,进入右心房三尖瓣处,最后通过抓捕导管取出。De Waele 报道滤器移位至右心房后,造成心肌穿孔,通过经食管超声检查被确认。Bustamante 报告一例病例,滤器置入后发生移位,患者立即死亡。滤器移位可以在滤器释放后立即发生,也可以在滤器释放后数年内。可以发生部分移位,如滤器折断。也可以发生整体移位。滤器移位可以发生在局部上下移动,也可以发生长距离移动。需要说明的是:腔静脉滤器被置入时患者是平卧位,手术几天后复查时,患者往往是站立拍腹部平片或透视,此时滤器可能发生一个腰椎范围的位置变化,这属于正常的视觉差异现象,不被认为是移位。

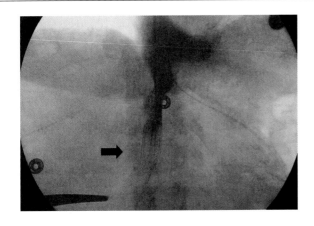

图 2-17-11 滤器可以通过异常通路——门脉系统进入肠系膜静脉

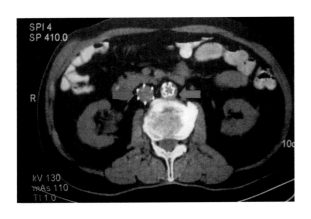

图 2-17-12 滤器被错误的植入腹主动脉后,被迫再植入第二个滤器

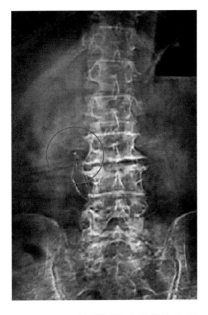

图 2-17-13 滤器置入左髂静脉内无拦截栓子作用

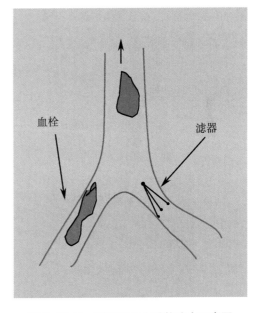

图 2-17-14 滤器置入左髂静脉内示意图

图 2-17-13、2-17-14 右侧肢体 DVT 患者,通过左股静脉置入下腔静脉滤器,但因忽略了造影定位(该例髂静脉分叉位置较高),滤器被放入在左侧髂静脉内,由于位置太低,滤器不能发挥作用

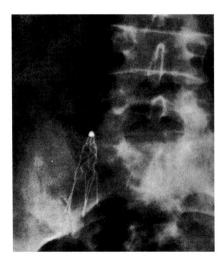

图 2-17-15　滤器置入右髂静脉内无拦截栓子作用

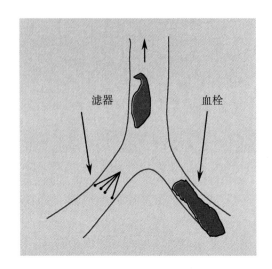

图 2-17-16　滤器置入右髂静脉内示意图

图 2-17-15、图 2-17-16　左侧肢体 DVT 患者,通过右股静脉置入下腔静脉滤器,因操作不当,滤器被放入在右侧髂静脉内,由于位置太低,滤器不能发挥作用

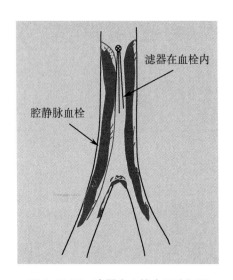

图 2-17-17　滤器在血栓内无法打开

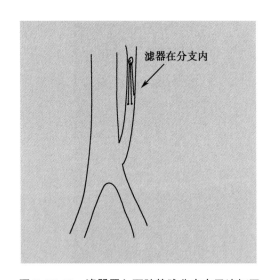

图 2-17-18　滤器置入下腔静脉分支内无法打开

图 2-17-17、2-17-18　腔静脉滤器被置入腔静脉分支内或腔静脉的血栓内无法开放

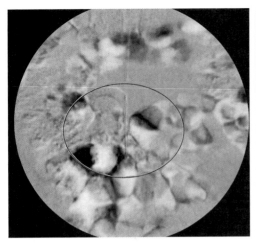
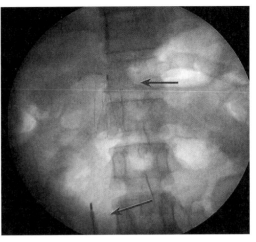

图 2-17-19 腔静脉滤器被植入后不能打开,被迫植入第二个滤器腔

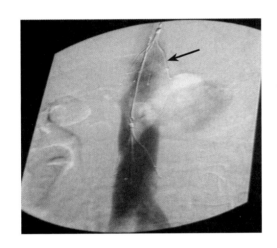

图 2-17-20 第一个滤器上端血栓形成被迫再追加一个

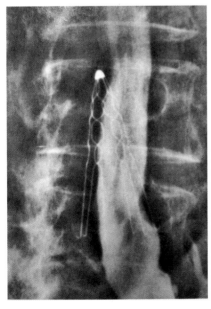
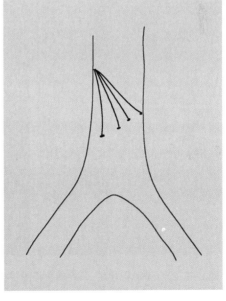

图 2-17-21 滤器释放后发生倾斜不能发挥应有作用

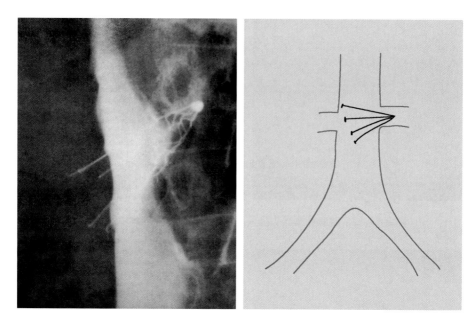

图 2-17-22　滤器释放后,头部进入左肾静脉,滤器体部横在腔静脉管腔中央

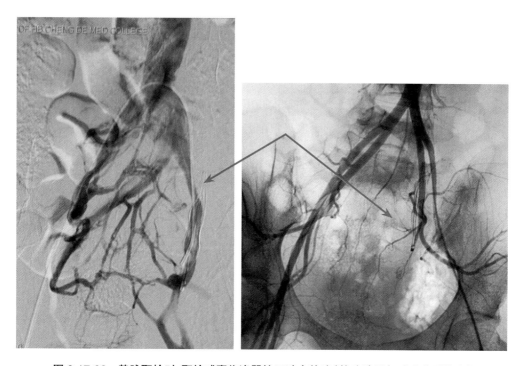

图 2-17-23　静脉取栓时,取栓球囊将滤器拉至髂内静脉(静脉造影与动脉造影检查)

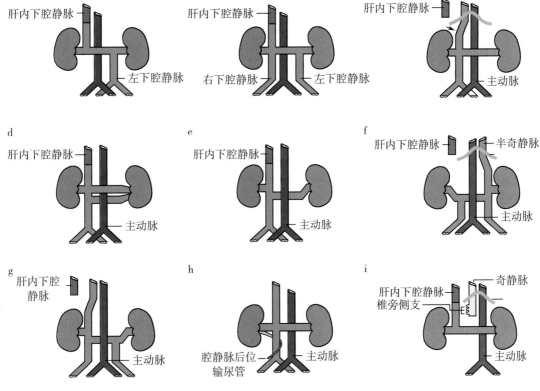

图 2-17-24　肾静脉及下腔静脉变异图

肾静脉和下腔静脉变异图示：a. 左侧下腔静脉；b. 双下腔静脉；c. 奇静脉延续的下腔静脉；d. 旋主动脉的左肾静脉；e. 主动脉后位左肾静脉；f. 双下腔静脉、主动脉后位右肾静脉、下腔静脉延续的半奇静脉；g. 双下腔静脉、主动脉后位左肾静脉、下腔静脉延续的奇静脉；h. 旋腔静脉的输尿管；i. 肾下下腔静脉缺如伴肾上下腔静脉存在

表 2-17-1　下腔静脉先天异常

变异	胚胎学	发病率
左侧下腔静脉	左侧上主静脉残留	0.2%~0.5%
双下腔静脉	双上主静脉残留	2.2%~3%
奇静脉延续的下腔静脉	右下主静脉-肝静脉未吻合和右下主静脉未萎缩	0.6%
旋主动脉的左肾静脉	左肾静脉背支和肾静脉环背弓残留	8.7%
主动脉后位左肾静脉	肾静脉环背弓残留	2.1%
双下腔静脉、主动脉后位右肾静脉、半奇静脉延续的下腔静脉	左上主静脉和肾静脉环背支残留,腹侧支退化和下主静脉-肝静脉未吻合	罕见
旋腔静脉的输尿管	右上主静脉系统功能不全和右后主静脉残留	罕见
肾下下腔静脉缺如伴肾上下腔静脉存在	肾下下腔静脉缺如意味着后主静脉和上主静脉发育失败。胚胎发育异常或者出生时下腔静脉血栓所致	罕见

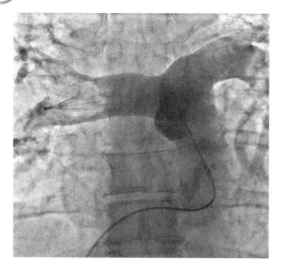

图 2-17-25　滤器移位至右肺动脉

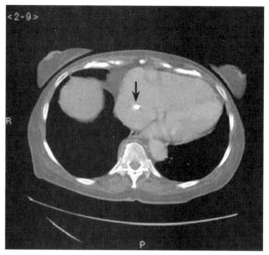

图 2-17-26　CT 检查提示滤器移位至右心房

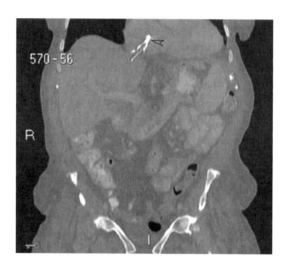

图 2-17-27

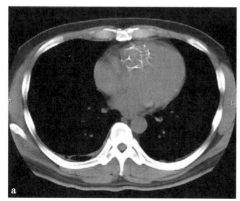
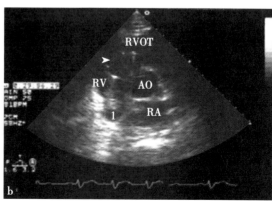

图 2-17-28
a、b 示滤器移位至右心房后 CT 与心超的检查结果

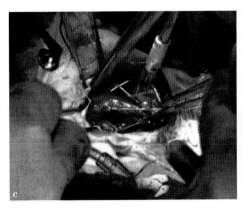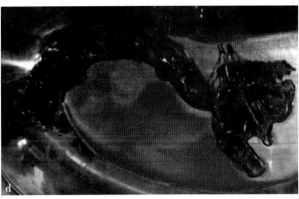

图 2-17-28（续）

c、d 示手术取出滤器

（二）中、远期主要并发症

1. **腔静脉滤器置入后再发肺动脉栓塞和 DVT**　虽然有腔静脉滤器置入和抗凝治疗，但临床上一些患者还是有可能发生肺动脉栓塞，只不过是发病率相对减少。PREPIC Study Group 报告了一组滤器置入患者的 8 年随访结果表明：再发肺动脉栓塞发生率为 6.2%，其中 20% 为致死性。另一个值得注意的问题是再发肢体深静脉血栓，特别在作为置入腔静脉滤器入路的肢体。在我们置入腔静脉滤器的患者中，DVT 发生率为 3%。滤器在置入过程中，粗暴的操作、血管壁的损伤、拔出导管后穿刺部位的过度过长时间压迫、抗凝不够以及滤器对血管壁的刺激等一些其他原因都可以导致 DVT 再形成。Greenfield 统计了 1191 例置入腔静脉滤器的患者，其中有 465 例进行了 9 年随访。在随访的患者中，坚持抗凝治疗有 241 例中，再发 DVT 为 12%，再发肺动脉栓塞为 2%，而没有坚持抗凝治疗的有 224 例，再发 DVT 为 15%。尽管资料显示似乎 DVT 再发率与抗凝与否无关，但仍然有学者提倡对滤器置入后进行有效的抗凝治疗。在临床工作中，抗凝药物剂量的调整应该在很好的监测凝血指标下进行，已有文献报道良好的抗凝治疗可以减少 20%~50% 的 DVT 再发生。

在通常情况下，>7mm 的栓子可以阻塞肺动脉的最小分支造成栓塞，而滤器的设计理念是拦截 >3mm 以上的栓子，但 <3mm 的栓子还是可以通过滤器进入肺动脉。然而，如果多量的小栓子同时脱落或患者平时心肺功能不良，也可以带来严重不良后果。另外，腔静脉滤器在置入后发生开放不完全、倾斜、位置不良、移位以及滤器本身出现血栓等问题，也是再发肺动脉栓塞的原因。

2. **腔静脉阻塞**　滤器置入后造成静脉阻塞的主要原因有三种：①肢体静脉血栓衍生繁殖所致；②滤器拦阻栓子后衍生繁殖新的血栓所致；③滤器造成腔静脉炎性反应，局部血管壁增生，管腔狭窄所致。一组多中心研究结果表明：滤器置入后腔静脉阻塞发生率为 18.6%，其中发生在 6 个月内为 83.8%，6 个月 ~1 年为 7.2%，1~2 年内为 6.3%，2 年以上为 2.7%。其中 14.41% 出现症状性 PE。随访（0.17~44.73 个月）结果表明：57.1% 血栓缩小，血栓发展但没有完全阻塞腔静脉为 12.6%，28.6% 无任何变化。进一步研究表明：多数患者无临床症状，血栓形成后很少发生恶化。

3. **滤器穿透腔静脉**　滤器腐蚀或穿透下腔静脉壁相对少见。它可以损伤后腹膜组织或腹腔脏器，如：损伤小肠后引起消化道反复出血，甚至穿透腹主动脉。造成这些并发症发生的原因多数是因滤器置入腔静脉后位置不正确、发生移动、成角、倾斜或滤器自身设计不合理，为了追求稳定而将滤器钩角做得过于锐利。临时滤器置入后与腔静脉壁固定、粘连,取出时用力过大,撕破腔静脉。Woodward 报告滤器支脚(或倒钩)刺破腔静脉后,损伤腰动脉,导致大出血。

4. 胃肠道并发症　滤器发生移位或穿破腔静脉壁后,可以损伤小肠,引起消化道反复出血。也可以造成小肠扭转、十二指肠 - 腔静脉瘘、十二指肠穿孔等。特别是鸟巢式滤器穿破腔静脉和小肠,导致消化道大出血的病例在国内外都曾有报道(图 2-17-23、2-17-24、2-17-25)。Bianchin 报道滤器刺破十二指肠,通过胃镜检查被发现。

5. 肾脏并发症　腔静脉滤器正常情况下应该置入在肾静脉下,滤器顶端与肾静脉开口处至少要有 0.5~1.0cm 的距离。若滤器位于肾静脉开口处,可能发生倾斜,阻塞肾静脉。在肾静脉开口上方,容易造成肾静脉血栓形成,特别是在肾肿瘤、肾功能不全、既往有肾静脉血栓形成病例。然而,滤器并非绝对不能放置在肾静脉上,如:对需要滤器的妊娠患者,就可以考虑放置在肾静脉上。

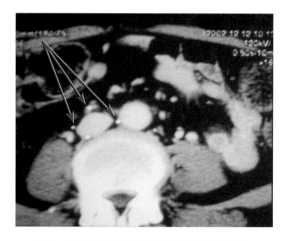

图 2-17-29　滤器穿透腔静脉损伤周围组织

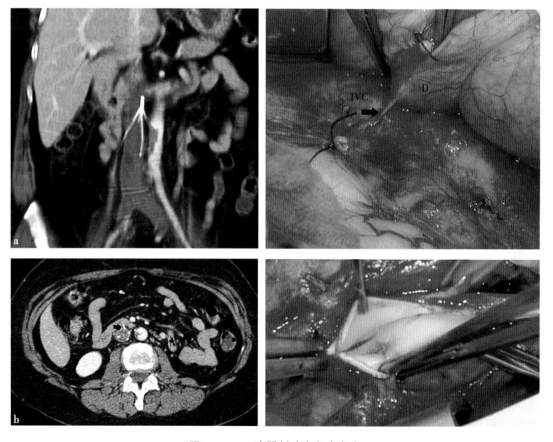

图 2-17-30　滤器刺破腹主动脉壁

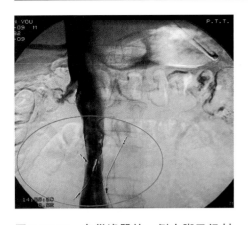

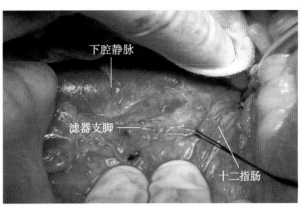

图 2-17-31　鸟巢滤器的一侧支脚已经刺破下腔静脉壁,暴露在血管外

图 2-17-32　该病例因反复消化道出血而行手术探查,术中发现鸟巢滤器的一侧支脚刺破了十二指肠

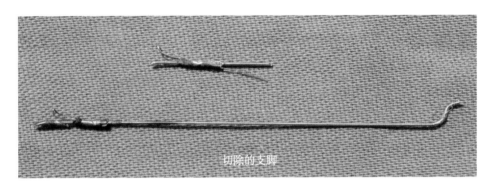

图 2-17-33　手术取出刺破十二指肠的滤器一侧支脚

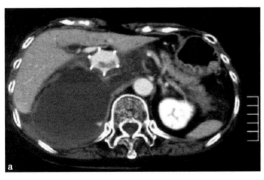

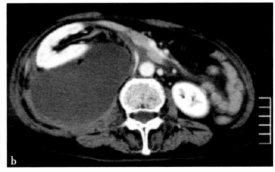

图 2-17-34　滤器刺破血管壁,造成后腹膜血肿

但要在滤器置入前充分评价肾脏功能。Greenfield 148 例肾静脉上置入滤器,通过多年随访,再发 PE8%,下腔静脉阻塞 2.7%,与肾静脉下置入滤器病例相比,无明显差异。肾静脉上置入滤器指征:血栓在肾静脉部位、预防滤器发生移位、滤器释放失败、滤器位置不良、妊娠后患者。有文献报道滤器也可以在穿破腔静脉后损伤肾盂,造成尿道阻塞、血尿、肾盂积水。Stacey 报告一例患者置入鸟巢式滤器后,刺破肾盂,导致症状性肾盂积水。

6. 其他并发症

①滤器置入后支脚移位穿破动脉,形成动 - 静脉瘘,需要通过手术取出滤器,修补瘘口。②置入滤器的患者,如果需要做右心导管,可以通过头臂、颈内静脉进行,否则可能出现导丝与滤器互相干扰现象。③Rossi 总结了 60 例置入临时滤器病例,置入指征为:肢体急性血栓、再发肺动脉栓塞、抗凝禁忌证或抗凝失败者,滤器在 4 周被取出。其中 3 例发生移位(占 5%),在 3 例移位病例中,2 例在滤器置入后 3 天内死亡,一例死于广泛性 PE,一例死于心脏压塞。另一则无任何症状。因此说临时滤器置入的稳定性要可靠。④Yegul 报告一例事先放入滤器患者,在腔静脉内置入中心静脉压测量导管时,导丝缠住滤器,在回收导丝时,滤器移位至右侧头臂静脉,通过抓捕导管取出。同样情况 Andrews 报告了 4 例,其中 2 例在回收导丝时折断滤器,部分滤器残端移位至上腔静脉或头臂静脉,最终通过抓捕导管取出。⑤Ashley对危重外伤、肾功能不全等患者,当需要置入腔静脉滤器时,为防止造影所致肾功能不全、放射线刺激、搬动时所致损伤,采用床旁 B 超引导下腔腔静脉滤器置入,并认为是安全可靠的。这种方法国内董国祥教授早在 2002 年已应用于临床。⑥恶性肿瘤患者当合并有肢体静脉血栓及 PE 时,由于难于溶栓、抗凝,Ihnat 主张选择性置入滤器。⑦Seita 对滤器刺破腔静脉病例,为了防止发生出血,采用对腔静脉外包裹方法。Chintalapudi 报道:滤器刺破腔静脉,损伤腹主动脉壁,主动脉形成附壁血栓后脱落造成急性右侧股动脉栓塞。⑧Shaer 报道:一例置入滤器患者,5 年后出现不明原因腰背疼痛,CT 扫描发现滤器支脚刺入椎骨,看来一些滤器的损伤可以发生在几年后,不能忽视。⑨Campbell 报道:鸟巢滤器置入后 2 年,患者出现腹主动脉假性动脉瘤。⑩Kazmers 报告 151 例滤器置入患者,置入位置错误占 0.7%,出现严重并发症 1.3%。滤器置入后患者平均寿命 4.96 年。其中一例造成胸腔积血;一例

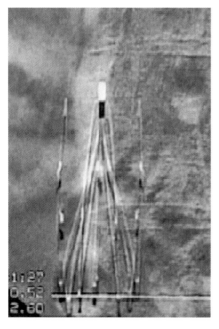

图 2-17-35　某患者因肢体 DVT,PE 被植入滤器,滤器植入后造影示开放良好

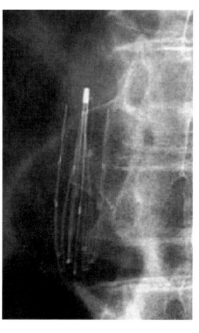

图 2-17-36　两年后下腔静脉因血栓形成后机化,血管回缩而发生闭塞,同时滤器形态也发生明显变化

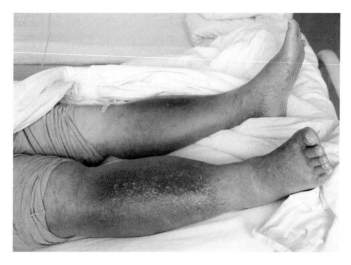

图 2-17-37　患者因此而出现难已控制的顽固性肢体肿胀

因放入性腺静脉内,需要置入第二个滤器;一例造成下腔静脉穿孔,通过手术修复并置入第二个滤器。⑪Kinney 报告通过 7 年来对 11 例滤器置入后出现急性颈部脊髓损伤患者的观察发现,滤器移位率 46%、再发肺动脉栓塞 9%、下腔静脉穿孔 9%、下腔静脉血栓形成 18%,因此认为急性颈部脊髓损伤后及相应的固定治疗措施可以明显增加滤器置入后并发症的发生。

四、腔静脉滤器置入并发症的预防与处理

1. 在滤器被置入前应该做到　①了解所用滤器的型号、特点、性能、缺点或容易发生的问题;②消毒日期、最大开放直径、允许置入腔静脉的最大直径、释放后最大长度、滤器释放后的正常形态、允许滤器置入的血管途径;③输送导管直径和滤器置入的具体操作程序和方法。

2. 在滤器被置入时要做到　①了解导管入径血管内是否有血栓存在。②腔静脉造影,确定静脉直径和肾静脉开口部位以及腔静脉腔内通畅情况。良好的血管造影,可以确定腔静脉直径、解剖变异情况(如腔静脉直径过大、双腔静脉)、血管形态、腔静脉内通畅情况,重要血管分支的部位,防止滤器置入时因腔静脉内血栓存在而发生医源性肺动脉栓塞。③滤器开放前要认真确认头尾方向,切勿颠倒。④滤器置入后要常规造影,确定滤器开放与固定情况。

3. 技术　良好的介入操作技术可以避免滤器置入部位不良、移位、倾斜、损伤血管、腔静脉穿孔。

4. 在滤器置入过程中,如出现导丝断裂、折断,滤器不能打开或开放不良、移位等意外情况,可以通过腔内血管技术(如抓捕导管、抓捕导丝等方法)

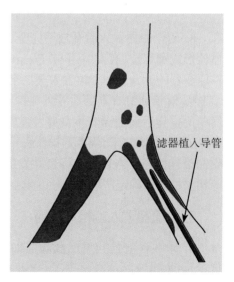

滤器植入导管

图 2-17-38　滤器被植入时因腔静脉内血栓存在而发生医源性肺动脉栓塞

取出。

5. 当导丝、滤器等材料在血管内断裂后难于通过介入技术取出时，要及时通过手术取出。

6. 当滤器移位进入右心房后，并对人体已经造成危害时，应该积极想办法，通过介入或手术方法取出。有学者认为，如果患者无任何临床症状，不一定非要取出，特别是通过介入方法取出时，有时可能导致心律失常、三尖瓣功能不良和滤器进一步移位。Gelbfish 报道 3 例由于释放事故或移位导致滤器进入右心房，在试图通过介入方法取出过程中，2 例出现失败，而其中一例发生了进一步移位后进入右肺动脉。

7. 一些医生在置入腔静脉滤器时，为了追求速度，不做腔静脉造影，滤器释放定位在第 L_2 上缘，依据是右肾静脉开口于 L_1 下缘。我们认为做法是不可取的，在临床工作中，各种可能事情都可以发生。

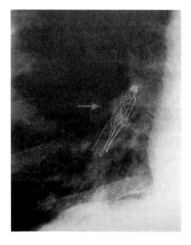

图 2-17-39　腔静脉滤器因移位进入肺动脉

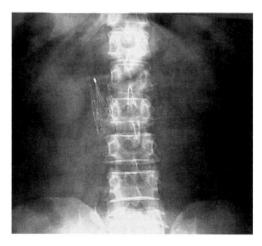

图 2-17-40　滤器被放置在 L_2 中上缘，但却因头部开放在右肾静脉开口处，滤器发生偏移，说明右肾静脉开口较低

8. 对于滤器置入后释放不完全、部分支脚没有展开的病例，为了使滤器发挥作用，防止血栓形成和移位，有人应用 6F Fogarty 导管伸入滤器内扩张并获成功。另外，对于该种情况在原滤器的上方或下方再置入第二个滤器的方法也可以考虑。

9. 对于训练有素的血管外科医生来讲，腔静脉滤器的置入并非是很难的事情。然而，简单的操作后面蕴涵着不良并发症发生的危险。滤器置入指征的严谨把握，正确的病例选择，精湛的介入技术，规范的操作程序，精心的术后管理是获得成功治疗、避免不良并发症发生的最佳途径。当怀疑有不良并发症发生时，可以进行 CT、主动脉造影、腔静脉造影、核素等相关检查来确定产生损伤性并发症的部位和程度，以便制定最好的治疗方案来进行处理。

五、滤器置入的相关问题

1. 永久性滤器与可回收滤器如何选择　越来越多的文献显示，可回收滤器置入后较低的回收率。Gaspard 报告了 2004—2006 年间，298 例可回收滤器仅有 11 例（3.7%）取出。Kim 分析了 702 例置入 IVCF 的患者，427 例置入了可回收滤器（RF），275 例置入了永久性滤器（PF），平均随访 11.5 个月。PF 组患者年龄更大，更多的合并有肿瘤。PF 组有 11 例、RF

组有20例发生症状性肺栓塞,两组症状性DVT和下腔静脉血栓的发生率相当。66例(15.5%)RF尝试取出,46例(70%)成功回收,取出后随访12个月,没有患者新发PE。RF和PF预防肺栓塞的有效性和并发症的发生率相当,医生应根据患者处于肺栓塞的高危时间长短选择滤器类型。根据美国介入放射学会指南,应评估患者需要预防肺栓塞的时间长短,选择永久性或可回收滤器。

2. 下腔静脉滤器在创伤患者中的应用　创伤患者VTE发病率高,有报道显示未采取预防措施DVT发生率高达50%,PE发生率高达30%。一项关于349例创伤患者的随机对照研究显示,未接受血栓预防治疗时总的DVT的发病率为58%,中央型DVT的发病率为18%。由于严重创伤患者有出血的风险,往往存在抗凝禁忌。对于存在VTE高危险的严重创伤患者,选择性地置入滤器可以有效地降低PE的发生。一项纳入9271例创伤患者的回顾性分析显示,高危因素包括颅脑外伤合并脊髓损伤、颅脑外伤合并长骨骨折、严重骨盆骨折合并长骨骨折、多发长骨骨折。一项meta分析显示置入滤器组和对照组PE的发生率分别为0.2%和1.5%。另外一项研究对比了40例置入滤器的严重创伤患者和80例未置入滤器的患者,PE的发生率分别为3%和18%。滤器在创伤患者中的使用随着可回收滤器的问世逐年增加。多项研究显示可回收滤器在创伤患者中很高的技术成功率和低的PE发生率,滤器的回收率不尽一致。一项纳入446例创伤患者的多中心研究显示回收率仅为22%,Meier报告了37例预防性置入可回收滤器的创伤患者,回收率为86%,其中36%的滤器拦截到血栓。Rosenthal报告了127例置入可回收滤器的创伤患者,当度过抗凝禁忌后52%的患者取出了滤器,未取出滤器的病例主要由于存在抗凝禁忌,还有一小部分是由于滤器拦截到血栓。虽然可回收滤器在创伤患者中的使用越来越多,但诸如随访、滤器的取出时间等问题尚待解决。

3. 下腔静脉滤器在恶性肿瘤患者中应用　恶性肿瘤是VTE的独立危险因素之一,有报道显示恶性肿瘤患者VTE的发病率为7%~50%,发生PE的风险增加2~4倍。具体的病理机制尚不完全明了,各种学说涉及抗凝和纤溶机制,血管内皮、白细胞、血小板的变化,肿瘤患者处于获得性高凝状态。肿瘤患者抗凝治疗过程中出血并发症的发生高达35%~50%。Gitter报道肿瘤患者抗凝治疗时出血并发症的发生率增加4倍,Calligaro报道晚期肿瘤患者抗凝治疗时出血并发症的发生率为25%。尽管有学者认为置入下腔静脉滤器是有益的,但也有学者提倡应当抗凝治疗。Lin认为肿瘤患者发生复发性VTE的风险增加,下腔静脉滤器置入可以替代长期抗凝治疗,改善患者的生活质量并降低致死性PE的发生。在Wallace的一项研究中,308例肿瘤合并VTE的患者置入了IVCF,结果显示IVCF可以有效地预防PE相关的死亡,然而滤器置入使复发性DVT和下腔静脉血栓的发病率增高,癌症患者滤器置入后复发性VTE的发生率为4%~62%。Ihnat回顾性分析了166例肿瘤合并VTE的患者,138(83%)例单纯抗凝治疗,28例由于抗凝禁忌置入了腔静脉滤器,单纯抗凝治疗组有32例患者在抗凝过程中由于出血、复发性VTE等原因置入了滤器。然而,滤器相关的严重的并发症如腔静脉血栓、静脉性坏疽的发病率较高,建议常规抗凝治疗的同时选择性地置入滤器。Jarrett则认为,由于肿瘤患者生存期较短,置入IVCF的获益并不大。由于滤器在肿瘤患者中的应用尚缺乏循证医学证据支持,而且滤器本身存在并发症,对于已证实存在VTE、有抗凝禁忌或者抗凝并发症、预计生存期较长的患者,可以置入IVCF,对于肿瘤晚期预后差的患者不提倡置入IVCF。

4. 下腔静脉滤器在骨科手术患者中应用　骨科大手术如全髋、全膝关节置换,下肢骨折手术,患者发生 VTE 的风险明显增高。对照研究显示骨科大手术术后未采取预防措施的患者,VTE 的发生率高达 40%~60%,其中中央型 DVT 的发生率为 10%~30%,致死性 PE 的发生率为 5%。目前,骨科大手术围术期 VTE 的预防已成为常规,并被普遍接受,术后 3 个月症状性 VTE 的发生率已降至 1.5%~10%,大多发生在出院后,很少有致死性 PE 的发生。一些研究支持选择性的对骨科手术患者置入 IVCF 可以有效地预防 VTE。一项队列研究中,95 例关节置换患者已确诊发生 PE 或者有发生 PE 的风险,置入了 IVCF,结果显示滤器置入可以有效地预防致死性 PE。Golueke 报告了 88 例置入 IVCF 的关节置换患者,没有发现滤器相关的并发症,没有 PE 的发生。Vaughn 的研究显示,24 例置入 IVCF 的关节置换患者,有 1 例发生 PE,认为关节置换手术选择性地置入 IVCF 是预防致死性 PE 的一种安全、简便、有效的方法。选择性滤器可以在 VTE 的风险期提供临时性的保护,当风险度过后可以取出,因此选择性滤器更适合于此类患者。Strauss 报告了 58 例置入可回收滤器的骨科手术患者,56 例患者术后未发生并发症,2 例患者在围术期死亡但与滤器无相关性。32 例(64%)滤器成功取出,评价置入时间为 38 天,4 例(8%)未取出因为滤器内有血栓,另外未取出的 4 例是因为滤器被下腔静脉壁包裹,10 例滤器由于需要继续预防 PE 而留在原位。尽管可回收滤器的使用可以为骨科大手术患者提供有效的保护,预防 PE 的发生,但目前尚缺乏随机对照研究,滤器的使用仍需慎重。

5. 下腔静脉滤器在妊娠女性中的应用 妊娠是 DVT 的危险因素之一,妊娠妇女发生 VTE 的风险是正常女性的 6 倍,PE 也是产妇死亡的总要原因之一。产妇发生 VTE 的特殊危险因素包括:年龄 >35 岁,VTE 家族史,经产妇,制动,肥胖和剖宫产。抗凝是妊娠妇女 DVT 的首选治疗,但由于妊娠状态,抗凝药物的选择变得困难。华法林能够透过胎盘并有潜在致畸危险,所以不能使用;普通肝素尽管不通过胎盘,但会增加产妇出血、骨质疏松和神经系统并发症;低分子肝素由于并发症少,成为妊娠妇女抗凝治疗的首选药物。妊娠期 VCF 的置入指征包括:标准抗凝治疗仍出现 VTE,存在抗凝禁忌或由于出血并发症不得不终止抗凝。与其他情况不同的是,推荐在肾上水平置入腔静脉滤器,因为腔静脉肾下段收到不断增大的子宫的压迫。更适合采取颈静脉入路,以避免刺激与腔静脉邻近的子宫。Matchett 报告了 22 例妊娠妇女置入肾上滤器,结果显示肾上滤器是安全的,未有肾功能损伤的发生。AbuRahma 的研究显示,对 18 例有静脉血栓的妊娠患者置入永久性滤器明显降低了产妇死亡率,并发症的发生率很低。对于存在短期抗凝禁忌的患者,更适合选择可回收滤器。Kocher 报道了 8 例存在 DVT 的妊娠患者,围生期置入和取出滤器没有发生严重的并发症。同样,鉴于目前没有充分的证据支持,对存在抗凝禁忌或抗凝并发症的妊娠患者,仍应慎重使用 VCF。

(张福先 李海磊 刘军乐 顾建平)

参 考 文 献

1. Stein PD, Twenty-one-year trends in the use of inferior vena cava filters. Arch Intern Med, 2004, 164: 1541-1545

2. Rogers FB. Practice management guidelines for the prevention of venous thromboembolism in trauma patients: The EAST practice management guidelines workgroup. J Trauma, 2002, 53: 142-164

3. Goldhaber SZ, Tapson VF. For the DVT FREE steering Committtee. Aprospective registry of 5451 patients with ultrasound-confirmed deep vein thrombosis. Am J Cardiol, 2004, 93: 259-262

4. Hanno Hoppe. Optional Vena Cava Filters. Dtsch Arztebl Int, 2009, 106(24): 395-402

5. 张福先. 肢体静脉血栓形成与肺动脉栓塞的关系探讨. 中华呼吸和结核杂志, 2000, 9(23): 531-533

6. 翟仁友, 戴定可. 下腔静脉滤器置入术预防致死性肺动脉栓塞: 附三例分析. 中华放射杂志, 1995, 7(29): 448-451

7. Stien PD, Beemath A, Olson RE. Trends in the incidence of pulmonary embolism and deep venous thrombosis in hospitalized patients. Am J Cardiol, 2005, 95(12): 1525-1526

8. 张福先. 腔静脉滤器置入预防致死性肺动脉栓塞发生. 中国实用外科杂志, 2005, 4(25): 217-219

9. 张福先. 肺动脉栓塞的预防与诊治进展. 中华普通外科杂志, 2003, 9(18): 575-576

10. William T. Kuo, Ricky T. Tong, Gloria L. Hwang, et al. High-risk Retrieval of Adherent and Chronically Implanted IVC Filters: Techniques for Removal and Management of Thrombotic Complications. J Vasc Interv Radiol, 2009, 20: 1548-1556

11. Sakaguchi S, Furuta Y. Haemo-pathological changes in recurrent deep venous thrombosis of the extremities. J Cardiovasc Surg, 1982, 23: 117

12. Ascher E, Hingorani A, Mazzariol F, et al. Clinical experience with superior vena caval Greenfield filters. J Endovasc Surg, 1999, 6(4): 365-369

13. Kaufman JL, Berman JA. Accidental intraaortic placement of a Greenfield filter. Ann Vasc Surg, 1999, 13(5): 541-544

14. Arjomand H, Surabhi S, Wolf NM. Right ventricular foreign body: percutaneous transvenous retrieval of a Greenfield filter from the right ventricle--a case report. Angiology, 2003, 54(1): 109-113

15. De Waele JJ, De Pauw M, Van Belleghem Y, et al. Diagnosis of myocardial perforation by a Greenfield filter made by transesophageal echocardiography. J Am Soc Echocardiogr, 2002, 15(4): 374-375

16. Bustamante M, Abascal F, Garcia-Valtuille R, et al. Sudden death in a patient caused by migration of an Antheor vena cava filter to the heart. J Vasc Interv Radiol, 1998, 9(3): 521-522

17. PREPIC Study Group. Eight-year follow-up of patients with permanent vena cava filters in the prevention of pulmonary embolism: the PREPIC randomized study. Circulation, 2005, 112: 416-422

18. Greenfield LJ, Proctor MC. Recurrent thromboembolism in patients with vena cava filters. J Vasc Surg, 2001, 33(3): 510-514

19. Iftikhar Ahmad, Kalpana yeddala, Stephan Wicky, et al. Clinical sequelae of thrombus in an inferior vena cava filter. Cardiovasc Intervent Radiol, 2010, 33: 285-289

20. Feezor RJ, Huber TS, Welborn MB III, et al. Duodenal perforation with an inferior vena cava filter: An unusual cause of abdominal pain. J Vasc Surg, 2002, 35(5): 1-3

21. Dabbagh A, Chakfe N, Kretz JG, et al. Late complication of a Greenfield filter associating caudal migration and perforation of the abdominal aorta by a ruptured strut. J Vasc Surg, 1995, 22(2): 182-187

22. Seita J, Sakakibara Y, Jikuya T, et al. Surgical management of a penetrated Greenfield inferior vena cava filter. Thorac Cardiovasc Surg, 2001, 49(4): 243-244

23. Woodward EB, Farber A, Wagner WH, et al. Delayed retroperitoneal arterial hemorrhage after inferior vena cava (IVC) filter insertion: case report and literature review of caval perforations by IVC filters. Ann Vasc Surg, 2002, 16(2): 193-196

24. Bianchini AU, Mehta SN, Mulder DS, et al. Duodenal perforation by a Greenfield filter: endoscopic diagnosis. Am J Gastroenterol, 1997, 92(4): 686-687

25. Greenfield LJ, Proctor MC. Suprarenal filter placement. J Vasc Surg, 1998, 28(3): 432-438

26. Flanagan D, Creasy T, Chataway F, et al. Caval umbrella causing obstructive uropathy. Postgrad Med J, 1996, 72(846): 235-237

27. Goldman HB, Hanna K, Dmochowski RR, et al. Ureteral injury secondary to an inferior vena caval filter. J Urol, 1996, 156(5): 1763

28. Stacey CS, Manhire AR, Rose DH, et al. Bird's nest filter causing symptomatic hydronephrosis following

transmural penetration of the inferior vena cava. Cardiovasc Intervent Radiol,2004,27(1):61-63

29. Ritter R,Pillny M,Grabitz K,et al. Vena cava umbrella filter:complications and treatment. Dtsch Med Wochenschr,1998 11,123(37):1059-1064

30. Rossi P,Arata FM,Bonaiuti P,et al. Fatal outcome in atrial migration of the Tempofilter. Cardiovasc Intervent Radiol,1999,22(3):227-231

31. Yegul TN,Bonilla SM,Goodwin SC,et al. Retrieval of a Greenfield IVC filter displaced to the right brachiocephalic vein. Cardiovasc Intervent Radiol,2000,23(5):403-405

32. Andrews RT,Geschwind JF,Savader SJ,et al. Entrapment of J-tip guidewires by Venatech and stainless-steel Greenfield vena cava filters during central venous catheter placement:percutaneous management in four patients. Cardiovasc Intervent Radiol,1998,21(5):424-428

33. Ashley DW,Gamblin TC,McCampbell BL,et al. Bedside insertion of vena cava filters in the intensive care unit using intravascular ultrasound to locate renal veins. J Trauma,2004,57(1):26-31

34. Ihnat DM,Mills JL,Hughes JD,et al. Treatment of patients with venous thromboembolism and malignant disease:should vena cava filter placement be routine? J Vasc Surg,1998,28(5):800-807

35. Seita J,Sakakibara Y,Jikuya T,et al. Surgical management of a penetrated greenfield inferior vena cava filter. Thorac Cardiovasc Surg,2001,49(4):243-244

36. Chintalapudi UB,Gutierrez OH,Azodo MV. Greenfield filter caval perforation causing an aortic mural thrombus and femoral artery occlusion. Cathet Cardiovasc Diagn,1997,41(1):53-55

37. Shaer JA,Epstein N. An unusual cause of low back pain? A case report.Spine,1998,15,23(12):1349-1350

38. Campbell JJ,Calcagno D. Aortic pseudoaneurysm from aortic penetration with a bird's nest vena cava filter. J Vasc Surg,2003,38(3):596-599

39. Kazmers A,Ramnauth S,Williams M. Intraoperative insertion of Greenfield filters:lessons learned in a personal series of 152 cases. Am Surg,2002,68(10):877-882

40. Kinney TB,Rose SC,Valji K,et al. Does cervical spinal cord injury induce a higher incidence of complications after prophylactic Greenfield inferior vena cava filter usage? J Vasc Interv Radiol,1997,8(4):719-720

41. Gelbfish GA,Ascer E. intracardiac and intrapulmonary Greefield filters:A long-term follow-up. J Vasc Surg, 1991,14(5):614-617

42. Danikas D,Constantinopoulous GS,Stratoulias C,et al. Use of a Fogarty catheter to open an incompletely expanded Vena Tech-LGM vena filter-A case report. Angiology,2001,52(4):283-286

43. Gaspard SF,Gaspard DJ. Retrievable inferior vena cava filters are rarely removed. Am Surg,2009,75:426-428

44. Kim HS,Young MJ,Narayan AK,et al. A comparison of clinical outcomes with retrievable and permanent inferior vena cava filters. J Vasc Interv Radiol,2008,19:393-399

45. Velmahos GC,Kern J,Chan LS,et al. Prevention of venous thromboembolism after injury:an evidence-based report. Part I:Analysis of risk factors and evaluation of the role of vena caval filters. J Trauma,2000,49:132-139

46. Velmahos GC,Kern J,Chan LS,et al. Prevention of venous thromboembolism after injury:an evidence-based report. Part I:Analysis of risk factors and evaluation of the role of vena caval filters. J Trauma,2000,49:140-144

47. Geerts WH,Code KL,Jay RM,et al. A prospective study of venous thromboembolism after major trauma. N Eng J Med,1994,331(24):1601-1606

48. Meyer CS,Blebea J,Davis K,et al. Surveillance venous scans for deep venous thrombosis in multiple trauma patients. Ann Vasc Surg,1995,9:109-114

49. Khansarinia S,Dennis JW,Veldenz HC,et al. Prophylactic Greenfield filter placement in selected high-risk trauma patients. J Vasc Surg,1995,22:231-236

50. Sing RF,Cicci CK,Smith CH,et al. Bedside insertion of inferior vena cava filters in the intensive care unit. J

Trauma,1999,47:1104-1107

51. Carlin AM,Tyburski JG,Wilson RF,et al. Prophylactic and therapeutic inferior vena cava filters to prevent pulmonary embolism in trauma patients. Arch Surg,2002,137:521-527

52. Winchell RJ,Hoyt DB,Walsh JC,et al. Risk factors associated with pulmonary embolism despite routine prophylaxis:implications for improved protection. J Trauma,1994,37(4):600-606

53. Rodriguez JL,Lopez JM,Proctor MC,et al. Early placement of prophylactic vena caval filters in injured patients at high risk for pulmonary embolism. J Trauma,1996,40:797-802

54. Meier C,Keller IS,Pfiffner R,et al. Early experience with the retrievable OptEase vena cava filter in high-risk trauma patients. Eur J Vasc Endovasc Surg,2006,32:589-595

55. Rosenthal D,Wellons ED,Lai KM,et al. Retrievable inferior vena cava filters:early clinical experience. J Cardiovasc Surg,2005,46:163-169

56. Miller SP,Sanchez-Avalos J,Stefanski T,et al. Coagulation disorders in cancer. I:Clinical and laboratory studies. Cancer,1967,20:1452-1465

57. Donati MB,Poggi A. Malignancy and haemostasis. Br J Haematol,1980,44:173-182

58. Piccioli A,Prandoni P,Ewenstein BM,et al. Cancer and venous thromboembolism. Am Heart J,1996,132:850-855

59. Krauth D,Holden A,Knapic N,et al. Safety and efficacy of long-term oral anticoagulation in cancer patients. Cancer,1987,59:983-985

60. Moore FD,Osteen RT,Karp DD,et al. Anticoagulants,venous thromboembolism,and the cancer patient. Arch Surg,1981,116:405-407

61. Gitter MJ,Jaeger TM,Petterson TM,et al. Bleeding and thromboembolism during anticoagulant therapy:a population based study in Rochester,Minnesota. Mayo Clin Pro,1995,70:725-733

62. Calligaro KD,Bergen WS,Haut MJ,et al. Thromboembolic complications in patients with advanced cancer:anticoagulation versus Greenfield filter placement. Ann Vasc Surg,1991,5:186-189

63. Greenfield LJ,Proctor MC,Saluja A. Clinical results of Greenfield filter use in patients with cancer. Cardiovasc Surg,1997,5:145-149

64. Cohen JR,Tenenbaum N,Citron M. Greenfield filter as primary therapy for deep venous thrombosis and/or pulmonary embolism in patients with cancer. Surgery,1991,109:12-15

65. Levine M,Hirsh J. The diagnosis and treatment of thrombosis in the cancer patient. Semin Oncol,1990,17:160-171

66. Lin J,Proctor MC,Varma M,et al. Factors associated with recurrent venous thromboembolism in patients with malignant disease. J Vasc Surg,2003,37:976-983

67. Wallace MJ,Jean JL,Gupta S,et al. Use of vena caval filters and survival in patients with malignancy. Cancer,2004,101:1902-1907

68. Schiff D,DeAngelis LM. Therapy of venous thromboembolism in patients with brain metastases. Cancer,1994,73:493-498

69. Cohen JR,Grella L,Citron M. Greenfield filter instead of heparin as primary treatment for deep venous thrombosis or pulmonary embolism in patients with cancer. Cancer,1992,70:1993-1996

70. Olin JW,Young JR,Graor RA,et al. Treatment of deep venous thrombosis and pulmonary emboli in patients with primary and metastatic brain tumors. Arch Intern Med,1987,147:2177-2179

71. Ihnat DM,Mills JL,Hughes JD,et al. Treatment of patients with venous thromboembolism and malignant disease:should vena cava filter placement be routine? J Vasc Surg,1998,28(5):800-807

72. Jarrett BP,Dougherty MJ,Calligaro KD. Inferior vena cava filters in malignant disease. J Vasc Surg,2002,36:704-707

73. Anderson Jr FA,Hirsh J,White K,et al. Hip and knee registry investigators. Chest,2003,124(6 Suppl):349S-

356S

74. Turpie AGG,Bauer KA,Eriksson BL,et al. Fondaparinux vs enoxaparin for the prevention of venous thromboembolism in major orthopedic surgery:a meta-analysis of 4 randomized double-blind studies. Arch Intern Med,2002,162:1833-1840

75. Warwick DJ,Whitehouse S. Symptomatic venous thromboembolism after total knee replacement.J Bone Joint Surg Br,1997,78:780-786

76. Dahl OE,Gudmundsen TE,Haukeland L. Late occurring clinical deep vein thrombosis in joint-operated patients. Acta Orthop Scand,2000,71:47-50

77. Austin MS,Parvizi J,Grossman S,et al. The inferior vena cava filter is effective in preventing fatal pulmonary embolus after hip and knee arthroplasties. J Arthroplasty,2007,22:343-348

78. Golueke PJ,Garrett WV,Thompson JE,et al. Interruption of the vena cava by means of the Greenfield filter: expanding the indications. Surgery,1988,103:111-117

79. Strauss EJ,Egol KA,Alaia M,et al.The use of retrievable inferior vena cava filter in orthopaedic patients.J Bone Joint Surg,2008,90:662-667

80. Krivak TC,Zorn KK. Venous thromboembolism in obstetrics gynecology.Obstet Gynecol,2007,109:761-777

81. Matchett WJ,Jones MP,McFarland DR,et al.Suprarenal vena caval filter placement:follow-up of four filter types in 22 patients. J Vasc Interv Radiol,1998,9:588-593

82. AbuRahma AF,Mullins DA. Endovascular caval interruption in pregnant patients with deep vein thrombosis of the lower extremity. J Vasc Surg,2001,33:375-378

83. Köcher M,Krcova V,Cerna M,et al. Retrievable Günther Tulip vena cava filter in the prevention of pulmonary embolism in patients with acute deep venous thrombosis in perinatal period.Eur J Radiol. 2009,70:165-169

84. Rare Vascular Disorders:a practical guide for the vascular specialist. 2005th Publishing limited

第十八章

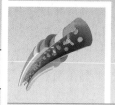

创伤手术与静脉血栓栓塞症

随着社会的进步和发展,工业、交通、建筑业的迅猛发展,创伤患者的数量也随之急剧增加。严重多发创伤发生率逐年增多,已是众所关注的社会问题,是危害人们生命健康的三大杀手之一(创伤、肿瘤、心脑血管疾病)。绝大多数创伤患者需接受手术治疗,创伤(特别是重大创伤)、手术、活动受限和瘫痪是深静脉血栓栓塞症(VTE)的主要原因,在创伤手术中以人工关节置换、髋部骨折手术发生最高。根据患者的临床特点制定规范的 VTE 监测和预防方案,并在患者的积极配合下有效实施就非常重要,可以降低 VTE 和重要脏器栓塞发生的风险,减少死亡,减轻患者痛苦,减少医疗费用。

一、创伤 VTE 的发生及危险因素

创伤患者(特别是重大创伤、髋部骨折、下肢骨折、骨盆骨折、脊柱骨折并脊髓损伤)VTE的发生率较高。国外对 VTE 的流行病学统计较为详尽。美国每年大约有 0.1% 的人口发生初次 VTE,其中 1/3 会出现肺血栓栓塞症(PE)的症状,有 PE 症状的患者病死率为 10%。VTE 的发病率随年龄增长明显增加,性别之间没有明显差异,但种族之间存在差异。手术是诱发 VTE 发生的一个重要原因,在各种手术中,VTE 发生率最高的是人工全髋关节置换术、人工全膝关节置换术和髋部骨折手术。美国每年 VTE 的发病率至少 1/1000 人,术后 3 个月死亡率仍超过 15%,其中 11% 发病 1 小时内死亡。栓塞肺动脉的栓子 75%~90% 来源于下肢深静脉和盆腔静脉丛内的血栓,小腿腓肠肌部位是 DVT 形成的最常见部位,如无预防,发生率约 30%~60%。

创伤后发生 VTE 的继发性危险因素有:创伤或骨折、高龄、外科手术、止血带应用、既往VTE 病史、严重感染、制动、中心静脉插管、血小板异常、置入人工假体等。其中在年龄因素方面,儿童 VTE 仅见于多发性创伤或下肢骨折等情况,一般将年龄超过 40 岁作为 VTE 高危因素,年龄每增加 10 岁,危险性增加约 2 倍,高龄和全麻时间长者的死亡率尤为高。既往有VTE 病史的创伤患者较无 VTE 病史的创伤患者危险性增加约 8 倍。创伤手术 VTE 高发生率有其独特的原因:①下肢关节置换术和髋部骨折手术后,由于血液中存在组织碎片、胶原、脂肪而易发生血液凝固;②下肢手术操作中对血管的扭曲力以及骨碎片对血管壁的损伤都会增加内皮细胞损伤的几率;③人工膝关节置换、小腿和足部骨折术中使用大腿止血带再灌注损伤、膝关节屈曲时间过长、术后固定活动能力下降、局部肿胀都会增加静脉淤滞。关于静脉血栓形成的确切时间,在人工膝关节置换术中监测血栓形成和纤溶指标,发现这些指标在松开止血带时显著升高。对人工髋关节置换手术进行相似的监测,发现在处理股骨侧髓

腔时指标开始升高,置入股骨假体时达到峰值,而且骨水泥型股骨假体要比非骨水泥型假体指标升高明显得多。术中静脉造影证实在人工髋关节置换手术过程中关节脱位和插入假体时股静脉会发生闭塞,术中下肢静脉的血流量显著下降。因此,目前一般认为 VTE 的形成主要在围术期,而术后预防性药物的应用可能仅有助于阻止其发展。

临床上约 80% 的创伤患者 DVT 是无症状的,20% 的创伤患者会发生猝死,而 70% 的致死性 PE 死后才能被发现。PE 是骨科围术期重要死亡原因,发生 PE 的高峰期为术后一周内,静脉血栓脱落的原因根据临床的发病情况归纳为术后离床步行、排便时的蹲起动作、床上体位改变和床位变更时的搬运过程。第七届美国胸外科医师学会(American college of chest physicians,ACCP)报道了骨科大手术后 VTE 发生率。

表 2-18-1 骨科大手术后 VTE 的发生率(%)

术式	DVT		PTE	
	总发生率	近端发生率	总发生率	致命性发生率
THR	42~57	18~36	0.9~28.0	0.1~2.0
TKR	41~85	5~22	1.5~10.0	0.1~1.7
髋部骨折手术	46~60	23~30	3.0~11.0	2.5~7.5

注:DVT 发生率计算是基于 1980 年后发表的术后临床随访强制性静脉造影的结果。在这些研究中,患者未接受预防性治疗或安慰剂治疗。肺栓塞发生率来自包括预防措施在内的预期研究。THR:人工全髋关节置换;TKR:人工全膝关节置换

二、创伤手术 VTE 危险度评估

绝大多数创伤患者需要接受手术治疗,术前对创伤患者进行危险度的评估是非常有必要的。由于创伤患者伤后 VTE 的发生绝大部分无临床症状,通过对患者危险度的评估可以充分认识到患者所处的危险程度。患者危险度的评估可根据患者年龄、创伤后继发性危险因素、手术时间而分为低危、中危、高危和极高危组。根据患者所处的危险度分组制定规范的预防方案,并进行积极的监测与预防。

表 2-18-2 创伤手术 VTE 危险度评估表

低度危险	手术时间 <45 分钟	<40 岁	无危险因素
中度危险	手术时间 <45 分钟	40~60 岁	无危险因素
	手术时间 <45 分钟		有危险因素
	手术时间 >45 分钟	<40 岁	无危险因素
高度危险	手术时间 <45 分钟	>60 岁	有危险因素
	手术时间 >45 分钟	40~60 岁	有危险因素
极高危险	骨科大手术、重度创伤、脊髓损伤		
	手术时间 >45 分钟	>40 岁	有多项危险因素

三、创伤手术的 VTE 监测

VTE 的监测是一项复杂的工作,需要细致、认真和耐心。从患者入院到出院进行系统、完善的监测十分重要,对监测的资料和数据进行详细的对比和分析,才能指导正确的预防工

作。监测项目需要包括患肢与健肢对比,才能得到正确的监测结果。

监测项目包括:①肢体皮肤色泽:自然光线下观察,患肢皮肤色泽应红润,或与健侧皮肤色泽一致。如果皮肤苍白,说明动脉痉挛或栓塞。病情进展后,局部皮肤呈灰暗色,最后变成紫黑色。若皮肤散在性斑点,大多是静脉部分栓塞或早期栓塞的表现,随着栓塞程度加重,皮肤颜色逐渐由暗红、紫红到紫黑色,皮肤颜色暗红伴皮温轻度升高是静脉淤血的征象。②皮温:每次测量皮温时要注意在同一部位,测定的先后顺序及测量时间要恒定。在恒温环境下,对比测试双侧肢体对应部位的皮温,如相差2℃以上有临床意义。静脉阻塞时皮温高于正常,患侧肢体的皮温高于健侧1~2℃。③Homans 征:患者下肢伸直,将踝关节背屈时,由于腓肠肌和比目鱼肌被动拉长而刺激小腿肌肉内病变的静脉,引起小腿肌肉深部疼痛,阳性提示小腿深静脉血栓形成。④出血倾向:是否出现牙龈出血、鼻出血、瘀斑、呕血、便血、血尿等异常情况,可指导深静脉血栓预防用药。⑤肢体周径的测量:反映肢体肿胀情况最直接的指标,测量时应注意每次测量的部位应恒定,对比测量双侧肢体对应部位。⑥凝血机制的监测:客观监测指标,对深静脉血栓预防用药疗效进行有效的评估。⑦肢体血管多普勒检查:彩色多普勒超声无创、价廉,灵敏度和特异性都较高,临床上应用广泛。

四、创伤手术 VTE 预防

VTE 的预防为治疗创伤患者的一个主要环节,血栓的预防已经成为了一项常规行为而得到了重视。在亚洲国家仍然认为 VTE 的发生罕见,是否需要进行积极、规范的预防仍然存在争议。绝大多数人不了解 VTE,认为 VTE 不会对临床造成大的危害,即使进行了预防也还存在初始应用时间延迟、用量随意、疗程不足等不规范的预防。由此就造成了创伤患者 VTE 和 PE 经常得不到及时正确的诊断,确诊后再治疗使患者处于过高的危险中。由于 VTE 的临床表现可不明显,初发症状就可能是致命的 PE,所以 VTE 的预防是非常必要的。

早期预防是防止术后发生 VTE 的关键,VTE 的预防包括:基本预防、物理预防和药物预防。

(一) 基本预防

1. 手术操作应尽量轻柔、精细,避免静脉内膜损伤。

2. 缩短手术时间,术中减少对股静脉的扭曲以及下肢大幅度屈曲、内旋、内收位的时间,可以有效地减少 VTE 的发生。

3. 同全麻相比,硬膜外麻醉可以增加术中、术后下肢的血流量和血流速度,减少静脉血流淤滞,从而使 DVT 的风险降低约 40%~50%。

4. 规范使用止血带。

5. 术后抬高患肢,防止深静脉回流障碍,不要在腘窝或小腿下单独垫枕,以免影响小腿深静脉回流。

6. 常规进行静脉血栓知识宣教,鼓励患者勤翻身、早期锻炼、下床活动、做深呼吸及咳嗽动作。

7. 术中和术后适量补液,多饮水,避免脱水。

8. 建议患者改善生活方式,如戒烟、戒酒、控制血糖及控制血脂等。

(二) 物理预防

物理预防是出血风险大于预防用药效果患者的首选。依从性差是此类方法临床应用中的主要问题。主要方法有足底静脉泵、间歇充气加压装置及梯度压力弹力袜等,利用机械原理促使下肢静脉血流加速,减少血液滞留,降低术后下肢深静脉血栓形成的发生率。推荐与药物预防联合应用,单独使用物理预防仅适用于合并凝血异常疾病、有高危出血风险的患者。在出血风险降低后,仍建议与药物预防联合应用。对患侧肢体无法或不宜采用物理预防措施的患者,可在对侧肢体实施预防。下列情况禁用物理预防措施:①充血性心力衰竭、肺水肿或下肢严重水肿;②下肢深静脉血栓症、血栓性静脉炎或肺栓塞;③间歇充气加压装置和梯度压力弹力袜不适用于下肢局部情况异常如皮炎、坏疽、近期接受皮肤移植手术,下肢血管严重动脉硬化或其他缺血性血管病及下肢严重畸形等。

(三) 药物预防

1. 低剂量肝素(LDUH) 增强抗凝酶 III 的活性而抑制血栓形成,抗凝酶 III 可以使凝血酶 IIa、凝血因子 Xa 和 IXa 失活。也可抑制凝血酶对凝血因子 V 和 VIII 的活化。用药前后需监测血小板计数,以发现肝素诱导的血小板减少。

2. 低分子肝素(LMWH) 其抗凝血酶 III 作用增强,抗凝血因子 Xa 与抗凝酶活性的比值高于肝素,对血小板作用小。大多数情况下不需要监测凝血参数,肝素诱导的血小板减少较 LDUH 少,但用药前后仍然需要监测血小板计数。术前接受低分子肝素抗凝治疗的患者,应当于术前 10~12 小时停药,术后抗凝应于术后 12 小时(延迟拔除硬膜外腔导管者,应在拔管 4 小时)用药,1 次/天,疗程 10 天。禁忌证:①严重肾功能损害者;②近期有活动性出血及凝血障碍;③骨筋膜隙室综合征;④严重颅脑外伤;⑤血小板低于 $20×10^9$/L;⑥小剂量普通肝素诱发血小板减少症病史者;⑦既往有颅内出血、胃肠道出血者;⑧颅内肿物者和类风湿视网膜病患者。

3. Xa 因子抑制剂(利伐沙班) 高选择性、直接抑制 Xa 因子,以抑制凝血酶的生成和血栓形成。于术后拔除硬膜外导管 6~10 小时开始应用利伐沙班,10mg 口服,1 次/天。疗程:膝关节置换术后 2 周,髋关节置换、髋部骨折、多发伤后 5 周。禁忌证:①有临床明显活动性出血的患者;②具有凝血异常和临床相关出血风险的肝病患者;③孕妇及哺乳期妇女;④凝血异常;⑤年龄 <18 岁。

4. 阿司匹林 不是预防关节置换术后或创伤后 VTE 的有效药物,因此不建议作为预防药物单独使用。

5. 人工全髋关节置换术和人工全膝关节置换术药物预防方法

(1) 手术前 12 小时内不再使用低分子肝素,术后 12~24 小时(硬膜外腔导管拔除后 2~4 小时)皮下给予常规剂量低分子肝素;或术后 4~6 小时给予常规剂量的 1/2,第二次给药恢复至常规剂量。

(2) 磺达肝癸钠 2.5mg,皮下注射,术后 6~8 小时(硬膜外腔导管拔除后 2~4 小时)开始应用。

(3) 利伐沙班 10mg,口服,术后 6~10 小时(硬膜外腔导管拔除后 6~10 小时)开始使用。

(4) 术前或术后当晚开始应用维生素 K 拮抗剂(华法林),监测用药剂量,维持 INR 在 2.0~2.5,勿超过 3.0。

不建议单独应用低剂量普通肝素、阿司匹林及右旋糖酐,也不建议常规预防性置入下腔静脉过滤器预防肺栓塞。有高出血风险的全髋或全膝关节置换患者,建议采用足底静脉泵或间歇充气加压装置进行物理预防,当高出血风险下降时可采用药物联合预防。

(四) 开始 VTE 预防的时间和时限

对于大部分接受低分子量肝素预防的患者,首剂既可在术前也可在术后给予。建议权衡药物的抗凝疗效与出血风险,决定开始用药的时机。骨科大手术围术期深静脉血栓形成的高峰期是术后24小时内,所以预防应尽早进行。创伤大手术患者,抗血栓治疗往往于出院时停药,而临床研究显示,人工全髋关节置换术后凝血途径持续激活可达4周,术后VTE的危险性可持续达3个月。与人工全膝关节置换术相比,人工全髋关节置换术术后的抗血栓预防时限更长。对实施人工全髋关节、全膝关节置换及髋部骨折手术患者,推荐药物预防时间最短10天,可延长至35天。因此,在创伤大手术中应适当延长抗血栓预防时限,这一措施可将有症状的DVT降低60%以上。

VTE预防需注意:①采取各种预防及治疗措施前,应参阅药物及医疗器械制造商提供的使用指南或产品说明。②对DVT高危患者应采用基本预防、机械预防和药物预防联合应用的综合预防措施。有高出血危险的患者应慎用药物预防措施,以机械预防措施为主,辅以基本预防措施。③不建议单独应用阿司匹林预防DVT。④决定低分子量肝素、维生素K拮抗剂、利伐沙班等药物剂量时,应考虑患者的肝、肾功能和血小板计数的情况。⑤应用抗凝药物后,如出现严重出血倾向,应根据具体情况做相应的检查,并请血液科等相关科室会诊,及时处理。⑥椎管周围血肿虽然少见,但后果严重。因此,在行椎管内操作(如手术、穿刺等)后的短时间内,应注意小心使用或避免使用抗凝药物。应在用药前做穿刺或置管;在药物作用最小时(下次给药前4小时)拔管或拔针。

(五)康复功能锻炼与预防

患者从入院到出院的整个过程中,由医护人员共同根据患者的不同伤情制订一套康复方案,并由专人负责指导和监督患者功能锻炼的完成。术前功能锻炼包括伤后早期患肢等长、等张收缩练习,术后分阶段进行患肢关节活动度锻炼、肌力训练,患者早期下床活动,患肢术后部分负重功能练习。经过术前及术后规范、系统功能锻炼的患者可发现患肢肿胀消退、疼痛的减轻较快,患肢功能恢复更加迅速,对预防深静脉血栓起到积极的作用,收到了很好的锻炼效果,减轻患者痛苦,减少医疗费用,明显缩短住院时间。

五、创伤术后VTE筛查

VTE大多没有明显的症状和体征,因此需要辅助检查进行筛查。对于高危、极高危人群建议术前常规进行超声筛查,否则须持续预防性治疗3~6周。

1. 血浆D-二聚体测定 由于术后短期内患者D-二聚体几乎都增高,因此对于DVT的诊断或者鉴别诊断价值不大,但可用于术前DVT高危患者的筛查。该检查对80岁以上的高龄患者特异性较低,不宜用于这些人群。

2. 静脉造影 被认为是VTE诊断的金标准。但由于是有创性检查,并不常规使用。

3. 多普勒超声 彩色多普勒超声无创、价廉,灵敏度和特异性都较高,临床上应用广泛。但是,对诊断小腿DVT的准确度较差,检查结果受操作者经验影响较大。

4. 血流阻抗图 通过记录肢体两点间电阻抗的改变反映血管容积的变化,属无创检查。用血压带绑在大腿中部,充气使压力达到6.0~8.0kPa阻断静脉回流,1分钟后放气,记录放气前后的阻抗血流图变化。正常情况下,充气终末电阻抗增加,放气后电阻抗下降;当下肢静脉血栓形成时,阻抗上升或下降速度均明显变慢。

5. 核磁静脉显像 无创,同前两者相比,对近端静脉尤其盆腔静脉的检查效果更好。

(陈 仲 赵 航 金 辉)

参 考 文 献

1. Raskob EG,Silverstein R,Bratzler WD,et al. Surveillance for deep vein thrombosis and pulmonary embolism：recommendations from a national workshop. Am J Prev Med,2010,38(4 Suppl)：502-509

2. Galanis T,Kraft WK,Merli GJ.Prophylaxis for deep vein thrombosis and pulmonary embolism in the surgical patient. Adv Surg,2011,45：361-390

3. 吕厚山,徐斌. 人工关节置换术后下肢深静脉血栓形成. 中华科骨杂志,1999,19：155-160

4. 邱贵兴,杨庆铭,余楠生,等. 低分子肝素预防髋、膝关节手术后下肢深静脉血栓形成的多中心研究. 中华骨科杂志,2006,26：819-822

5. 陆芸,马宝通,郭若霖,等. 骨科创伤患者深静脉血栓危险因素的研究. 中华骨科杂志,2007,27：693-698

6. Heit JA,O'Fallon WM,Petterson TM,et al. Relative impact of risk factors for deep vein thrombosis and pulmonary embolism：a population-based study. Arch Intern Med,2002,162(11)：1245-1248

7. Anderson FA Jr,Spencer FA. Risk factors for venous thrombosis. Circulation,2003,107(23 Suppl 1)：9-16

8. 中华医学会骨科学分会. 中国骨科大手术深静脉血栓栓塞症预防指南. 中华关节外科杂志,2009,3(3)：380-383

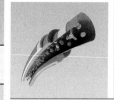

第十九章

静脉血栓栓塞症与儿童

众所周知,静脉血栓栓塞症(VTE),包括深静脉血栓(DVT)和肺栓塞(PE),在成年人中患病率和死亡率逐年增加。如果不对血栓形成进行预防,那么有超过 50% 的创伤患者会出现 VTE。儿童 VTE 患者相对发病率低得多,也时有出现,并且症状可能比成年人更加严重。根据加拿大资料的数据统计,PE 在儿童的死亡率约为 10%,是由于 PE 经常出现漏诊,因此死亡的风险比成年人可能更大。人们还注意到,在儿童中 VTE 的发病率取决于血栓的解剖位置和年龄。

一、儿童 VTE 的风险因素

据报道,在住院的儿童患者当中,血栓的发生率远远低于成人,据估计 10 000 例中有 5.3 例;然而,由于现代医疗水平的进步,风险因素在不断增加。作为一名专科医生在临床上要有能力确定患儿是否患 VTE,同时有提供预防措施并确定风险因素的能力。

儿童 VTE 的风险因素见表 2-19-1。

表 2-19-1

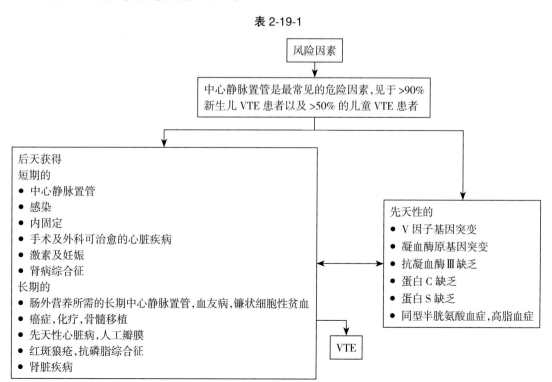

二、儿童 VTE 病理生理学

1845 年,Virchow 提出了血栓形成的三个基本要素:高凝状态、内皮损伤和血流淤滞。生理性止血的过程是非常复杂的,在不间断的血流、流速以及机体对局部血管损伤的反应这三者之间存在一种微妙的平衡。血液凝固和炎症反应是静脉血栓形成的两大要素。炎症导致凝血酶的生成增加以及凝血酶反复激活单核细胞、血小板和血管内皮细胞,通过释放细胞因子来启动急性期反应,从而诱导血管内皮细胞凋亡,儿童也不例外。通过数据观察发现儿童 VTE 有两个高发的年龄阶段,即新生儿期和青春期。伴随着儿童的成长,体内所产生的止血因子在数量和质量上也在不断发生着变化。在小儿 0.5 岁以前,体内促凝物质(纤维蛋白原、凝血因子 V、Ⅷ因子、血管性假血友病因子和因子 Ⅷ)高于成人水平的 70%。0.5 岁以后,无论是早产儿还是足月儿,体内的凝血系统的发育程度已经与成人类似。

三、临床表现与体征

儿童深静脉血栓的症状和体征与成年人一样,通常没有意义上的严格区分。如创伤或运动后出现的肢体疼痛和(或)肿胀。可以是患肢皮温及皮色的改变,以及关节被动活动(如踝关节背屈)所导致的小腿压痛。如果 VTE 合并累及中枢神经静脉系统,新生儿往往会出现嗜睡、抽搐,学龄期的孩子可能会抱怨头痛或肢体无力,甚至出现脱水症状。儿童很少出现急性动脉栓塞,但仍然应该常规评估动脉搏动情况及皮温和皮色情况。详细了解患儿表现出来的症状以及既往病史和家族史,有助于临床上对儿童 VTE 的早期诊断。

四、诊断

针对儿童 VTE 的诊断和治疗,最初是参照成人的标准来实施的。20 世纪 90 年代初以来,人们在收集了大量儿童 VTE 的数据之后发现,儿童血栓栓塞在病因、病理生理学和药代动力学方面与成人有很大的差异。这些差异使得儿童 VTE 的诊断更加困难。有一种非常有用的风险因素评估工具,叫做"韦尔斯(Wells)DVT 临床预测法则",它可用于儿科帮助鉴别和预防 VTE。这种用于儿科 VTE 的分级系统可以为是否需要进行抗栓治疗提供指南。根据 DVT 患者的个体特征,评分系统将患者分为低风险(得分 =0)、中度风险(得分 =1~2)、高风险(得分超过 3)三个级别。尽管基于此评分系统的 DVT 预防标准还未公布,但是 Wells 评分系统为评估 DVT 预防的潜在需要提供了准则。

我们可从国外病例个案报告窥视出儿童 VTE 的大致诊疗过程:一名 14 岁的女孩进行了 8 小时的经后路脊柱融合手术以纠正她的神经肌肉性脊柱侧弯。术中由于血红蛋白和血细胞比容下降,输注浓缩红细胞,但由于她的宗教背景的限制,输血提前终止。1 周后她被安排出院,但医生要求继续针对贫血进行治疗,包括使用红细胞生成素,每天服用铁剂和叶酸。住院期间患者曾经出现阴道出血,经过评估后给予口服避孕药治疗(出血停止后停药)。出院后一周,患者出现下肢肿胀、心动过速及发热。除下肢肿胀之外,无明显压痛,皮温及皮色也没有明显变化。患者既往无血栓病史、出凝血病史及家族史。实验室检查提示 D- 二聚体正常,抗凝血酶因子 Ⅲ 降低。纤维蛋白原、血沉及 C- 反应蛋白升高明显。血细胞计数显示白细胞升高及贫血。超声显示左股静脉至腘静脉血栓形成,血管不能被探头压扁。肺部 CTA 没有发现中央型 PE。使用肝素大剂量团注再持续灌注后,患者被送入儿科 ICU 病房。请血管外科会诊以决定采取手术取栓还是使用局部组织型纤溶酶原激活剂(t-PA)溶栓治疗,或者两种方法结合使用。考虑到患者最近做过较大手术且严重贫血,而且 T-PA 暂时无药,因此最终采取了抗凝治疗。患者配合很好并最终过渡到低分子肝素抗凝,而且经测定肝素的剂量已经起效(0.56U/ml)。之后,患者的血细胞比容和血红蛋白保持稳定。在精心的照料下患者得以出院,同时继续使用低分子肝素治疗并密切随访。该儿童 DVT 患者,其风险因素包括近期接受过大手术以及术后活动量减少,口服避孕药治疗以及使用促红细胞生成素(虽然血红蛋白和血细胞比容仍然偏低)。这名儿童出现肢体水肿,而且在最近接受了脊柱手术。儿童下肢急性 VTE 可以出现腹部、腹股沟区或腿部疼痛,腹胀或肢体肿胀,以及下肢皮色发红或青紫。

目前,没有特异性的实验室检查来诊断儿童静脉血栓栓塞症;然而,D-二聚体检测可用来排除血栓。如果出现明显的血栓,则 D-二聚体大多异常。但应注意的是,D-二聚体在儿童创伤、感染和手术后也可升高,因此当这些情况存在时诊断血栓往往比较困难。一般情况下,如果怀疑或确定有凝血块形成,那么应该化验全血细胞计数、凝血常规和 D-二聚体。这些实验室检查可以鉴别贫血或血小板减少,从而进一步诊断弥散性血管内凝血。

超声探头加压和静脉血管多普勒是诊断儿童 VTE 最常用的物理检查手段。对于诊断下肢和上肢胸腔外的近端静脉血栓来说,这些无创检查是敏感而特异的。

为了减少发病率和死亡率,早期诊断和治疗静脉血栓是非常有必要的。重要的是,VTE 不仅仅限于外周血管。在儿童可以伴随其他一些病症而出现,如中枢神经系统症状(呕吐、嗜睡、癫痫发作)或下肢肌无力等。新生儿经常出现癫痫发作和嗜睡,而年龄较大的儿童通常会出现头痛和急性起病的肢体疲软。婴幼儿 VTE 出现中枢神经系统血栓形成的最直接原因是感染和脱水。

五、儿童 VTE 的治疗与预后

儿童 VTE 治疗的首要目标是降低由于血栓加重或栓塞而导致死亡的风险;其次,降低血栓的复发率;第三,降低 PTS 的发生率从而减少血管损伤;第四,保持血管的远期通畅率。这与成人 VTE 的治疗目标大致相同。儿童在生理上对药物的反应、流行病学和血栓的长期结局方面与成人有所不同。制定儿童血栓的最佳处理策略至关重要。若条件允许,建议由有治疗血栓栓塞经验的儿科医师处理。若条件不允许,建议在有经验的儿科医师会诊支持下,联合血管外科医师共同完成治疗儿童的 VTE。

诊断中提到的病例是由于长时间手术后出现 VTE,因此抗凝治疗至少应持续 6 个月。大样本量的儿科临床试验目前还没有公布,但已经有研究正在进行。具体来说,在 2003 年,有一个关于儿童 VTE 抗凝治疗的多中心随机试验,被称为 REVIVE 试验。在没有开始上述类似试验的时候,操作和处理在很大程度上是基于对成人的研究和实践,因此原则同样适用。初始抗凝治疗选择普通肝素或低分子肝素(LMWH)。长期抗凝治疗一般选择华法林,但必须与肝素重叠使用直至起效后方可单独使用,也可一直使用低分子肝素。

美国胸科医师学院(ACCP 第 9 版)《基于循证医学的抗栓治疗与血栓预防临床实践指南》中对儿童 DVT 和 PE 的治疗推荐,对于初次患 VTE 的儿童,推荐立即使用普通肝素(UFH)或低分子肝素(LMWH)抗凝治疗。推荐应用 UFH 或 LMWH 的初始治疗至少 5 天。推荐后续治疗也使用 LMWH 或 UFH。若打算使用维生素 K 的拮抗剂(VKA),推荐从第一天起口服 VKA 治疗,于第 6 天停用 UFH/LMWH。若 INR 仍未达 2.0,可以延长到 6 天之后停用 UFH/LMWH,对于特发性 VTE 应用 6~12 个月抗凝治疗。对于继发性 VTE 的儿童,去除危险因素后,建议抗凝治疗 3 个月。对于有些患儿,危险因素持续存在,但是也潜在着可去除性,如活动性肾病综合征或正接受门冬氨酸酶治疗,建议使用治疗剂量或预防剂量的抗凝治疗 3 个月以上,直到去除危险因素。对于复发性或特发性 VTE 的患儿,推荐长期使用维生素 K 拮抗剂。对于存在可去除的危险因素的复发性或特发性 VTE 的患儿,建议进行抗凝治疗直至去除病因,治疗时间不少于 3 个月。关于儿童 DVT 的溶栓治疗,与一般的抗凝治疗相比,溶栓治疗可以更快速地减轻血管闭塞,但增加了出血的风险。尿激酶(UK)和组织型纤溶酶原激活剂(t-PA)已成功应用于儿童,然而,治疗的适应证和最佳给药方案尚未最终确定。t-PA 的剂量选择是基于其在儿童体内的低免疫原性特征和体外血栓溶解数据而决定的,因此效果要优于链激酶或尿激酶。t-PA 的最常用方案是 0.1~0.6mg/(kg·h),6 小时后需重新评估。虽然据报道 t-PA 的治疗结果差异较大,但最近的统计数据说明 t-PA 确实降低了高危 DVT 患儿继发 PTS 的风险。此外,据一项小样本量的研究报道,研究者使用小剂量的 t-PA 持续全身给药[0.015~0.06mg/(kg·h)持续给药 12~96 小时]也获得了较好的疗效。此方法的优点是降低了出血的风险。虽然髂股静脉血栓的患儿占多数,但是对于周围型 DVT 的患儿,一般不推荐采用成年人的治疗方案进行治疗。儿童患者,特别是 CVL 相关性 VTE 患儿,有较大的几率出现中心静脉阻塞,包括盆腔静脉、上腔静脉(SVC)、下腔静脉(IVC),甚至可能累及心脏。在这种情况下,溶栓治疗可能要优于常规的早期抗凝治疗,但治疗的风险和获益需要仔细衡量。与之类似,对于肺栓塞的患儿,溶栓治疗也不能按照成年人的方案来进行,但是对于大面积肺栓塞的患儿,特别是那些存在循环衰竭或者血流动力学障碍的患儿,可以按照成人的方案来进行治疗。虽然大面积肺栓塞在儿童患者中比较罕见,但对于合并血流动力学障碍的患儿来说,溶栓治疗一定要适当,以免增加出血的风险;一项小规模研究表明,溶栓治疗的患儿有 1/2 出现了非致命性的出血。因此,指南中明确指出只有威胁生命和肢体坏死危险的血栓行溶栓治疗。对于需要行溶栓治疗的 VTE 患儿,建议使用全身溶栓药物或导管直接溶栓,具体选择取决于医师的经验,对导管溶栓,更依赖于技术的可行性。关于腔静脉滤器的使用,如果全身抗凝存在禁忌,无论是临时滤器还是永久滤器,其最重要的使用指征就是预防下肢 VTE 患者出现致命性肺栓塞,不管是儿童还是成人都是如此。有关儿童置入下腔静脉滤器的临床资料报道仍然有限,仅限于个案报道及小样本量研究。据一项较大样本量的研究报道,研究者对 20 例患儿置入了 24 枚滤器,滤器置入后所有患者均未出现肺栓塞,仅有 2 例患者出现了滤器周围血栓形成。其中 23 枚滤器的平均留置时间是 15 天。有 4 例患儿出现了其他并发症,均与滤器的置入及取出困难有关。关于使用永久滤器的报道几乎没有,因为永久滤器存在潜在的远期并发症,包括血栓形成和滤器移位,因此对于儿童患者建议使用可回收滤器。虽然下腔静脉滤器可用于儿童,但是在实际临床应用当中,由于滤器尺寸的限制,因此不太可能用于体重小于 10kg 的患儿。当然,滤器放置的好坏也与操作者的经验密切相关。因此,ACCP 指南提出,对于体重 >10kg 且存在抗凝禁忌的下肢 VTE 患儿,建议置入可回收腔静脉滤器。对于接受滤器置入患儿,如果滤器网篮中无血栓出现或在抗凝禁忌消除时,应尽快取出滤器。对于接受滤器置入的患儿,在抗凝禁忌解除时,推荐对 VTE 进行适当的抗凝治疗。

目前,支持儿童抗栓治疗的建议的依据仍较薄弱,需要更多研究证实。ACCP 针对儿科患者的抗栓治疗建议每隔 3 年发布一次。最新版 ACCP 指南建议将普通肝素作为治疗婴儿和儿童动静脉血栓形成的第一线用药。普通肝素的优势是半衰期较短,停药后作用可迅速消失,因此尤其适用于有出血风险或者需要进行有创操作的高危患儿。在儿童身上使用大剂量普通肝素抗凝,人们已经积累了丰富的经验,这主要是由于普通肝素在新生儿体内的半衰期为 25 分钟,成年人为 1 小时。

低分子肝素能够较好地应用于儿科主要是由于不用频繁监测,出现肝素诱发性血小板减少症(HIT)的风险较低,同时骨质疏松症的发生率也较低。有 4 个观察性研究已经报道了对儿童 VTE 患者使用低分子肝素抗凝治疗的安全性和有效性的相关数据。其中样本量最大的研究报道了对 146 例 VTE 患儿(包括新生儿及年龄较大的儿童)进行低分子肝素抗凝治疗的结果。据此项研究报道,94% 的患者临床疗效较好,但有 1% 的患者出现 VTE 复发,4% 的患者出现了大出血。据另一项小样本量的研究报道,对所有 14 例 VTE 患儿(包括新生儿和儿童)进行低分子肝素抗凝治疗后临床症状改善明显,均未出现大出血。另外两项小的研究似乎也证明了低分子肝素一般不会引起大出血。遗憾的是,针对儿童使用低分子肝素的剂量数据仍然不足。少量关于儿科应用低分子肝素的药代动力学研究表明,小儿患者对低分子肝素的剂量需求范围较宽,新生儿甚至要求使用最大剂量。

如果需要长期抗凝时一般使用华法林。但是,对于生理上缺乏维生素 K 依赖因子的婴儿来说,华法林的使用剂量仍然没有统一的标准,而且依赖因子在体内的水平还会不断变化;因此,患者的陪护人员必须密切观察,医护人员也必须时刻提高警惕。母乳、配方奶粉以及肠外营养等所有可以提供维生素 K 的方法都应考虑到。VTE 患儿使用华法林治疗,其治疗强度的相关数据仍然有限。目前已经证实,与成人相比,华法林在儿童体内更容易使凝血酶生成减少或延迟,也降低了凝血酶原的血液浓度,这说明儿童使用华法林必须降低治疗强度。在动物的体外实验当中,这些数据都得到了证实,但是儿童的临床研究还没有得到验证。因此,在这种情况下,INR 的目标值只能暂时参照成人的标准。一般来说,将 VTE 患儿的 INR 值维持在 2.5 左右是比较理想的。

下肢静脉血栓形成的远期并发症是血栓形成后综合征(PTS),这已被人们所熟知。PTS 可引起反复肢体疼痛、肿胀、皮肤硬结,还可发展为皮肤溃疡。VTE 本身可导致患者再发血栓的风险大大增加,并伴随患者终身,大约有 30% 的下肢 VTE 患者可发展为 PTS。据报道,大约有 10%~60% 的静脉血栓患儿发展为 PTS。从某种程度上说,形成如此大差异的原因是缺乏标准化评估工具来评估 VTE 患儿。

从长期的统计结果来看,对于儿科患者来说,抗凝治疗并不是没有并发症。尽管治疗适当,但 VTE 仍然可能出现复发。据报道,高达 68% 患者会出现残留血栓。血栓残留与纤溶抑制、D- 二聚体升高以及凝血因子Ⅷ的水平相关。

六、有关儿童 VTE 的治疗药物种类和剂量

英国皇家儿童医院 Elizabeth Chalmers 教授提出以下建议:

(一)普通肝素

见表 2-19-2。

表 2-19-2 普通肝素剂量

负荷剂量	75IU/kg,不低于 10 分钟的静脉注射
初始剂量	
婴幼儿	<1 岁 28IU/(kg·h)
儿童	>1 岁 18~20IU/(kg·h)

如果婴幼儿体内抗凝血酶水平较低,则普通肝素的疗效会降低。

(二)低分子肝素

低分子肝素:100U/kg 每天 2 次,或 200U/kg 每天一次。

依诺肝素:1mg/kg 每天 2 次,或 2mg/kg 每天一次。

亭扎肝素:175U/kg 每天一次皮下注射。

小于 8 周的婴幼儿和(或)体重小于 5kg 则在原有剂量上增加 50%,例如低分子肝素 150U/kg 每天 2 次,依诺肝素 1.5mg/kg 每天 2 次,这可能是由于药物分配容积较大和(或)抗凝血酶水平较低的缘故。

推荐的预防剂量通常是治疗剂量的 1/2。

采用皮下注射的目的是使抗 Xa 的活性维持至少 4 小时。

治疗剂量为 0.5~1.0U/ml。

预防剂量为 0.1~0.4U/ml。

(三)华法林

头两天初始负荷剂量为 0.2mg/kg。随后的剂量调整应根据 INR 结果。

使用维生素 K 来对抗华法林:维生素 K 口服或者皮下注射均可,但是据文献报道,药物剂量至少达到 30μg/kg 或 0.3~5mg 才能达到效果。如果存在危及生命的严重大出血,可以使用凝血酶原复合物浓缩剂。

(四)肝素诱导血小板减少的处理

达那普通肝素:负荷剂量为 30U/kg 快速静脉推注,1.2~2.0U/(kg·h)持续静脉注射以使抗 Xa 因子的水平维持在 0.2~0.8U/ml。

来匹卢定:推荐 0.1mg/(kg·h)持续静脉注入。不需要达到负荷剂量,之后的剂量变化要求使活化部分凝血活酶时间比值达 1.5~2.5。如果存在肾功能不全,则应减少用量。但由于此药半衰期较短(60~90 分钟),因此与达那肝素相比更推荐应用。

(五)组织纤溶酶原激活剂

推荐的剂量有所不同,下面是使用最多的剂量范围:0.1~0.5mg/(kg·h),持续 4~6 小时。

也可使用较小剂量[0.015~0.06mg/(kg·h),持续使用 12~96 小时],从而降低出血的风险。

组织纤溶酶原激活剂可以全身给药或者通过导管局部给药,因此可以将药物剂量控制在较小的范围。由于婴幼儿体内纤维蛋白原生理水平较低,可能会影响 t-PA 的疗效,因此建议在用药前先输新鲜冰冻血浆。

七、儿童 VTE 的预防及关注问题

一般的预防措施应包括补液充分,尤其是围术期,动员患者在术后以及中心静脉导管拔除后及早进行活动。对于青春期的女孩,如果准备行手术,那么应考虑在术前 1 个月停止服用口服避孕药,特别是如果有明确的血栓形成家族史或血栓形成危险因素的患者更应如此。大量的研究已经表明,中心静脉导管是儿童 VTE 最重要的危险因素。研究认为儿童如果导管位于右颈内静脉,则患 VTE 风险较低。也有证据表明,股静脉插管的儿童血栓形成的风险也特别高。根据一项酮内酯类抗菌药流行病学及耐药菌追踪的前瞻性研究报道,在使用酮内酯类抗菌药的儿童中,VTE 的发病率为 13%;在这项多中心前瞻队列研究中,32% 的血栓形成与股静脉插管有关。与之相比,锁骨下静脉置管的血栓发生率为 27%,肱静脉为

12%,颈静脉为8%,后者在统计学上有显著差异。因而在可能的情况下,中心静脉导管不应该位于股静脉或锁骨下静脉,特别是存在血栓形成的危险因素时。在中心静脉导管留置期间可考虑使用肝素。

使用抗凝血药物来预防成人VTE已有较多的证据支持,但有关儿童VTE的证据却非常有限。针对儿童患者,肝素或低分子肝素已经成为治疗和预防的首选抗凝药物。大多数VTE患儿都存在潜在的危险因素,甚至多种危险因素共同作用。青少年的风险比儿童(新生儿除外)更高。除了留置中心静脉插管,这个年龄组常见的危险因素还包括败血症、长期制动、恶性肿瘤、先天性心脏病、创伤、留置外周动脉导管和长时间手术。虽然目前需进一步研究以确定风险最高的年龄阶段以及预防所能达到的效果,但是在相关数据不足的情况下,用药要"因人而异",特别是对于同时存在多种危险因素的大龄儿童。在没有相关实验支持的情况下,目前不建议将阿司匹林作为儿童的预防用药。由于儿童预防血栓的相关数据仍然有限,因此预防血栓形成的风险/效益比需要考虑个体因素。

如果小儿患有先天性心脏病、癌症、外伤,则属于高危人群,一般要使用抗凝药物来预防血栓形成,从而降低发病率和死亡率。美国胸科医师学会(ACCP)以循证医学为基础制订了详细的血栓预防指南,但推荐的级别较低,临床实践中最终需取决于提供医疗服务的医师所做出的决策,同时还要考虑到血栓形成的部位和程度以及出血的风险。目前还没有文献能够针对儿科患者达成共识。

当对患儿进行抗凝治疗时,很显然要注意防止出血。幸运的是,婴儿和儿童发生出血或大出血需要输血或到手术室止血的几率似乎很低。据文献报道,神经肌肉性脊柱侧弯的患儿术中失血量要超过特发性脊柱侧弯的患儿。在儿科,HIT的发生率是非常低的。有两种类型的HIT。1型HIT一般在使用肝素后的2天内出现,持续使用肝素治疗血小板计数逐渐恢复正常。这不是免疫反应,而是由于肝素直接作用引起血小板活化所致。2型HIT是一种免疫介导的不良反应,低于3%的患者在使用普通肝素5天以上有可能出现。处理措施包括停用所有肝素或非肝素的抗凝药物。目前仍然没有关于2型HIT儿科发病率的前瞻性研究。有一些关于儿科用药的特殊不良反应的病例报告;然而,他们针对2型HIT的确诊方法和处理措施并不一致。由于手术、使用促红细胞生成素、口服避孕药等几种危险因素的存在,上述患者可能会出现下肢深静脉血栓。患者没有任何明确的家族遗传性血液高凝;然而,尽管脊柱手术存在出血的风险以及患者宗教信仰的障碍,但围术期抗凝仍然非常必要。血液学专家建议术前置入下腔静脉滤器并使用两种剂量规格的依诺肝素,但是患者依然有血栓形成的风险,因此术前4小时开始皮下注射肝素。

针对VTE患者的抗凝治疗一旦开始,对家属和患者的宣教也应该开始。患者应该避免冲撞性运动或激烈活动,而且还要关注那些富含维生素K的食物(特别是那些使用华法林治疗的患者)。出院后的随访必不可少,通常每隔1周进行1次。根据国际标准化比值(INR)的变化,后续随访间隔时间可延长。青春期女孩应避免口服避孕药,推荐使用其他方法避孕。儿童VTE是罕见的,也是最有可能辨别错误的,因为其表现可能与其他疾病的表现相类似。为数不多的随机对照研究仅仅把注意力放在了治疗上而忽视了对疾病的预防。小儿VTE的发病率虽然很低,但是发病和死亡的风险巨大,因此也需要与成人治疗指南相对应的儿童VTE治疗指南。护士位于临床医疗处理的最前沿,对于及时诊断和处理儿童 VTE 来说至关重要。他们可以第一时间发现那些高风险的患者并对其采取预防措施。

超过 90% 的 VTE 患儿至少存在一种潜在的危险因素。根据小儿内外科患者的危险分级,应将最有可能患 VTE 的儿童作为首要预防目标。有关手术患儿及危重患儿的风险分级模型已被提出,但是其有效性仍需进一步证实。

当家族性血液高凝的患儿处于高风险的情况下(创伤或手术后)或者经确定处于危险时期例如严重感染或者存在中心静脉置管,对其进行预防性抗凝治疗已被证明是非常必要的。然而,精心设计的儿科学研究方案需要以坚实的儿科学证据为基础,以便更好地应用抗凝药物并取得较好的临床疗效。在研究和实践过程当中,临床执业护士起着至关重要的作用。在患者被诊断为 VTE 并接受监护和治疗的过程当中,护士的精心照顾和护理对于提高最终的治疗效果非常重要。正是这种临床专业经验可以为进一步的临床研究及诊疗指南修订提供借鉴和依据。

(邱 天 郭曙光)

参 考 文 献

1. Hanson SJ, Punzalan RC, Greenup RA, et al. Incidence and risk factors for venous thromboembolism in critically ill children after trauma. The Journal of Trauma Injury, Infection and Critical Care, 2010, 68:52-56

2. O'Brien SH, Candrilli SD. In the asence of a central venous catheter, risk of venous thromboembolism is low in critically injured children, adolescents and young adults: evidence from the National Trauma Data Bank. Pediatr Crit Care Med, 2011, 12(3):251-256

3. Andrew M, David M, Adams M, et al. Venous thromboembolic events in children: first analysis of the Canadian registry for VTE, Blood, 1994, 83:1251-1257

4. Diijk FN, Curtin J, Lord D, et al. Pulmonary embolism in children. Paediatr Respir Rev, 2012, V13N2:112-122

5. Price VE, Chan AK. Venous thrombosis in children. Expert Rev Cardiovasc Ther, 2008, 6(3):411-418

6. Van Ommen CH, Heijboer H, Peters M. Management of venous thrombo-embolic disease in childhood. In: van Beek EJR, Buller HR, Oudkerk M, eds. Deep Vein Thrombosis and Pulmonary Embolism. West Sussex, UK: Wiley-Blackwell, 2009:373-397

7. Howard SC, Monteleone PM. Thromboembolism, 2009, http://emedicine. medscape.com

8. Manco-Johnson MJ. How I treat venous thrombosis in children. Blood, 2006, 107(1):21-29

9. Oschman A, Kuhn RJ. Venous thromboembolism in the pediatric population. Orthopaedics, 2010, 33(3):180

10. Sandoval JA, Sheehan MP, Stonerock CE, et al. Incidence, risk factors, and treatment patterns for deep venous thrombosis in hospitalized children: an increasing population risk. J Vasc Surg, 2008, 47(4):837-843

11. Schumann SA, Ewigman B. Is it DVT? Wells score and D-dimer may avert costly workup. J Family Pract, 2007, 56:1010-1012

12. Parasuraman S, Goldhaber SZ. Venous thrombo embolism in children. Circulation, 2006, 113(2):e12-e16

13. Jackson PC, Morgan JM. Perioperative thrombo prophylaxis in children: development of a guideline for management. Pediatrc Anesth, 2008, 18(6):478-487

14. Payne JH. Aspects of anticoagulation in children. British Journal of Haematology, 2010, 150:259-277

15. Massicote P, Julian JA, Gent M, et al. An open label randomized controlled trial of low molecular weight heparin compared to heparin and coumadin for the treatment of venous thromboembolic events in children: the REVIVE trial. Thrombosis Research, 2003, 109:85-92

16. Hirsch J, Guyatt G, Albers GW, et al. Antithrombotic and thrombolytic therapy: American College of Chest

Physicians Evidence-based Clinical Practice Guidelines (8th Edition). Chest,2008,133 (6 suppl 1):110S-112S

17. Modi HN,Suh SW,Hong JY,et al. Intraoperative blood loss during different stages of scoliosis surgery:a prospective study. Scoliosis,2010,5:1-6

18. Newall F,Johnston L,Ignjatovic V,et al. Unfractionated therapy in infants and children. Pediatrics,2009,123(3): e510-518

19. Gupta AA,Leaker M,Andrew M,et al.Safety and outcomes of thrombolysis with tissue plasminogen activator for treatment of intravascular thrombosis in children.J Pediatr,2001,139 (5):682-688

20. Goldenberg NA,Durham JD,Knapp-Clevenger R,et al.A thrombolytic regimen for high-risk deep venous thrombosis may substantially reduce the risk of post thrombotic syndrome in children.Blood,2007,110 (1):45-53.Epub 2007 Mar 14

21. Wang M,Hays T,Balasa V,et al.Low-dose tissue plasminogen activator thrombolysis in children.J Pediatr Hematol Oncol,2003,25 (5):379-386

22. Büller HR,Agnelli G,Hull RD,et al.Antithrombotic therapy for venous thromboembolic disease:the Seventh ACCP Conference on Antithrombotic and Thrombolytic Therapy.Chest,2004,126 (3 Suppl):401S-428S

23. Biss TT,Brandão LR,Kahr WH,et al.Clinical features and outcome of pulmonary embolism in children.Br J Haematol,2008,142 (5):808-18. doi:10.1111/j.1365-2141.2008.07243.x. Epub 2008 Jun 17

24. Baglin T. Value of D-dimer testing to decide duration of anticoagulation after deep vein thrombosis:not yet.J Thromb Haemost,2006,4 (12):2530-2532. Epub 2006 Oct 2

25. Reed RA,Teitelbaum GP,Stanley P,et al.The use of inferior vena cava filters in pediatric patients for pulmonary embolus prophylaxis.Cardiovasc Intervent Radiol,1996,19 (6):401-405

26. Cahn MD,Rohrer MJ,Martella MB,et al.Long-term follow-up of Greenfield inferior vena cava filter placement in children.J Vasc Surg,2001,34 (5):820-825

27. Williams S,Chait P,Temple M,et al.Vena cava filters in children:a review of a single centre clinical experience over 7 years.Journal of Thrombosis and Haemostasis,2003,1 (Suppl 1):OC439

28. Haider EA,Rosen JC,Torres C,et al.Serial repositioning of a Günther tulip retrievable inferior vena cava filter in a pediatric patient.Pediatr Radiol,2005,35 (11):1135-1138. Epub 2005 Jun 23

29. Dix D,Andrew M,Marzinotto V,et al.The use of low molecular weight heparin in pediatric patients:a prospective cohort study.J Pediatr,2000,136 (4):439-445

30. Punzalan RC,Hillery CA,Montgomery RR,et al.Low-molecular-weight heparin in thrombotic disease in children and adolescents.J Pediatr Hematol Oncol,2000,22 (2):137-142

31. Massicotte P,Adams M,Marzinotto V,et al.Low-molecular-weight heparin in pediatric patients with thrombotic disease:a dose finding study.J Pediatr,1996,128 (3):313-318

32. Nohe N,Flemmer A,Rümler R,et al.The low molecular weight heparin dalteparin for prophylaxis and therapy of thrombosis in childhood:a report on 48 cases.Eur J Pediatr,1999,158 Suppl 3:S134-139

33. Massicotte P,Leaker M,Marzinotto V,et al.Enhanced thrombin regulation during warfarin therapy in children compared to adults.Thromb Haemost,1998,80 (4):570-574

34. Bolton-Maggs P,Brook L.The use of vitamin K for reversal of over-warfarinization in children.Br J Haematol, 2002,118 (3):924

35. Bidlingmaier C,Magnani HN,Girisch M,et al.Safety and efficacy of danaparoid (Organan) use in children.Acta Haematol,2006,115 (3-4):237-247

36. Monagle P,Chan A,Massicotte P,et al.Antithrombotic therapy in children:the Seventh ACCP Conference on Antithrombotic and Thrombolytic Therapy.Chest,2004,126 (3 Suppl):645S-687S

37. Andrew M,Brooker L,Leaker M,et al. Fibrin clot lysis by thrombolytic agents is impaired in newborns due to a low plasminogen concentration.Thromb Haemost,1992,68 (3):325-330

38. Male C, Julian JA, Massicotte P, et al.Significant association with location of central venous line placement and risk of venous thrombosis in children.Thromb Haemost, 2005, 94(3):516-521

39. Journeycake JM, Manco-Johnson MJ.Thrombosis during infancy and childhood:what we know and what we do not know.Hematol Oncol Clin North Am, 2004, 18(6):1315-1338

40. Geerts WH, Pineo GF, Heit JA, et al.Prevention of venous thromboembolism:the Seventh ACCP Conference on Antithrombotic and Thrombolytic Therapy.Chest, 2004, 126(3 Suppl):338S-400S

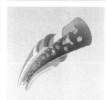

第二十章

静脉血栓栓塞症与妊娠

静脉血栓栓塞症（venous thromboembolism，VTE），包括深静脉血栓形成（deep venous thrombosis，DVT）和肺栓塞（pulmonary thromboembolism，PE），是妊娠期危及孕妇和胎儿安全的主要疾病之一。有统计数据表明孕产妇合并 VTE 的发生率是非孕妇女的 2~5 倍。因此，对于孕产妇 VTE 的诊疗已受到重视，基于观察性研究和其他 VTE 人群的推断也提出一些诊疗意见，但目前仍迫切需要针对妊娠妇女所设计的恰当的临床研究。

一、妊娠合并 VTE 的流行病学特点

VTE 相关的流行病学资料主要统计了有临床症状的 VTE，而忽略了无症状性 VTE，因此，其真实发病率、流行病学特点和病死率难以准确评估。国外研究表明，大约 30% 的孤立性 PE 与无症状 DVT 相关，而有症状的 DVT 患者中有 40%~50% 存在无症状 PE。

国外多项研究显示，妊娠合并 VTE 的发生率为 0.05%~0.2%，国内北京协和医院的数据显示为 0.072%。新近的研究表明，妊娠合并 DVT 的发病率基本稳定（0.04%~0.14%），但是 PE 的发病率从既往的 0.003%~0.04% 上升到 0.11%，有明显的上升趋势，可能与应用高精度肺动脉 CTA 诊断 PE 有关。

国外的 Meta 分析表明，妊娠合并 DVT 中大约 2/3 发生于产前，80% 累及左下肢，尽管早、中、晚期妊娠中 DVT 分布无统计学意义，但约 50% 发生于晚期妊娠。妊娠合并 DVT 患者中约 65% 发生于早、中期妊娠，因此，应该纠正妊娠早、中期不易合并 DVT 的临床惯性思维，从而提高 VTE 的临床诊断率。

二、妊娠合并 VTE 的病理生理特点

育龄妇女中，妊娠妇女较非妊娠妇女的发生率约高 2~5 倍。静脉血淤滞、高凝状态、血管壁损伤等与血栓形成有关的病理因素在妊娠期各个阶段均可能存在，其中以静脉血淤滞的加重为最主要的危险因素。

1. 静脉血淤滞　妊娠期的生理改变可导致静脉内血容量增加，同时静脉血管也扩张，这种变化是由黄体酮和雌激素介导的，在妊娠 3 个月后这种变化更为明显。此外，妊娠子宫压迫盆腔静脉，导致静脉血流不畅，也使下肢静脉系统易发生血栓。

2. 高凝状态　妊娠时凝血因子浓度增加，抗凝血因子水平下降，纤溶活性降低，血小板激活增加，从而产生高凝状态。抗凝血酶Ⅲ、蛋白 C、蛋白 S 是重要的抗凝血因子，妊娠时，蛋白 S 水平显著下降，蛋白 C、抗凝血酶Ⅲ水平保持正常。凝血因子Ⅰ、Ⅱ、Ⅴ、Ⅶ、Ⅷ、Ⅸ、Ⅹ、

Ⅻ及血管性血友病因子(von willebrand factor,vWF)增加,纤维蛋白的产生也增加。另一方面,胎盘产生纤溶酶原激活剂抑制物-1及纤溶酶原激活剂抑制物-2,均可使纤溶系统被抑制,而以妊娠 7~9 个月时最为明显。

最近的研究表明,由于编码凝血因子 V 的基因发生了点突变(1691 位的鸟嘌呤被腺嘌呤替代),使生成的凝血因子 V 不能被活化蛋白 C(activated protein c,APC)灭活,并产生对活化蛋白 C 的抵抗,使发生 VTE 的危险性增加 3~7 倍,尤其在妊娠前 3 个月时。另外,妊娠妇女的凝血因子 V、Ⅷ增加和(或)蛋白 S 水平下降,可引起功能性活化蛋白 C 抵抗。

3. 血管壁损伤 分娩可导致盆腔血管损伤,尤其在阴道手术产和剖宫产时明显。胎盘子宫附着处创面及其他一些因素如妊娠或产褥期卧床时间延长、出血、脓毒血症、经产妇、高龄产妇、体重≥80kg 等,均与 VTE 的发生率增加有关。孕妇年龄 >35 岁时,肺栓塞的发生率将增加 1 倍;孕妇年龄 >40 岁时,肺栓塞的死亡率比 20~25 岁者约高 100 倍。手术分娩时,肺栓塞的危险性增加 2~8 倍,而产后 DVT 最多见于急诊剖宫产术后:剖宫产产妇,麻醉使静脉壁平滑肌松弛,内皮细胞受牵拉,胶原暴露,术中出血、输血、术后长时间卧床及使用镇痛泵,使下肢肌肉长时间处于松弛状态,下肢回流受阻、血液缓慢,更易诱发血栓形成。

三、妊娠合并 VTE 的临床表现

1. DVT 按照腓肠肌静脉丛或腘静脉以远的深静脉血栓为周围型,股静脉及其近心端深静脉血栓为中央型,两者皆受累为混合型的标准,DVT 患者的静脉血栓类型可分为中央型、周围型及混合型。85.7% 的 DVT 患者存在患病部位的疼痛、压痛、肿胀三联症,46.5% 的患者 Homan 征阳性(即伸直患肢,将踝关节急速背屈,可引起腓肠肌疼痛)。其他表现可有皮肤发红、皮温升高、扪及索条状物等。

2. 肺栓塞 肺栓塞的临床表现可有呼吸困难、胸痛、咳嗽、出汗、咯血、晕厥,体征有心动过速、呼吸急促、肺部啰音、发绀、心脏杂音等。

总之,妊娠妇女发生 DVT 和(或)肺栓塞时的临床表现与普通 VTE 相同,但妊娠时腿部肿胀及伴随的不舒适很常见,呼吸困难、心动过速也是正常妊娠妇女的一个常见特征,妊娠时通气量将增加约 40%。因此,妊娠期 VTE 的临床表现更缺乏特异性,诊断也更为困难,更应该注重鉴别诊断。

四、妊娠合并 VTE 的诊断

非血栓性的肢体水肿、疼痛、呼吸系统的非特异性症状(如胸痛、气短、气促)、心悸及心动过速等,在妊娠期间十分常见,而且与 VTE 患者的症状不易鉴别。对于妊娠期单侧肢体(尤其是左下肢和腹股沟区)的水肿、疼痛等症状应该高度警惕,及时进行客观的影像学检查以明确 VTE 的诊断。目前,诊断 VTE(或 DVT)的首选方法是静脉彩超检查,其准确率高,无创伤,对胎儿没有影响。血浆 D- 二聚体水平检测是反映机体新鲜血栓形成或纤溶系统亢进的指标,其特异性差,但阴性预测价值较高。血浆 D- 二聚体水平 >0.5mg/L 结合静脉彩超检查进行诊断有一定价值。但是,孕妇血浆 D- 二聚体水平随着妊娠的进展逐渐增加,孕 13~20 周期间,25% 的孕妇血浆 D- 二聚体水平 >0.5mg/L,孕 36 周后均 >0.5mg/L,产后 1 天达到最高峰,产后第 2 天开始下降,其后逐渐恢复到正常水平,故妊娠期血浆 D- 二聚体水平检测的假阳性率较高。有研究表明,D- 二聚体水平检测正常也不能除外 VTE,而且在血管外科的临床诊疗工作中也经常可以见到急性 DVT 患者的 D- 二聚体水平检测正常的情况。因此,

不能将其单独用于诊断或除外妊娠合并 VTE。

由于妊娠子宫的影响,彩超有时难以发现孤立性髂静脉血栓。因此,对于有腰背部疼痛及下肢弥漫性水肿的孕妇,临床高度怀疑 VTE(或 DVT)而彩超检查阴性者,应在 1 周内或者定期复查彩超,采取动态观察方法和措施。下肢静脉造影为诊断深部静脉栓塞公认的金标准,可显示静脉堵塞的部位、范围、程度及侧支循环和静脉功能状态,其诊断敏感性和特异性均接近 100%。但由于可产生辐射,其在妊娠期的应用受到严格限制,必须应用该检查时,检查者应对孕妇腹部采取防护措施。

PE 的主要影像学诊断方法是放射性核素肺扫描和肺动脉 CTA,临床高度怀疑 PE 者,应该首先行盆腔和下肢静脉彩超检查明确可能存在的 DVT。

五、妊娠合并 VTE 的治疗

(一) 一般治疗

卧床休息,抬高患肢至高于心脏平面约 20cm,主动活动踝关节,患肢局部外用芒硝、冰片或硫酸镁湿敷以减轻水肿,禁忌挤压患肢。

(二) 药物治疗

1. 抗凝治疗　由于妊娠 VTE 的治疗需考虑孕妇和胎儿的安全,因此其治疗和一般 VTE 患者有着明显不同。妊娠 DVT 的治疗原则与一般 DVT 一致,同样是抗凝。考虑到可能出现胎儿和母亲的并发症,妊娠期间抗凝治疗的应用更具有极大的挑战性。由于肝素和低分子肝素(LMWH)不通过胎盘,无胎儿致畸作用,出血风险低,因此,在妊娠妇女中应用对孕妇和胎儿比较安全。肝素费用低,比较经济,而低分子肝素(LMWH)和肝素相比,具有出血可能少、发生肝素促进血栓形成(HIT)机会少、半衰期长等优点。最新美国胸科医师学院(ACCP)第 9 版《基于循证医学的抗栓治疗与血栓预防临床实践指南》指出,对于妊娠妇女推荐使用低分子肝素而不是普通肝素来治疗 VTE。推荐在妊娠前期、中期、后期以及临产前均使用低分子肝素治疗。首次治疗采用普通肝素和 LMWH 一般按体重给药,然后根据 APTT 调整肝素剂量。妊娠期间肝素或低分子肝素(LMWH)给药的方法:①方法一:普通肝素可先给予静脉滴注(5000~10 000U, 即 50~100mg),6 小时后检测 APTT,调整肝素剂量,使 APTT 延长 1.5~2.0 倍,5 天后改为皮下注射(500~600U/kg 体重,24 小时),使 APTT 延长 1.5~2.0 倍,连续使用直到分娩前 24 小时;②方法二:开始即使用皮下注射肝素(500~600U/kg 体重,24 小时),2 次 / 天,调整剂量使 PT 时间延长 1.5~2.0 倍,连续使用直到分娩前 24 小时。使用 LMWH 要注意按照体重调节剂量(以依诺肝素为例,200U/kg 体重),使 APTT 延长 1.5~2.0 倍,皮下注射直到分娩前 24 小时停用 LMWH,原因是分娩时剖宫产采用硬膜外麻醉,减少产后硬膜外血肿和出血发生的可能。而不主张持续使用 LMWH 到分娩时。

抗凝治疗中肝素诱导的血小板减少症(HIT)是一种抗体介导的药物不良反应,可引起严重的血栓栓塞并发症,包括肺血栓栓塞、急性心肌梗死和脑卒中。对于接受肝素治疗,临床医师预测其发生肝素诱导的血小板减少症(HIT)的风险可结合 4Ts 评分(评分标准详见有关章节),若风险大于 1.0% 的患者应考虑在 4~14 天内,甚至直至停用肝素,至少每隔 2~3 天进行血小板计数监测。对于妊娠妇女出现 HIT,应立即停止继续应用肝素,改用达那肝素,没有此药时限制性应用磺达肝癸钠和胃肠外直接凝血酶抑制剂。鉴于临床研究缺乏证据,指南推荐避免使用口服凝血酶抑制剂(如达比加群)和 Xa 因子抑制剂(如利伐沙班、阿派沙班)。

关于维生素 K 拮抗剂华法林的使用,由于其可以通过胎盘,对胎儿(尤其是妊娠 6~12 周胎儿器官形成期)有严重致畸作用,并可造成早期流产风险、胎儿出血。因此,在妊娠 DVT 中不宜采用华法林抗凝。对于妊娠前已服用华法林治疗 DVT 的备孕妇女,应加强妊娠测试的检查,一旦发现妊娠,及时改用肝素或 LMWH。

顺产分娩 12 小时后,或拔除硬膜外管 12 小时后,或剖宫产 24 小时后即可恢复 LWMH 或肝素抗凝治疗。由于华法林很少从乳汁分泌,因而哺乳期妇女服用华法林对胎儿是安全的。分娩 2 周以后,出血危险性降低,可过渡为华法林抗凝,与一般 DVT 患者的抗凝治疗原则相同,但应避免雌激素避孕药的应用。对于使用小剂量阿司匹林治疗心血管疾病的哺乳期妇女继续服用。

2. 溶栓治疗　由于溶栓药物对胎儿的影响仍不确定,因此,ACCP 治疗指南中建议仅在孕妇出现致命性血栓栓塞时,考虑应用溶栓药物。过去一直认为妊娠和产褥期是溶栓治疗的禁忌证,现在有学者认为 DVT 急性期或并发 PE 时,发病 7 天内的患者可应用溶栓或导管溶栓治疗。在血栓形成 14 天内,仍可应用溶栓药物。目前并无明确证据证明临床常用的溶栓药物(如链激酶、尿激酶、rt-PA 等)有致畸胎作用,有一项对 36 例妊娠期间使用溶栓剂妇女的资料,其中大约 1/3 有大块 PTE,溶栓药物不通过胎盘,推荐可以在妊娠期妇女应用,但溶栓可引起阴道出血,其发生率约 8.0% 左右。因此,除非发生大面积 PE,患者分娩前应禁忌使用溶栓药物。

(三) 下腔静脉滤器在妊娠合并 VTE 治疗中的作用

下腔静脉滤器(inferior vena cava filter,IVCF)本身对血栓的治疗无任何作用,它的意义在于预防 PE 的发生,尤其是致死性 PE 的发生。妊娠患者应该使用可回收腔静脉滤器。

放置下腔静脉滤器的适应证:①抗凝治疗时多次发生肺栓塞;②抗凝失败;③不宜用抗凝治疗。

在发生静脉血栓后 30 天内,栓子尚不牢固,在产程中脱落几率较大,故抗凝时间 <30 天的患者建议于产前放置下肢静脉滤器;抗凝时间 >30 天的患者,告知患者引发严重肺栓塞的可能性,由患者决定是否放置下肢静脉滤器。并发胎盘早剥者属于抗凝治疗禁忌,建议放置 IVCF。对于血栓稳定、无新发 PE 患者于 IVCF 置入术后 12~14 天内取出 IVCF。

下腔静脉滤器放置路径有股静脉和颈静脉,因妊娠中子宫增大压迫,故滤器置于肾静脉平面以上的下腔静脉。注意术后并发症如滤器移位或变性、滤器内血栓形成、局部血肿形成、刺点出血等的预防,注意观察双下肢有无肿胀、穿刺部位包扎后有无出血等情况。

六、妊娠期间 VTE 的预防

尽管妊娠是 DVT 的危险因素,但一般不对妊娠期妇女常规行预防性抗凝治疗。多采用加强孕期管理,早期应用医用弹力袜,并根据孕妇的体质量指数来调控孕期的体质量增长,及时纠正高糖、高脂等不良饮食习惯,适当活动,避免体重增加过快;及时治疗妊娠高血压疾病,减少因血液黏稠造成血液流速缓慢;对于妊娠剧吐或其他疾病,及时补液,避免因禁食引起脱水,造成血液浓缩。严格掌握剖宫产指征,减少损伤和卧床机会,孕妇分娩后尽早下地活动,促进下肢静脉回流。因合并某些疾病不宜下地活动者,应勤翻身并按摩下肢,通常使用弹力袜或间隙充气压缩装置促进静脉血液循环。

特殊情况下可考虑抗栓预防。对于采用辅助生殖技术的妇女,出现严重的卵巢过度刺激综合征,在解决临床卵巢过度刺激综合征后进行为期 3 个月的低分子肝素抗栓预防治疗。

有易栓症无 VTE 病史的妊娠妇女,如果 V 因子纯合子或凝血酶原 20210A 突变且有 VTE 家族史,建议产前使用预防剂量或中等剂量的 LMWH,产后应用为期 6 周的预防剂量或中等剂量的 LMWH 或维生素 K 拮抗剂(INR2.0~3.0)来预防血栓形成。对于所有其他各种易栓症、无 VTE 病史但有 VTE 家族史的妊娠妇女,建议采取产前临床监测和产后使用预防剂量或中等剂量的 LMWH 来预防血栓,对于那些非蛋白 C 或蛋白 S 缺乏的妇女可使用维生素 K 拮抗剂(INR2.0~3.0)来预防血栓形成。对于符合抗磷脂抗体综合征实验室诊断标准,存在有 3 次或 3 次以上流产史,符合 APLA 临床诊断标准的妇女,推荐使用预防性剂量或者中等剂量普通肝素进行产前预防,或者使用预防剂量 LMWH 加小剂量阿司匹林(75~100mg/d),防止静脉血栓栓塞发生。临床试验提示,在这些患者中,预防性抗凝可以改善妊娠结局。而对于妊娠可带来致命性后果的妇女,如机械性心脏瓣膜病变、慢性肺动脉栓塞肺动脉高压、心肌梗死等,应建议避免妊娠。

(尹存平　郭曙光)

参 考 文 献

1. Shannon JH, Bates M, Greer IA, et al. Venous Thrombo embolism, Thrombophilia, Antithrombotic Therapy, and Pregnancy American College of Chest Physicians Evidence. Based Clinical Practice Guidelines(8th Edition). Chest, 2008, 133: 844S-886S

2. Heit JA, Kobbervig CE, James AlI, et aL. Trends in the incidence of venous thromboembolism during pregnancy or postpartum: a 30-year population—based study. Ann htem Med, 2005, 143: 697-706

3. James AH. Prevention and management of venous thromboembolism in pmgnancy. Am J Med, 2007, 120: 26-34

4. Jacobsen AF, Skjeldstad FE, Sandsct PM. Incidence and risk patterns of venous thromboembolism in pregnancy and puerperium: a register-based case—control study. Am J Obstet Gyneco, 2008: 198-233

5. o'Counor DJ, Scher LA, Gargiulo NJ, et al. Incidence and characteristics of venous thrombo embolic disease during pregnancy and the postnatal period: a contemporary series. Ann Vasc Surg, 2010, 25: 9-14

6. Damodaram M, Kaladindi M, Luckit J, el al. D-dirrmer a screening test for venous thrombo embolism in pregnancy: is it of any use? J Obstet Gynaecol, 2009, 29: 101-103

7. GreerI A, Nelson C. Low-molecular-weight heparins for thrombo prophylaxis and treatment of venous thromboembolism in pregnancy.Blood, 2005, 106(2): 401

8. Richter ON, Rath W. Thromboembolic diseases in pregnancy. Z Geburtshilfe Neonatol, 2007, 211(1): 1-7

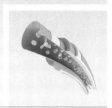

第二十一章

静脉血栓栓塞症与肿瘤

一、概述

静脉血栓栓塞症(venous thromboembolism,VTE)包括深静脉血栓和肺栓塞,是肿瘤的严重并发症,也是造成肿瘤患者死亡的重要原因之一。大约20%的VTE是发生在肿瘤患者当中。另外,大约20%的肿瘤患者会发生深静脉血栓。而且,在对肿瘤死亡患者进行尸检时发现,大约有1/2的肿瘤患者存在VTE,这足以说明我们明显低估了这一并发症的发生率。肿瘤相关的VTE有着重要的临床及经济意义,主要包括增加住院及抗凝治疗时的死亡率、出血并发症、VTE复发风险增加、肿瘤治疗延迟等。有研究指出,肿瘤VTE患者相对于无肿瘤的VTE患者,VTE复发的风险要高出4倍,抗凝治疗期间严重出血并发症的风险要高出2倍。另外一项研究回顾性分析了529例肿瘤患者,发现肿瘤合并VTE的平均花费为20 065美元,而同期无肿瘤的VTE患者的平均花费为7712美元。

以上的数据充分说明,肿瘤相关VTE应该更加受到人们的重视,对于这类患者,我们更要强调良好的血栓预防、合适的临床治疗以及严格的剂量管理,本章将就肿瘤与VTE的关系及此类VTE的预防和治疗作详细阐述。

二、肿瘤患者发生VTE的危险因素

VTE的发生是一个多因素共同作用的结果,对于肿瘤患者更是存在多个导致血栓形成的因素。这些因素主要包括:肿瘤类型、肿瘤分期、化疗、激素治疗、手术干预、麻醉时间、中心静脉置管、高龄、制动、VTE病史等,这其中最重要的危险因素之一是化疗药物,尤其是细胞毒药物的使用。这一类药物造成VTE发生的机制如下:①对血管壁的急性损伤;②内皮细胞的非急性破坏;③药物造成的抗凝因子的减少(蛋白C、蛋白S、抗凝血酶Ⅲ等);④血小板活化。

另外一类药物是抗血管生成药物,如贝伐单抗、沙利度胺、来那度胺等也会促使VTE的发生,同样是通过内皮细胞损伤、血小板活化来损害血管内膜。这类药物与化疗药物及激素一起应用,更加强了其促血栓形成的作用。最近的一个关于贝伐单抗联合化疗药物应用的Meta分析发现,贝伐单抗使VTE的发生率增加了33%,在接受贝伐单抗治疗的患者中,VTE的发生率为11.9%。在多发性骨髓瘤患者中,接受沙利度胺联合多柔比星治疗的患者VTE的发生率最高,达到34%,其次是复发性多发性骨髓瘤接受沙利度胺及大剂量地塞米松治疗患者。对于非卧床制动的肿瘤患者,Khorana评分系统将化疗相关的VTE发生风险分为低危(0 分)、中危(1 或 2 分)、高危(>3 分),这一评分系统共有 5 个变量:①肿瘤位置,分为极高危(胃、胰腺:2 分)、高危(肺、淋巴系统、妇科肿瘤、泌尿系肿瘤:1 分)、低危(乳腺、结直肠、头颈:1 分);②化疗前血小板计数 >350×10^9/L(1 分);③血红蛋白 <10g/dl,或使用红细胞生成刺激药物,或两者均有(1 分);④白细胞计数 >11×10^9/L(1 分);⑤体重指数 >35kg/m^2(1 分)。高危、中危、低危组患者发生 VTE 的风险分别是 0.3%、2% 和 6.7%,这一评分系统有利于早期发现处于高危状态的肿瘤患者。

三、肿瘤患者 VTE 的预防

(一) VTE 预防的风险及收益

临床工作中,常常会因为各种原因而忽略 VTE 的预防治疗,包括对危险因素的低估、对 VTE 发生率的低估以及对治疗相关出血的担忧,使得一部分患者在患病后才进行被动治疗。VTE 的预防治疗已经被各种研究所证实有其潜在的益处,但是人们也不得不顾虑其所带来的副作用对患者生存期的影响,尤其对于口服抗凝药物来讲,往往在肿瘤患者中会产生用药的不良反应、营养不良、呕吐、肝功能不全、加重化疗相关的血小板减少等。因此,对于任何肿瘤患者,在进行 VTE 的预防治疗之前,都应该进行充分的风险 - 收益评估。

(二) VTE 的预防治疗

对于肿瘤患者 VTE 的预防治疗,目前已经有多个基于循证医学证据的指南给出了详尽的意见。在 ACCP 指南中,建议对于需要手术的肿瘤患者以及卧床患者给予常规抗凝预防治疗。NCCN 和 ASCO 指南均指出,对于住院治疗的肿瘤患者,住院期间建议给予抗凝预防治疗,对于高危的肿瘤手术患者,NCCN 建议将抗凝时间延长至 4 周。对于目前指南对抗凝预防治疗的建议归纳于表 2-21-1。

四、肿瘤患者 VTE 的治疗

(一) 初始治疗

根据 ACCP、美国临床肿瘤学会(ASCO)、欧洲肿瘤学会(ESMO)等指南,低分子肝素(LMWH)抗凝治疗作为肿瘤患者 VTE 最重要的初始治疗,同非肿瘤患者的抗凝治疗一样,普通肝素(UFH)、磺达肝癸钠(fondaparinux)等也可以用作此类患者的初始抗凝治疗,低分子肝素同普通肝素相比,不需要频繁的凝血监测,同时肝素诱导的血小板减少症(HIT)也明显减少,而磺达肝癸钠因相关临床研究较少,目前缺乏明确的证据支持其用于初始治疗后的后续治疗。

对于肿瘤患者急性 VTE 的抗凝治疗,低分子肝素用法如下:200U 抗Ⅹa 因子活性 / 千克体重,皮下注射,1 次 / 天,或 100U 抗Ⅹa 因子活性 / 千克体重,皮下注射,2 次 / 天,因低分子肝素主要经肾脏代谢,所以对于肾功能不全的患者需要谨慎使用,治疗期间抗Ⅹa 因子活性监测对于肾功能不全患者 LMWH 的剂量调整可能有帮助,同时,需要注意药物在老年患者体内的积蓄效应。

在初始抗凝治疗前需评估有无抗凝禁忌,包括明显的活动性出血、出血风险较高以及严重血小板减少的情况等。

在确定溶栓不会增加出血风险的情况下,溶栓治疗对于肿瘤患者 VTE 缓解急性症状及消除血栓有帮助,但是,因为肿瘤的存在,此类患者溶栓期间严重出血的风险明显增加,所以

表 2-21-1 VTE 预防指南

ACCP	NCCN	ASCO
对于肿瘤需要接受手术的患者给予适当的常规 VTE 预防治疗(1A 级); 对于接受大型普外科手术的肿瘤患者,建议 VTE 预防治疗直至出院(1A 级); 对于高危的普外手术患者,包括接受大型肿瘤手术及既往 VTE 病史者,建议给予延长的 LMWH 血栓预防治疗(至出院后 28 天)(1A 级); 对于患有急性内科疾病的卧床肿瘤患者,要给予常规 VTE 预防治疗(1A 级),建议使用 LMWH(1A 级),低剂量普通肝素(1A 级)或磺达肝癸钠(1A 级)。如果此时存在抗凝禁忌,需使用最佳的机械抗栓治疗,如循序加压弹力袜(1A 级)或间歇充气加压装置(1A 级); 常规 VTE 预防治疗不建议在化疗患者或激素治疗患者中使用(1C 级); 对于留置中心静脉导管的肿瘤患者,不应该使用预防剂量的 LMWH(1B 级)或低剂量华法林(1B 级)预防血栓形成; 不应该使用常规 VTE 预防治疗来提高生存率(1B 级)	对于确诊为活动性肿瘤或临床怀疑存在活动性肿瘤的住院患者,只要没有抗凝禁忌,住院期间都应该给予 VTE 预防治疗(类别 1:基于高级别证据及 NCCN 共识); 对于中心静脉置管的肿瘤患者,不应给予 VTE 预防治疗(类别 2A:低级别证据及 NCCN 共识); 对于高危的肿瘤手术患者,推荐给予延长的 VTE 预防治疗(4 周)(类别 2A); 对于接受有血栓形成倾向的化疗药物(如沙利度胺、来那度胺)治疗的患者,考虑给予抗凝预防治疗(类别 2A)	对于住院的肿瘤患者,只要没有抗凝禁忌,应该考虑进行 VTE 预防治疗(LMWH、UFH、磺达肝癸钠); 对于活动良好患者不建议在化疗期间给予 VTE 预防治疗,除非化疗或地塞米松联合沙利度胺或来那度胺治疗; 随机对照研究证明接受沙利度胺或来那度胺联合化疗和(或)地塞米松治疗的多发性骨髓瘤患者,需要进行 VTE 预防治疗; 所有进行大型肿瘤手术的患者都应该考虑给予 VTE 预防治疗; 对于接受开腹、腹腔镜、开胸手术超过 30 分钟的患者,如果没有禁忌,应该给予低剂量普通肝素或 LMWH 预防性抗凝治疗; VTE 预防治疗应该在术前开始,或于术后尽早开始; 机械抗栓可以联合药物进行 VTE 预防,但在没有药物抗凝禁忌下,机械抗栓不能作为单一治疗方法; 联合局部机械或药物抗栓可能提高血栓预防效果,尤其对于高危患者; 抗凝预防治疗应该持续至术后 7~10 天,对于接受腹腔或盆腔手术,可能有肿瘤残留的高危患者、肥胖患者或既往 VTE 病史患者,推荐给予 4 周的抗凝治疗; 不推荐使用抗凝预防治疗来期望提高生存率,但可以鼓励患者参加这方面研究

备注:ACCP=American College of Clinical Pharmacy;ASCO=American Society of Clinical Oncology;ESMO= European Society for Medical Oncology;NCCN=National Comprehensive Cancer Network

溶栓治疗目前仅用于以下情况:危及生命的肺栓塞(重度右室功能不全、严重血流动力学紊乱),大面积 DVT 导致肢体缺血濒临坏死。

(二)长期治疗

对于肿瘤 VTE 患者的长期治疗目前还没有明确定论,传统的维生素 K 拮抗剂(VKA)抗凝治疗适用于普通 VTE 患者,但是因为其与多种药物有相互作用,会明显影响其抗凝效果,而肿瘤患者频繁的化疗及其他抗肿瘤药物的应用,会使得 INR 值波动很大,这种特点造成此类患者应用 VKA 治疗出血的风险及血栓复发的风险明显增加。对于此类患者长期抗栓治疗的选择,目前有多个大型的临床试验均已经证实长期的低分子肝素抗凝治疗要优于低分

子肝素初始治疗 +VKA 长期治疗的效果,比较有代表性的三个试验分述如下。CLOT(低分子肝素同口服抗凝剂在预防肿瘤患者 VTE 复发作用的对比研究)试验是一个最新的随机对照研究,也是迄今为止最大的针对肿瘤患者 VTE 治疗的研究,研究共纳入了 673 例患者,所有患者均为肿瘤合并症状性急性 VTE,随机分为两组,一组为达肝素 200U/kg,皮下注射,1 次 / 天,共 5~7 天,之后以 VKA 口服抗凝 6 个月(目标 INR 值 2.5)。另外一组为单独达肝素抗凝治疗 6 个月(200U/kg,皮下注射,1 次 / 天,共 1 个月,之后为 150U/kg,皮下注射,1 次 / 天,共 5 个月)。评价结果为 6 个月 VTE 的复发情况及治疗期间出血并发症的发生情况。结果表明,达肝素 +VKA 组 VTE 的复发率为 17%,而达肝素组只有 9%,两组间有明显差异,两组间在出血并发症的发生方面没有明显差异。CHANTANOX 试验比较了依诺肝素[(1.5mg/(kg·d)]和 VKA(华法林,目标 INR2.0~3.0)在肿瘤伴 VTE 患者长期治疗 3 个月的效果及并发症,结果依诺肝素组血栓复发 / 出血并发症的发生率为 10.5%,而华法林组为 21.1%,在华法林组有 6 例患者死于出血并发症,而在依诺肝素组没有发现此类情况。LITE 试验是亭扎肝素[175U/(kg·d)]同华法林比较治疗肿瘤患者深静脉血栓的随机对照研究,这一研究同样证实长期的 LMWH 治疗肿瘤相关深静脉血栓效果要明显优于 VKA 治疗,并且并没有增加出血风险。

以上试验均证实了低分子肝素在肿瘤相关 VTE 的长期治疗中的效果及安全性。因此,目前的指南指出,对于肿瘤 VTE 患者,推荐给予低分子肝素 3~6 个月的抗凝治疗来防止血栓复发,对于活动性肿瘤患者,推荐无限期延长抗凝时间,但是目前对于大于 6 个月的抗凝治疗,尚没有最佳抗凝时间及剂量的依据。

(三) 新型口服抗凝药物在肿瘤相关 VTE 中的作用

传统抗凝药物的缺点显而易见,包括 VKA 需频繁监测凝血指标、低分子肝素需每天注射治疗等,这些都促使了新型口服抗凝药物的出现。这些新型的口服抗凝药物具有更方便的使用方法、更少的药物相互作用以及不需要监测凝血指标等优点,目前的临床研究结果大有取代传统抗凝药物的趋势。利伐沙班是一种口服的直接 X 因子抑制剂,目前的临床研究对于其在预防关节置换术后血栓形成有着良好的效果,并且对于深静脉血栓形成及肺栓塞的治疗也取得了不劣于 LMWH 的结果。静脉血栓栓塞预防研究(MAGELLAN 研究)将针对住院患者口服利伐沙班预防及治疗静脉血栓栓塞的效果,与依诺肝素进行比较,其中就包括活动性肿瘤患者。阿哌沙班是另外一种口服的直接 X 因子抑制剂,也是目前正在研究的抗栓药物之一,其应用于肿瘤患者的 II 期临床研究结果显示,该药对于转移性肿瘤的患者有着良好的效果和安全性。相信随着研究的进展,会有更多的数据及药物支持肿瘤相关 VTE 的预防及治疗。

(张　欢　张昌明　张明逸　张　岩)

参 考 文 献

1. Lyman GH. Venous thromboembolism in the patient with cancer. Focus on Burden of Disease and Benefits of Thrombo prophylaxis. Cancer,2011,117:1334-1349

2. C Ay,I Pabinger. Treatment and secondary prevention of venous thrombo -embolism in cancer patients Current strategies and new therapeutic options. Hämostaseologie,2012,32:139-144

3. Prandoni P,Falanga A,Piccioli A. Cancer and venous thromboembolism. Lancet Oncol,2005,6(6):401-410

4. M. Mandala,Falanga,F.Roila. On behalf of the ESMO Guidelines Working Group*Management of venous

thromboembolism(VTE)in cancer patients:ESMO Clinical Practice Guidelines. Annals of Oncology,2011,22 (Supplement 6):vi85-vi92

5. Lyman GH,Khorana AA,Falanga A,et al. American Society of Clinical Oncology. American Society of Clinical Oncology guideline:recommendations for venous thromboembolism prophylaxis and treatment in patients with cancer. J Clin Oncol,2007,25:5490-5505

6. Geerts WH,Bergqvist D,Pineo GF,et al. American College of Chest Physicians Prevention of venous thromboembolism:American College of Chest Physicians Evidence-Based Clinical Practice Guidelines (8th edition). Chest,2008,133(6 Suppl):381S-453S

7. National Comprehensive Cancer Network (2010) NCCN Clinical Practice Guidelines in Oncology (NCCN GuidelinesTM). http://www.nccn.org/professionals/physician_gls/f_guidelines.asp. Accessed 6 Jan 2011

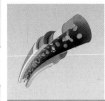

第二十二章

静脉血栓栓塞症与年轻人

一、概述

VTE 在西方国家的发生率约为 1/(1000 人·年),其中,年龄在 20~40 岁之间的年轻人的发病率约占总数的 1/10。年轻人与儿童不是 VTE 发病人群,一旦出现,特别是在无明显诱因情况下发生,往往提示存在某些先天性或获得性危险因素,其中特别要注意血液疾病和恶性肿瘤的存在,甚至有些疾病是以 VTE 为首发表现的。因此,年轻人一旦发现 VTE,往往需要进一步地积极检查以明确病因,从而制定特殊的诊治策略。

二、病因

Virchow 提出静脉血栓形成的三大因素,即血流淤滞、血管壁损伤、血液高凝状态,任意形成以上三种状态的因素都有可能导致 VTE 的发生。研究表明,约 90% 以上的年轻人的血栓形成存在明显的危险因素,这些危险因素可分为先天性与获得性两种。

（一）先天性危险因素

先天性危险因素主要是指凝血酶原基因突变、因子 V Leiden 突变、蛋白 C、蛋白 S 缺乏、抗磷脂抗体综合征等,这些先天性危险因素的存在使得 VTE 发生的风险明显增加(表 2-22-1)。

表 2-22-1　先天性危险因素及血栓形成风险

危险因素	血栓形成风险(高于正常人群的风险倍数)
高同型半胱氨酸血症	2.5
凝血酶原 20,210 突变 - 杂合型	3
因子 V Leiden 突变 - 杂合型	2~7
口服避孕药 + 因子 V Leiden 突变 - 杂合型	35
因子 V Leiden 突变 - 纯合型	80

（二）后天性危险因素

年轻人群有特定的后天性危险因素,如女性口服避孕药、妊娠、创伤、中心静脉置管、肿瘤、外科手术等。

1. 女性口服避孕药、妊娠、分娩　多数流行病学调查认为女性口服避孕药和雌激素治疗等可使血液黏度、纤维蛋白原、X因子、血小板黏附和聚集增加;女性妊娠期增大的子宫影响下肢静脉回流,以及妊娠、产褥期凝血和纤溶系统的生理变化等,均是导致 VTE 的高危因素,故认为年轻女性的特殊因素增加了 VTE 的发生风险。

2. 创伤　年轻人严重的创伤造成组织破坏和血管壁损伤;创伤、失血、缺氧的应激刺激激活凝血系统;创伤后的制动及血容量相对不足使血流淤滞,这些因素均与创伤后 VTE 形成有关。其中未采取任何预防措施的创伤引起的 VTE,发病率超过 50%,而脊髓损伤所致 VTE 发生高达 60%~100%。

3. 中心静脉置管　静脉内留置导管是年轻人 VTE 重要的致病原因,尤其是用于静脉营养、化疗和透析的静脉插管。静脉导管置入后对静脉造成的损伤、局部淤血、导管周围血栓形成等,最终引起置管静脉血栓形成。此外,导管口径、穿刺次数、导管放置时间和经导管注药成分等因素与 DVT 的发病风险相关。

4. 肿瘤、外科手术　VTE 是恶性肿瘤的主要并发症和主要致死原因之一。恶性肿瘤患者发生 VTE 的几率约为 1/6。VTE 的存在不仅使恶性肿瘤患者的治疗复杂化,而且还降低患者的生活质量。研究表明恶性肿瘤合并 VTE 与患者生存呈负相关。肿瘤患者 VTE 发生率增高与很多因素有关,如肿瘤的分期、性别、化疗药物及促红细胞生成素的应用等。而各种干预措施从一定程度上促使 VTE 的发生,如手术打击。手术造成肿瘤患者发生 VTE 的可能原因如下:①术前禁食水、灌肠致血液浓缩;②麻醉、手术创伤致血管内皮损伤,启动内、外源凝血系统;③创伤可使二磷酸腺苷、肾上腺素等促凝物增多,亦使血小板发生反应性增多改变;④术后长期制动致静脉回流缓慢、淤滞;⑤具有强烈抗凝作用的蛋白 C 和 AT-Ⅲ 减少,血浆球蛋白和促凝物质浓度增高致血液高凝;⑥手术时麻醉使周围血管扩张,血流减慢,同时下肢肌肉处于松弛状态。

三、临床表现

年轻人发生 VTE 的表现取决于血栓部位及累及器官情况,典型的肢体深静脉血栓主要表现为一侧或双侧肢体的肿胀、疼痛,浅静脉曲张;上肢深静脉血栓累及上腔静脉可能出现面颈部肿胀、眶周水肿以及头痛;肺栓塞在青年人多表现为无症状性,如果出现突发的呼吸困难、胸痛提示症状性肺栓塞可能,如果短时间内的大面积肺栓塞或广泛远端肺栓塞,可能造成明显的低氧血症甚至猝死。特别要提出的是,在年轻 VTE 患者中,致死性肺栓塞的发生率是高的,死亡率也高,这可能与机体的某种血流动力学变化有关,具体原因还不清楚。肾静脉血栓形成主要表现为血尿和血小板减少,双侧肾静脉血栓可能发生少尿或无尿甚至尿毒症。门静脉血栓形成常表现为腹胀、胃肠道出血、脾大、血小板减少、贫血等。中心静脉置管所导致的血栓可出现患肢肿胀,但往往无症状而在常规检查中发现。

四、诊断

年轻人在长途旅行后、妊娠分娩期间、口服避孕药等情况下出现突发的肢体肿胀,伴有胀痛及浅静脉扩张,根据不同部位 VTE 的临床表现,一般不难作出临床诊断。诸多临床辅助检查手段有助于了解病变部位、程度等,为进一步的治疗提供指导。

1. 超声多普勒检查　可以发现静脉内强回声、静脉不能压缩、无血流等征象。为深静脉血栓形成的首选检查,由于是无创检查,可反复进行,有利于评估病变进展及治疗效果。

2. D-二聚体　D-二聚体是纤维蛋白单体经活化因子ⅩⅢ 交联后,再经纤溶酶水解所产生的一种特异性降解产物,是一个特异性的纤溶过程标记物。目前临床结合验前概率

（pretest probability，PTP）同时检测患者 D- 二聚体浓度，来排除 DVT 和 PE。当 PTP 评估为低、中风险，D- 二聚体检测值为阴性（<0.5mg/L），即可排除 DVT 和 PE，无需再做进一步的影像学检查。当 PTP 评估为高风险，D- 二聚体检测值为阳性（>0.5mg/L），提示存在 DVT、PE 等的可能，需做进一步的检查。研究表明，D- 二聚体检测结合 PTP 可使 30%~35% 怀疑有 DVT/PE 的患者免受进一步检查，从而减少不必要的痛苦和费用。

3. 下肢静脉顺行造影　此项技术可使下肢静脉直接显影，可有效地判断有无血栓以及血栓的位置、形态和侧支循环等情况，被公认为 DVT 诊断的"金标准"。但其属于有创性检查，且费用较高，使其应用范围受到限制，多用于无创性检查不能确诊的患者及取栓前检查。妊娠期妇女禁用此项检查。

4. 放射性核素检查　利用核素在血流或血块中的浓度改变进行扫描显像，主要方法有放射性纤维蛋白原实验和核素静脉造影（核素静脉显像），常用的放射性核素有 ^{125}I 和 ^{99m}Tc-MAA。该检查适用于怀疑肺栓塞但无下肢 DVT 症状和体征的患者，其诊断符合率高达 90%。

5. 间接性 CT 静脉造影术（CTV）和磁共振静脉造影术（MRV）　CTV 可同时使下腔静脉、盆腔及下肢静脉显像，对 DVT 的诊断评估更具有整体性；MRV 具有潜在鉴别新旧血栓的功能，对 DVT 诊断的敏感度和特异度均较高，对无症状的 DVT 也有很好的临床应用前景。

五、治疗

年轻人 VTE 形成的治疗原则同一般人群无明显差别，一旦确立诊断 VTE，即开始抗凝治疗。抗凝药物首选低分子肝素、磺达肝癸钠或利伐沙班，长期抗凝治疗可选用华法林，治疗期间定期监测凝血指标，调整抗凝药物剂量。新型口服抗凝药物如利伐沙班等无需监测，提高了治疗的安全性。对于肿瘤 VTE 患者，推荐长期使用低分子肝素抗凝治疗。

1. 溶栓治疗　已有大量随机对照研究表明，溶栓治疗，尤其是局部导管直接溶栓治疗，对急性 VTE 有良好疗效，有效的溶栓可以最大限度地减少残余血栓，同时减少血栓后综合征的发生，明显提高年轻患者预后。溶栓途径可选择小隐静脉、腘静脉或大隐静脉，溶栓药物主要有尿激酶、重组人组织型纤溶酶原激活物等。

2. 腔静脉滤器　对于年轻人群，腔静脉滤器的置入须持谨慎态度。目前公认的腔静脉滤器置入的指征是：存在抗凝禁忌、抗凝失败、抗凝过程中出现肺栓塞。滤器类型首选临时性或可回收性腔静脉滤器，置入后严密观察滤器形态及有无移位。

（张　欢　张福先　吴旻恺　周江蛟　赵　辉）

参 考 文 献

1. Rosendaal FR. Thrombosis in the Young：Epidemiology and Risk Factors.A Focus on Venous Thrombosis. Thrombosis and Haemostasis，1997，78（1）：1-6

2. Levy ML，Granville RC，Hart D，et al. Deep venous thrombosis in children and adolescents. J Neurosurg（Pediatrics 2），2004，101：32-37

3. Chee YL，Culligan DJ，Henry G. Inferior vena cava malformation as a risk factor for deep venous thrombosis in the young. British Journal of Haematology，2001，114：878-880

4. Sarlon G，Bartoli MA，Muller C，et al. Congenital Anomalies of Inferior Vena Cava in Young Patients with Iliac Deep Venous Thrombosis. Ann Vasc Surg 2011，25：e5-e8

5. Ghosh K，Shetty S，Madkaikar M，et al. Venous Thromboembolism in Young Patients From Western India：A

Study. Clin Appl Thromb Hemost,2001,7(2):158-165

6. Yokus O,Albayrak M,Balcik OS,et al. Risk factors for thrombophilia in young adults presenting with thrombosis. Int J Hematol,2009,90:583-590

7. Sarah HO,Klima J,Termuhlen AM,et al. Venous thromboembolism and adolescent and young adult oncology inpatients in US Children's Hospitals,2001 to 2008. J Pediatr,2011,159:133-137

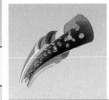

第二十三章

下肢肌间静脉血栓的诊治

下肢肌间静脉即分布于下肢肌肉的深静脉丛，包括跖静脉丛、小腿肌间静脉丛和大腿内侧收肌静脉丛，其中小腿肌间静脉丛血栓发病率最高。跖静脉丛或大腿内侧收肌静脉丛的血栓，临床鲜有报道，本章将重点介绍小腿肌间静脉血栓的诊治。

一、定义

小腿肌间静脉丛分布于小腿背侧、腹侧的肌群中，向邻近的下肢主干深静脉（成对的胫前静脉、胫后静脉、腓静脉）回流。它包括腓肠肌内侧静脉、腓肠肌外侧静脉、比目鱼肌静脉。这三支静脉的属支广泛分布于腓肠肌及比目鱼肌并互相交通，收集腓肠肌及比目鱼肌的回流血液。其中，比目鱼肌静脉存在静脉窦，被认为是小腿肌间静脉血栓最常见的起源部位，其次是腓肠肌静脉。该静脉丛的特点是管腔纤细、分支较多、缺乏静脉瓣膜、血流缓慢、彩色血流信号显示不佳等。因此，发生于该静脉丛的血栓常常因累及的静脉细小，较少影响下肢静脉回流，血栓症状不典型而误诊、漏诊。如不能早期诊断，可能因血栓继续发展而累及邻近主干深静脉。

二、病因及病理生理

同深静脉血栓一样，静脉损伤、血流缓慢和血液的高凝状态是肌间静脉血栓形成的基本因素。创伤、手术可使血小板、凝血因子含量增多，抗凝血因子活性下降，导致血管内异常凝结，血液呈高凝状态而形成血栓。长期卧床使血流缓慢，在瓣膜窦内形成涡流，使瓣膜局部缺氧，引起细胞黏附分子表达，白细胞黏附及迁移促使血栓形成。故本病多见于术后或长期卧床的患者。单纯小腿肌间静脉初发时范围小，不影响血液回流，其所激发的炎性反应程度轻，临床表现不明显，故易漏诊而延误治疗。继续发展可导致主干深静脉血栓，血栓可自主干向远近端滋长蔓延。在纤维蛋白溶解酶的作用下可部分溶解消散，使管腔部分再通。小腿肌间静脉血栓是否引起肺栓塞仍有争议。有文献报道，单纯小腿静脉血栓是肺栓塞的一个栓子来源，特别是血栓静脉管径大于 7mm 时，易引起肺栓塞。另有报道孤立性小腿静脉血栓引发肺栓塞的可能性很低，仅为 0.07%。目前较一致的看法是，如早期通过超声发现肌间静脉血栓并及时治疗，可阻止其向近端进一步发展成为主干深静脉血栓，避免肺栓塞。

三、临床表现及分型分期

根据血栓累及范围，可分为孤立性小腿肌间静脉血栓及继发性小腿肌间静脉血栓。继发性小腿肌间静脉血栓见于深静脉血栓累及腓肠肌、比目鱼肌静脉丛,表现为典型的 DVT 症状,如一侧肢体的突然肿胀、局部感疼痛、行走时加剧等。孤立性小腿肌间静脉血栓往往症状不典型,主要表现为患者自觉单侧小腿饱满、胀痛和紧缩感。小腿轻度肿胀或肿胀不明显,肌肉张力不高,皮温、皮肤色泽可无改变,部分患者 Homan 征、Neuhof 征可为阳性,这是由于腓肠肌及比目鱼肌被动伸长时,刺激肌丛静脉而引起。对于患侧小腿无明显肿胀的患者,常常漏诊,需要进一步血管彩超明确诊断。病变范围小的患者通常起病隐匿,临床症状较轻,有时仅表现为小腿局部疼痛或无明显症状,因而不易被发现,以至于延误早期诊断和治疗。同深静脉血栓一样,孤立性小腿肌间静脉血栓亦分为急性期(病程 2 周内)、亚急性期(病程 2 周~1 个月内)及慢性期(病程 1 个月以上)。

四、辅助检查

血管彩超是确诊小腿肌间静脉血栓的主要手段。常规超声检查下肢静脉时,多关注深静脉和大、小隐静脉。肌间静脉的探查不属于常规检查范围,加之患者症状不明显,很容易漏诊,给患者的治疗和生命安全造成隐患。因此,在检查胫后静脉的同时要关注小腿肌间静脉的通畅情况,如临床怀疑本病或患者有以上所述症状者,更应仔细全面地扫查小腿肌间静脉丛。

检查方法:患者取俯卧位、坐位或站位,充分暴露小腿,探头从上到下,先常规自上而下检查下肢静脉,排除股 - 腘静脉血栓后,重点扫查小腿肌间静脉丛中的腓肠肌静脉丛和比目鱼肌静脉丛以及疼痛最明显处的邻近区域,自左至右全面扫查,纵切与横切结合,观察小腿肌间有无条状或类圆形低回声(图 2-23-1、2-23-2)。并结合探头加压技术及挤压远端肢体法(探头加压时,动作要轻柔,以免造成血栓脱落),判断静脉腔内血栓阻塞程度。对过于肥胖或肢体肿胀明显、线阵探头无法清晰显示者,可结合凸阵探头综合分析。本病还要注意与小腿的其他疾病相鉴别,如外伤所致的小腿肌间或肌内血肿、腘窝囊肿以及小腿部深静脉血栓和小隐静脉血栓等。

小腿肌间静脉丛血栓声像图特征与主干静脉血栓有一定的共性,如静脉管腔增宽,内可见实性回声,管腔内无彩色血流显示。声像图表现又具有一定的特征性,包括:长轴切面沿

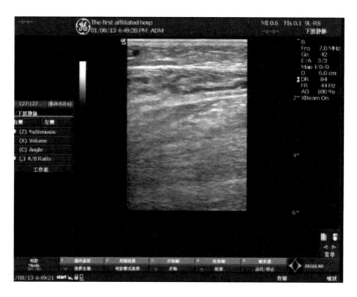

图 2-23-1 正常的肌间静脉

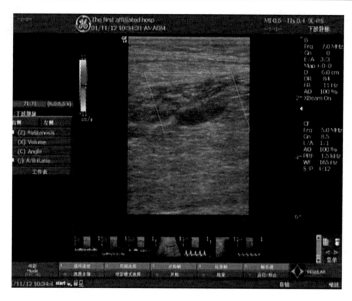

图 2-23-2　扩张的肌间静脉

管腔分布的索条状低回声,管壁显示模糊不清,横切面呈多个类圆形低回声。受累肌间静脉管腔不规则增宽,静脉腔不可压缩,腔内可见低回声或稍强回声物质充填,纵切呈长条状或分支状,横切呈单个或多个类圆形。

　　对于较长时间的血栓可呈强回声,不易与小腿肌肉撕裂伤形成的血肿鉴别。因此,行超声检查时需注意观察肌肉纹理的走行,如为血肿常伴有肌肉组织回声紊乱,且应详细询问病史,有外伤者需重点排除和鉴别。彩色血流对诊断血栓也非常重要,如为完全阻塞型的,管腔内无彩色血流显示;如为部分阻塞者,可在周边见较细的彩色血流,挤压远端肢体,静脉腔内可见部分血流信号充盈(图 2-23-3、2-23-4)。

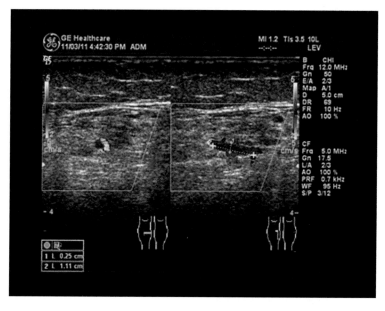

图 2-23-3　肌间静脉完全闭塞

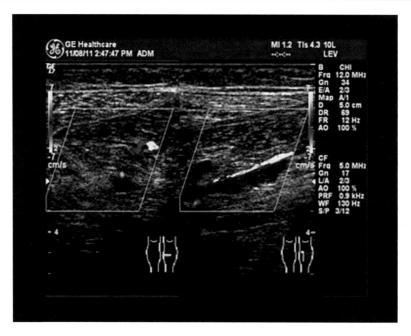

图 2-23-4 肌间静脉部分闭塞

五、诊断与鉴别诊断

1. 术后或长期卧床患者、肿瘤患者或具有其他高危因素的患者,单侧小腿饱满、胀痛和紧缩感。

2. 纤维蛋白原试验(+)、D-二聚体(+)有助于诊断,但特异性不高。静脉彩超可确定诊断。

3. 该病需与以下疾病鉴别

(1)小腿肌肉撕裂伤及血肿:有小腿突发剧痛和撕裂样痛病史,一般剧烈活动时出现上述症状,可有表皮瘀斑。临床上所见的肌间静脉血栓与腓肠肌血肿发生的部位接近,临床症状很相似,易误诊。超声显示病变处肌束完全或部分连续中断,断端不整齐,断端周围可见积液或血肿,病变内无血流信号,但病变周围可见正常走行的动、静脉。

(2)小腿淋巴水肿:小腿无痛或隐痛性肿胀,可有表皮增厚、脂质沉积表现。超声特点为肌层无特殊改变,皮下组织增厚,结构紊乱,层次不清。有时,在皮下组织与肌层交界处可见扩张的淋巴管。

(3)腘窝囊肿:主要为腘窝内包块,较大者可产生压迫症状,继发血栓。超声显示病灶为梭形无回声,与关节腔连通,其边界清楚,可见到增厚的滑膜回声。若继发静脉血栓可有静脉内阳性超声影像。

六、治疗

相比于下肢深静脉血栓,孤立性肌间静脉血栓症状显然较轻。目前尚缺乏循证医学证据指导其规范治疗。根据其病理生理特点,如不采取相应的抗凝治疗,可能致血栓蔓延至主干深静脉;如按照深静脉血栓的治疗方案,又有可能增加出血风险。

同深静脉血栓一样,平卧时抬高患肢及穿医用弹力袜对于缓解症状、减轻胀痛显然有积极意义。对于抗凝治疗的时限,各单中心的研究结果尚存在争议。最新的单中心 RCT 实验提示:对于孤立性小腿肌间静脉血栓患者,抗凝治疗 1 个月或 3 个月,血栓复发率、出血并发症等无明显差异。急性期可以低分子肝素重叠华法林治疗。目前达成共识的是,对于合并恶性肿瘤的患者,抗凝治疗至少应达到 4 周或更长。总之,尚需多中心 RCT 实验指导其规范治疗。

以下提供本中心 CMVT 标准治疗流程,供广大同仁参考:

1. 凝治疗　低分子肝素每天 120~150IU/kg,可分 2 次皮下注射;同时华法林口服,初始剂量 5mg,3~5 天后国际标准化比值达到 2~3 后,可停用低分子肝素。华法林抗凝治疗至少 1~3 个月,期间需保持国际标准化比值到 2~3 之间。

2. 活血消肿治疗　三七总苷、马栗种子提取物等药物可有效改善静脉回流,对症消肿;丹参、红花、红景天、地龙等中成药活血化瘀,降低血液黏度,增加血液流速,促进血液循环。可根据患者病情使用 2~4 周。

3. 物理治疗　发病 2 周后可给予压力治疗,主要包括弹力袜治疗。可有效缓解酸、胀、肿,并可预防血栓复发。

七、预后

CMVT 患者及时治疗,大多数症状均能在 1~4 周内缓解,治疗 3 个月后血栓消融率达 90%,故早期及时诊治后多数患者预后良好。少数患者可发展至混合型深静脉血栓或导致肺栓塞而危及生命。

(郭媛媛　赵凌峰　金　辉　杨　斌)

参 考 文 献

1. Singh K,Yakoub D,Giangola P,et al. Early follow-up and treatment recommendations for isolated calf deep venous thrombosis.J Vasc Surg,2012,55:136-140

2. Masuda EM,Kistner RL,Musikasinthorn C,et al. The controversy of managing calf vein thrombosis.J Vasc Surg,2012,55:550-561

3. De Martino RR,Wallaert JB,Rossi AP,et al. A meta-analysis of anticoagulation for calf deep venous thrombosis.J Vasc Surg,2012,56:228-237

4. Yun WS,Lee KK,Cho J,et al. Early treatment outcome of isolated calf vein thrombosis after total knee arthroplasty.J Korean Surg Soc,2012,82:374-379

5. Schwarz T,Buschmann L,Beyer J,et al. Therapy of isolated calf muscle vein thrombosis:a randomized,controlled study. J Vasc Surg,2010,52:1246-1250

6. Gillet JL,Perrin MR,Allaert FA. Short-term and mid-term outcome of isolated symptomatic muscular calf vein thrombosis. J Vasc Surg,2007,46:513-519

7. Labropoulos N,Kang SS,Mansour MA,et al. Early thrombus remodelling of isolated calf deep vein thrombosis. Eur J Vasc Endovasc Surg,2002,23:344-348

8. 周永昌,郭万学,燕山,等 . 超声医学 . 第 6 版 . 北京:人民军医出版社,2011:726

9. MacDonald PS,Kahn SR,Miller N,et al. Short-term natural history of isolated gastrocnemius and soleal vein thrombosis. J Vasc Surg,2003,37:523-527

10. Schwarz T,Schmidt B,Beyer J,et al. Therapy of isolated calf muscle vein thrombosis with low-molecular-weight heparin. Blood Coag Fibrin,2001,7:597-599

11. Labropoulos N, Webb KM, Kang SS, et al. Patterns and distribution of isolated calf vein thrombosis. J Vasc Surg, 1999, 30: 787-791

12. Simons GR, Skibo LK, Polak JF, et al. Utility of leg ultrasonography in suspected symptomatic isolated calf deep venous thrombosis. Am J Med, 1995, 99: 43-47

13. Ohgi S, Tachibana M, Ikebucjhi M, et al. Pulmonary embolism in patients with isolated soleal vein thrombosis. Angiology, 1998, 49: 759-764

第二十四章

髂静脉受压综合征的介入治疗

髂静脉受压综合征(iliac vein compression syndrome,IVCS)是指髂静脉被从其前面跨过的髂动脉压迫,导致静脉管腔内粘连、管腔狭窄或闭塞等改变,进而引起髂静脉血流受阻,下肢和盆腔静脉回流障碍,产生一系列临床症状的综合征。1956年,May-Thurner首先描述了本征的解剖学异常,随之称本病为May-Thurner综合征。1965年,Cockett与Thomas详细描述了髂静脉压迫的病理基础及临床表现,并命名为髂静脉受压综合征,因此也有人将此综合征命名为Cockett综合征。由于腹主动脉及下腔静脉的解剖关系,最常见的髂静脉受压是左髂总静脉被右髂动脉压迫,约占80%以上。

一、病因及病理

(一) 髂静脉受压综合征的解剖学基础

左、右两侧髂静脉于第5腰椎平面脊柱的右侧汇合成下腔静脉并沿脊柱右侧上行。右侧髂总静脉几乎成一直线与下腔静脉连接,而左侧髂总静脉则沿骨盆腔壁左侧向上向右,越过第5腰椎椎体的前面与下腔静脉汇合,角度近90°。在其跨越第5腰椎时,沿着向上、向前、向后的方向,需要跨过腰骶椎体的生理性前凸,后者对此段血管有向前推挤的作用。腹主动脉于脊柱前方偏左下行,于第4腰椎体下缘平面分为左右髂总动脉,右髂总动脉横跨左髂静脉前方,然后沿骨盆右侧壁下行。因此,左髂总静脉在前方受到右髂总动脉的压迫,在后方又受到来自脊柱向前的推挤作用,而处于前压后挤的状态,从而构成了左髂静脉病变的解剖学基础(图2-24-1、2-24-2)。

右侧髂外静脉先沿髂外动脉的内侧、后沿髂动脉的后方上行,在骶髂关节之前与髂内静脉汇成右髂总静脉。右髂总静脉短而直,行走于动脉后方。此段行走于动脉后方的髂静脉也同样受到右髂动脉的压迫。当腹主动脉存在解剖异常,如分叉位置高,其分支后的右髂动脉则对其后方的下腔静脉末端或分叉部造成压迫,从而引起下腔静脉末端的狭窄。此外,左右髂外静脉末端受髂内、髂外动脉分叉处的钳压,从而造成髂外静脉近端的狭窄。

上述几种异常以第一种占多数,约80%以上。其他因素如盆腔内肿块或髂血管周围肿大淋巴结对髂静脉造成压迫,在临床上并不罕见。

(二) 髂静脉受压综合征的病理

髂静脉受压后,受压部位血管壁及管腔内发生一系列变化。受压段静脉壁水肿,管壁增厚呈灰白色。严重长期受压,管壁失去正常的结构,血管内皮细胞消失,完全被胶原纤维和

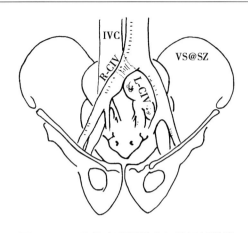

图 2-24-1　髂静脉受压综合征的解剖学基础（正位）

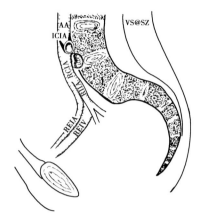

图 2-24-2　髂静脉受压综合征的解剖学基础（左侧位）

结缔组织代替。由于长期受压及前后壁处于接触状态，管腔内形成粘连。粘连结构有三角形、长方形、横隔形及条索状，而且多数发生在髂静脉的上方或中央。如受压显著，粘连广泛，血流阻力增加，局部血流缓慢，血流方向不规则，受压局部有血栓形成，并使血管壁融合，甚至血管完全闭塞，局部血管外观呈扁条索状。

轻度的髂静脉受压，使静脉前后径缩小，而横径增宽，静脉回流不受影响。严重的静脉受压使静脉内腔明显缩小，尤其在伴有粘连时，造成静脉回流障碍和静脉内压升高。随着下肢静脉压力进一步升高，导致髂股静脉扩张、深静脉瓣膜关闭不全，而出现下肢肿胀、浅静脉曲张等一系列表现。

由于管腔狭窄而造成的静脉回流障碍，部分可通过侧支循环建立而代偿。最常见的是两侧髂静脉通过盆腔内的静脉丛（如骶前静脉丛、子宫静脉丛等）相互沟通，这些吻合支大多是髂内静脉的属支。其次是左髂静脉通过腰升静脉、脊柱旁静脉丛进入下腔静脉。当髂总静脉阻塞时，上述分支逐渐扩张，起重要代偿作用。

髂静脉受压及内部结构的存在可导致静脉狭窄和闭塞，根据大量临床资料的研究表明，当髂静脉狭窄等于或大于正常静脉管腔直径的 50% 以上时，静脉血栓形成的机会将大大增加。但此时由于侧支循环的代偿，部分缓解了下肢的静脉淤血状况，不会立即出现大范围的血栓。当血栓形成的诱因出现时，如大手术（尤其是骨科手术、妇科的盆腔手术）后、严重外伤、各种原因所致的卧床，将诱发血栓的形成。我国最新的 2012 年版深静脉血栓形成的诊治指南已将髂静脉受压作为下肢深静脉血栓形成的重要诱因，并将对 IVCS 的治疗作为治疗下肢深静脉血栓形成的重要手段之一。

二、临床表现和分型

髂静脉受压综合征可表现为完全没有症状，这已被大量的尸解结果证实。有症状者往往好发于青壮年，20~40 岁多见，女性发病稍高于男性。持续性下肢肿胀和乏力是最常见的早期表现，此症状尤以青年女性常见，过去常误以为"青春期淋巴水肿"。女性患者可伴有月经期延长和月经量增多以及月经期盆腔脏器充血，髂静脉及侧支静脉内压力升高而使下肢肿胀等症状加重。

下肢肿胀症状往往表现为单侧下肢，常出现在踝区及小腿，症状晨轻暮重，肿胀为轻度凹陷性水肿。患者自觉下肢乏力，须抬高患肢后方能缓解。常见的临床表现还有单侧下肢浅静脉曲张、腹股沟及下腹壁浅静脉曲张，后者静脉曲张内血流的方向由下向上。随着病情的进一步发展，下肢静脉曲张加重，严重时局部呈血管瘤样改变，下肢皮肤色素沉着、湿疹，形成慢性经久不愈的溃疡等，而且部分患者常伴有明显的静脉性跛行。

　　髂静脉受压综合征的临床症状常不典型，与单纯下肢静脉曲张和深静脉瓣膜功能不全难以鉴别。当患者出现如下症状时应怀疑髂静脉受压综合征的存在：①单侧下肢肿胀乏力，症状晨轻暮重；②单侧下肢及下腹壁浅静脉曲张；③单侧下肢皮肤色素沉着及溃疡形成。

　　目前，以动脉压迫静脉的方式将本病分为 6 种类型。Ⅰ型：右髂总动脉压迫左髂总静脉，本型最常见，约占 80%；Ⅱ型：右髂总动脉压迫下腔静脉的远端；Ⅲ型：右髂动脉压迫右髂外静脉；Ⅳ型：在腹股沟韧带处，左髂外动脉压迫左髂外静脉；Ⅴ型：左髂内动脉压迫左髂总静脉；Ⅵ型：左髂总静脉被曲张的左髂内动脉压迫。如依据是否继发血栓形成，可将 IVCS 分为非血栓性 IVCS 及血栓性 IVCS。

三、血管造影在 IVCS 诊断中的应用

临床上常通过辅助检查诊断该疾病，其中静脉造影是诊断本病的最为重要的方法：

（一）下肢顺行造影

可见小腿浅静脉曲张，髂、股、腘静脉增宽，外形呈直桶状，失去正常的竹节状形态，造影剂在髂外及股静脉内流速减慢。如为右侧髂静脉狭窄，顺行造影多可清楚地显示狭窄的静脉。如为左髂总静脉狭窄，因为后方腰骶椎的影响多数患者顺行造影时不能清楚地显示左髂总静脉病变情况。那么，在顺行造影时，采用何种办法才能较清楚地显示左髂静脉的病变呢？目前比较好的办法是造影时让患者采用头高足低位，上半身抬高 30°，小腿中下 1/3 结扎止血带，以使造影剂进入深静脉。用 9 号针头穿刺浅静脉，快速注射造影剂，同时让患者深吸气后屏气，待造影剂注入患肢 40~50ml 时，立即把床放平，并让患者呼气，同时检查者用力挤压患者小腿，经过上述几个动作的综合作用，可使多数患者较为清楚地显示左髂静脉病变情况。当患者消瘦，左髂静脉完全闭塞或左髂静脉狭窄但侧支建立较差时，多可以清楚地显示病变部位及情况。

（二）经股静脉插管造影

主要表现为下列征象：

1. 受压段静脉横径增宽　多见于左髂静脉近端。由于受动脉的压迫，左髂总静脉受压部位向旁侧塌陷，造成静脉横径增宽，造影的同时见受压段静脉显影密度降低，左髂总静脉汇入下腔静脉部位明显增宽，最宽处达 3.5cm，向远端逐渐变细，使左髂总静脉呈近端粗远端细的喇叭状外形（图 2-24-3）。

2. 受压段静脉明显变细　多见于左髂总静脉，髂外静脉也常见。髂总静脉狭窄多为管腔粘连，前后壁紧贴造成管腔狭窄所致。而髂外静脉狭窄多由髂内髂外动脉分叉部位叉形钳压所致（图 2-24-4）。狭窄远端的髂外静脉明显扩张。

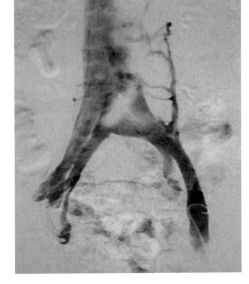

图 2-24-3　造影见髂静脉受压段静脉横径增宽

3. 局限性的充盈缺损 多见于左髂总静脉近端受压段,为静脉受压塌陷(图2-24-5),继发前后壁粘连或束带形成征象。根据粘连的范围和部位的多少,充盈缺损可表现为一处或多处点状或块状。

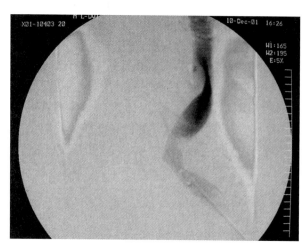

图2-24-4 造影见受压段髂静脉明显变细(侧位)

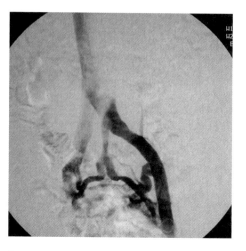

图2-24-5 造影见左髂静脉受右髂动脉压迫切迹

4. 静脉闭塞 多见于髂总静脉近端,如局部继发血栓形成,可表现为较长段的闭塞,可达髂外静脉末端。如闭塞仅位于受压段,闭塞段长度与动脉骑跨压迫的部位一致(图2-24-6)。

5. 受压段静脉成角 常见于左髂总静脉,表现为左髂总静脉向内下被牵拉移位,局部成角。可能与较长一段髂动脉受压有关,也可能在受压段静脉明显增宽的基础上,其外侧部分管壁粘连。前后壁紧贴,使血流由内侧通畅部位通过所致(图2-24-7)。

6. 侧支循环形成 常见于左髂总静脉受压患者。其中以左髂内静脉→骶前静脉丛→对侧髂内静脉最为常见(图2-24-8),其次为左髂静脉→左腰升静脉→下腔静脉或左肾静脉,有时最宽的左腰升静脉直径达20mm,易被认为双下腔静脉畸形。

7. 造影剂排空延迟 在造影过程中可见病变远端及侧支静脉内造影剂排空延迟现象,提示髂静脉回流不畅。

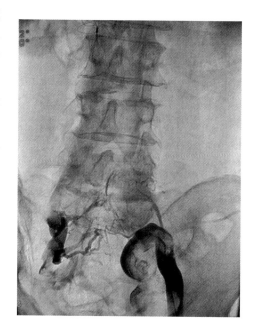

图2-24-6 造影见左髂静脉闭塞

8. 股静脉瓣膜关闭不全征象 将猪尾管拉回到髂外静脉的近腹股沟韧带处造影,患者做Valsava动作时见大量造影剂反流,股静脉有不同程度的增宽。

在上述血管造影的8项表现中,前5项是直接征象,可以直接观察到血管病变的部位、程度和范围;后3项是间接征象,可以间接提示或证实血管病变的存在及程度。此外,髂静

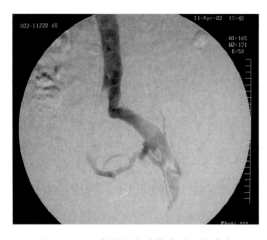

图 2-24-7　造影见左髂静脉受压段成角

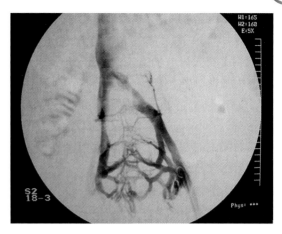

图 2-24-8　造影见左髂静脉狭窄、盆腔侧支循环形成

脉狭窄的最常见原因为前方髂动脉与后方骶骨的钳夹,故在造影时可明显见到狭窄段静脉随着动脉搏动的"伪搏动征"。

作者单位一组 446 例 IVCS 患者的髂静脉造影结果显示,髂静脉阻塞大于 60% 时,侧支循环的开放率达 93%。同时,我们也发现,在做下肢静脉顺行造影时,只要有盆腔静脉丛大量开放,插管造影均发现髂静脉狭窄大于 60% 以上。Neglen 等发现,当髂静脉狭窄 50% 以上时,72% 的患者可见大量侧支血管;完全闭塞时,83% 见大量侧支血管。由此可见,狭窄的远近端侧支血管大量开放是诊断髂静脉狭窄的最为重要的造影指标。

四、IVCS 的其他辅助诊断方法

1. 静脉内压测定　髂静脉受压后可引起血液回流障碍,致远端静脉压力增高。目前常用有两种方法:一是在插管造影时,将长鞘末端置于病变段两侧,测病变两端的静脉压力差,如压力差 >1.5mmHg,属病理状态,需要治疗;另一种方法是在运动时测双侧内踝上方大隐静脉压,如患侧高于健侧 3 倍则需要治疗。

2. 彩色多普勒　诊断本病具有较高的准确性,无创伤、无禁忌证、可重复。可见受压段静脉前后径变扁、左右径变宽,局部血流速度加快,病变远心段及下腔静脉内可见红蓝各半的涡流。但由于受肠道气体的影响,假阴性率较高。

3. 血管内超声检查(IVUS)　与静脉造影相似,IVUS 能够区分不同类型粘连结构的髂静脉受压综合征,能显示髂静脉受压处回声增强的血管壁,能分清髂静脉管腔被腔内强回声结构分隔成的多个管道,能显示深静脉血栓形成后的改变,如粘连和机化的血栓;IVUS 还能够测量静脉管径大小。IVUS 有助于髂静脉受压综合征的诊断、分类和对其并发症发生的预测,对设计血管内支架治疗髂静脉受压综合征有所帮助。

五、非血栓性 IVCS 的介入治疗

髂静脉受压综合征的治疗主要包括保守治疗、手术治疗和腔内治疗。保守治疗主要适用于轻症患者,静脉手术创伤大且远期通畅率难令人满意,而该征的腔内治疗符合生理。1995 年,Berger 等首次报道采用腔内技术,它采用球囊扩张及支架置入的导管技术直接作用于病变段血管,既支撑了静脉管壁以避免再次被动脉和腰骶椎压扁,同时又通过扩张解除了

血管的狭窄,符合人体正常的解剖和生理特点,创伤小、恢复快、并发症少,具有良好的应用前景。目前,IVCS 的介入治疗一般均在 DSA 手术室进行。

(一) 介入治疗的适应证

关于髂静脉狭窄的治疗指征问题,许多学者认为下列情况出现应对髂静脉病变进行处理:①无论下肢静脉曲张的轻重如何,患者有明显的下肢肿胀或溃疡,造影发现髂静脉狭窄,程度超过 60%;②狭窄两端压力差大于 1.5mmHg;③腔内血管超声发现局部大于 50% 的狭窄或隔膜;④狭窄的远端侧支血管大量开放。根据笔者的体会,在这几个指标中,压力差的变化与髂静脉的阻塞程度常不呈正比,当阻塞远近端大量侧支血管建立后,虽然髂静脉高度狭窄或闭塞,但测压的结果常达不到以上指标,所以笔者认为压力差的变化仅仅作为参考。

(二) 一般准备

因介入手术在局麻下进行,手术时间短,术前不需要禁食;手术前排空小便,以避免胀大的膀胱压迫髂静脉造成的干扰;术前数天应尽量避免进食可导致肠道积气的药物和食物,如二甲双胍、豆制品等,并在手术前尽量排空大便,以减少肠道积气带来的干扰。术中常规行心电脉氧、血压等监测,如长段闭塞、预计手术时间较长,应留置导尿。常用 2% 利多卡因,做穿刺部位的局部浸润麻醉。穿刺后,自导管鞘内以 0.5~1mg/kg 体重推注普通肝素行全身抗凝治疗。

(三) 操作要点

1. 穿刺入路的选择　①同侧股静脉入路:是最常用的 IVCS 介入治疗入路,常用于髂总静脉或近端髂外静脉狭窄而患者髂外静脉以远静脉均正常者。仰卧位,下腹壁及腹部常规消毒铺巾,于股动脉搏动内侧 1cm,腹股沟韧带下方 1cm 处穿刺股静脉,置入导管鞘。②同侧腘静脉入路:常用于伴同侧髂外静脉、股总静脉狭窄者。俯卧位,在超声引导下或 DSA 路径图下穿刺腘静脉,置入导管鞘。③对侧股静脉入路:常用于同侧股静脉穿刺造影仍无法明确髂静脉病变长度或导丝通过闭塞段困难者,经对侧股静脉穿刺翻山至病变侧,并与前两种方法配合使用;但因逆行路径,导丝导管易损伤静脉瓣膜而致瓣膜功能不全,且导入球囊支架及支架后定位释放有一定技术难度。

2. DSA 球管投射角度的调整　调整球管投射角度,可以以最佳的显示角度明确髂静脉狭窄程度及长度,避免测量所带来的误差。如髂总静脉狭窄,常采取的投射角度为正前后位及侧 90°位;如为髂外静脉狭窄,常采取的投射角度为对侧前斜位 30°~60°,可反复行血管造影以取得最佳的投射角度。

3. 导丝通路的建立　穿刺后置入导管鞘,先造影观察局部病变的程度和范围。如血管狭窄未闭塞,则先以泥鳅导丝软头通过病变段;如血管高度狭窄甚至闭塞,则先用单弯导管结合超滑导丝软头缓慢推进,通过病变段常不困难,通过后立即造影,证实导管在下腔静脉内再置入球囊扩张;如导丝软头不能通过,则将导管头端指向腔静脉方向用导丝硬头尝试穿刺,穿通闭塞部位,一旦导管通过,立即造影证实在下腔静脉内后才能用球囊扩张。如闭塞段纤维化严重,单纯导丝通过困难者,可在对侧股静脉穿刺,置入猪尾导管并将末端置于髂静脉闭塞近端作为引导,用 RUPS-100(COOK)穿刺,通过后立即造影,明确释放通过闭塞段。后沿导管导入 260cm 硬滑导丝或 Amplaz 硬金属导丝,导丝通路的建立是髂静脉介入治疗最为重要的一步,在手术操作过程中务必始终将导丝末端置于视野范围内。

4. 血管参数的测量及球囊支架的选择

(1) 测量:行插管造影,根据造影结果测量病变段血管远端或近端正常血管直径,常采取多角度测量并计算平均值。

(2) 球囊：扩张时采用球囊直径一般与邻近正常段血管直径相同,一般采用直径为10~15mm 的球囊,常用的球囊品牌如 Biotronik、Cordis、COOK Atlas 等,扩张时将球囊的有效区域置于病变段,压力为 4~6atm,持续时间为 10~30 秒。初次扩张时,球囊充盈需缓慢,如血管狭窄严重时,可看到球囊充盈受限所产生的"切迹"影像(图 2-24-9),"切迹"即为血管受压狭窄的部位,支架置入时可以"切迹"为标记,要求支架完全覆盖"切迹",并在"切迹"两端至少延伸 1cm 以上。

(3) 支架：因髂静脉解剖位置的需要,支架一般选择自膨式支架,自膨式支架压缩于输送鞘管内并输送到血管病变处,鞘管外撤时释放支架,依赖支架自身膨胀张力和血管壁的弹性限制之间取得平衡关系从而贴附血管壁。自膨式支架的优点是柔韧性较好,有利于通过扭曲血管,能顺应血管壁的自然曲度,不易受压变形,甚至可跨越活动关节释放。缺点为释放有前跳跃和缩短现象,以致精确定位释放稍困难。经典的自膨式支架如 Z 形支架(COOK 公司)、Wallstent(Boston Scientific 公司)、Smart Control 支架(Cordis 公司)、Luminexx 支架(Bard 公司)、Protege 支架(EV3 公司)、Sinus(Optimed 公司)。

Z 形支架采用直径 0.25~0.5mm 的不锈钢丝缠绕成各种长度和直径的以 Z 形弯曲为特点的圆柱形结构。其特点是支架网孔较大,不易造成血管分支开口处阻塞,径向支撑力强,无短缩现象。缺点为释放时具有向前跳跃现象,以单节明显、两节次之、三节相对缓和,因材料为不锈钢,不能做 MRI 检查。常用于重要的静脉属支,具有坚韧、纤维化、钙化或弹性回缩较强的病变(图 2-24-10)。缺点是术后常出现腰背部疼痛、疲胀不适等症状。

Wallstent 支架为金属丝编织成的网管状结构,优点是具有良好的纵向柔顺性,可用于跨关节放置。支架释放未超过全长的 80% 时仍可回收支架并调整位置后再次释放。缺点是径向扩张力偏小,对某些纤维化严重的病变血管不易扩张,需借助球囊后扩张确保支架与血管壁贴壁,且膨胀后有明显短缩,有时定位困难;网眼较同类支架细小密集,有可能阻塞血管属支。

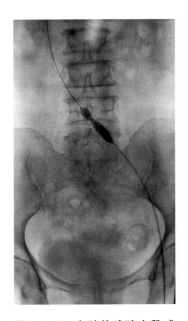 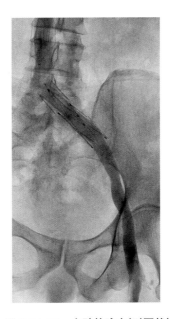 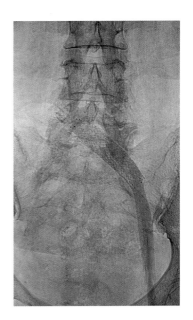

图 2-24-9　左髂静脉狭窄段球囊扩张,可见明显狭窄"切迹"　　图 2-24-10　左髂静脉支架(网状)　　图 2-24-11　左髂静脉支架(Z 形)

其他镍钛合金支架如 Smart Control 支架（Cordis 公司）、Luminexx 支架（Bard 公司）、Protege 支架（EV3 公司）、Sinus（Optimed 公司）等均为开环式设计,易于定位及释放,形变缩短率较低,径向扩张力较强,与血管的贴壁性较好。但除 Sinus（Optimed 公司）支架有较大直径可供选择外,其余最大直径一般不超过 14mm。且释放过程中,对术者要求较高,注意避免拉伸变形使得支架基本单元破坏,而达不到所需的血管支撑要求。

因静脉血管壁较薄,临床上所选支架直径一般比球囊直径略大 2~4mm,一般采用直径 12~18mm 进口镍钛合金金属裸支架（图 2-24-11）。支架长度取决于病变部位及病变长度,但基本要求为能完全覆盖病变段血管,且两端可覆盖 1~2cm 正常段血管。支架放置后再次造影以观察支架的位置和血流。支架释放后,导丝导管进出需在透视下完成,以防缠绕支架而致支架移位。

支架定位:最初国外学者在处理髂静脉狭窄时,最常使用 Wallstent 支架,因其为编织型支架,如以支架一端支撑于病变血管,易导致支架呈喇叭样变形（squeezed）,球囊后扩后容易造成支架后行移位。故国外学者通常做法是将支架的中间段置于髂静脉病变处,如病变段位于髂总静脉,势必需将支架的一部分进入下腔静脉内,并可能影响对侧髂静脉血流,进而继发对侧髂股静脉血栓形成。国外学者在治疗过程中,亦发现此类问题的出现,进而提出"对吻（kissing）"技术,在双侧髂静脉内均置入支架,两支架在下腔静脉内交叉对吻。后随着可供选择的支架逐渐增多,很多具有开环结构的支架被应用于髂静脉,如 Smart Control 支架（Cordis 公司）、Luminexx 支架（Bard 公司）、Protege 支架（EV3 公司）、Sinus（Optimed 公司）,因其贴壁性好,径向支撑力强,故而在处理髂总静脉尤其是近下腔静脉段病变时不需要将支架过多伸入下腔静脉内。根据作者的治疗经验,如果下腔静脉远端直径在 2cm 以上,髂静脉支架进入下腔静脉 0.5cm 以内是安全的。

5. 造影及穿刺点处理　支架释放后再次造影以明确支架位置是否良好、与血管的贴壁情况,有无支架内狭窄或造影剂滞留,必要时行球囊后扩张或行支架置入。因髂静脉常用的导管鞘为 6~8F,且静脉内压力较低,故拔鞘后仅需局部用纱布加压包扎,患肢伸直位 24 小时。

6. 介入治疗中的注意事项　①在髂静脉高度狭窄或闭塞时,远端扩张的静脉壁菲薄,血管壁极易被穿通,应选用超滑导丝软头或导管头端通过病变部位,初学者应尽量避免使用导丝硬头;②支架的定位应以上端为准,放置前应造影观察髂总静脉汇入下腔静脉开口的位置,以支架的上端勿进入或少进入下腔静脉为原则,防止影响对侧血流或形成血栓,尤其是进口网状支架,其上端进入下腔静脉的长度应控制在 0.5cm 以内;③狭窄部位的扩张程度直接影响支架放置后的稳定性,要求扩张后造影局部不能再有狭窄环,否则放置支架后易发生移位;④应注意观察支架放置后是否移位,因扩张时血管内膜的损伤、支架放置后局部粗糙面的增加、原狭窄部位的回缩及远端血流缓慢,很容易在局部形成血栓;⑤支架放置后造影,如发现原扩张的侧支血管无明显减少,髂静脉的狭窄环无明显纠正,或髂静脉病变远端造影剂残留、压力无下降,应用球囊后扩张;⑥右侧髂静脉狭窄者,因与下腔静脉夹角较小,选择支架时"超尺寸（oversize）"应足够大,比正常段血管至少大 4mm 以上,以防支架移位;⑦患者回病房后必须抬高患肢并行循环驱动,皮下注射低分子肝素抗凝治疗 5~7 天,期间注意检查 PT、APTT;出院后口服抗血小板药物 3~6 个月;⑧治疗后注意有无下肢肿胀,小腿后方疼痛等急性血栓征象,患肢穿弹力袜 6 个月;⑨如合并下肢静脉曲张,且拟行静脉曲张手术者,需至少在介入治疗术 1 个月后进行,围术期停服抗血小板药物。

六、血栓性 IVCS 的介入治疗

髂静脉受压及其内部结构的存在可导致静脉进一步狭窄及闭塞,但是髂总静脉狭窄到何种程度会引发血栓形成呢? Negus 等认为,左髂静脉受右髂动脉压迫及粘连带的形成与血栓形成有关。轻度压迫,静脉腔横截面积不减小时可能只是造成静脉压升高,明显的压迫及粘连带使静脉腔横截面积减小时易形成血栓。国内张源亮等在对 40 例成人尸体解剖时发现左髂静脉连结结构的出现率为 52.5%,并将连结结构的横径占压扁静脉内径的百分比进行了测算,结果为 4.3%~86.6%,平均为 33.9%。也就是说,髂静脉连结结构使静脉腔内径平均小了 1/3。付家珏等认为,髂静脉内连结结构出现一个时将使静脉口径减少 20%,出现 2 个时减少 43%。作者单位收治的接受取栓手术治疗的 192 例患者中,术中均通过造影证实存在髂静脉狭窄,且狭窄程度都在 50% 以上。以上结果虽均未得到髂静脉狭窄程度与血栓形成关系的定论,但提示当髂静脉狭窄等于或大于正常静脉腔直径的 50% 时,静脉血栓的发生率将大大增加。

髂静脉受压及内部结构的存在可导致静脉狭窄和闭塞,当髂静脉狭窄等于或大于正常静脉管腔直径的 50% 以上时,静脉血栓形成的机会将大大增加。但此时由于侧支循环的代偿,部分缓解了下肢的静脉淤血状况,此时可能在狭窄部位形成局限的血栓。当血栓形成的诱因出现时,如大手术(尤其是骨科手术、妇科的盆腔手术)、严重外伤、各种原因所致的卧床时,将诱发大量血栓的形成(图 2-24-12~2-24-14)。

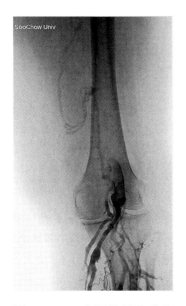 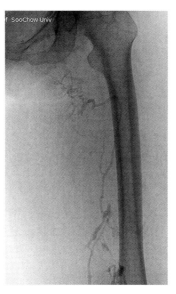 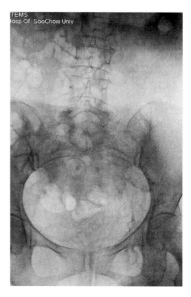

图 2-24-12　左下肢深静脉血栓形成(病程 2 天),造影提示左股静脉远端充盈缺损

图 2-24-13　同上患者,造影提示左股静脉中段未见显影

图 2-24-14　同上患者,造影提示左髂静脉未见显影,盆腔可见侧支血管

对合并有新鲜血栓的 IVCS 患者,介入治疗常分为两步:第一步采用静脉置管溶栓的方法溶解髂股静脉及周围静脉内新鲜血栓;第二步再行腔内处理髂静脉狭窄或闭塞。

(一)经静脉导管溶栓

常用的静脉导管溶栓法是通过足背或胫后静脉或腘静脉插入溶栓导管至股或腘静脉直

接将溶栓药物滴注到血栓中。此技术是在处理动脉或移植物血栓形成的经验上发展起来的，可使高浓度的溶栓药物经溶栓导管直接灌注进入血栓中，提高溶栓药物浓度，延长了药物与血栓作用时间，增加了药物与血栓作用面积，血栓溶解率较高。

经小隐静脉置管溶栓操作方法：①血管造影：经足背或大隐静脉注入造影剂，观察血栓的部位和范围。②插入导丝和导管：明确血栓阻塞的部位后，在外踝后方做一个长约 2cm 的纵切口，游离出小隐静脉，置入导管鞘，向上送入超滑导丝，贯通血栓阻塞部位，交换溶栓导管进行灌注溶栓。若血栓长，先将导管置于阻塞的远段，血栓溶解后再向上插，调整导管的位置。③溶栓过程中的血管造影监测：使用大剂量尿激酶溶栓时，间隔 24~48 小时进行造影，直至血栓溶解。④溶栓过程中，监测凝血指标及纤维蛋白原。⑤术前最好行下腔静脉滤器置入以防致死性肺动脉栓塞的发生。⑥最常使用的溶栓药物为尿激酶，剂量为 60~80 万 U/d，溶栓过程中予低分子肝素抗凝治疗；溶栓时限一般不超过一周。⑦停止溶栓的指征：血栓已基本溶解或完全溶解；出现了严重的并发症如大出血；连续溶栓 48 小时以上，仍未出现血栓溶解者（图 2-24-15~2-24-17）。

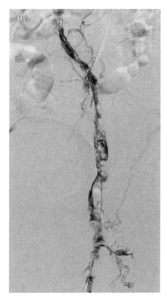 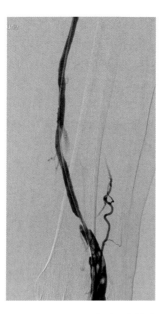 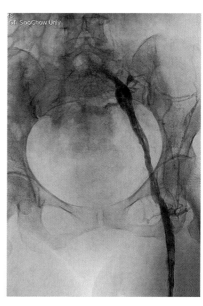

图 2-24-15 同上患者，行静脉置管溶栓，溶栓管侧孔段置于左侧髂股静脉

图 2-24-16 同上患者，溶栓治疗一周后造影，左股静脉血栓基本溶解

图 2-24-17 同上患者，溶栓治疗一周后造影，左髂外静脉血栓基本溶解，左髂总静脉重度狭窄

（二）介入处理髂静脉狭窄或闭塞

手术方法与非血栓性 IVCS 的介入治疗类似，但区别于后者，其治疗过程中需注意如下方面：①静脉介入治疗前，需造影明确髂股静脉以远血栓均完全溶解，术前充分抗凝；②如扩张过程中发现髂静脉内仍有新鲜血栓残留，可继续行置管溶栓直至完全溶解；③球囊扩张必须充分，球囊充盈时间在 1 分钟以上；④支架宜选用网孔较细密的支架或覆膜支架（图 2-24-18~2-24-20）；⑤支架需完全覆盖狭窄或闭塞段血管；⑥如髂静脉内残留陈旧性血栓，可予支架覆盖贴壁；⑦术后建议口服华法林抗凝治疗 3~12 个月，并将国际标准化比值（INR）调整至目标值 2~3 之间。

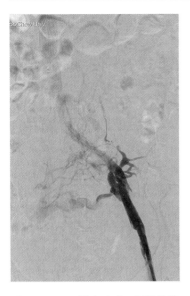

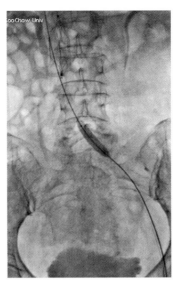

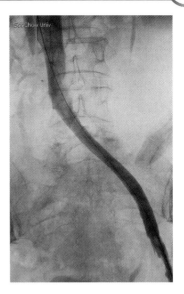

图 2-24-18　同上患者,左股静脉插管造影,左髂总静脉重度狭窄

图 2-24-19　同上患者,行左髂静脉球囊扩张术(12mm×40mm)

图 2-24-20　同上患者,行左侧髂静脉支架置入后造影(Wallstent,16mm×80mm)

七、慢性血栓性 IVCS 的介入治疗

临床上,急性期下肢深静脉血栓形成未能得到明确诊断和有效治疗,在发病数月、数年后才来就诊,此时患者发展至深静脉血栓后综合征阶段。临床上,随着时间进展,肢体静脉血栓形成后再通率较高,但因盆腔侧支血管的存在,髂静脉的再通率明显低于肢体静脉,故而临床上常可见到髂股静脉慢性血栓所致的髂静脉闭塞。

介入治疗:对于患侧腹股沟韧带下方深静脉无血栓或完全再通而髂静脉阻塞患者,除了采用耻骨上静脉旁路术(Palma-Dale)外,也可试行介入治疗。介入治疗下肢深静脉血栓后综合征主要是针对髂静脉病变的处理。目前,尚无公认的手术指征,作者根据本单位的经验,将下肢深静脉血栓后综合征的介入治疗指征总结如下:①肢体肿胀症状明显,患肢肢体周径与健侧肢体周径相差 4cm 以上者;②出现明显下肢慢性静脉回血功能障碍者,如下肢色素沉着、溃疡形成及浅静脉曲张等;③造影证实,患侧股静脉血流通畅或侧支血管代偿良好者;④单纯髂静脉长段狭窄(<20cm)或短段闭塞(<10cm)者。

凡下肢深静脉血栓后综合征的患者出现以上①或②条的症状,并在造影时证实同时满足③及④条者均可行介入治疗。

手术方法与介入治疗髂静脉狭窄的方法相似,但因其病变的特殊性,术中有以下问题须引起注意:

1. 手术路径的选择　若已明确同侧股静脉通畅,可经同侧股静脉穿刺,但穿刺点距闭塞的远端静脉应不短于 5cm,以保证足够的操作空间;若病变段血管位于髂外静脉或穿刺段股静脉闭塞,可经同侧腘静脉,亦可同时经股静脉或颈静脉穿刺,行"会师"手术,增强术中导丝导管的指向性。

2. 术前术中造影的重要性　术前应了解患侧股静脉情况,股静脉通畅或侧支代偿良好,可保证术后髂静脉支架内有足够血流通过,以保证支架的长期通畅率;了解髂静脉的侧支情况;术中随着导丝导管的行进,要多次造影,以防进入侧支血管;及时发现血管破裂、后腹膜血肿等;及时发现新鲜血栓形成。

3. 髂静脉新鲜血栓的处理 若术前造影即发现髂静脉内新鲜血栓,可暂缓手术,髂静脉置溶栓导管,择日再行手术;若术中发现新鲜血栓,可先经 8F 或 10F 鞘抽吸血栓,待清除血栓后再行介入治疗。为防止术中新鲜血栓的形成,术前应常规全身肝素化。术后亦应加强抗凝溶栓治疗。

4. 球囊和支架的选择 因慢性血栓后的髂静脉血管常表现为长段狭窄或闭塞。行球囊扩张时可先选择小球囊预扩张,继而用直径较大的球囊扩张。后根据血管直径选择合适的支架,支架应足够覆盖病变段静脉。至于是网状支架还是 Z 形支架的选择,至今尚无统一意见,网状支架可充分压迫静脉的不平整内膜,可防止新鲜血栓的形成,但对侧支血管影响较大,而 Z 形支架对侧支血管影响较小。根据我们的临床经验,更倾向于网状支架的应用。

5. 附加手术 常用的附加手术为临时性股动-静脉瘘(图2-24-21),3 个月后结扎。凡髂静脉病变长度较长(>10cm)、血管内膜粗糙不平整、血管管径较细、远段静脉回血较少时均可施行该手术,可提高支架的长期通畅。

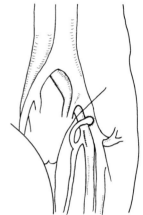

图 2-24-21 临时性股动静脉瘘,左大隐静脉属支与左侧股动脉吻合

介入治疗髂股静脉血栓后综合征的近期效果较满意,但支架长期通畅率还需临床观察。

八、肿瘤外压性 IVCS 的介入治疗

髂静脉为盆腔内器官,且髂静脉周围有大量的淋巴组织伴行。如盆腔内有较大的肿块或恶性肿瘤转移至髂血管周围淋巴结,均可压迫髂静脉,造成髂静脉狭窄、闭塞甚至血栓形成。恶性肿瘤压迫髂静脉后,初期仅对髂静脉管径产生轻微变化,随着病情发展,可对髂静脉壁侵蚀,并对髂静脉粘连包裹。

肿瘤外压性 IVCS 有如下特点:①病程常较短,既往腹盆腔恶性肿瘤患者应引起重视;②临床表现上,除下肢肿胀外,还可出现恶性肿瘤相关的症状,如低热、体重下降、大小便异常等;③如系髂血管周围淋巴结恶性肿瘤压迫髂静脉,如淋巴瘤或转移癌,可伴下肢淋巴回流障碍表现,如下肢肿胀,大腿重于小腿,大腿皮肤苍白水肿更为明显,腹股沟常可触及肿大淋巴结;④造影发现病变血管以髂总静脉远端及髂外静脉为主,而非最常见的髂静脉汇入下腔静脉段,且造影时无明显"伪搏动征";⑤辅助检查如盆腔彩超或 CT 可帮助鉴别。

介入治疗上有别于非血栓性 IVCS,需注意如下方面:①并非所有的肿瘤外压性 IVCS 均首选介入治疗,如盆腔淋巴瘤,则首选化疗或放疗,待肿块缩小后,下肢静脉回流障碍症状亦可改善。②介入治疗过程中,髂静脉周围粘连物质地较硬,扩张时较困难,患者可有明显的腰臀部酸胀感,扩张需缓慢,建议球囊完全充盈时间延长至 60 秒。③因肿瘤对静脉壁的侵犯,甚至浸入血管腔内,故选择支架时建议选择径向支撑力较强的覆膜支架,如 BARD 公司的 Fluency 支架;支架需完全覆盖病变段血管,单纯球囊扩张疗效不确切(图 2-24-22~2-24-24)。④肿瘤外压性 IVCS 复发率较高,需密切注意随访。

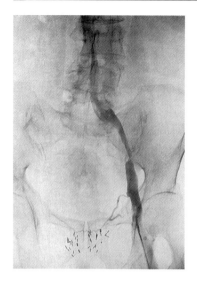

图 2-24-22　左髂静脉造影提示左髂静脉狭窄（前列腺癌伴髂血管周围淋巴结转移）

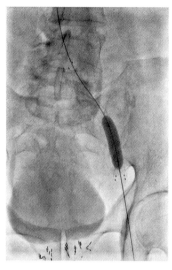

图 2-24-23　支架置入后依旧狭窄，球囊后扩张（支架:BARD Fluency 12mm×100mm，球囊 12mm×40mm）

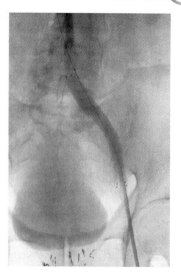

图 2-24-24　造影，左髂静脉血流畅

九、IVCS 介入治疗的并发症

常见的并发症包括:穿刺部位出血、血肿，髂静脉损伤及血肿形成，急性髂静脉血栓形成，支架移位等。

(一)髂静脉穿通及周围血肿形成

髂静脉阻塞后，除周围侧支静脉扩张代偿外，阻塞远端的髂静脉常常扩张，静脉壁菲薄，在用导管或导丝软头通过阻塞部位时，很易在扩张膨大的血管壁处穿通管壁(图 2-24-25)，即使使用超滑导丝软头也很难避免。这种情况多发生在髂静脉高度狭窄或完全闭塞时。

预防措施是:首先，在遇到高度狭窄或闭塞时不要抱有非要穿过阻塞部位的心理，应以平静的心态操作，这样才容易成功;其次，在单弯管的引导下，采用超滑导丝软头仔细寻找狭窄的血管缝隙，多可以通过病变部位。一旦导丝通过后，跟进 5F 的导管手推少量造影剂，观察是否在下腔静脉内，然后再进行扩张及内置支架;第三，在治疗过程中，有两次造影不能省去，一是导管通过病变部位时，二是球囊扩张后，这样可以及时发现血管损伤。发现血管损伤后不要慌张，

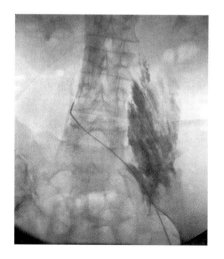

图 2-24-25　造影见左髂静脉破裂，后腹膜血肿

因为血管壁被导管穿通而造成的局部血肿经保守治疗可以稳定，不至于危及患者生命。

治疗要点:一是发现损伤后应在导管室观察 30 分钟，再造影观察血肿有无增大，如无明显增大可回病房观察治疗;如有明显增大，可在损伤处血管腔内用球囊压迫 30~60 分钟，局部出血多可停止。二是静脉应用止血剂和抗生素。三是观察治疗期间，注意监测血压、心率

的变化,保持循环系统的稳定。

(二)急性髂股静脉血栓形成

在血管高度狭窄或闭塞、病变段较长(>10cm)时,即使介入治疗成功,局部血流通畅,术后几天至几周内仍有可能继发急性髂静脉血栓形成。这主要是因为病变段血管条件差,自身的血管内皮结构消失,已多数被纤维组织代替,病变段长,扩张时血管内皮的损伤,支架置入后血管的粗糙面的增加,再加上周围大量侧支循环的建立,使流经该段血管的血流量、压力降低。即使介入治疗矫正了局部的血管病变,但未能改变局部的低血流量状态,以上情况易导致急性支架内血栓形成并继发髂股静脉内血栓形成。如支架进入下腔静脉过多,且下腔静脉远端直径小于2cm,常易继发对侧髂股静脉内血栓形成。

预防措施:①支架置入后造影,如远端有造影剂滞留,开放的侧支血管未减少,局部严重的狭窄未能通过支架矫正时,应再次用球囊扩张,直至上述情况消失;②除术后患肢抬高、正规抗凝溶栓和循环驱动治疗外,在患肢股部加做临时性股动 - 静脉瘘是有效措施,术后 2~3 个月关闭瘘口;③治疗髂总静脉病变时,避免支架过多进入下腔静脉,一般不超过 0.5cm;④如髂静脉进入下腔静脉段过长时,术后需充分抗凝治疗。

(三)支架移位

髂静脉行支架置入后,出现支架移位的病例国内外均有报道。最常见的支架移位为支架进一步进入下腔静脉,支架一端漂浮于下腔静脉内或支架一端抵住下腔静脉对侧壁;如支架进一步移位,可完全从髂静脉处游离并脱落于下腔静脉肝后段或右心房内,并导致瓣膜关闭不全或心律失常等严重后果(图 2-24-26)。

预防措施:①多角度测量邻近正常段血管直径,减少测量误差;②支架锚定区足够长,支架锚定于正常血管段长度至少在 2cm 以上;③支架直径"超尺寸"(oversize)要足够,支架直径应比邻近正常段血管直径大 2~4mm;④术后一周内避免剧烈活动。

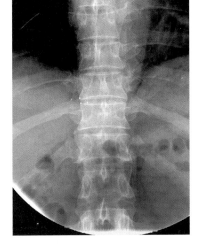

图 2-24-26　髂静脉支架移位至下腔静脉肝后段

十、随访

IVCS 患者出院后需口服抗血小板或抗凝药物,建议疗程在 3~6 个月;建议门诊随访,每月一次,患肢穿弹力袜至少 6 个月。随访内容包括:静脉高压症状如下肢静脉曲张、肿胀、溃疡等表现的缓解情况;每年至少一次彩超检查髂股静脉,有条件者行下肢静脉顺行造影。

Mussa 等治疗了非血栓性 39 例 IVCS 患者,平均随访 1 年的通畅率为 94%。Neglen 等报道血栓性 IVCS 的介入治疗患者随访中,1 年和 3 年通畅率分别为 92% 和 91%。作者单位一组 446 例 IVCS 患者随访中,1 年和 3 年彩超检查支架的通畅率分别为 94.5% 和 91%,下肢静脉顺行造影(平均 28 个月),支架的通畅率为 94.2%。综合这些结果,可见髂静脉置入支架后,支架内继发血栓的发生率很低,与股动脉支架置入相比,其再阻塞的发生率要低很多,所以髂静脉支架置入对于髂静脉狭窄或闭塞的治疗来说是一种安全有效并能保持长期通畅的方法。

(李晓强)

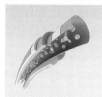

第二十五章

深静脉血栓形成后综合征的诊断和治疗

深静脉血栓形成后综合征(post-thrombotic syndrome,PTS)又称深静脉血栓形成后遗症,是急性深静脉血栓(deep venous thrombosis,DVT)形成后,未得到恰当的治疗或者治疗不彻底而缓慢发展而来的慢性静脉功能不全性疾病,是 DVT 最常见的并发症。研究结果表明,大多数 PTS 发生在 DVT 确诊后 2 年内,20%~50% 的 DVT 患者会并发 PTS,而 5%~10% 的 DVT 患者会最终发展为严重的 PTS。对于 DVT 发展为 PTS 的高危因素,许多学者进行了探索。目前的研究结果表明,同侧 DVT 再发、残留的静脉反流和阻塞与 PTS 的发生的关系最为密切(PTS 高危因素及其相关性见表 2-25-1)。

表 2-25-1　PTS 高危因素及其相关性

高危因素	相关性	高危因素	相关性
患者特征		残留的静脉反流	++
高龄	±	残留的静脉阻塞	++
女性	±	抗凝治疗强度不够	+
肥胖	+	**遗传易感性**	
深静脉血栓特征		凝血 V 基因突变	±
近端病变	+	凝血酶原 G20210A 位点突变	±
血栓形成无明显诱因	±	**生物标志物**	
同侧再发的血栓形成	++	D- 二聚体	+
DVT 治疗效果		炎性标志物	±

注:相关性的强度:"++"代表较强,"+"代表有相关,"±"代表存在争议或者未完全研究透彻

PTS 需要临床诊断,在 DVT 后 3~6 个月,由于静脉回流障碍和反流,出现了以不同程度的胀痛、水肿和静脉扩张为特征的、更严重者可能会出现营养性皮肤改变甚至下肢静脉性溃疡的症状群,可以确诊 PTS。

一、病理和病理生理

PTS 的发生机制仍未完全明确,依据观察的角度不同,病理和病理生理改变可分为宏观的血流动力学改变和微观的微循环障碍。宏观的血流动力学改变主要包括静脉回流障碍和静脉反流两个方面。

(一)静脉回流障碍

近端静脉回流障碍是导致 PTS 发生发展的最主要原因。DVT 后将经历复杂的吸收、静

脉壁机化和纤维化以及缓慢的再通过程。血栓再通程度与解剖部位密切相关。越是近侧的静脉血栓,激活的内源性纤维蛋白溶解活性越小,越不容易再通,而远侧静脉血栓吸收时间早,再通率高。对于股 - 腘静脉段的血栓,3 个月和 1 年的再通率分别为 50% 和超过 90%,而对于髂 - 股静脉段的血栓,再通率小于 5%。

静脉回流障碍与静脉反流的关系密切。长期静脉回流障碍,将损坏静脉瓣膜功能,导致或者加剧静脉反流。而早期改善近端回流障碍,静脉反流出现的可能性将降低 2.3~7.3 倍。此外,静脉回流障碍尚且和 PTS 的严重程度相关。Nicos Labropoulos 等对 105 名患者 120 条患肢进行了前瞻性的队列研究,研究结果表明,广泛阻塞的或者多节段的阻塞的患者,症状更为严重,出现下肢营养性改变和溃疡的可能性更大。

(二) 静脉反流

静脉反流产生的机制主要涉及以下三个方面:首先,机化的血栓把瓣膜禁锢于静脉管壁,影响其正常的关闭;其次,血栓再通过程中伴随的局部纤溶激活、系统纤溶激活和炎症释放直接破坏瓣膜结构;下肢静脉高压,将激活白细胞在局部迁移和聚积,并释放多种炎性介质,基质金属蛋白酶(matrix metalloproteinase,MMPs)就是其中的一种。研究已经证实了,基质金属蛋白酶能直接破坏瓣膜;最后,近端回流障碍引起的静脉高压导致远端静脉扩张,瓣膜相对关闭不全。

(三) 静脉高压环境下的微循环障碍

大静脉高压力传递到微循环血管,引起毛细血管床的扩张、拉伸和扭曲。在炎性环境下,内皮间隙增宽,渗透性增加;增加的渗透性和毛细血管高静水压促使液体、大分子蛋白和红细胞渗出或者漏出并堆积在组织间隙;而炎性反应激活血管平滑肌细胞的合成胶原和弹性纤维的功能,使得基底膜增厚。这些因素不仅影响了营养和氧气的供给,促使下肢出现营养性改变,而且损害了炎性反应正常的调节机制,使得低度炎症得以维持。此外,淋巴系统和神经系统也有可能受损,淋巴系统受损更阻碍了静脉血回流的通畅,而神经纤维的功能受损可能影响其正常的调节机制。

二、临床分型

上海交通大学附属第九人民医院血管外科通过大量临床病例观察及造影治疗分析,根据血栓闭塞的部位、范围和再通的情况,对 PTS 进行了分类:

(一) 局段型

急性期血栓仅局限于部分静脉主干。根据部位的不同又可以分为髂 - 股静脉闭塞、股浅静脉闭塞、股 - 腘静脉闭塞、腘静脉闭塞、胫腓干静脉闭塞、小腿深静脉闭塞。

(二) 全肢型

急性期静脉血栓形成累及整个下肢深静脉系统。根据静脉造影又可分为以下 3 型:

1. I 型(完全闭塞型)　深静脉完全闭塞,仅有细小侧支可见,大隐静脉显影但多无扩张,踝部交通支多不显影。

2. II 型(部分再通型)

(1) II a 型:深静脉部分再通,仍以阻塞为主,大隐静脉轻度扩张,部分患者踝部交通支显影。

(2) II b 型:深静脉再通的程度大于阻塞,全程已经形成比较连续的通道,但轮廓不规则,管径不均匀,伴充盈不均或缺损,大隐静脉扩张,踝部交通支倒流。

3. Ⅲ型(完全再通型)　深静脉完全再通,扩张且迂曲,无瓣膜可见,大隐静脉明显曲张,踝部交通支倒流。

三、临床表现

PTS临床症状轻重不一,其临床表现类似于慢性静脉疾病,包括在慢性静脉疾病出现的下肢不适和皮肤病变。

1. 下肢不适　由于静脉回流障碍和静脉倒流引起静脉高压,进而导致静脉渗透性增加,液体渗入组织间隙,引起下肢疼痛、肿胀,典型的下肢疼痛或者不适往往在站立或者走动的时候加重,抬高下肢或者休息的时候减轻。走动时加剧的疼痛常常致使患者间断地止步而表现为间歇性跛行。下肢的肿胀往往始于足部和踝部,并随着病情的进展而逐渐延伸到大腿。

2. 皮肤改变　渗入组织间隙的血红蛋白和红细胞崩解,引起紫棕色的色素沉着。长期的局部微循环不良、低度的炎症反应可导致典型的"淤滞性皮炎",包括非凹陷性水肿、皮下组织纤维化、色素沉着和皮肤萎缩,更严重者,出现长期不愈合的淤积性溃疡。

四、诊断

急性深静脉血栓形成3~6个月后,患者存在着发展为PTS的高危因素,出现了典型的临床表现,能够排除深静脉血栓形成再发的可能,可以诊断为PTS。这时候,不一定需要其他实验室检查来辅助诊断。如果患者出现了典型的临床表现,然而没有急性深静脉血栓形成的病史,这时候需要其他辅助检查来辅助诊断(表2-25-2:几种常用辅助检查方法在诊断慢性静脉功能不全的相对价值)。值得注意的是,对于实验室检查发现DVT患者存在着慢性静脉功能不全的实验结果,然而没有出现典型的临床表现,此时不应该武断地诊断为PTS。目前,辅助诊断的工具包括无创检查、有创检查和评分量表三个类别。

表2-25-2　常用辅助检查在诊断慢性静脉功能不全性疾病的相对价值

应用	多普勒超声	空气容积描记	光学容积描记	静脉压力测量	静脉造影
诊断	+++	++	+++	+/-	+
严重程度的评估	+/-	+++	−	++	++
提供病变的解剖学信息	++	−	−	−	+++
血流动力学改变的评估	−	+++	−	+++	++

注:"−"代表没有价值;"+"代表较低的价值;"++"代表中等的价值;"+++"代表较高的价值

(一)无创检查

1. 多普勒超声　多普勒超声具有无创、无禁忌证、可重复、安全方便、价格低廉等优点,是诊断PTS最常用的影像学检查。多普勒超声能清楚地显示PTS患者患肢静脉内陈旧血栓的位置、范围及侧支循环的建立情况,辅以加压试验,还可以观察到血栓处的血流状态。除此之外,还可以评估患者有无出现静脉反流和了解瓣膜情况。一般地,屏气试验后深静脉反流时间超过1秒或者浅静脉反流时间超过0.5秒提示相应的瓣膜功能不全。与静脉造影相比,多普勒超声诊断PTS的特异性和敏感性与静脉造影相近,然而在局部病变和小静脉血栓形成的诊断方面更优于静脉造影,再加上其无创性和可重复性,多普勒已经成为PTS的诊断和治疗效果随访的首选影像学检查。

2. 肢体容积描记　肢体容积描记是较常用的、可用于评估肢体血容量改变的非创伤性检查。它的原理是利用其他组织的体积在短时间内保持恒定不变,任何感受器记录的体积的改变,都可以视为血容量的改变。根据感受器的不同,可以分为应变容积描记、阻抗容积描记、光学容积描记和空气容积描记。

(1) 应变容积描记:可通过测定静脉最大流出率以判断下肢静脉的回流是否通畅。主要用于腘静脉近侧静脉的通畅性判断,而对于腓肠肌静脉丛敏感性较差。对于主干慢性阻塞而形成广泛侧支循环的,可能出现假阴性。应变容积描记需要患者很好地配合,注意保持正确的体位。

(2) 阻抗容积描记:亦可通过测定静脉最大流出率以判断下肢静脉的回流是否通畅。主要用于腘静脉近侧静脉和有症状患者的诊断。对于膝盖以下静脉和无症状患者的诊断敏感性较差。任何因素导致下肢动脉狭窄、中心静脉压升高、血流供应不足、患者不能配合都可能影响阻抗容积描记的结果。由于应变容积描记和阻抗容积描记的影响因素较多,而多普勒超声检查的准确性较高,所以现在这两种方法临床上已经较少使用。

(3) 光学容积描记:虽然通过光学容积描记的方法可以评估静脉系统的整个生理功能,但是通过测定已经排空的静脉再充盈时间以判断静脉的反流情况仍是临床上最主要的用途。然而,在一些下肢动脉病变的患者,再充盈时间也会延长,可能会出现假阳性。此外,光学容积描记在评估手术效果、浅静脉功能不全和病情的严重程度方面的作用也极其有限。

(4) 空气容积描记:应用较为广泛,既可以通过测定静脉充盈指数来评估静脉的反流情况,也可以通过描记静脉血流出曲线来评估静脉的阻塞情况。此外,尚可用于评估疾病的严重程度、筛选适宜手术的患者、预测静脉溃疡的发生和评估手术效果。空气容积描记不适宜过于肥胖和不能很好配合的患者。同时,对于深静脉和浅静脉反流的鉴别能力也较差。

3. CT 静脉造影　目前常采用间接性 CT 静脉造影术(indirect CT venography,CTV),这种方法在完成 CT 动脉造影(CTA)扫描后,在原来注入造影剂后 2.5~3 分钟(150~180 秒)行下肢静脉横断位扫描。CTV 可直观地显示 PTS 病变的部位、范围及侧支循环情况。与下肢静脉造影相比,两者对股静脉段的血栓及再通情况都显示清晰,但是静脉造影在对盆腔、下腔静脉及髂静脉的病变的显示方面更有优势。与多普勒超声相比,对患肢水肿的胫腓静脉段的显影,CT 静脉造影显示更为清晰。

4. MR 静脉造影　能够清楚地显示周围的解剖结构,为后续的外科干预提供解剖学方面的信息;同时具有潜在的鉴别急慢性血栓的功能。对有症状的 PTS 患者,诊断的准确性可以达到87%~95%。跟 CT 静脉造影一样,成本较高、便携性差且存在造影剂禁忌和不良反应,难于在中小医院普及使用。

(二) 有创检查

1. 静脉压力测定　穿刺足背静脉,与压力传感器和记录仪相连,分别测量静息状态下和运动状态下的静脉压。通过测定运动之后出现的静脉压变化以及运动后的静脉压恢复到静息状态水平的时间,来评估静脉系统的血流动力学改变。一般认为,静脉压力测定是评估慢性静脉功能不全性疾病血流动力学改变的"金标准"。然而,静脉压力测定有其局限性:通过足背静脉反映整个下肢的血流动力学还值得商榷,不能很好地解释静脉高压的原因,严重PTS 伴随的下肢水肿、皮肤增厚和炎症可能增加了穿刺的难度;同时,考虑到它的有创性,现在该检查方法已经很大程度地被无创性的检查所代替。

2. 静脉造影　PTS 患者典型的静脉造影征象为：深静脉局段或者全程未见显影，造影剂分布不均，管壁僵硬，瓣膜形态消失，盆腔及下肢见大量静脉开放，小腿足靴区交通静脉显影。静脉造影最大的优点在于直接显像，能够比较直观地判断静脉阻塞的位置、范围、瓣膜形态和侧支循环的情况。除此之外，逆行性的静脉造影尚可用于评估下肢近端静脉和大隐静脉 - 股静脉连接处的反流情况。由于其有创性和需要 X 线暴露，现在该检查已经很大程度上被多普勒超声所取代，而主要用于使用多普勒超声检查仍得不到确切结果的患者和深静脉重建术的术前评估。

3. 血管内超声　血管内超声能够比较直观地显示血管腔内及其周围的组织结构和病变：瓣膜、侧支循环、血管壁的厚度、血栓等。与静脉造影相比，血管内超声在评估主干静脉狭窄的形态和严重性方面更有优势。

(三) 各种评分量表

运用各种评分量表将患者的症状、体征和实验室检查结果进行量化，不仅有利于对下肢 PTS 的诊断和 PTS 严重程度的评估，而且作为一种标准化的工具，有利于科研工作的信息交流。在临床和科研工作中最常用的是 CEAP(Clinical，Etiologic，Anatomic，Pathophysiologic) 量表和 Villalta scale 量表，前者适用于所有慢性静脉疾病，后者则仅仅适用于 PTS。

1. CEAP 量表　CEAP 量表是对于慢性静脉疾病的患者，根据临床表现(C)、病因学因素(E)、病变的解剖定位(A)和病理生理改变(P)进行分级，并根据受累的解剖节段数、症状和体征的等级以及功能障碍情况三个要素进行病变程度评分。CEAP 量表能较准确地反映肢体病变的范围和严重程度，可以较科学地评估手术和药物治疗前后患者的静脉功能状态，从而判断治疗效果。然而，CEAP 不能全面反映疾病的全貌及对患者生活工作的影响程度，而 CEAP 的解剖分段也过于冗长和复杂。

2. Villalta scale 量表　Villalta scale 量表是通过 5 项症状(疼痛、痉挛、沉重感、感觉异常、皮肤瘙痒)、6 项检查者判断的临床体征(胫前水肿、皮肤硬结、色素沉着、皮色发红、静脉曲张、腓肠肌压痛)及是否存在静脉溃疡对患者进行评分，并根据分值判断是否存在 PTS 并评估其严重程度。已有相当多的文献报道，Villalta scale 量表在诊断和评估疾病的严重程度方面具有较好的可靠性、有效性和一致性。遗憾的是，Villalta 量表目前并没有在临床上广泛使用，而主要用于科研工作。

五、鉴别诊断

1. 急性深静脉血栓形成　病情突然加重，D- 二聚体升高，影像学检查提示新的血栓形成可以鉴别。

2. 原发性静脉功能不全性疾病　原发性静脉功能不全性疾病没有明确的病因，病变以反流为主，较少出现静脉阻塞。

3. 动脉闭塞性疾病　类似地出现 Villalta scale 量表中描述的间歇性跛行、下肢疼痛不适、下肢溃疡等症状。患者往往具有全身动脉硬化的病变基础，下肢动脉搏动明显减弱，形成的溃疡一般较深，往往伴随坏疽形成，运动平板试验、测量踝肱指数等均可鉴别。

4. 其他　充血性心力衰竭、肝功能不全、肾源性疾病、淋巴水肿可引起下肢水肿，前三者伴随其他器官的病变，鉴别并不难。值得注意的是，淋巴水肿可能继发于 PTS 而存在，对于独立存在的淋巴水肿，放射性核素淋巴管造影可以鉴别；站立时出现的下肢不适可能还需要和椎管狭窄、神经根痛、坐骨神经痛鉴别,对此可以采用脊柱 MRI 检查鉴别;风湿性疾病、Marjolin 溃疡、溃疡型皮肤癌和 Kaposi 肉瘤引起的溃疡可能也需要鉴别,前者往往出现全身性的病变和免疫学检查的异常,后三者一般通过组织活检可以鉴别;其他皮肤改变如黑棘皮病、各种原因引起的皮炎等可能也需要鉴别。

六、预防治疗

PTS 的治疗方法比较有限,预后较差,而 PTS 的发生与 DVT 的治疗效果和 DVT 的再发密切相关,基于此,通过积极的 DVT 预防和治疗以降低 PTS 的发病率。

(一)预防 DVT 的形成

对于有血栓形成倾向的患者,注意控制感染、保持体液和电解质的平衡。鼓励长期卧床患者多做踝关节或者脚趾的活动,以促进血液回流。手术患者应尽早下床活动,不能下床活动的,可考虑间歇性自动压迫装置被动压迫等被动锻炼方法。必要时,下肢穿弹力袜或者使用抗凝药物等。

(二)抗凝治疗

抗凝治疗主要目的在于预防肺栓塞、DVT 再发和减少 PTS 的发生。抗凝的方法:对于怀疑深静脉血栓形成的患者,使用低分子肝素或者普通肝素抗凝,待患者确诊后,加用口服抗凝药(通常是华法林)。两种药物合用直至国际标准化比值(international normalized ratio,INR)连续 2 天不小于 2.0,随后停用低分子肝素或者普通肝素,继续服用口服抗凝药,维持 INR 在 2.0~3.0。对于 DVT 再发的低危患者(低危患者:DVT 的诱发因素为手术或者其他能够消除的因素或者血栓局限于胫腓静脉),抗凝治疗的疗程为 3 个月,而对于没有明显诱因的高危患者,如果没有明显的出血倾向,应该延长抗凝治疗的疗程。

因为低分子肝素具有生物利用度高、半衰期长、并发症少、可不在监护下安全使用等特点,所以一般认为,低分子肝素会优于普通肝素,但是没有证据表明两者在降低 PTS 发病率方面有差异。近年来,市场上出现了新型的口服抗凝药:直接凝血酶抑制剂(例如达比加群酯)和凝血 X 抑制剂(例如利伐沙班)。与华法林相比,新型的口服抗凝药与食物、药物的相互作用更小,更能达到预期的抗凝效果,且也可以不在监护下使用。然而,没有证据表明,这些新型的药物在预防 PTS 方面的效果比华法林更好。

(三)溶栓治疗或者血栓清除术

由于近端静脉的血栓再通的可能性较小,而单纯使用抗凝药物的溶栓效果较差,在这种情况下,静脉回流障碍,增加了 PTS 的发病风险。早期溶栓治疗或者血栓清除术,能够改善静脉回流障碍,预防静脉瓣膜功能的进一步损害,从而减少 PTS 的发病率。溶栓治疗及血栓清除术的指征为:广泛的急性近端 DVT,症状出现时间小于 14 天,功能状态良好,预期寿命大于 1 年。新版的美国胸科医师学会指南(ACCPa)指出,对于近端血栓形成的患者,如果患者比较看重 PTS 的预防而并不在意治疗费用,并且愿意承担手术风险,可以选用早期的溶栓治疗或者血栓清除术。

除传统手术外,治疗方式还包括导管溶栓、系统溶栓、经皮穿刺机械性血栓清除术以及两者结合的药物机械溶栓术。一般来说,导管溶栓和药物机械溶栓术的治疗效果最好,对于有明显出血倾向的患者,可以采用经皮穿刺机械性血栓清除术。

(四)弹力袜和锻炼

弹力袜能够降低静脉压力,减轻下肢水肿,改善组织的微循环功能。已经有相当多的文献报道证实了弹力袜能够降低 PTS 的发病率或者减轻症状。对于弹力袜的使用,美国胸科医师学会推荐压力为 30~40mmHg,如果患者可以耐受,弹力袜的使用不应该少于 2 年,对于弹力袜的长度,包扎到大腿与包扎到膝部在预防 PTS 方面没有差异,而且包扎到膝部更加舒适,依从性也较高。而早期下床走动和坚持锻炼,能够降低血栓进一步增大的风险和 PTS 的发病率。

七、治疗原则

1. 局段型病变　如果仅累及周围深静脉以非手术治疗为主;如果累及近端静脉而阻塞严重者,采用旁路手术或者静脉支架成形术治疗。

2. 全肢型病变　属于 I 型(完全闭塞型)和 IIa 型(部分闭塞型,以闭塞为主)以非手术治疗,IIb 型(部分闭塞型病变,以再通为主)根据病变部位选择手术术式,包括旁路手术或者介入治疗,如果解决回流障碍后还存在静脉反流,应该外科治疗处理静脉反流;III 型(完全再通型)瓣膜破坏严重,往往存在严重的反流,适宜外科治疗处理浅静脉和深静脉的反流,包括交通静脉结扎、带瓣静脉段移植等。

八、非手术治疗

(一) 以抬高下肢为主的适当休息

任何严重程度和各种类型的 PTS 均适用。抬高下肢能够促进血液回流,减轻下肢的症状,甚至有助于难治性溃疡的愈合。其方法为:抬高患肢,高于心脏平面,每次至少 4 次,每次不少于 20 分钟。

(二) 弹力支持

适用于 CEAP 分级 2~6 级的患者。其作用在于对抗浅静脉高压,促进静脉血回流,改善血液淤积。研究结果已经证实,弹力袜能够缓解患者的肿胀、疼痛的症状,减轻水肿,推迟足靴区皮肤和皮下组织发生营养性改变出现的时间,预防溃疡的形成,对已经形成的溃疡,能够促进愈合并且能够预防其再次发生,增强患者的行走能力并提高生活质量。

弹力袜是最常用的弹力支持用具。其用法一般是每天早晨起床时使用,晚上卧床时脱除。弹力袜的压力一般要求 30~40mmHg,踝部压力高于小腿压力。对于弹力支持的疗程,如果患者能够从中受益,并且能够耐受,那么弹力支持的疗程应该尽可能长。弹力袜的最大缺点在于其依从性较差,因此对患者进行良好的教育和适当调整弹力袜的压力以提高依从性有重要意义。此外,使用弹力袜的最重要的禁忌证是动脉闭塞性疾病,在诊断时应该注意鉴别。

辅助装置:间歇性自动压迫装置特别适用于合并有其他严重疾病而丧失使用其他弹力装置的能力,或者严重下肢水肿,又或者病态肥胖的患者。对于使用弹力袜仍不能完全缓解症状的,也可以辅助使用间歇性自动压迫装置。

Venowave 辅助静脉回流装置是近年来美国食品和药物管理局(Food and Drug Administration,FDA)批准用于 PTS 的自动压迫装置。它适用于严重的 PTS,常常与弹力袜合用。通过 Venowave 附带的蠕动泵,模拟人体促进血液回流的过程,减轻下肢肿胀,维持皮下组织和腿部静脉的空虚状态。有文献报道其能够明显改善症状,提高生活质量。更由于其轻巧、便携和依从性较好,表现出很好的应用前景。

（三）药物治疗

1. 抗凝治疗　PTS 发生后仍然需要抗凝治疗，主要目的在于预防 DVT 的再发，避免 DVT 再发加重病情，尤其对于那些仍然存在高凝状态的患者。抗凝药物通常选用华法林，每次 2.5~3mg，1 次 / 天维持治疗。

2. 静脉活性药物　在美国并不被推荐常规使用，但是在欧洲使用比较广泛。静脉活性药物主要用于弹力袜不能完全缓解症状的辅助治疗，或者严重的 PTS 的短期治疗。其作用机制主要是通过增加静脉血管紧张性，降低血管渗透性，从而减少液体渗透和下肢水肿，某些静脉活性药物尚具有抗炎作用。已有研究证据表明，静脉活性药物黄酮类、马栗树种子提取物和芦丁类（rutoside）能够缓解疼痛的症状和减轻下肢水肿，甚至有助于溃疡的愈合。

3. 己酮可可碱（pentoxifylline）　最早用作改善脑血管和周围血管血液循环的治疗，后来发现它也能用作 PTS 下肢静脉溃疡的治疗。己酮可可碱能降低白细胞的黏附作用，减少超氧化物自由基的产生，也可以抑制细胞因子介导的中性粒细胞的激活。有研究证据表明，使用己酮可可碱 6 个月能明显促进静脉性溃疡的愈合。对于下肢静脉性溃疡，ACCP 推荐可使用己酮可可碱辅助治疗，如果静脉性溃疡长时间仍不愈合，可使用芦丁类药物。

（四）足部溃疡的处理

足部溃疡处理的目的是促进溃疡愈合，预防溃疡再发；足部溃疡的处理需要多种方法的综合应用，从以下方面着手：

1. 健康教育　教育患者参加以家庭为基础的体育锻炼，以提高腓肠肌的肌肉泵功能，同时尽量避免皮肤损伤，认识到弹力袜的作用及熟练掌握其操作技巧。

2. 按前述方法抬高下肢。

3. 按前述方法使用弹力袜。

4. 保持创面清洁　一般不适用对细胞有毒性的药物清洗伤口，例如过氧化氢、醋酸、碘伏，以免影响伤口愈合，而采用生理盐水清洗。

5. 及时清除坏死组织　可以考虑蝇蛆疗法。

6. 敷料　在清洗伤口或者清创后使用，以免伤口污染。

7. 积极地抗感染治疗　溃疡创面细菌培养和药敏试验，局部的表浅感染可局部使用抗生素，深部感染或者溃疡周围急性炎症，全身抗生素治疗。

8. 药物促进溃疡愈合　可用己酮可可碱 400mg，每天 3 次；或者芦丁 250~300mg，每天 2 次；粒 - 巨细胞集落刺激因子和马栗树种子提取物也有一定的疗效。

9. 缓解疼痛　水解胶体敷料和泡沫敷料可以缓解疼痛，如果疼痛比较严重，可以考虑非甾体镇痛药和局部麻醉。

10. 理化治疗　低剂量的激光治疗有助于促进上皮再生。

11. 手术治疗　处理深静脉和浅静脉反流，交通支结扎、大隐静脉的抽剥或者新型微创手术，包括浅静脉热消融术和超声引导下泡沫硬化剂注射术，深静脉瓣膜修复术。

一般来说，经过以上方法的处理，绝大多数的溃疡都能愈合，少数慢性纤维化的顽固性溃疡需要植皮术来辅助治疗。

九、手术治疗

（一）改善血液回流障碍

必要性：病变位于近端的 PTS 血栓再通率较低，往往演变为静脉回流的阻塞因素，从而成为 PTS 发生的始动因素和促进 PTS 的发展。早期改善近端静脉回流障碍，不仅能缓解静脉高压，而且减少甚至避免远端继发性瓣膜功能破坏。有统计结果表明，PTS 患者 1/3 的症状与静脉回流障碍相关，改善血液回流障碍能够缓解相关的症状。与此同时，处理静脉反流问题，也需要提前处理血液回流障碍问题，以免回流障碍影响其治疗效果。其具体治疗方法详述如下：

1. 传统手术治疗　手术目的和适应证：通过在病变的静脉段近端和远端建立旁路，使得远端的血流能够经旁路血管回流到近端，从而降低远端静脉压力。静脉造影结果提示满足传统手术的条件为：病变远端静脉通畅，大隐静脉通畅，功能完好，直径大于 4mm。大隐静脉交叉转流术还要求对侧静脉系统通畅；传统手术主要适用于：①静脉支架成形术失败：晚期支架阻塞或者导丝不能通过阻塞的静脉段；②病变长度比较长，不适合静脉支架成形术；③合并其他不适宜静脉支架成形术的情况，例如肿瘤侵犯。

手术方法：包括大隐静脉交叉转流术（Palma-Dale 术）和原位大隐静脉 - 腘静脉转流术（Husni 术）。前者适用于髂股静脉阻塞，后者则在股腘静脉阻塞时更为常用。

（1）大隐静脉交叉转流术：在全身麻醉下，在双侧腹股沟区分别作垂直切口，并暴露双侧股总静脉、股浅静脉近端、股深静脉和其他股静脉分支。分离健侧的大隐静脉，分离的长度约为隐股静脉连接处到患侧闭塞静脉远端通畅静脉的距离，在耻骨上区建立皮下隧道。结扎并切断分离的大隐静脉远端，将大隐静脉远端穿过皮下隧道，以端 - 侧吻合的方式缝合到患侧闭塞静脉的远端，由此建立患侧闭塞髂股静脉到健侧通畅髂股静脉的旁路。

（2）原位大隐静脉 - 腘静脉转流术：在膝盖内侧垂直作切口，暴露远端的腘静脉及其胫腓静脉的分支，分离出一段大隐静脉，结扎并切断分离的大隐静脉远端，建立分离的大隐静脉近端到闭塞腘静脉远端的皮下隧道，将大隐静脉穿过皮下隧道，以端 - 侧吻合的方式缝合到闭塞腘静脉的远端，由此建立腘静脉阻塞病变远端到髂股静脉的旁路。

为了使得旁路血管更好地保持通畅，应该做到：①术中和术后抗凝治疗；②术后早下床活动，使用压迫装置；③如果大隐静脉功能良好，应该作为旁路血管的首选，如果大隐静脉的情况不适合作为旁路血管，可以考虑 PTFE 人造血管；④选择性地建立动 - 静脉瘘：动 - 静脉瘘往往用作支架成形术和传统手术的辅助治疗。使用 PTFE 人造血管作为旁路血管的患者，吻合口位于股静脉或者虽在髂股静脉，但是长度大于 10cm，应常规建立动 - 静脉瘘，Palma-Dale 术的患者选择性使用，并在 3 个月内关闭。

Garg N 等报道了 60 例患者，其中 Palma 术 25 例，随访 5 年，首次通畅率和累积通畅率分别为 70% 和 78%。影响旁路手术长期通畅性的可能原因为：①侧支循环的形成，减少旁路血管的血流量；②远端静脉阻塞和功能不全，也会减少旁路血管的血流量；③旁路血管容易受压；④ PTS 的患者往往呈高凝状态，血栓形成倾向更加明显；⑤人工血管作为一种"异物"，也容易促进血液凝固。

2. 髂 - 股静脉支架成形术

（1）目的及适应证：近年来逐渐成为改善静脉回流障碍的首选术式。其主要目的在于针对不完全阻塞的病变静脉,利用腔内技术扩张开通,并置入支架维持静脉的扩张成形状态,以保持血液回流通畅。该术式适用于近端静脉的不完全阻塞(Ⅱb型),尤其是合并有髂静脉受压综合征时。

(2) 支架成形术的操作方法:在患侧腹股沟区作垂直切口,暴露股静脉,在直视下穿刺股静脉,往近端方向置入超滑导丝,在透视下往前推进直至出现阻力感,经导丝导入 5F 直头导管,并注射造影剂。观察髂股静脉段的血栓范围、血管狭窄程度和侧支开放情况。配合导管,将导丝逐渐往上探索直至导管进入下腔静脉,沿着导丝将球囊和支架先后输送至血管狭窄部位,进行球囊扩张和支架成形。术后静脉造影以观察髂静脉通畅情况,为了提高支架长期通畅率,可以选择性加做暂时性的动 - 静脉瘘或者行静脉成形术,疏通支架的流入道,术后常规抗凝治疗。

Rosales 等报道 34 例患者,进行球囊扩张和支架置入,技术成功率为 94%,随访 2 年,首次通畅率和累积通畅率分别为 67% 和 90%。Raju 等报道了 159 例未行静脉造影筛选的患者,共 167 条下肢,技术成功率为 83%,随访 4 年,累积通畅率为 66%。与旁路手术相比,支架成形术相对简单,创伤更小,手术并发症低,患者恢复快,而长期通畅率更高,症状的改善更加明显。

3. 静脉成形术

(1) 目的及适应证:通过切除引起静脉回流障碍的纤维粘连、隔膜,以促进静脉回流,改善静脉高压。其适应证为:Ⅱb 型患者,用作自体带瓣静脉段移植术或者移位术的辅助治疗,或者静脉支架成形术支架流入道的疏通。

(2) 操作方法:根据病变部位选择相应的手术切口,暴露主干静脉,纵行切开静脉管壁,可见腔内纤维粘连、隔膜,用组织剪刀锐性剪除,剥离黏附于管壁的纤维组织,使管腔通畅。术后使用抗凝治疗 2~4 周。

(二) 浅静脉反流

必要性和安全性:PTS 大部分的症状,尤其是静脉性溃疡,与静脉反流有关,而浅静脉反流是静脉反流的重要组成部分甚至是主要来源,因此处理好浅静脉反流,有助于减轻相应的症状;其次,处理浅静脉反流往往有助于减少深静脉反流,因此,在处理深静脉反流之前,应当处理好浅静脉反流;最后,深静脉系统侧支循环丰富,对回流障碍的耐受性好,加上浅静脉回流在整个下肢血液回流所占的比重较小,处理浅静脉反流对整个下肢的血液回流情况影响甚小。

1. 浅静脉的封闭或者去除 适应证:凡足靴区出现了明显营养性改变,说明踝交通支静脉功能不全,浅静脉已经成为淤血池,需要行浅静脉的封闭或者去除。

(1) 浅静脉封闭或者去除的方法:

1) 传统的术式为大隐静脉高位结扎、小腿浅静脉剥脱:这种术式的优点在于手术效果比较确切,设备要求简单,费用较低,在中小医院也能够普及;缺点在于创伤较大,术后并发症多。

2) 静脉腔内射频闭合术和静脉腔内激光闭合术:疗效与传统术式相当,创伤更小,术后恢复快;其与传统手术相当的疗效和比传统手术更优越的安全性已有 Meta 分析证实。

3) 超声引导下的硬化治疗:单独或者辅助使用,创伤小,术后恢复快,并发症少,失败后可重复,但疗效较传统术式差。

(2) 方法的选择:

1）对于处理静脉主干的选择，权衡疗效和并发症，静脉腔内射频闭合术＞静脉腔内激光闭合术＞传统手术＞超声引导下的硬化治疗；在国外，静脉腔内闭合术（包括静脉腔内射频闭合术和静脉腔内激光闭合术）已经很大程度地代替了传统手术，而只在以下情况采用传统手术：比较表浅的明显扩张或者扭曲的隐静脉、静脉瘤样扩张、血栓性静脉炎引起静脉腔内粘连闭合，估计导管置入有障碍。

2）对于曲张静脉的分支的处理，目前采用静脉切除术、透光直视旋切术和硬化治疗；和静脉切除术相比，透光直视旋切术可以缩短手术时间，减少切口数量，特别适用于大量的静脉曲张的患者，然而术后疼痛或者挫伤会更加严重，硬化治疗创伤小，美容效果好。

2. 交通静脉的结扎或者封闭

（1）适应证：美国静脉论坛推荐的交通静脉结扎或者封闭的指征为：C_5~C_6的患者，位于病变区（活动性溃疡或者已经愈合的溃疡）深处交通静脉的直径大于 3.5mm，反流时间大于 0.5 秒。

（2）方法：经典的筋膜下交通静脉结扎术（Linton 手术）的疗效比较确切，然而切口愈合较差，多见切口并发症，应运而生的微创技术近年来有了很大的发展。美国静脉论坛推荐治疗交通静脉功能不全的术式包括：

1）内镜筋膜下交通静脉结扎：近年来报道的比较多，治疗溃疡和预防溃疡再发的疗效比较确切，已经成为交通静脉结扎的首选术式。

2）超声引导下的交通静脉消融术：有系统回顾的结果显示，随访 2 个月的成功率为 80%。

3）超声引导下的硬化治疗：适用于扩张的交通静脉直径为 4~7mm，使用穿刺的针头较小，不存在手术入路的问题，创伤更小。

（三）深静脉反流

适应证：深静脉瓣膜严重反流［瓣膜反流＞Ⅲ度（Kistner 分度），静脉再充盈时间＜12 秒，站立时静止静脉压与标准运动后的静脉压相差＞40%］在保守治疗失败后经交通静脉结扎术治疗后效果不佳。

手术方法包括瓣膜直接修复方法、瓣膜替代方法和瓣膜间接修复术。

1. 瓣膜直接修复方法

（1）静脉内瓣膜修复成形术：阻断并直接切开静脉，然后对瓣膜进行修复。该术式能比较准确地修复瓣膜，疗效确切，然而术后易并发血栓形成，需用大量抗凝药抗凝。

（2）静脉外瓣膜修复成形术：在静脉外瓣叶交汇部开始间断或者连续缩缝，无需阻断和切开静脉，术后无需抗凝，一次手术可修复多对瓣膜，同时也有缩窄管径的作用，手术简单，手术时间短。由于在非直视下进行手术，修复瓣膜时准确性较差，疗效不如静脉内瓣膜修复术肯定。

2. 瓣膜替代方法

（1）腘静脉肌袢替代术：利用股薄肌和半腱肌构成 U 形肌袢，行走时伴随的肌肉袢的舒缩活动产生间歇性的外在压迫，从而发挥类似于瓣膜样的功能。

（2）带瓣膜的静脉段移植：利用带瓣膜的肱静脉或腋静脉段移植于股浅静脉或腘静脉进行瓣膜重建。有 Meta 分析结果表明，5 年随访结果，超过 50% 的病例瓣膜功能尚存。

（3）带瓣膜的静脉段移位：将瓣膜良好的大隐静脉或股深静脉段移位于瓣膜功能不全的

股浅静脉上,以纠正股浅静脉的反流。有 Meta 分析结果表明,5 年随访结果,亦有超过 50% 的病例瓣膜功能尚存。

(4) 人工瓣膜移植:仍然在探索中,已经报道的结果大部分并不十分理想。

(5) 瓣膜重建术:利用患者的静脉组织重建瓣膜。小样本的病例报告结果显示其治疗效果比较理想。

3. 瓣膜间接修复术 通过使用外部的缩窄装置以达到缩窄管径的目的;可用于带瓣膜静脉移植和移位的辅助治疗;该术式的优点在于操作简单,无需静脉切开,但是存在静脉腔过度狭窄的风险。

方法的选择:腘静脉肌袢替代术因为在术后远期常由肌袢粘连并发 DVT,现在已经基本失用。瓣膜直接修复方法用于原发性深静脉瓣膜功能不全的病例效果较好,而用于 PTS 的病例明显较差,其原因可能是 PTS 深静脉瓣膜往往破坏比较严重,因此也不推荐使用瓣膜直接修复方法。在排除以上方法的前提下,治疗 PTS 深静脉反流的术式选择:静脉移位 > 瓣膜重建 > 自体静脉移植,而瓣膜间接修复术往往适用于辅助治疗。值得注意的是,在处理深静脉反流之前,应当处理好静脉回流障碍和浅静脉回流障碍。

(姚 陈 王深明)

参 考 文 献

1. Labropoulos N, Waggoner T, Sammis W, et al. The effect of venous thrombus location and extent on the development of post-thrombotic signs and symptoms. Journal of Vascular Surgery, 2008, 48(2):407-412

2. Vedantham S. Valvular dysfunction and venous obstruction in the post-thrombotic syndrome. Thrombosis Research, 2009, 114(suppl 4):62-65

3. Kahn SR. Measurement properties of the Villalta scale to define and classify the severity of the post-thrombotic syndrome. Journal of Thrombosis and Haemostasis, 2009, 7(5):884-888

4. Paolo Prandoni FN, Roberto Quintavalla, et al. Thigh-length versus below-knee compression elastic stockings for prevention of the postthrombotic syndrome in patients with proximal-venous thrombosis:a randomized trial. Thrombosis and Hemostasis, 2012, 119(6):1561-1565

5. Aschwanden M, Jeanneret C, Koller MT, et al. Effect of prolonged treatment with compression stockings to prevent post-thrombotic sequelae:A randomized controlled trial. Journal of Vascular Surgery, 2008, 47(5):1015-1021

6. Kearon C. Antithrombotic Therapy for VTE Disease:Antithrombotic Therapy and Prevention of Thrombosis, 9th ed:American College of Chest Physicians Evidence-Based Clinical Practice Guidelines. CHEST Journal, 2012, 141(2_suppl):e419S

7. Nyamekye I, Merker L. Management of proximal deep vein thrombosis. Phlebology, 2012, 27(Supplement 2):61-72

8. Kelechi TJ, Johnson JJ. Guideline for the management of wounds in patients with lower-extremity venous disease. Journal of Wound, Ostomy and Continence Nursing, 2012, 39(6):598-606

9. Bond RT, Cohen JM, Comerota A, et al. Surgical treatment of moderate-to-severe post-thrombotic syndrome. Annals of Vascular Surgery, 2012

10. Sharifi M, Mehdipour M, Bay C, et al. Endovenous therapy for deep venous thrombosis:The TORPEDO trial. Catheterization and Cardiovascular Interventions, 2010, 76(3):316-325

11. Raju S, Neglén P. Percutaneous recanalization of total occlusions of the iliac vein. Journal of Vascular Surgery, 2009, 50(2):360-368

12. Nitin Garg, Peter Gloviczki, Kamran M.Karimi, et al. Factors affecting outcome of open and hybrid reconstructions for nonmalignant obstruction of iliofemoral veins and inferior vena cava. Journal of Vascular Surgery, 2011, 53 (2):383-393

13. Donnell MJ, McRae S, Kahn SR, et al.Evaluation of a venous-return assist device to treat severe post-thrombotic syndrome(VENOPTS). A randomized controlled trial.Thromb Haemost, 2008, 99(3):623-629

14. 王深明. 血管外科学. 北京:人民卫生出版社, 2011

15. Cronenwett, Jack L. Rutherford's vascular surgery. 7th ed. Saunders/Elsevier, 2010

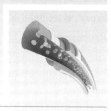

第二十六章

上肢深静脉血栓的诊断与治疗

上肢深静脉血栓(upper extremity deep venous thrombosis,UEDVT)是指锁骨下静脉及其近心端、腋静脉、肱静脉、前臂深静脉的血栓形成。贵要静脉、头静脉血栓仍属于血栓性浅静脉炎的范畴。

一、发病率

上肢深静脉血栓的发病率每一万人群中每年约为0.3~1。其发病率低于下肢,仅10%的深静脉血栓发病部位位于上肢,这可能与上肢静脉瓣膜较下肢少,静水压低于下肢,上肢静脉内皮细胞的纤溶活性高于下肢,即使为制动,患者上肢仍能活动等因素有关。由于近年医疗技术的发展,由医疗器械导致的继发性上肢深静脉血栓发病率在增高。

二、病因分类

分为原发性和继发性上肢深静脉血栓两类。

(一)原发性上肢深静脉血栓

是指无特殊诱因或因解剖变异引起的深静脉血栓。原发性上肢深静脉血栓约占上肢深静脉血栓的20%~30%。大部分原发性上肢深静脉血栓是由于解剖因素引起的,最常见的是胸廓出口综合征,锁骨下静脉在穿过肋锁三角时,受到肋锁韧带、锁骨下肌、前斜角肌和突出的斜角肌结节等压迫,当上肢做强有力的活动(游泳、攀登、举重、垒球、网球等),或者因某些职业造成上肢的不习惯动作等,使锁骨下静脉遭受反复损伤而内膜增厚,最终导致血栓形成。在狭窄的胸锁间隙中,同时还可压迫神经、动脉。由胸廓压迫引起的上肢深静脉血栓又被命名为Paget-Schroetter综合征(PSS),又称受挫性静脉血栓形成(effort thrombosis)。其他无明显诱因的上肢深静脉血栓也有发生。

(二)继发性上肢深静脉血栓

往往继发于中心静脉插管、恶性肿瘤、妊娠或近期手术、创伤史。

在继发性上肢深静脉血栓中,随着中心静脉导管的广泛应用,逐渐成为最主要的病因,尤其是经外周静脉中心静脉插管(peripherally-inserted central catheters,PICC管)。中心静脉导管导致血流淤滞、血小板黏附、内皮细胞损伤,从而导致血栓形成。有报道50%的上肢深静脉血栓是由中心静脉导管引起的,中心静脉导管引起的症状性或无症状上肢深静脉血栓发生率分别为2%~6%和11%~19%(表2-26-1)。导管相关的危险因素包括锁骨下静脉入路、穿刺困难或左侧入路、导管尖位置不正确(应放置在上腔静脉或腔房交界处)、反复插管史、感染史、大口径导管等。一组包含 2014 例病例的数据显示三腔导管导致的上肢深静脉血栓的几率是单腔导管的 20 倍。管尖位置错误致 46% 的导管相关深静脉血栓。感染使上肢深静脉血栓形成的相对风险上升至 17.6%。另外,起搏器导丝、血透置管也会导致深静脉血栓。

表 2-26-1　上肢深静脉血栓形成发病率

作者	病例数	检查明确的 UEDVT 发生率	症状性 UEDVT 发生率
Bern,1990	82	23.2%	21.2%
Bonfils,1996	78	14.1%	3.4%
De Cicco,1997	95	19%	6.3%
Martin,1999	60	11.6%	1.7%
Luciani,2001	145	11.7%	2.8%
Mismetti,2003	45	16.9%	6.7%
Couban,2005	255		4.3%
Verso,2005	310	16.1%	2.1%
Karthaus,2006	439	3.7%	
Niers,2007	87	12.6%	1.1%
Lee,2006	444		4.3%
Young,2009	812		6%
Cortelezzi,2005	458		1.5%

恶性肿瘤是继发性上肢深静脉血栓的另一原因,肿瘤导致的高凝状态以及浸润、压迫静脉都是导致深静脉血栓形成的原因,约 1/3 上肢深静脉血栓病例继发于肿瘤。报道显示肺、胃肠道恶性肿瘤更增加了上肢静脉血栓的风险。而在一些无明显诱因的上肢深静脉血栓病例中,23.7% 的病例发现隐匿性恶性肿瘤,高于下肢深静脉血栓。

上肢深静脉血栓与遗传性或获得性易栓症的关系并不明确,报道的发生率差异很大(11%~60%),对于上肢深静脉血栓形成是否要行易栓症的筛查仍有争议,因为筛查出的遗传性因素并不能对治疗提供指导意见。妊娠期继发上肢深静脉血栓多见于采用辅助生殖技术和卵巢过度刺激综合征的妇女。

三、病程分类

Molina 根据病程将上肢深静脉血栓形成分为 3 型。

Ⅰ型:急性血栓,病程在 1 周内。又可分为 3 个亚型:Ⅰa 型,首次发病,过去无血栓形成史;Ⅰb 型,过去曾因血栓形成接受过治疗;Ⅰc 型,曾因血栓形成仅做第 1 肋切除术。

Ⅱ型:亚急性血栓,病程 1~2 周。按Ⅰ型中 3 个亚型的标准,再分为Ⅱa、Ⅱb、Ⅱc 型。

Ⅲ型:慢性血栓病程 2 周以上,患者静脉内无血栓块,多由静脉慢性纤维性狭窄引起,伴有静脉高压和患肢运动障碍等症状,通过静脉造影可分为短段闭塞[<2.5cm(即 <2 英寸)]及长段闭塞。

四、临床表现

任何年龄、性别均可发病。Paget-Schroetter 综合征以中青年男性多见,2/3 病变发生于右上肢,可能与右上肢为习惯用手,用力较多有关。继发性深静脉血栓往往有病因可查。

上肢肿胀、疼痛、皮肤青紫和浅静脉曲张是四大主症。上肢肿胀是最早出现的症状,从手指到上臂延及整个上肢而以近侧较为严重。疼痛可与肿胀同时出现,或者仅表现为酸胀,活动上肢时加剧。约 2/3 的患者因静脉淤血,患侧肢体呈紫红色或青紫色改变。浅静脉曲张多在 1~2 天后形成,以肩部和上臂最明显。胸廓出口综合征的患者可能还影响动脉血流,在手臂过度外展位或颈部向患侧旋转时桡动脉搏动消失。多数病例的急性症状在几天或数星期后可缓解,但难以完全复原,表现为深静脉血栓后遗症、不同程度的肿胀或酸痛。

五、预后及并发症

Paget-Schroetter 综合征的病例预后较好。而一些继发性上肢深静脉血栓,由于继发于一些严重的并发症而预后不佳,有报道上肢深静脉血栓 2 个月及 12 个月的死亡率高达 30% 和 40%。

上肢深静脉血栓形成并发症状性肺栓塞的比例在 3%~12.4%(表 2-26-2)。无症状性肺栓塞的比例更高。Prandoni 在一项前瞻性研究发现上肢深静脉血栓形成的病例通过影像学检查,36% 发生肺栓塞;RIETE 研究中 9% 的上肢深静脉血栓病例发生症状性肺栓塞,而下肢深静脉血栓病例发生肺栓塞的比例高达 29%,在随访期间,两组新发生肺栓塞的比例相似,但上肢深静脉血栓组的 3 个月死亡率高于下肢(11% 比 7%,95% 可信区间 1.18~2.21)。上肢深静脉血栓的复发率低于下肢(2.3%~4.7%),易栓症的复发率高于其他因素引起的上肢深静脉血栓(4.4% 比 1.6%)。

表 2-26-2 上肢深静脉血栓形成后症状性肺栓塞的发生率

作者	病例数	肺栓塞发生率	作者	病例数	肺栓塞发生率
Munoz,2008	512	9%	Hingorani,1997	170	7%
Horattas,1998	539	12.4%	Kooij,1997	78	12%
De Cicco,1997	63	3%	Kerr,1990	693	8%

深静脉血栓形成后遗症是由于静脉阻塞或反流导致的远期并发症,表现为患肢的慢性疼痛、肿胀、功能障碍。由于缺乏统一的定义,因此各家报道发病率差异很大(7%~46%)。尽管残余血栓增加了深静脉血栓形成后遗症的几率,但没有证据显示腔内治疗能改善预后。压迫治疗在下肢深静脉血栓的治疗中证明有效,但在上肢深静脉血栓形成中没有类似的研究报道。

六、诊断

不同于下肢深静脉血栓,D- 二聚体检测的意义不大,D- 二聚体阴性并不能排除上肢深静脉血栓。因此,影像学检查更为重要。尽管静脉造影仍然为诊断上肢深静脉血栓的金标准,但目前简便、无创的超声检查越来越成为诊断的首选,对于临床疑似病例首先选择超声检查。通过超声加压检查(在超声横断面上,如为深静脉血栓,加压后静脉管腔无法压瘪),诊断敏感性可达 97%,特异性为 96%。对于近心端锁骨下静脉及无名静脉,由于骨骼的遮挡无法加压,可以通过双功多普勒超声检查,深静脉血栓直接表现为血流信号消失,间接征象包括波幅衰减、流速降低、脉冲迁移缺乏以及呼吸末期有明显的狭窄或闭塞。超声检查不明确者可进一步行静脉造影。

CT 静脉成像的诊断敏感性和特异性分别为 95.9% 和 95.2%,磁共振静脉成像的诊断敏感性和特异性分别为 91.5% 和 94.8%。但 CT 及磁共振静脉成像的意义不仅仅是诊断上肢深静脉血栓形成,更重要的是显示周围的解剖结构以及肿瘤等外来压迫。

七、治疗

上肢深静脉血栓形成治疗包括三方面:①血栓急性期的治疗;②解除压迫;③远期深静脉血栓后遗症、静脉狭窄的治疗。

(一)血栓急性期的治疗目的

缓解症状、防止血栓蔓延、降低肺栓塞发生几率、减少复发率及深静脉血栓后遗症发生率。

1. 抗凝治疗　一旦急性上肢深静脉血栓形成诊断明确,即应抗凝治疗,至少每天一次低分子肝素或磺达肝素持续 5 天并桥接维生素 K 拮抗剂华法林至 INR 连续 2 次达 2 以上后,单独使用华法林持续 3 个月。抗凝治疗的症状缓解率在 70% 左右,出血并发症为 2%~4%。在下肢深静脉血栓治疗的一项荟萃分析中显示,低分子肝素相较普通肝素,降低了复发、大出血及死亡率,因此普通肝素仅推荐在肾功能不全的病例中使用,或者作为导管溶栓治疗的合并用药。尚未有新型的抗凝药在上肢深静脉血栓中的应用报道。不同于下肢深静脉血栓,上肢深静脉血栓的复发率低于下肢,因此抗凝治疗建议仅用 3 个月。对于肿瘤引起的上肢深静脉血栓,抗凝治疗时间需延长,不限于 3 个月,并且建议采用低分子肝素抗凝优于维生素 K 拮抗剂。对于导管引起的上肢深静脉血栓,抗凝治疗需延续直至拔除导管。如胸廓出口压迫未解除,也需继续抗凝治疗。

2. 移除血栓　尽早移除深静脉内血栓使静脉再通,是为了降低深静脉血栓形成后遗症的几率。方法包括导管溶栓、机械辅助溶栓及手术取栓。

(1) 导管溶栓:一项回顾性分析 30 例采用重组纤溶酶原激活剂溶栓,50% 以上溶解的病例达 97%,9% 的病例合并大的出血并发症,21% 病例发生深静脉血栓形成后遗症。导管溶栓初始的血栓清除率报道为 72%~91%。其最主要的并发症为出血,在下肢深静脉血栓的溶栓治疗病例中报道发生率为 8%~11%。ACCP 指南推荐,对于急性起病,包括腋静脉、锁骨下静脉在内的上肢近端深静脉血栓形成,如症状严重、持续时间少于 2 周、一般情况良好、预期生存期大于 1 年、出血风险低的病例可尝试导管溶栓。

(2) 机械辅助溶栓:在导管药物溶栓的基础上,加以机械辅助(如 AngioJet system、Trellis-8)或超声辅助(如 EkoSonic Endovascular System),能够提高溶栓效率,缩短溶栓时间。大的出血并发症发生率为 3%~4%,其他并发症包括内皮损伤、创伤性溶血、肺动脉微栓塞。

(3) 手术静脉切开取栓:一般急性期以抗凝溶栓治疗为主,在上述治疗效果不佳而患肢仍肿胀、青紫、疼痛,可能造成患肢功能显著障碍者,考虑手术取栓。经锁骨下途径游离、阻断锁骨下静脉,纵向切开静脉,直视下取出血栓,远端残余血栓,可用橡皮驱血带自上肢远侧向近侧缠绕,使远侧血栓从静脉切口处排出。如发现静脉管腔狭窄,应做补片成形术。手术可能伴随麻醉并发症以及臂丛神经、膈神经损伤、淋巴漏、胸腔积血等手术并发症。

3. 腔静脉滤器　有抗凝禁忌的病例可置放腔静脉滤器。一般滤器放置在双侧无名静脉汇合处,但需高于奇静脉起始部,防止滤器血栓影响奇静脉侧支建立。腔静脉直径大于 28mm 增加了滤器移位的几率,是置放滤器的禁忌证。Owens 等分析了 209 例滤器置放病例,大的并发症 3.8%,大部分是滤器支撑点上腔静脉破裂,少见的并发症包括心脏压塞、主动脉破裂、气胸。鉴于滤器的可能风险,而预防肺栓塞的收益并不明显,因此 ACCP 指南对于上腔静脉滤器的使用持谨慎态度。

（二）解除压迫

除去肿瘤压迫外,胸廓出口压迫引起的 Paget-Schroetter 综合征是重要的病因,因此需手术纠正,行第一肋切除和静脉松解术。手术途径包括经锁骨下、经腋和经锁骨上三种。最常用的经锁骨下途径,于锁骨下横切口,显露胸大肌并切断胸小肌腱,切开肋锁韧带和锁骨下肌游离锁骨下静脉,于第一肋中点游离第一肋及肋间肌,向前方分离到肋软骨处,向后至肋颈,保护胸膜、胸长神经,切断前、中斜角肌后,切断肋骨,并完成静脉松解。抗凝、导管溶栓或机械药物溶栓后手术纠正解剖受压部位是治疗的标准,不建议直接用支架支撑,如果未手术解除压迫,支架易反复受压、阻塞、断裂、移位。Urschel 报道 22 例置放支架的病例均在 6 周内支架闭塞。争议在于手术时机,是在移除血栓后立即手术还是观察 1~3 个月。另一个争议在于手术解除压迫后静脉残存狭窄,单纯球囊扩张还是同期置放支架。都有待进一步随访研究。

（三）远期深静脉血栓后遗症、静脉狭窄的治疗

Kvale 等认为,对于症状严重的上腔静脉综合征,无论是否为恶性肿瘤,首选腔内治疗置放支架。如伴有血栓,可先溶栓治疗,再腔内治疗。如为恶性肿瘤,建议先明确病理,再行腔内治疗,除非阻塞病变已威胁到生命需急诊处理。锁骨下静脉严重狭窄或闭塞而不能采用补片成形或球囊扩张成形术时,可做各种静脉转流术,如锁骨下 - 上腔静脉搭桥术、锁骨下 - 颈外静脉转流术、头静脉交叉转流术、腋静内静脉转流术等。

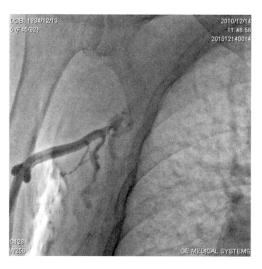

图 2-26-1 上肢静脉造影显示右腋、锁骨下静脉血栓

（施娅雪 张纪蔚）

参 考 文 献

1. Grant JD, Stevens SM, Woller SC, et al. Diagnosis and management of upper extremity deep-vein thrombosis in adults. Thromb Haemost, 2012, 108:1097-1108

2. Joffe HV, Kucher N, Tapson VF, et al. Deep Vein Thrombosis (DVT) FREE Steering Committee. Upper-extremity deep vein thrombosis:A prospective registry of 592 patients. Circulation, 2004, 110:1605-1611

3. Coon WW, Willis PW 3rd. Thrombosis of axillary and subclavian veins. Arch Surg, 1967, 94:657-663

4. Horattas MC, Wright DJ, Fenton AH, et al. Changing concepts of deep venous thrombosis of the upper extremity-report of a series and review of the literature. Surgery, 1988, 104:561-567

5. Gross CM. Gray's anatomy, Anatomy of the Human Body. 28th American ed. Philadelphia:Lea and Febiger, 1966:730

6. Pandolfi M, Robertson B, Isacson S, et al. Fibrinolytic activity of human veins in arms and legs. Thromb Diath Haemorrh, 1968, 20:247-256

7. Robertson BR, Pandolfi M, Nilsson IM. Response of local fibrinolytic activity to venous occlusion of arms and legs

in healthy volunteers. Acta Chir Scand, 1972, 138:437-440

8. Hingorani A. Upper extremity deep venous thrombosis and its impact on morbidity and mortality rates in a hospital-based population. J Vasc Surg, 1997, 26:853-860

9. Joffe HV, Goldhaber SZ. Upper extremity deep vein thrombosis. Circulation, 2002, 106:1874-1880

10. Owens CA. Pulmonary embolism from upper extremity deep vein thrombosis and the role of superior vena cava filters: a review of the literature. J Vasc Interv Radiol, 2010, 21:779-787

11. Spencer FA. Upper extremity deep vein thrombosis: a community-based perspective. Am J Med, 2007, 120:678-684

12. Engelberger RP, Kucher N. Management of deep vein thrombosis of the upper extremity. Circulation, 2012, 126:768-773

13. Evans RS. Risk of symptomatic DVT associated with peripherally inserted central catheters. Chest, 2010, 138:803-810

14. van Rooden CJ. Infectious complications of central venous catheters increase the risk of catheter-ralated thrombosis in hematology patients: a prospective study. J Clin Oncol, 2005, 23:2655-2660

15. Isma N. Upper extremity deep venous thrombosis in the population-based Malmo thrombophilia study (MATS). Epidemiology, risk factors, recurrence risk, and mortality. Thromb Res, 2010, 125:e335-338

16. Girolami A. Venous thromboses of upper limbs are more frequently associated with occult cancer as compared with those of lower limbs. Blood Coagul Fibrinolysis, 1999, 10:455-457

17. Molina JE. Surgery for effort thrombosis of the subclavian vein. J Thorac Cardiovasc Surg, 1992, 103:341-346

18. Martinelli I. Risk factors and recurrence rate of primary deep vein thrombosis of the upper extremities. Circulation, 2004, 110:566-570

19. Hingorani A. Risk factors for mortality in patients with upper extremity and internal jugular deep venous thrombosis. J Vasc Surg, 2005, 41:476-478

20. Prandoni P. The long term clinical course of acute deep vein thrombosis of the arm: prospective cohort study. Br Med J, 2004, 329:484-485

21. Munoz FJ, et al. Clinical outcome of patients with upper-extremity deep vein thrombosis: results from the RIETE Registry. Chest, 2008, 133:143-148

22. Merminod T. Limited usefulness of D-dimer in suspected deep vein thrombosis of the upper extremities. Blood Coagul Fibrinolysis, 2006, 17:225-226

23. Di Nisio M, van Sluis GL, Bossuyt PM, et al. Accuracy of diagnostic tests for clinically suspected upper extremity deep vein thrombosis: A systematic review. J Thromb Haemost, 2010, 8:684-692

24. Thomas SM. Diagnostic value of CT for deep vein thrombosis: results of a systematic review and meta-analysis. Clin Radiol, 2008, 63:299-304

25. Sampson FC. The accuracy of MRI in diagnosis of suspected deep vein thrombosis: systematic review and meta-analysis. Eur Radiol, 2007, 17:175-181

26. Kearon C. Antithrombotic therapy for VTE disease: antithrombotic therapy and prevention of thrombosis, 9th ed: American College of Chest Physicians evidence-based clinical practice guidelines. Chest, 2012, 141 (2 Suppl): e419s-494s

27. Sajid MS. Upper limb deep vein thrombosis: a literature review to streamline the protocol for management. Acta Haematol, 2007, 118:10-18

28. kucher N. Clinical practice. Deep-vein thrombosis of the upper extremities. N Engl J Med, 2011, 364:861-869

29. van Dongen CJ, van den Belt AG, Prins MH, et al. Fixed dose subcutaneous low molecular weight heparins versus adjusted dose unfractionated heparin for venous thromboembolism. Cochrane Database Syst Rev, 2004, CD001100

30. Vik A, Holme PA, Singh K, et al. Catheter-directed thrombolysis for treatment of deep venous thrombosis in the

upper extremities. Cardiovasc Intervent Radiol,2009,32:980-987

31. Parikh S,Motarjeme A,McNamara T,et al. Ultrasound accelerated thrombolysis for the treatment of deep vein thrombosis:initial clinical experience. J Vasc Interv Radiol,2008,19:521-523

32. Vedantham S. Interventions for deep vein thrombosis:reemergence of a promising therapy. Am J Med,2008, 121:S28-S39

33. Owens CA. Pulmonary embolism from upper extremity deep vein thrombosis and the role of superior vena cava filters:a review of the literature. J Vasc Interv Radiol,2010,21:779-787

34. Urschel HC,Patel AN. Paget-Schroetter syndrome therapy:failure of intravenous stents. Ann Thorac Surg, 2003,75:1693-1696

35. Kvale PA,Selecky PA,Prakash UB. Palliative care in lung cancer:ACCP evidence-based clinical practice guidelines(Ⅱ edition). Chest,2007,132:368S-403S

36. Hill SL,Berry RE. Subclavian vein thrombosis:A continuing challenge. Surgery,1990,108:1-9

第二十七章

上腔静脉综合征的血管腔内治疗

上腔静脉综合征(Superior Vena Cava Syndrome,SVCS)是由多种原因引起的完全或不完全性上腔静脉及其主要分支阻塞,导致头、颈胸部及上肢静脉回流障碍,静脉压力增加,从而产生头痛、胸闷、吞咽困难、上肢和颜面部肿胀及胸壁静脉曲张等一系列症状体征。根据不同的病因及病变的严重程度,SVSC可表现急性或慢性起病,临床症状也有显著差异。通常,胸壁浅静脉侧支代偿性扩张有助于阻塞远端的血液回流,缓解上身的静脉淤血症状。但往往由于侧支血管较细,无法完全代偿中央静脉回流,因此有必要对SVCS进行积极的诊断和治疗。

一、病因

1757年,Hunter首次对SVCS进行了描述,通过对一例39岁患有梅毒性胸主动脉瘤死者的尸检,明确该症状是由升主动脉瘤对上腔静脉及左头臂静脉的压迫及血管壁周围的炎症粘连和纤维化所致。1949年,McIntire和Sykes发表了第一篇关于上腔静脉阻塞的综述。文中指出约1/3的SVCS病因为胸主动脉瘤压迫,1/3为胸部肿瘤压迫,还有1/3由一些诸如结核等感染性纵隔肉芽肿导致。之后的半个多世纪,随着抗生素的迅速发展,胸腔感染引起的SVCS逐年减少,胸部恶性肿瘤渐成为SVCS的首要病因,约占病例总数的70%~90%。其中最常见的是中央型肺癌和非霍奇金淋巴瘤,其他的恶性肿瘤包括恶性胸腺瘤、畸胎瘤以及乳癌、食管癌等纵隔转移性肿瘤。另有10%~30%的SVCS由良性疾病所致,包括升主动脉瘤、纵隔纤维化、白塞病、先天性凝血功能异常等。虽然所占比例较少,但近年随着上腔静脉操作增加,医源性SVCS的发生率呈逐年上升趋势。

根据引起SVCS的病理发生机制,可将良性SVCS病因分为4类:①外源性压迫引起的中央静脉狭窄或阻塞:这是恶性SVCS最常见的发病原因。良性疾病可见:升主动脉真假性动脉瘤、胸骨后巨大甲状腺肿、曲菌瘤等。②中央静脉管壁完整性受破坏:为良性SVCS最主要的发病原因。如:经颈静脉置入起搏器导线、永久性血透插管、全静脉营养插管等。中央静脉置管可损伤血管内皮,并且作为异物可激发内皮细胞的炎症反应,进而发生管壁纤维化、管腔狭窄。③中央静脉血流动力学变化:动-静脉瘘引起的流量增加,局部涡流可激活血小板,释放P-选择素,引起炎症反应,刺激内膜增生,管腔狭窄或闭塞。④其他:合并上述2种或2种以上危险因素的患者。

二、解剖学基础

1. 上腔静脉解剖及毗邻关系　　上腔静脉位于中纵隔,由左、右无名静脉汇合到右心房,长 6~8cm,其末端 2cm 包裹在心包内。上腔静脉左侧与升主动脉紧贴,右侧有胸膜及右膈神经,前方有胸腺,后紧贴气管及右支气管,周围还有丰富的淋巴链所包绕(前面有纵隔淋巴结,后面是气管和右支气管淋巴结)。上腔静脉大而管壁较薄,无瓣膜,压力较低,且位置固定,移动度小。由于上述结构和解剖特点,当其受到直接侵犯或外来压迫时,易致管腔狭窄、阻塞或血栓而产生 SVCS。而对于存在置入物的上腔静脉,因呼吸运动和主动脉搏动,使静脉壁和置入物存在反复摩擦,可引起管壁纤维化、粘连,导致非外压性管腔狭窄、阻塞。

2. 上、下腔静脉间交通支解剖　上、下腔静脉间有丰富的交通网络循环,发生阻塞后,主要有 4 种途径:①奇静脉途径:上腔静脉→奇静脉、半奇静脉→腰升静脉、髂腰静脉→髂总静脉→下腔静脉;②胸廓内静脉途径:无名静脉→胸廓内静脉→腹壁上静脉→腹壁下静脉→髂外静脉;③椎静脉途径:椎间静脉及椎静脉丛直接与肋间静脉、腰静脉、骶静脉相连,与奇静脉、半奇静脉、胸廓内静脉、枕下静脉丛、颅内静脉丛及腹、盆静脉有广泛吻合支;④胸外侧静脉途径:腋静脉→胸外侧静脉→胸腹静脉→腹壁浅静脉→旋髂浅静脉、大隐静脉、股静脉。此组静脉部位表浅,扩张时易被发现。

3. 病理生理改变　Stanford 等通过对 SVCS 患者的静脉造影分析,根据上腔静脉阻塞的严重程度,将 SVCS 分为四级:①一级:上腔静脉部分阻塞,奇静脉呈正向血流;②二级:上腔静脉接近完全闭塞,奇静脉仍为正向血流;③三级:上腔静脉完全闭塞,奇静脉呈反向血流;④四级:上腔静脉和奇静脉均闭塞。不同分级,静脉回流途径存在着差异。Stanford 一级病变,如一侧无名静脉阻塞,可通过颈外侧静脉、颈前静脉、甲状腺下静脉、颈静脉弓与对侧无名静脉沟通而进入上腔静脉;Stanford 二级病变,上腔静脉病变远端的血液可经腋静脉→胸外侧静脉→胸廓内静脉→肋间静脉→奇静脉、半奇静脉引流至阻塞部位以下的上腔静脉而进入右心房,此时奇静脉仍为正向血流;Stanford 三级病变,因上腔静脉完全闭塞,上腔静脉的高压血流将逆向由奇静脉、半奇静脉→腰升静脉→髂总静脉→下腔静脉而进入右心房,而胸腹浅层静脉侧支循环可不明显;Stanford 四级病变,则只能借助于无名静脉→胸廓内静脉→腹壁上静脉→腹壁下静脉→髂外静脉→下腔静脉,或依赖于腋静脉→胸外侧静脉→胸腹静脉→腹壁浅静脉→旋髂浅静脉→股静脉→下腔静脉。体检时,可见体表部位血流向下的胸腹部静脉曲张(见图 2-27-1~ 图 2-27-4)。

三、诊断

对于 SVCS 的诊断,大多数情况可通过临床表现、病史及必要的影像学检查来明确。但部分患者因上腔静脉阻塞较轻、临床症状不典型而延误了诊治。

(一) 临床表现

生理情况下,头面部、颈部、上肢及上胸部的静脉血液经外周静脉汇入胸廓内两侧头臂静脉,最后由上腔静脉回流至右心房。当上述区域的静脉回流受阻时,临床可出现一系列的症状和体征,其严重程度取决于病变累及上腔静脉的部位、范围、严重程度、病变的发展速度和阻塞部位周围侧支代偿情况。

常见的临床症状有:呼吸困难,上肢及颜面部肿胀感,咳嗽,咽部异物感,声嘶,鼻塞,恶心,头晕,视物模糊,耳鸣等。上述症状有时容易和充血性心力衰竭相混淆。体征有:上肢、颈部及颜面部肿胀,球结膜充血、水肿,胸部浅静脉扩张,精神状态异常等。

(二) 影像学检查

影像学资料对明确 SVCS 的发病原因、制订治疗方案起着决定作用。常用的无创检查

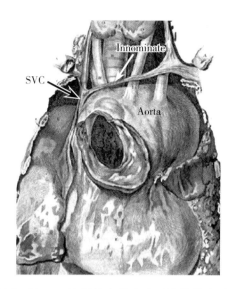

图 2-27-1　Hunter 绘制的合并有 SVCS 的胸主动脉瘤的
胸部尸体解剖图 .Med Obser Inq.1757；1：323-357.6

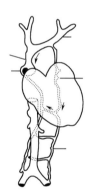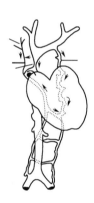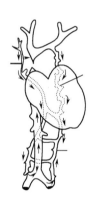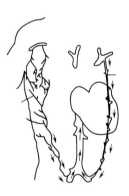

图 2-27-2　上腔静脉综合征 Stanford 分级

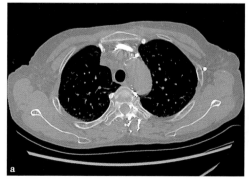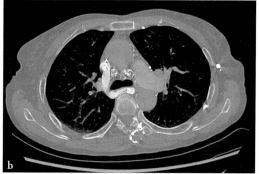

图 2-27-3
a. 永久起搏器导丝引起上腔静脉综合症 1 例；b. 同上病例，可见代偿扩张的奇静脉

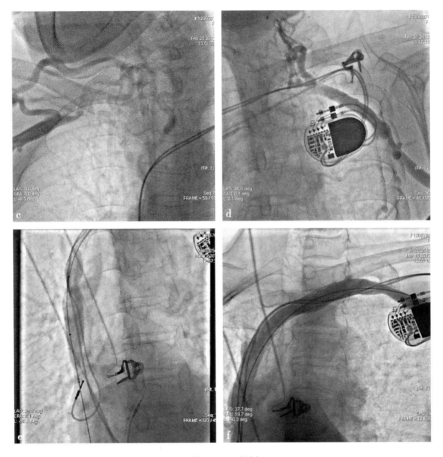

图 2-27-3（续）

c,d. 同上例病人,行双上肢浅静脉造影可见双侧头臂及上腔静脉阻塞,胸壁及椎前静脉开放;e,f. 同上病例。e. 导丝经过病变左头臂静脉、上腔静脉后,选用 8/60 较小直径球囊进行预扩张后,置入 Wallstent 16/90 支架,另用 14/40 球囊后扩。f. 经上述处理后造影见支架内血流通畅,原开放侧枝静脉消失

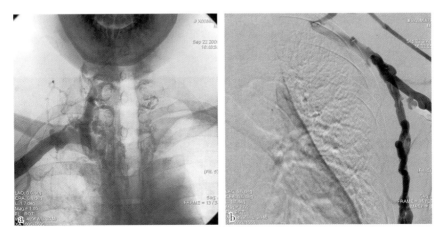

图 2-27-4 先天性凝血功能异常引起上腔静脉及双侧头臂静脉血栓形成 1 例。胸闷,头晕,咽喉肿痛不适半年

a,b. 经双上肢静脉造影提示两侧头臂静脉及上腔静脉闭塞,上肢静脉血经胸壁侧枝由下腔静脉回流

包括增强 CT 或 MRI,相比之下 CT 更为常用。胸部 CT 增强扫描不仅可以显示上腔静脉受压或狭窄的部位、范围和程度,还可观察开放的侧支血管,如胸背静脉、胸廓内静脉、奇静脉和半奇静脉等呈多个扩大充盈对比剂的侧支血管断面影像。

选择性静脉造影目前仍然是制订血管腔内治疗方案的"金标准",通过双上肢静脉造影可直观了解上腔静脉阻塞的部位和范围以及血流动态改变,并对帮助判断有无血栓具有指导意义。因其存在一定创伤性,且对病因的诊断指导有限,目前临床不作为首先检查手段。

四、SVCS 的治疗

(一) 一般治疗

SVCS 的治疗方法和时机取决于 SVCS 症状的缓急和潜在病因。一般治疗包括:床头抬高,吸氧以减少心排出量和减轻脑水肿,限盐饮食,控制补液量,液体避免经上肢脉输入。同时可予糖皮质激素(如地塞米松 4mg,每 6 小时一次)减轻水肿和局部炎症,以及利尿剂脱水治疗。对于无出血危险因素的患者,可酌情给予抗凝治疗,防止血栓形成或延伸。

(二) 病因治疗

对于恶性肿瘤所致的 SVCS,放疗与化疗是临床上最为常用的治疗方法,但症状往往需要 2~4 周才能缓解,并且存在一定并发症,特别是对于采用高剂量放疗的患者,且有部分患者因对放、化疗不敏感,致外压肿块缩小不明显或存在上腔静脉血栓形成,使得症状改善不明显。另外,约有 20%~50% 的病例在放、化疗后症状复发。

良性 SVCS 病因的多样决定了该类疾病治疗的复杂性。在不能彻底明确病因的情况下,仓促进行血管腔内治疗或手术治疗,会直接影响术后的血管通畅率,甚至导致治疗失败。在良性 SVCS 早期,侧支开放可起到部分代偿作用,此时部分患者可通过及时纠正病因,如取出引起上腔静脉综合征的中央静脉插管或其他中央静脉移植物等,即可消除症状。只有在经上述治疗,症状仍然无法缓解,才考虑进行进一步治疗。

(三) 手术治疗

1974 年,加拿大外科医生首次运用自体大隐静脉对一例 SVCS 患者进行了上腔静脉转流手术。经过近 40 年的发展,上腔静脉转流手术已成为一种治疗 SVCS 的有效方法,特别是对于良性 SVCS,手术能迅速缓解上腔静脉压力和脑水肿等症状,并且术后通畅时间理想。常用的旁路分流术包括:上腔静脉 - 右心房旁路分流术、大隐静脉 - 颈外 / 内静脉吻合术、颈内静脉 - 大网膜静脉转流术等。但因手术创伤较大,需要胸骨切开,围术期并发症较多,目前已逐渐被血管腔内治疗所取代。现转流手术主要运用于因碘过敏、肾功能不全无法进行血管腔内治疗以及血管腔内治疗失败后的患者。

(四) 血管腔内治疗

1984 年,Chamsangavej 首次采用血管腔内支架置入术对一例恶性 SVCS 进行了治疗。与传统转流手术相比,该方法创伤小,能迅速恢复上腔静脉血液回流,缓解上腔静脉阻塞症状。对于恶性 SVCS,因该类患者多为晚期肿瘤,生存时间通常少于 6 个月,血管腔内治疗已成为一种首选姑息治疗手段。根据最新的一组针对恶性 SVCS 血管腔内治疗的研究结果,恶性 SVCS 的平均存活时间为 5.4 个月,支架置入后,一期通畅率为 88%,二期通畅率为 95%。分析恶性 SVCS 患者支架阻塞的原因,往往是由于支架内血栓形成及支架内肿瘤侵入,通常可以通过二次腔内治疗来使支架再通。

对于良性 SVCS,因生存期长,血管腔内治疗能否作为治疗首选取决于支架置入后的血管通畅时间。根据 Rizvi 等人的回顾性研究,血管腔内治疗的 3 年一期通畅率为 57%~79%,二期通畅率为 58%~100%,这与转流手术 5 年一期通畅率(53%~81%)接近。目前虽然缺乏上腔静脉支架远期通畅率的随访结果,但因其微创,且不影响支架阻塞后的二期手术治疗,因此已逐步成为保守治疗失败后的首选治疗方案。

1. 入路选择　常见的上腔静脉血管腔内治疗的穿刺入路有:贵要静脉、腋静脉、锁骨下静脉、颈内静脉及股静脉。锁骨下静脉早期被认为是较合适的静脉入路。它的优点是:①这一入路距离病变较近,导管、导丝的操作距离短,推送力强;②因导管鞘位于病变远端,不需要导管通过病变段,就可通过造影显示病变至心房的距离;③对于一侧头臂静脉全堵病变,往往经股静脉入路很难寻找到病变侧头臂静脉开口,并且提供的支撑力较弱,而经锁骨下静脉入路,可很好地回避经股静脉入路找不到头臂静脉开口的困难。经锁骨下静脉入路的缺点是:①穿刺易发生医源性气胸;②不适合累及病变侧锁骨下静脉的患者。为此笔者选择在上肢静脉造影透视下腋静脉穿刺入路,既保留上述优点,也避免了上述并发症。

股静脉也是一种经常采用的穿刺入路。它的优点是:①穿刺容易;②对于上腔静脉上段阻塞性病变,经股静脉入路,导丝、导管因有一段未狭窄的上腔静脉做支撑,可以较容易地通过狭窄段,而从锁骨下静脉入路,因两侧头臂静脉与闭塞的上腔静脉呈"弧形"连接,使得置入长鞘容易偏向上腔静脉侧壁,影响了导管、导丝对闭塞上腔静脉的通过性。

对于某些顽固性闭塞病变,往往需要联合静脉入路,如经腋静脉、股静脉或颈静脉、股静脉双向静脉入路等(见图 2-27-5),通过双向会师,以提高导丝的支撑力,帮助球囊导管通过闭塞段,实现球囊扩张。

2. 血管腔内操作　行贵要静脉或左锁骨下静脉穿刺,置入 6F 血管鞘。经造影明确病变位置、范围及有无血栓形成,对于明确有新鲜血栓存在的病例,可插入带有多侧孔的溶栓导管,预先进行局部接触溶栓(catheter-directed thrombolysis,CDT),以减少血栓负荷,防止操作过程引起的血栓脱落和肺栓塞。常用药物为尿激酶、链激酶及组织型纤溶酶原激活剂(rTPA)。一般用尿激酶 3~6 万 U/h,持续 24~72 小时,溶栓过程中必须随时监测凝血功能,注意有无出血,并根据纤维蛋白调整原尿激酶用量。

在血栓溶解后或明确无新鲜血栓后,选择 5F 椎动脉导管或"猎人头"导管(Headhunter)在 0.035″ 亲水导丝引导下,尝试通过病变。对于长段闭塞病变,可另行股静脉穿刺置鞘,插入"猪尾"造影导管至病变近端作为参照物。对于闭塞严重的病变,导丝软头无法通过,此时可用导丝硬头,在塑形后,在导管支撑下穿过病变,为防止导丝硬头戳破血管,操作时,需对病变血管进行反复多角度造影透视,以明确导丝在管腔中央。如上述方法仍然无法通过病变,还可选择心房穿刺针进行穿刺。当导丝通过后,应造影明确导管头端已回入血管真腔,然后交换 260~300cm 超硬导丝,进行球囊扩张及支架置入。遇顽固性闭塞病变,为提高导丝的支撑力,可采用逆向导出"through and through"技术,将导丝头由股静脉鞘引出,此时导丝两端均位于体外,导丝的支撑力将大大增加,在发生球囊导管推送困难时,可将位于体外的导丝两头拉紧以增加导丝的支撑力。

为防止血管破裂以及残留血栓脱落,可选择由小口径球囊到大口径球囊序贯性扩张,如球囊扩张效果不佳,或长段阻塞性病变,可考虑置入支架。应根据病变血管的部位、长度和直径选择支架。通常为避免移位,选择的支架直径应超过病变血管两端正常血管的

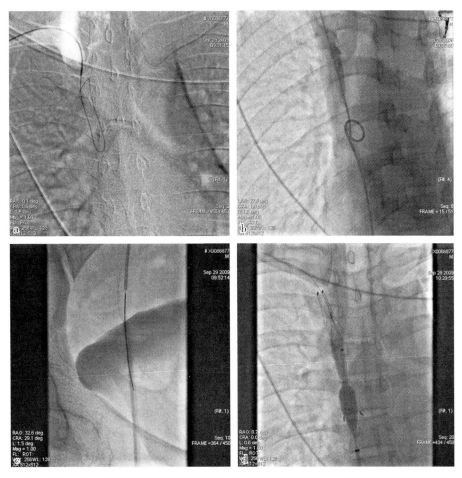

图 2-27-5 经右贵要静脉及右股静脉联合入路行右头臂静脉、上腔静脉血管腔内治疗

a,b. 经股静脉置入猪尾导管作为标记,尝试由贵要静脉打通闭塞中央静脉;c,d. 将导丝由股静脉入路引出,由股静脉行球囊扩张及支架植入

10%~20%,支架长度要超过病变血管两端 5~10mm。支架置入后,运用小于支架 2mm 左右的球囊进行后扩,以确保支架充分扩张。

3. 支架的选择 常用的支架类型可分为两大类:自膨支架和球扩支架。两种支架各有其特点。自膨支架柔顺性佳,可提供较长及大口径支架,其缺点是纵向支撑力较弱,释放过程中易出现缩短现象。球扩支架特点是定位准确,纵向支撑力强,但支架较短,直径较小。常用的自膨支架主要有 Gianturco Z、Wallstent、镍钛合金支架等多种。

(1) Gianturco Z 支架:1986 年,Charnsangavej 等最先用于治疗 SVCS,其直径较大,支撑力较强,适应上腔静脉病变部位,但这种支架需要较粗的输送系统,可能移位和断裂,而且由于眼孔较大,肿瘤进一步生长易导致支架梗阻。Gianturco Z 改良型支架,用单丝缝线穿入眼孔与支架体相连,支架上附有小钩或小刺,以防支架移位。

(2) Wallstent 支架是一种自膨式支架,用不锈钢编织支架,弹性好,适用于较长病变血管,闭孔设计的网眼结构可减少肿瘤侵入支架。其缺点是径向支撑力较弱,且支架扩展后,可出现支架缩短。

(3) Memotherm 支架是镍钛合金制成的自膨式支架。镍钛合金是一种温度记忆合金,在设置温度30℃下预先制成一种形状,放入上腔静脉后受体温影响恢复记忆的形状而张开,特别适用于扭曲血管。

4. 双侧头臂静脉受累的SVCS的治疗策略 研究结果显示,对于双侧头臂静脉同时受累的病变,只要完成任何一侧头臂静脉的支架置入,另一次通过侧支的代偿,上腔静脉回流障碍便能得到有效控制。与只进行一侧头臂静脉支架置入相比,双侧头臂静脉支架置入不仅操作难度增加、操作时间延长、操作并发症增加,而且术后双侧支架置入组的支架通畅率低于一侧支架置入组。

对于双侧病变,选择哪一侧作为治疗靶血管,目前尚无文献报道。从笔者的治疗体会,取决于以下几点:①根据各自病变阻塞的严重程度和病变范围,选择较易通过的病变作为靶血管,提高操作成功率,缩短操作时间,减少并发症;②对于良性SVCS,一侧头臂静脉远端是否存在需要保留的血管通路或存在经该侧头臂静脉插入的置入物,如血透患者的上肢血透通路,经一侧头臂静脉置入的永久起搏器导丝等;③如双侧病变严重程度和范围相似,且没有需要特别保留的血管通路,此时应考虑哪一侧的支架置入有助于提高通畅率。尽管目前尚无循证医学证据支持哪一侧的支架有助于提高术后通畅率,但根据解剖结构,左头臂静脉(长度6~7cm)位于胸骨后方,斜向右下越过主动脉三大分支前面,在右第1胸肋结合处后方与右头臂静脉合成上腔静脉。相对于右头臂静脉(长度2~3cm),左头臂静脉行进距离较长,与上腔静脉形成的夹角较小,因受主动脉弓部搏动和呼吸运动的反复摩擦,容易发生支架结构破坏甚至折断,导致支架内再狭窄。

5. 血管腔内治疗的常见并发症及处理 SVCS血管腔内治疗的围术期并发症发生率为3.2%~7.8%。其中较轻微的并发症有:穿刺点血肿,胸痛,感染,支架内血栓形成及再狭窄。严重并发症包括:支架移位脱落,上腔静脉破裂,心脏压塞及致死性肺栓塞。术后不同程度的胸背部疼痛或不适,主要由支架的径向张力所致,多在一周内自行缓解,一般不需特殊处理。支架早期阻塞和肺栓塞往往与闭塞上腔静脉内存在残留血栓有关,因此有学者主张在支架置入前常规进行CDT,以减少操作过程中血栓脱落的风险,并通过溶栓明确潜在的狭窄病变。支架移位往往与支架锚钉部位、支架直径及长度选择不恰当有关,轻度移位可密切随访,不做进一步处理;如移位明显,可通过在支架远端覆盖支架进行固定。对于极少数脱落至心房的支架,有报道通过抓捕器捕捉或支架腔内置入球囊后牵引至上腔静脉,然后再于支架远端通过置入支架固定,如上述操作失败,则需通过手术取出。

(叶 猛 张纪蔚)

参 考 文 献

1. McIntire FT, Sykes EM. Obstruction of the superior vena cava: a review of the literature and report of two personal cases. Ann Intern Med, 1949, 30: 925-960

2. Parish JM, Marschke RF Jr, Dines DE, et al. Etiologic considerations in superior vena cava syndrome. Mayo Clin Proc, 1981, 56: 407-413

3. Chen JC, Bongard F, Klein SR. A contemporary perspective on superior vena cava syndrome. Am J Surg, 1990, 160: 207-211

4. Schifferdecker B, Shaw JA, Piemonte TC, et al. Nonmalignant superior vena cava syndrome: pathophysiology and management. Catheter Cardiovasc Interv, 2005, 65: 416-423

5. Rice TW, Rodriguez RM, Light RW. The superior vena cava syndrome: clinical characteristics and evolving

etiology. Medicine(Baltimore),2006,85:37-42

6. Agarwal AK,Patel BM,Haddad NJ. Central Vein Stenosis:A Nephrologist's Perspective. Seminars in Dialysis, 2007,20(1):53-62

7. Susan. Superior vena cava syndrome:A Contemporary Review of a Historic Disease. Cardio in review,2009,17 (1):16-23

8. Gauden SJ. Superior vena cava syndrome induced by bronchogenic carcinoma:is this an oncologic emergency? Austral Radiol,1993,37:363-366

9. Schraufnagel DE,Hill R,Leech JA,et al. Superior vena caval obstruction:Is it a medical emergency? Am J Med, 1981,70:1169-1174

10. 陈天武. 上腔静脉综合征 CT 诊断. 华西医学,2005,20(1):184-185

11. Stanford W,Jolles H,Ell S,et al. Superior vena cava obstruction:a venographic classification. Am J Roentgenol, 1987,148:259-262

12. Kishi K,Sonomura T,Mitsuzane K,et al. Self-expandable metallic stent therapy for superior vena cava syndrome:clinical observations. Radiology,1993,189:531-535

13. 马旭辉,康卫国,明汇,等. 上腔静脉综合征临床概况. 肿瘤防治研究,2008,35(2):144-146

14. Nicholson AA,Ettles DF,Arnold A,et al. Treatment of malignant superior vena cava obstruction:metal stents or radiation therapy.J Vasc Intervent Radiol,1997,8:781-788

15. Ganeshan A,Hon LQ,Warakaulle DR. Superior vena caval stenting for SVC obstruction:Current status. Euro J radiol,2009,71:343-349

16. Chiu CJ,Terzis J,MacRae ML. Replacement of superior vena cava with the spiral composite vein graft. A versatile technique,Ann Thorac Surg,1974,17:555-560

17. Charnsangavej C,Carrasco CH,Wallace S,et al. Stenosis of the vena cava:preliminary assessment of treatment with expandable metal stents.Radiology,1986,161:295-298

18. Nagata T,Makutani S,Uchida H,et al. Follow-up results of 71 patients undergoing metallic stent placement for the treatment of a malignant obstruction of the superior vena cava. Cardiovasc Intervent Radiol,2007,30:959-967

19. Rizvi AZ,Kalra M,Bjarnason H,et al. Benign superior vena cava syndrome:stenting is now the first line of treatment. J Vasc Surg,2008,47:372-380

20. Sheikh MA,Fernandez BB Jr,Gray BH,et al. Endovascular stenting of nonmalignant superior vena cava syndrome. Catheter Cardiovasc Interv,2005,65:405-411

21. Doty DB,Doty JR,Jones KW. Bypass of superior vena cava. Fifteen years' experience with spiral vein graft for obstruction of superior vena cava caused by benign disease. J Thorac Cardiovasc Surg,1990,99:889-895; discussion 895-886

22. Kalra M,Gloviczki P,Andrews JC,et al. Open surgical and endovascular treatment of superior vena cava syndrome caused by nonmalignant disease. J Vasc Surg,2003,38:215-223

23. Elson JD,Becker GJ,Wholey MH,et al. Vena caval and central venous stenoses:management with Palmaz balloon expandable intraluminal stents. J Vasc Interv Radiol,1991,2:215-223

24. Oudkerk M,Kuijpers TJA,Schmitz PIM,et al. Self-expanding metal stents for palliative treatment of superior vena caval syndrome. Cardiovasc Intervent Radiol,1996,19:146-151

25. Entwisle KG,Watkinson AF,Reidy J. Case report:migration and shortening of a self-expanding metallic stent complicating the treatment of malignant superior vena cava stenosis. Clin Radiol,1996,51:593-595

26. Hennequin LM,FadeO,Fays JG,et al. Superior vena cava stent placement:results with the Wallstent endoprosthesis. Radiology,1995,196:353-361

27. Lanciego C,Chacon JL,Julian A,et al. Stenting as first option for endovascular treatment of malignant superior vena cava syndrome. AJR,2001,177:585-593

28. Dinkel HP, Mettke B, Schmid F, et al. Endovascular treatment of malignant superior vena cava syndrome: Is bilateral wall stent placement superior to unilateral placement? J Endovas Ther, 2003, 10: 788-797

29. Boardman P, Ettles DF. Cardiac tamponade: a rare complication of attempted stenting in malignant superior vena cava obstruction. Clin Rad, 2000, 55: 645-647

30. Smith SL, Manhire AR, Clark DM. Delayed spontaneous superior vena cava perforation associated with a SVC stent. Cardiovasc Intervent Radiol, 2001, 24: 286-287

31. Gabelmann A, Kramer S, Gorich J. Percutaneous retrieval of lost or misplaced intravascular objects. Am J Roentgenol, 2001, 176: 1509-1513

32. Slonim SM, Dake MD, Razavi MK, et al. Management of misplaced or migrated endovascular stents. J VascInterv Radiol, 1999, 10: 851-859